"十四五"职业教育国家规划教材

国家卫生健康委员会"十三五"规划教材

全国高等职业教育教材

供康复治疗技术专业用

运动治疗技术

第3版

U0207850

主　编　章　稼　王于领

副主编　王　翔　黄　玲　郝福春　张　震

编　者（以姓氏笔画为序）

王　翔　南京医科大学第一附属医院

王　磊　南京中医药大学第二临床医学院

王于领　中山大学附属第六医院

王小兵　金华职业技术学院

叶仲秋　聊城职业技术学院

朱玉连　复旦大学附属华山医院

刘　尊　沧州医学高等专科学校

李坤彬　郑州澍青医学高等专科学校

杨纯生　新乡医学院

何　怀　苏州大学附属第一医院

何增义　重庆市人民医院

张　震　廊坊卫生职业学院

陈慧娟　哈尔滨医科大学附属第一医院

郝福春　天津医学高等专科学校

黄　玲　曲靖医学高等专科学校

章　稼　苏州卫生职业技术学院

梁少杰　珠海市卫生学校

梁贞文　上海健康医学院

秘　书　王炜屹

人民卫生出版社

图书在版编目（CIP）数据

运动治疗技术 / 章稼，王于领主编 . —3 版 . —北京：人民卫生出版社，2020

ISBN 978−7−117−29270−2

Ⅰ.①运… Ⅱ.①章…②王… Ⅲ.①运动疗法 — 高等职业教育 — 教材 Ⅳ.①R454

中国版本图书馆 CIP 数据核字（2019）第 251586 号

人卫智网	www.ipmph.com	医学教育、学术、考试、健康，购书智慧智能综合服务平台
人卫官网	www.pmph.com	人卫官方资讯发布平台

运动治疗技术

第 3 版

主　　编：章　稼　王于领

出版发行：人民卫生出版社（中继线 010-59780011）

地　　址：北京市朝阳区潘家园南里 19 号

邮　　编：100021

E - mail：pmph @ pmph.com

购书热线：010-59787592　010-59787584　010-65264830

印　　刷：人卫印务（北京）有限公司

经　　销：新华书店

开　　本：850×1168　1/16　印张：27

字　　数：854 千字

版　　次：2010 年 6 月第 1 版　　2020 年 5 月第 3 版

　　　　　2024 年 4 月第 3 版第 10 次印刷（总第 21 次印刷）

标准书号：ISBN 978-7-117-29270-2

定　　价：82.00 元

打击盗版举报电话：010-59787491　E-mail：WQ @ pmph.com

质量问题联系电话：010-59787234　E-mail：zhiliang @ pmph.com

《"健康中国2030"规划纲要》指出："加强康复、老年病、长期护理、慢性病管理、安宁疗护等接续性医疗机构建设""加大养老护理员、康复治疗师、心理咨询师等健康人才培养培训力度"。近年康复治疗技术专业和康复治疗师职业显示了强劲的发展势头和成长的活力,反映了医疗和康复领域对专业人才培养及人力资源的迫切需要。为了认真贯彻落实党的二十大精神,更好地服务康复专业教育的发展,提升康复人才培养水平,人民卫生出版社在教育部、国家卫生健康委员会的领导下,在全国卫生职业教育教学指导委员会的支持下,成立了第二届全国高等职业教育康复治疗技术专业教育教材建设评审委员会,并启动了第三轮全国高等职业教育康复治疗技术专业规划教材的修订工作。

全国高等职业教育康复治疗技术专业规划教材第一轮8种于2010年出版,第二轮主教材17种于2014年出版。教材自出版以来,在全国各院校的支持与呵护下,得到了广泛的认可与使用。本轮教材修订经过认真的调研与论证,在坚持传承与创新的基础上,积极开展教材的立体化建设,力争突出实用性,体现高职康复教育特色:

1. **注重培育康复理念** 现代康复的核心思想是全面康复、整体康复。整套教材在编写中以建立康复服务核心职业能力为中心,注重学生康复专业技能与综合素质均衡发展,使其掌握康复治疗技术的特点,增强实践操作能力和思维能力,能够适应康复治疗专业的工作需要。

2. **不断提升教材品质** 编写遵循"三基""五性""三特定"的原则,坚持高质量医药卫生教材的一贯品质。旨在体现专业价值的同时,内容和工作岗位需求紧密衔接,并在教材中加强对学生人文素质的培养。本轮教材修订精益求精,适应需求,突出专业特色,注重整体优化,力争打造我国康复治疗技术专业的精品教材。

3. **紧密围绕教学标准** 紧紧围绕高等职业教育康复治疗技术专业的教学标准,结合临床需求,以岗位为导向,以就业为目标,以技能为核心,以服务为宗旨,力图充分体现职业教育特色。坚持理论与实践相结合,实践内容并入主教材中,注重提高学生的职业素养和实践技能,更好地为教学服务。

4. **积极推进融合创新** 通过二维码实现教材内容与线上数字内容融合对接,让学习方式多样化、学习内容形象化、学习过程人性化、学习体验真实化。为学习理解、巩固知识提供了全新的途径与独特的体验,体现了以学生为中心的教材开发和建设理念。

本轮教材共17种,均为国家卫生健康委员会"十三五"规划教材。

教 材 目 录

序号	教材名称	版次	主编
1	人体解剖学	第1版	陈 尚 胡小和
2	基础医学概要	第2版	杨朝晖 倪月秋
3	临床医学概要	第2版	胡忠亚
4	运动学基础	第3版	蓝 巍 马 萍
5	人体发育学	第1版	江钟立 王 红
6	康复医学导论	第1版	王俊华 杨 毅
7	康复评定技术	第3版	王玉龙 周菊芝
8	运动治疗技术	第3版	章 稼 王于领
9	物理因子治疗技术	第3版	张维杰 吴 军
10	作业治疗技术	第3版	闵水平 孙晓莉
11	言语治疗技术	第3版	王左生 马 金
12	中国传统康复技术	第3版	陈健尔 李艳生
13	常见疾病康复	第3版	张绍岚 王红星
14	康复辅助器具技术	第2版	肖晓鸿 李古强
15	社区康复	第3版	章 荣 张 慧
16	康复心理学	第3版	周郁秋
17	儿童康复	第1版	李 渤 程金叶

第二届全国高等职业教育康复治疗技术专业教育教材建设评审委员会名单

数字内容编者名单

主　编　王于领　章　稼

副主编　王　翔　黄　玲　郝福春　张　震

编　者（以姓氏笔画为序）

王　翔　南京医科大学第一附属医院

王　磊　南京中医药大学第二临床医学院

王于领　中山大学附属第六医院

王小兵　金华职业技术学院

叶仲秋　聊城职业技术学院

朱玉连　复旦大学附属华山医院

刘　尊　沧州医学高等专科学校

李坤彬　郑州澍青医学高等专科学校

杨纯生　新乡医学院

何　怀　苏州大学附属第一医院

何增义　重庆市人民医院

张　震　廊坊卫生职业学院

陈慧娟　哈尔滨医科大学附属第一医院

郝福春　天津医学高等专科学校

黄　玲　曲靖医学高等专科学校

章　稼　苏州卫生职业技术学院

梁少杰　珠海市卫生学校

梁贞文　上海健康医学院

秘　书　周　涛

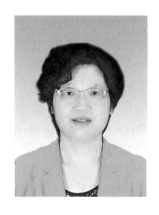

章稼 教授、主治医师、主管治疗师,任中国康复医学会物理治疗专业委员会高校联盟副主任委员,曾任中国康复医学会康复医学教育专业委员会委员、江苏省康复医学会康复治疗专业委员会副主任委员及教育专业委员会委员。苏州大学兼职教授。参与科研及教改课题10余项,其中获江苏省教学成果奖二等奖1项。发表论文20余篇。主编教材4部,其中国家级规划教材2部、江苏省重点教材2部,参编教材10余部。主讲康复功能评定、运动治疗技术等多门主干课程。曾获"苏州市优秀班主任"和"苏州市优秀教育工作者"称号。先后赴江苏省人民医院康复中心、中国康复研究中心和复旦大学附属华山医院康复中心进修学习。曾出访日本藤田保健卫生大学和英国谢菲尔德哈勒姆大学。

寄语:

运动治疗技术是目前在康复治疗领域里使用最普遍的技术,也是康复治疗师必须掌握的、最基本的基础理论和操作技能。希望同学们通过本课程的学习,不仅学会运动治疗技术的方法,更要培养康复治疗的思维方式和良好的团队合作精神,为成为一名优秀的康复治疗师打下坚实的基础!

主编简介与寄语

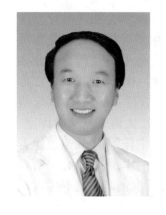

王于领 教授、主任物理治疗师、博士生导师，现任中山大学附属第六医院康复医学科主任、康复医学教研室主任。中国康复医学会常务理事、物理治疗专业委员会主任委员、康复医学教育专业委员会副主任委员，中国康复治疗国际化教育物理治疗学专家委员会主席，中国物理治疗师资质认证考核专家委员会主任委员。从事康复医学与临床物理治疗临床与教学工作20余年，获得"羊城好医生""岭南名医"和"全国十大康复治疗师"称号。获得中国康复医学会教学成果奖一等奖。先后主持国家自然科学基金面上项目1项、美国中华医学基金会(CMB)项目1项、教育部教学项目2项、广州市重大科技研发项目等共17项。主编《运动治疗》以及主译《运动控制》等专著。任《中国康复医学杂志》、*Journal of Physical Medicine*，*Rehabilitation & Disabilities* 等杂志编委，是 *Journal of Sports Science and Medicine* 等14本SCI杂志的审稿专家。

寄语：

运动是人类生产、生活能力的基本保障，促进人的运动功能康复是通过运动治疗来实现的。运动治疗技术是康复及其相关专业的一门重要专业课程，是实现上述目的的理论和实践基础课程。学习本课程时，希望实践科学指导下的"运动是良医(Exercise is Medicine)"的理念。

前 言

本教材第 1 版于 2010 年 6 月出版,第 2 版于 2014 年 9 月出版。教材自出版以来,得到了全国高等职业院校广大师生的厚爱,部分临床一线的治疗师也选用本教材作为指导用书,这对于我们这个逐渐成长的学科来讲是莫大的鼓励。2015 年,本教材顺利通过了"十二五"江苏省高等学校重点教材评审。

为了认真落实党的二十大精神,根据《"健康中国 2030"规划纲要》和《国务院办公厅关于深化医教协同进一步推进医学教育改革与发展的意见》的文件精神,我们必须始终坚持把医学教育和人才培养摆在卫生与健康事业优先发展的战略地位,加强康复等人才培养的协调发展。随着经济与社会快速发展,新职业、新技术、新工艺不断涌现,一些专业的内涵发生了较大变化,教育部颁发了关于《高等职业学校专业教学标准》修订通知,新的人才培养方案也已经陆续出台,相应的教材必须进行及时的修订和完善。

本版教材严格按照"三基"(基础理论、基本知识和基本技能)和"五性"(思想性、科学性、先进性、启发性和适用性)的原则,在传承前两版教材"精简、新颖、可操作性"等特点的基础上,定位更加准确、文字更加精练、配图更加专业,并用一个章节的篇幅增加了新技术的介绍。同时,本教材还增加了数字内容,使教师与学生能够更好地学习和理解相关知识及技术。

近年来,全国各级、各类院校陆续开设了康复治疗技术专业,与其他成熟专业相比,康复治疗技术专业的教材建设相对比较薄弱,专业技术的标准也在不断完善中。尽管我们满腔热情、辛勤努力,仍然避免不了作品中的瑕疵,敬请诸位同行提出宝贵建议!

感谢培养我们成长的母校,是你们为我们插上了腾飞的翅膀,在康复医学的蓝天中翱翔;感谢前辈和老师,是你们给了我们理想与信念,在康复医学的征程中克服艰难险阻、勇往直前;也感谢所有编委的所在单位,为我们能够顺利完成教材的编写工作提供了坚强的后盾!

章 稼 王于领

2023 年 10 月

教学大纲(参考)

9

目　录

第一章	绪　论

学习目标

1. 掌握：运动治疗技术的有关基本概念；运动治疗的原则；运动治疗技术的分类方法。
2. 熟悉：运动治疗技术的发展简史及现状；运动治疗技术的主要内容；运动治疗的机制。
3. 了解：运动治疗技术在现代康复治疗中的地位；目前运动治疗常用的仪器设备及发展趋势。
4. 明确物理治疗师的素质要求，学会恪守职业操守。全面理解人体运动的需求及潜在能力的激发在运动治疗中的重要性。

康复（rehabilitation）的核心是康复评定和康复治疗，评定为治疗服务，治疗是达成康复目标的必要措施。随着康复治疗技术的日趋成熟和治疗水平的不断提高，其在现代医疗中的地位和重要性已毋庸置疑，而运动治疗技术是康复治疗技术中最基本和最积极的治疗方法。随着脑功能等基础理论研究的逐步深入和神经生理学理论的引入，运动治疗技术的理论和实践得到了很大的发展，形成了独特的科学治疗体系，在临床康复治疗中也越来越显现出它的治疗价值。

第一节　概　述

视频：课程导入

物理治疗包括运动疗法和物理因子疗法两部分内容，本教材主要阐述的是运动疗法的有关理论和方法。

一、基本概念

1. 物理治疗（physical therapy，PT）　是运用力、电、光、声、水及温度等物理因子（physical agents）来促进人体健康、预防和治疗疾病、改善功能的一门专业学科，是康复治疗师必须掌握的基本技能。

2. 物理治疗师（physical therapist，PT）　是指实施物理治疗的临床医务工作者，是康复医疗逐渐发展成熟后形成的专业治疗人员，与作业治疗师（occupational therapist，OT）、语言治疗师（speech therapist，ST）等同属于医学相关类人才。其在康复治疗中的作用不可替代。

3. 运动疗法（therapeutic exercise）　是指以运动学、生物力学和神经发育学为基本原理，采用主动和／或被动的运动，通过改善、代偿和替代的途径，来纠正人体身体、心理、情感及社会功能障碍，提高健康水平的一类康复治疗措施。

笔记

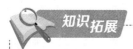

康复治疗技术

现代康复治疗技术包括物理治疗、作业治疗、言语治疗、心理治疗和康复工程等。根据中国国情，我国把传统中医药疗法中的有关内容也运用到了临床康复治疗中，形成了具有中国特色的康复治疗方法。以往，我们习惯把物理治疗分成运动疗法和物理因子疗法两类，简称为体疗和理疗，而实际上这两部分内容同属于物理治疗的范畴。本教材把传统的"运动疗法"称之为"运动治疗技术"，更符合高职高专人才培养的目标。

二、特点

1. **主动参与治疗** 运动治疗中注重调动参与者的主观能动性和激发患者的潜在功能，要求康复对象及相关人员积极主动地配合和参与治疗的全过程，促进被治疗者的身心功能得到全面恢复。

2. **局部和全身治疗相结合** 运动治疗中肌肉关节的活动可以锻炼局部器官功能，使其恢复功能，也可通过神经反射和体液调节来改善全身功能，以达到全面康复的目的。

3. **防病和治病相结合** 健康是指身体、精神和社会层面上的完全健康，运动治疗能够促进疾病的临床治愈和功能恢复，防止和减轻并发症或不良后果，也能强身健体，锻炼意志，愉悦身心。

三、发展简史

人们运用运动的形式改善身心健康和防治疾病已经有着悠久的历史，所以运动治疗技术的形成和发展是人类社会在与大自然及疾病的长期斗争中不断总结经验而形成的，并随着现代科学技术的发展而不断完善。

（一）国外运动治疗技术的形成和发展

1. **古代** 公元 2000 多年前，古埃及就有关于体育运动配合医术治疗疾病的记载。公元前 400 年，希腊学者 Hippocrates 在著作中提到利用日光、矿泉水、海水及运动，可以防病健身、延缓衰老、保持健康；指出关节脱位或制动后出现的肌肉萎缩会导致运动障碍；经常快速步行有助于肥胖症的治疗；强调运动对防治制动导致的肌肉失用性萎缩及衰老过程的重要性。古罗马时期，人们认识到适度锻炼的重要性。过分剧烈的运动可导致危险，对身体有益的运动是不引起危险的锻炼；同时运动训练的适应机制得到认识，步行开始应用于治疗心力衰竭；关节炎发作时采用被动运动，缓解期加强力量训练和体力训练；偏瘫和其他瘫痪的运动锻炼得到强调；外科手术后的锻炼开始提倡。

2. **中世纪** 进入中世纪，运动疗法开始较为系统地发展。Avicenna 提出：人们通过适当的劳作和活动，可强身健体，从而免除了药师和医师的光顾。16 世纪，Mercurialis 提出医疗体操的原则：①每次锻炼应该保持原有的健康状况；②锻炼不应该妨碍主要体液之间的协调；③锻炼应该适合全身各部分；④所有健康人应该有规律地进行锻炼；⑤患者不应该进行可能使病情恶化的锻炼；⑥康复期患者应该因人而异进行规定的特殊锻炼；⑦久坐成习惯的人急需锻炼。17 世纪，英国国王亨利四世的御医 Duchesen 指出：运动可治疗许多因缺乏运动而发生的虚弱和疾病，而且运动能增强体质，强化对刺激的反应性，增强神经和关节功能。Tissot 建议运动疗法应作为外科医生工作的一部分，同时应要求患者避免长期卧床，以防止并发症的发生；在治疗偏瘫患者时强调应促进所有残存功能的活动，促进、唤醒已减弱或被抑制的大脑功能。John Hunter 提出肌肉的运动对疾病和外伤的治疗有重要价值，与被动运动相比，按患者自己意志进行的主动运动更有意义。

3. **19 世纪** Ling 教授提出了"等长运动、离心性运动、向心性运动"等名词术语。美国的 Zander 开设了 Mechanical 研究所，设置了许多运动装置，推动了运动疗法中利用器械训练的工作。费城的 Mckenzie 将运动训练引入临床医学。波士顿大学的 Sargent College 将运动疗法作为课程纳入专业教育课程。

4. **近代**　进入 20 世纪,运动治疗技术作为康复治疗的主要手段,得到了很大的发展,逐渐确立了在康复治疗中的重要地位。第一次世界大战爆发,军队医院中针对伤病员进行恢复伤残肢体的功能运动训练获得重视,出现了为战争伤者服务的专门人员,也就是最早的物理治疗师。第二次世界大战后,物理治疗成为了康复治疗的支柱技术,特别是神经发育学疗法的产生和运动再学习理论的运用,使运动治疗技术进入了一个新的发展时期,在康复治疗过程中取得了明显的疗效。1938 年,美国成立了物理治疗师学会;1943 年,英国成立了物理医学会;1947 年,美国成立了美国物理医学与康复医学委员会;1951 年,国际物理医学与康复学会成立;1969 年,国际康复医学会成立。这些都标志着物理治疗学地位的进一步确立。

(二) 我国运动治疗技术的产生和发展

我国是最早运用运动疗法进行强身健体的国家之一,在传统的医学疗法书籍中有许多记载。

1. **先秦时期**　《吕氏春秋·古乐》述"昔陶唐氏之始,阴多,滞伏而湛积,水道壅塞,不行其原,民气郁阏而滞著,筋骨瑟缩不达,故作为舞以宣导之"。这种活动肢体以减轻病痛的"舞蹈"是传统康复运功疗法的雏形。周秦(约公元前 700—前 200 年)提出导引和按跷。春秋战国时期《黄帝内经》中广泛论述了应用调摄情志、针刺、灸、气功、导引、按摩、热熨、饮食、运动等方法来促进功能的康复。

2. **汉晋南北朝时期**　马王堆出土的帛画"导引图"记载了运动疗法的积极应用。华佗模仿虎、鹿、熊、猿、鸟等五种禽兽的神态和动作,创编了"五禽戏",成为世界上第一套医疗体操,一直沿用至今。

3. **隋唐时期**　巢元方的《诸病源候论》和孙思邈的《备急千金要方》对导引、气功、按摩、八段锦、易筋经、太极拳等进行了具体的描述。王寿的《外台秘要》对导引方法给予了理论上的说明,对消渴病(糖尿病)主张使用运动疗法。唐朝太医署设有按摩专科,配备专人进行按摩、导引等治疗,以促进患者康复。

4. **宋元时期**　官方出版的《圣济总录》充分肯定了气功、导引及按摩的康复作用,指出导引有"斡旋气机,周流荣卫,宣摇百关,疏通凝滞"的功用;而气功治病,持之以恒,则可使"久病自除";至于按摩,则"凡小有不安,必按摩挪捼,令百节通利,邪气得泄"。

5. **明清时期**　清代沈金鳌在《杂病源流犀烛》中将气功、按摩、动功等列为首卷。明代曹士珩《保生秘要》提出使用《黄帝内经》中的导引、针灸诸法,以行一身之气,而不单纯依赖药物。

6. **现代康复阶段**　我国从 20 世纪 40 年代开始物理治疗,包括运动疗法。20 世纪 50 年代医疗体育的概念引入国内,运动疗法在许多大医院开始发展。1983 年中国康复医学会成立,随后建立了运动疗法专业委员会,标志着现代运动疗法的学术进步和发展。

四、我国运动治疗技术现状

1. **需求日益增长**　随着经济的迅速发展和人们生活水平的不断提高,人均寿命延长,老年人口增多,老年病或慢性病也随之增多,迫切需要进行康复。工伤、交通事故增多使致残的绝对人数也相应地增多,伤残患者对康复治疗有着大量的需求。医疗水平的提高对各类危害人类健康疾病的早期监控和介入,使得死亡率明显降低,如先天性疾病、心脑血管疾病、癌症等,但生存者多留有不同程度的功能障碍,需要接受康复治疗。人们关注生活质量,即便是功能障碍不能完全恢复或明显改善,也希望能有一个比较满意的生活质量,而物理治疗中的运动治疗,特别是主动运动和健康保健就显得格外重要。

2. **我国物理治疗师的培养**　目前我国的物理治疗师培养源于康复治疗专业,现有的部分资深治疗师都是由其他专业转行而来。教育部于 2000 年首先批准了首都医科大学和南京医科大学开设康复治疗专业四年制本科教育,开创了我国康复治疗教育史上的里程碑,其后又有许多院校开办了康复治疗专业的专科教育。苏州卫生职业技术学院于 2000 年创办康复治疗专业,是我国开展高职高专层次治疗师学历教育较早的学校。

3. **与物理治疗相关的专业团体**　世界物理治疗联盟成立于 1951 年。中国康复医学会成立于 1983 年,其下属的治疗师专业委员会成立于 1997 年。2011 年 11 月,在江西南昌成立了我国首个物理治疗专业团体——物理治疗学组,隶属于中国康复医学会康复治疗专业委员会。2018年10月,在广西南宁成立了中国康复医学会物理治疗专业委员会,开启了我国物理治疗的新时代。

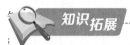

WCPT

WCPT是世界物理治疗联盟(The World Confederation for Physical Therapy)的简称。该联盟1951年成立于丹麦首都哥本哈根,最早由澳大利亚、加拿大、丹麦、芬兰、英国、新西兰、挪威、南非、西德、瑞典、美国11个会员国组成,现已拥有120个会员,包括45万名物理治疗师,是国际唯一的物理治疗专业学术权威组织。WCPT致力于物理治疗专业的发展及通过物理治疗提高世界人民的健康水平。WCPT鼓励各成员组织进行高水平的物理治疗研究、教育与实践,在促进物理治疗的发展和进步中起到了重要的作用。在有识之士的努力下,我国正积极加快步伐,争取早日加入WCPT。

第二节　运动治疗技术的主要内容及分类

一、主要内容

运动治疗技术内容丰富、项目较多。根据目前临床和社区常用的治疗方法来看,主要有以下三大类内容:

(一) 以力学和运动学原理为基础

1. **肌力训练**　肌力训练是根据超量负荷(over load)的原理,通过肌肉的主动收缩来改善或增强肌肉的力量。增强肌力的方法很多,根据肌肉的收缩方式分为等长运动和等张运动;根据是否施加阻力分为非抗阻力运动和抗阻力运动。非抗阻力运动包括主动运动和主动助力运动,抗阻力运动包括等张性(向心性、离心性)、等长性、等速性抗阻力运动。

2. **耐力训练**　耐力是人体长时间工作的能力,相当于运动强度、时间或重复次数的乘积。耐力训练包括肌肉耐力训练和全身耐力训练。全身耐力训练也称有氧训练,是采用中等强度、大肌群、动力性、周期性运动,持续一定时间,以提高机体有氧代谢运动能力或全身耐力的锻炼方式。常用于强身健体及心肺疾病、代谢疾病患者和老年人的康复锻炼。

3. **关节活动训练**　是通过患者的主动运动和被动运动,或负荷训练和手法治疗,增加或维持关节活动范围,提高肢体运动能力的治疗方法。主要用于改善和维持关节的活动范围,以利于患者完成功能性活动。常用的方法根据是否借助外力分为主动运动、助力运动和被动运动3种;根据是否使用器械分为徒手运动和器械运动两种。

4. **牵伸训练**　牵伸(stretching)是指拉长挛缩或短缩软组织的治疗方法。其目的主要为改善或重新获得关节周围软组织的伸展性,降低肌张力,增加或恢复关节的活动范围,防止发生不可逆的组织挛缩,预防或降低躯体在活动或从事某项运动时出现的肌肉、肌腱损伤。牵引(traction)虽然也具有牵拉软组织的作用,但与牵伸的最大区别在于牵引主要作用于关节,是通过力学原理来增大关节的间隙达到治疗目的,而牵伸主要作用于软组织。根据牵拉力量来源、牵拉方式和持续时间,可以把牵伸分为手法牵伸、器械牵伸和自我牵伸3种。

5. **转移训练**　体位转移(transfer)是指人体从一种姿势转移到另一种姿势的过程,包括卧→坐→站→行走。转移训练是为了使患者完成日常生活及康复锻炼过程中所需的姿势转换及身体移动而进行的练习,是提高患者体位转换能力的锻炼方法,包括独立转移、辅助转移和被动转移。

6. **平衡训练**　平衡(balance)是指人体无论处在何种姿势,如静止、运动或受到外力作用的状态下,能自动调整姿势并维持姿势稳定的一种能力。当人体重心垂线偏离稳定的支撑面时,能立即通过主动或反射性的活动使重心垂线返回到稳定的支撑面内,这种能力就称为平衡能力。平衡训练是指为提高患者维持身体平衡能力所采取的各种训练措施。通过这种训练,能激发姿势反射,加强前庭器官的稳定性,从而改善平衡功能。平衡功能的训练是康复训练中的一项重要内容,因为平衡的好坏能直接或间接地影响患者身体控制和日常的生活自理能力。平衡训练要求患者在训练后达到能下意识地自动维持平衡。

7. 协调性训练　协调功能是人体自我调节,完成平滑、准确且有控制的随意运动的一种能力。所完成运动的质量包括按照一定的方向和节奏、采用适当的力量和速度、达到准确的目标等几方面。协调性是正常运动活动的最重要组成部分,也是体现运动控制的有力指标。即使是很简单的动作也需要许多肌肉的参与,这些肌肉在动作的不同阶段扮演主动肌、协同肌、拮抗肌或固定肌等不同角色。

8. 步行训练　是以矫治异常步态,促进步行转移能力的恢复,提高患者的生活质量为目的的训练方法。

9. 呼吸训练　指保证呼吸道通畅,提高呼吸肌功能,促进排痰和痰液引流,改善肺和支气管组织血液代谢,加强气体交换效率的训练方法。

10. 放松训练　指通过精神放松和肌肉放松,缓解肌痉挛、缓解疼痛、调节自主神经功能,进一步治疗因精神和躯体过度应激所致的各种病症。

11. 水中运动　指利用水的浮力进行步行训练、平衡训练和关节活动训练,或利用水的阻力进行力量训练和耐力训练的方法。

12. 牵引技术　牵引是指运用作用力与反作用力的力学原理,通过手法、器械或电动装置产生的外力,作用于人体脊柱或四肢关节,使关节发生一定的分离、关节周围软组织得到适当的牵伸,从而达到治疗目的的一种方法。

13. 手法治疗　包括关节松动技术、我国传统推拿和按摩疗法等。

14. 医疗体操　根据患者伤病的情况,为了达到预防、治疗及康复的目的而专门编排的体操运动及功能练习。医疗体操对运动器官损伤、手术后康复、瘫痪患者等的功能恢复具有良好的作用,也可用于某些内脏器官疾病的康复治疗,如冠心病、高血压和糖尿病等康复的辅助治疗。

(二) 神经发育疗法和运动再学习疗法

1. Bobath 技术　是通过仔细地评定,找出患儿发育过程中存在的主要问题,然后设法抑制其异常的运动模式和异常的姿势反射,根据发育顺序来促进其正常的运动,使其功能尽快恢复。主要论点是:使肌张力正常化和抑制异常的原始反射。中枢神经系统损伤后的患者,常常表现为异常的姿势和运动模式,这将大大干扰肢体的正常运动。如运用各种促进技术控制异常运动和异常的姿势反射,出现正常运动后,再按照患者的运动发育顺序,即从低级别向高级别进行训练,以促进正常运动功能的恢复。

2. Rood 技术　应用正确的感觉刺激,按正常的人体发育过程来刺激相应的感觉感受器,就有可能加速诱发运动反应或引起运动兴奋,并通过反复的感觉刺激而诱导出正确的运动模式。该方法强调选用有控制的感觉刺激,按照个体的发育顺序,通过应用某些动作引出有目的的反应,因此,Rood 疗法又称多感觉刺激疗法。

3. Brunnstrom 技术　在中枢神经系统损伤初期,利用协同运动等病理运动模式和反射模式作为促进手段,然后再把这些运动模式逐步修整成功能性运动,以恢复运动控制能力的方法。在脑损伤后恢复过程中的任何时期均使用可利用的运动模式来诱发运动的反应,以便让患者能观察到瘫痪肢体仍然可以运动,刺激患者康复和主动参与治疗的欲望。强调在整个恢复过程中逐渐向正常、复杂的运动模式发展,从而达到中枢神经系统的重新组合。

4. 本体神经肌肉促进技术(proprioceptive neuromuscular facilitation,PNF)　是利用牵张、关节压缩和牵引、施加阻力等本体刺激,来激活和募集最大数量的运动单位参与活动,并应用螺旋形对角线式运动模式来促进神经肌肉功能恢复的一种治疗方法。

5. 运动再学习技术　运动再学习是把中枢神经系统损伤后恢复运动功能的训练视为一种再学习或重新学习的过程。以生物力学、运动科学、神经科学、行为科学为理论基础,以作业或功能为导向,在强调患者主观参与和认知重要性的前提下,按照运动学习的信息加工理论和现代运动学习的方法,对患者进行教育,以恢复其运动功能的一套方法。其重点是特殊运动作业训练、可控制的肌肉活动练习和控制作业中的各个运动成分,认为康复应该是对患者进行有意义、现实生活活动的再学习,强调早期活动和主动运动。

(三) 以代偿和替代原理为基础

1. 假肢 也称"义肢",是供截肢者使用以代偿缺损肢体部分功能的人造肢体。有上肢假肢和下肢假肢。多用铝板、木材、皮革、塑料等材料制作,其关节采用金属部件。现在假肢界主流是钛合金和碳素纤维材料。

2. 矫形器(辅助支具) 是一种用于改变神经肌肉和骨骼系统的功能特性或结构的体外装置,主要用于运动功能障碍的治疗与康复。许多脊髓灰质炎、脑血管意外、肌无力、骨关节等疾病及其后遗症引起的功能障碍,需要装置矫形器,以预防、矫正畸形或代偿失去的功能。

3. 辅助具应用 辅助具或自助具是针对残疾人因功能障碍或功能丧失而不能独立完成日常生活活动,为补偿他们所丧失的功能,通过对原有的用品用具进行改造或在其上附加一些小的装置,使患者能够借助自身残留的功能进行一些自理生活活动,从而增加了生活独立性的辅助装置。

4. 能量节约技术 指省力和提高工作效率的方法,用于体力和活动能力下降者提高日常活动效率和持续时间。

另外,引导式教育作为一种综合及交流性的教育方法,在康复治疗中也得到了广泛应用。

二、分类方法

运动治疗技术可按多种方法进行分类,现介绍两种主要的分类方法。

(一) 根据肌肉收缩的形式分类

1. 等张运动(isotonic exercise) 指肌肉收缩时肌纤维长度变化,张力基本保持不变,产生关节活动,关节角度有变化,又称为动力性运动。

(1)向心性运动(concentric exercise):当肌肉收缩时肌力大于阻力(外力),肌肉的长度缩短,肌肉的止点和起点相互靠近,又称为向心性缩短。例如,上楼梯时股四头肌的收缩,拿哑铃时肱二头肌的收缩。

(2)离心性运动(eccentric exercise):当肌肉收缩时肌力小于阻力(外力),肌纤维被动地延长,肌肉的止点和起点相互远离,又称为离心性延伸。例如,下楼梯时股四头肌的收缩,缓慢放哑铃时肱二头肌的收缩。

2. 等长运动(isometric exercise) 也称为静力性收缩。其特点是在肌肉收缩时肌肉长度保持不变,肌张力增高,不产生关节活动,此时肌肉收缩力与阻力相等,又称为静力性运动。等长收缩常用于维持特定的体位、姿势和平衡,并能有效地增强肌力。

3. 等速运动(isokinetic exercise) 指利用专门设备,根据运动过程的肌力大小变化,相应调节外加阻力,使整个关节运动依预先设定的速度运动,运动过程中肌肉用力仅使肌张力增高,力矩输出增加。与等张运动和等长运动相比,其显著特点是运动速度相对稳定,不会产生加速运动,且在整个运动过程中所产生的阻力与作用的肌力成正比,即肌肉在运动全过程中的任何一点都能产生最大的力量。等速运动能依肌力强弱、肌肉长度变化、力臂长短、疼痛疲惫等状况,提供适合其肌肉本身的最大阻力,且不会超过其负荷的极限。因此,等速运动具有相当高的效率与安全性。

(二) 按运动方式分类

1. 被动运动(passive exercise) 是指运动时无任何主动肌肉收缩,肢体完全不用力,动作的整个过程依靠外力帮助来完成。外力可以是治疗人员,也可以借助器械的力量,或者患者用健侧肢体帮助患侧肢体来完成活动。

2. 助力运动(assistive exercise) 是指运动时,完成动作的一部分力量是由肌肉的主动收缩获得的,一部分是借助于外界的力量来完成的。外力可以是器械力量、滑轮悬吊,也可以是健侧肢体带动患侧肢体活动或在治疗师的帮助下完成。

3. 主动运动(active exercise) 是指肌肉主动收缩所产生的运动,是患者独立完成,无外力作用的肢体活动,以增强肌力和耐力,改善关节功能、心肺功能和全身状况。适用于肌力 3 级的患者。

4. 抗阻运动(resistant exercise) 运动时必须克服外部的阻力才能完成,又称为负重运动。阻力可以来自器械或他人,以提高肌力和肌肉耐力,多用于肌肉的力量训练和耐力训练。例如,四肢骨折或周围神经损伤后,利用哑铃或沙包训练肌肉力量;利用下肢训练椅训练股四头肌肌力;利用弹力带训练肢体肌力。适用于肌力 4~5 级的患者。

5. 牵伸运动(stretching exercise) 用被动或主动的方法,牵拉延长挛缩或短缩软组织的训练方法。主要用于治疗肌痉挛、肌腱和韧带及关节囊挛缩、痉挛性疼痛。牵伸也有助于刺激肌梭,以调整和提高肌张力,加强肌收缩力,预防或降低躯体在活动或从事某项运动时出现的肌肉、肌腱损伤。

第三节 运动治疗的机制

运动和制动都会给机体带来一定的影响,如何选择适当的运动方法和适宜的运动量,避免长期制动,是我们在康复治疗中必须掌握的基本理论。首先我们必须明确运动治疗的原则。

一、治疗原则

1. 因人而异 即个体化原则,按照各个患者功能障碍的特点、疾病情况、年龄和性别差异、兴趣和文化差异、经济和环境差异、康复需求等制订康复治疗目标和方案,并根据治疗进度和功能恢复情况及时调整方案。

2. 循序渐进 应激适应性要逐步建立,训练效应的积累要符合量变到质变的过程。参加康复训练是技能学习过程,神经肌肉功能重建也是系统再学习的过程,因此运动强度应该由小到大,运动时间由短到长,动作复杂性由易到难,休息次数和时间由多到少、由长到短,训练的重复次数由少到多,运作组合由简到繁。

3. 持之以恒 训练需要持续一定的时间才能获得显著效应,停止训练后训练效应将逐步消退。因此康复训练需要长期持续,甚至维持终身。

4. 主动参与 强调患者应主动参与康复训练。只有主动参与,才能充分发挥运动中枢调控、神经元募集、神经功能重塑、心理功能参与等功能,获得最佳的治疗效果。运动功能不可能通过被动治疗而得到最大限度的恢复。

5. 全面锻炼 人体的功能障碍是多器官、多组织、多系统的多维功能障碍的综合,功能恢复应包括心理、职业、教育、娱乐等多种渠道;锻炼手段也应包括改善、代偿、替代等多种方式。康复的最终目标是重返社会,因此康复治疗应该全面审视,全面锻炼。

二、运动对机体的影响

运动(exercise)是康复治疗过程中促进机体功能恢复的主要措施,但不适宜的运动方法和运动量也会给患者带来不良的影响。

(一)运动治疗的作用

1. 维持和改善运动器官的功能 根据训练适应机制原理,适当的运动练习可以使减弱的机体功能逐步提高,恢复到损伤前的水平,维持和改善运动器官的形态和功能,增加功能储备。许多疾病或损伤进入稳定期后,适宜的运动练习有明显的康复效果,包括提高肌肉力量和耐力,牵伸挛缩和粘连的软组织以增加关节活动范围,改善平衡和协调能力,预防和延缓骨质疏松等。

2. 增强心肺功能 运动时由于肌肉需要做功,消耗了身体内部的能源底物,促进了器官的新陈代谢,也促进外周和心肌循环以提高有氧运动能力、改善呼吸功能,在一定范围内增加的程度与运动的强度成正比。运动时,大量的血液流向肌肉,心肺的功能活动也相应地增加以适应机体的需要。例如,心率加快,心输出量增加,呼吸加深、加快,胸廓和横膈的活动幅度增大。

3. 促进代偿功能的形成和发展 对某些经过系统运动治疗,其功能仍难以完全恢复的患者,通

7

过对健侧肢体或非损伤组织的训练,可以发展代偿能力,以补偿丧失的功能。例如,偏瘫或截瘫患者经过规范的运动治疗后,患肢功能仍未完全恢复,通过训练代偿能力,可以达到最大程度的生活自理。

4. 提高神经系统的调节能力 运动是一系列生理性条件反射的综合,适当的运动可以保持中枢神经系统的兴奋性,改善神经系统反应性和灵活性,维持正常功能,发挥对全身各个脏器的调整和协调能力,促进神经肌肉功能和中枢神经功能重塑过程。

5. 增强内分泌系统的代谢能力 主动运动可以促进糖代谢,减少胰岛素分泌,维持血糖水平;增加骨组织对矿物质(如钙、磷)的吸收。因此,适当运动已经成为糖尿病、骨质疏松症的基本治疗方法之一。

6. 调节精神和心理状态 研究发现,60min/次的低、中强度运动锻炼可以促进大脑皮质、尾状核、下丘脑和小脑等处的内啡肽分泌,产生镇痛作用。运动中机体代谢活动增强,肾上腺素分泌增加,可以缓解精神和心理压力,干扰抑郁或焦虑情绪与躯体器官功能紊乱之间的相互影响,改善患者的情绪和心态,增强自信心。

(二) 运动的潜在危险

1. 运动损伤 不适当的运动有可能导致或加重组织损伤,从而使患者的病情加重。常见原因包括:准备或结束活动不充分、运动训练强度或总量过大、运动方式选择不当、运动训练动作错误、高危患者的病情判断不准确等。常见的损伤包括:关节扭伤或脱位、肌肉和韧带拉伤、疲劳性骨折、椎间盘突出或腰椎滑脱等。

2. 脏器功能过负荷或者衰竭 各种疾病或损伤后脏器功能储备都有不同程度的下降,如果运动强度或总量过大,超过功能储备,有可能诱发脏器功能衰竭。常见的脏器衰竭包括心力衰竭、肾衰竭、呼吸功能衰竭等。

3. 诱发心脑血管事件 心脑血管事件是指各种突发性心脑血管意外,包括脑血管意外、心肌梗死、心脏骤停等。与运动相关的意外情况有:运动诱发血压过度增高导致脑血管破裂、左心房或动脉血栓脱落导致脑梗死、心律失常导致心脏骤停、心脏破裂、主动脉瘤破裂等。

三、制动对机体的影响

制动是临床治疗和康复医疗的保护性措施,包括卧床休息、局部固定及瘫痪等。制动可以降低组织器官的能量消耗,相对减少代谢需求,有助于保护受损组织器官的修复。对于有严重疾病和损伤的患者,卧床是保证渡过伤病危重期的必要手段。长期制动可增加和加重功能障碍,有时其后果较原发病和外伤的影响更加严重,甚至累及多系统的功能。

(一) 循环系统

1. 血容量减少 强制卧床20d后,循环血量明显下降,每搏量和心输出量相应降低6%~13%,运动能力显著下降。卧位时中心血容量和右心负荷增加,心房压力感受器兴奋,通过心血管中枢调节抑制抗利尿激素释放,肾小管对原尿的重吸收率降低、滤过率增加,使血浆容量迅速降低。

2. 基础心率增加 基础心率对保持一定水平的冠状血流极为重要,因为冠状动脉的灌注在于心搏的舒张期。长期卧床者由于血容量减少等因素,基础心率加快,舒张期缩短,减少冠状动脉血流灌注,即使从事轻微的体力活动也表现出心动过速。

3. 血栓形成 卧床使总血容量减少,而血液中有形成分没有减少,导致血液黏滞度明显增加,加之血流速度缓慢,使血栓形成的概率明显增加,最常见的是深静脉血栓、血栓性脉管炎和肺栓塞。冠状动脉粥样硬化处血栓形成和阻塞的可能性增加,容易诱发心绞痛或心肌梗死。

4. 有氧运功能力降低 最大吸氧量(VO_{2max})是衡量心血管功能的常用指标,既反映心输出量,又是衡量机体对氧的利用能力的指标。长期卧床后最大吸氧量每天以0.9%的速度下降,与老年生理性衰退的年下降率相近。另外,血管调节功能的减退出现直立性低血压,可表现为面色苍白、出汗、头晕、收缩压下降、心率加快、脉压缩小,严重者可产生晕厥。

(二) 呼吸系统

1. 肺活量下降 卧位时胸廓弹性阻力增加,横膈上抬,使呼吸运动减小,导致肺通气效率降低,从而影响气体交换。卧位时下侧肺通气不良而血流灌注过度,造成动静脉短路,使通气 / 灌流比例失调,生理无效腔增加,肺活量明显下降。

2. 呼吸道感染增加 长期卧床使气管纤毛的功能下降,分泌物黏附于支气管壁,排出困难。再加上卧位时咳嗽动作困难,导致痰液积聚,容易诱发呼吸道感染,坠积性肺炎罹患率增加。

(三) 运动系统

1. 骨关节 根据 Wolff 定律,长期制动对骨骼的压力和牵拉力降低,骨质疏松,最明显的部位是抗重力的下肢骨骼和与躯干姿势相关的骨骼,承担体重最大的跟骨骨钙丢失尤为突出。尿钙排泄在制动 7 周时达到高峰。制动使关节周围韧带的刚度降低,强度下降,能量吸收减少,弹性模量下降,肌腱附着点处变得脆弱,韧带易于断裂。制动 30d,可以造成严重关节退变和活动受限。

2. 肌肉组织 制动可使肌肉蛋白质合成减少而分解增加,导致蛋白总量下降,肌肉萎缩和肌力减退。完全卧床休息,肌力降低速度为每周 10% ~15%,3~5 周内肌力下降可达 50%,恢复活动 1 周后肌力恢复 50%。卧床 42d 使肌肉线粒体密度减少 16.6%,氧化酶活性降低 11%,总毛细血管长度缩短 22.2%。

(四) 代谢与内分泌系统

1. 负氮平衡 制动造成尿氮排出明显增加,导致低蛋白血症、水肿和体重下降,特别是使体重降低。尤其是在创伤或饥饿的情况下,负氮平衡高达 8~12g/d。氮排出增加起于制动的第 4~5d,在第 2周中达到高峰,并可持续。卧床休息 3 周所造成的负氮平衡可以在 1 周左右恢复,但 7 周卧床造成的负氮平衡则需要 7 周才能恢复。

2. 内分泌改变 抗利尿激素在制动后第 2~3d 开始分泌抑制,肾上腺皮质激素分泌增高达正常水平的 3 倍,尿可的松的排出也增加。雄激素降低。糖耐量降低,血清胰岛素和前胰岛素 C 肽同时增高,在制动后 1 个月达到高峰。血清甲状腺素和甲状旁腺素增高或不稳定,是造成高钙血症的主要原因之一。卧床制动 14d 去甲肾上腺素分泌增加 35%,基础代谢率降低。

3. 水电解质改变 血钠、血钾等离子和血胆固醇增高,高密度脂蛋白胆固醇降低。制动性高钙血症(immobilization hypercalcemia)是制动后常见而又容易忽视的水电解质异常,在因骨折固定或牵引而长期卧床的儿童中,高钙血症的发生率可高达 50%,卧床休息 4 周左右可以发生症状性高钙血症。体钙丢失途径主要是尿,其次是粪便,与骨钙丢失程度一致。早期症状包括食欲减退、腹痛、便秘、恶心和呕吐,进行性神经体征为无力、低张力、情绪不稳、反应迟钝,最后发生昏迷。

(五) 中枢神经系统

制动后感觉输入减少,可以造成感觉减退和痛阈下降。同时来自环境的各种刺激也减少,加之原发疾病和外伤的痛苦,产生感知认知障碍、心理障碍和智力减退,表现为各种精神状态的异常和学习能力等下降。

(六) 消化系统

制动和病痛对精神及情绪的影响,可减少胃液的分泌,胃内食物排空的速度降低,食欲减退,造成蛋白和糖类吸收减少,产生一定程度的低蛋白血症。胃肠蠕动减弱,使食物残渣在肠道内停留时间延长,水分吸收过多,造成便秘。

(七) 泌尿系统

卧床时抗利尿激素的分泌减少,尿量增加,尿钾和钠等排泄也增加。卧床后 1~2d 尿钙就开始增高,5~10d 内增高显著。腹肌肌力下降和膈肌活动受限、盆底肌松弛、神经损伤患者神经支配异常而导致括约肌与逼尿肌活动不协调,均是促成尿潴留的因素。瘫痪患者导尿次数多,尿路感染的概率增加。尿排出的钙磷增加、尿潴留、尿路感染是尿石症形成的三大因素,结石的发生率可高达 15% ~30%,反过来又促使泌尿系统感染加重。

(八) 皮肤

制动可使皮肤及其附件产生萎缩和压疮。皮下组织和皮肤的坚固性下降。食欲不佳和营养不良加速了皮下脂肪的减少和皮肤的角化。皮肤卫生不良导致细菌和真菌感染及甲沟炎。大面积压疮使血清蛋白质尤其是白蛋白减少。血清蛋白质减少使组织渗透压下降,加速了液体向细胞间渗出,引起下肢皮肤水肿。

第四节　运动治疗常用的器材和设备

在运动治疗中,需要借助许多设备来达到训练的目的。目前康复科和社区常用的运动治疗基础设备主要有以下几种:

一、上肢训练常用器械

1. 肋木　是靠墙壁安装的、具有一组横杆的框架,多为木制,也可与肩梯等组合使用。训练时患者位于肋木前,双手抓握肋木或把身体固定于肋木上进行训练。主要用于:①矫正异常姿势,防止异常姿势的进展,如偏瘫、脊柱侧弯、帕金森病等姿势不良的患者;②患者抓住肋木进行身体上下活动,利用体重进行增强肌力及耐力的训练;③利用肋木做增大关节活动度训练,如肩周炎、关节炎、关节外伤患者可做上肢逐渐上升或下降抓握肋木训练以增大关节活动,利用肋木固定做肢体摆动活动、下蹲活动等(图 1-1)。

2. 悬吊架　多为天井式万能牵引器。它是一个金属网状框架,悬吊固定于墙边,人在悬网下进行训练。可将挂钩、滑轮及悬吊带等挂于网上,供训练备用。主要用于以下几种训练:①增强肌力训练,肢体肌力在徒手肌力检查法(MMT)2 级时可把肢体悬吊起来,进行水平方向的训练活动,当患者肌力 MMT 4~5 级时,在绳索上挂重物,做肢体的抗阻运动训练。②增加关节活动度训练,训练时可利用调节悬挂重锤的重量来牵张关节周围的挛缩组织。③进行调整、松弛训练,用悬吊带、悬吊弹簧把患者全身悬吊起来,可做松弛训练。④需要时也可做颈椎牵引治疗(图 1-2)。

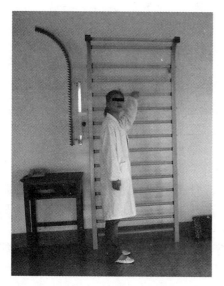

图 1-1　肋木和肩梯

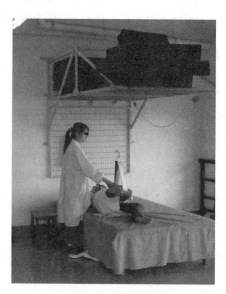

图 1-2　悬吊架

3. 支撑器　是一种供患者在床上或训练台上用手支撑抬起身体的 U 形小支架。支撑器可以训练上肢支撑能力,增强肌力,为床上坐位身体移动、床轮椅之间的身体转移、持拐行走等创造必要的条件。

4. 弹簧拉力器　日常用于训练扩胸及上肢肌力。若一端固定,也可做上臂增强肌力训练。

5. 墙壁拉力器　是一种固定在墙壁上,进行肌力训练的装置。拉力器固定在墙壁上,具有重力负荷的装置,通过拉动重锤进行肌力训练等(图 1-3)。

6. 哑铃　由 1~10kg 若干个重量不等的哑铃构成哑铃组,供实际训练中选择应用。主要用于增强肌力训练。

7. 沙袋　训练用沙袋是装有铁砂的、具有固定重量的条形袋子,两端有尼龙搭扣,可固定于肢体上作为负荷,供患者进行增强肌肉力量的训练。沙袋系列一般为 0.5kg、1kg、1.5kg、2kg、2.5kg、3kg、4kg 等重量。

8. 肩关节练习器 是一个可以转动的圆轮或转臂,固定于墙上或架子上,可以调节训练器高度和把手的距离以适应患者的身高及臂长。用于训练肩关节活动度,进行肩关节的随意主动旋转运动训练,依靠惯性做被动运动训练,增加阻力做抗阻运动训练。

9. 前臂内外旋运动器 是一种训练前臂内旋、外旋运动的装置。患者可以把握装置的把手做前臂旋转动作,从而增加前臂旋转的关节活动度和相关肌群的肌力及耐力。

10. 腕关节屈伸运动器 是一种训练腕关节屈伸功能的装置。患者可以把握装置的把手做腕关节屈伸动作,训练腕关节屈伸的关节活动度和腕关节屈伸的肌力及耐力。

11. 体操棒 供上肢训练使用。患者可持棒做体操活动,训练关节活动度和身体柔韧性等。

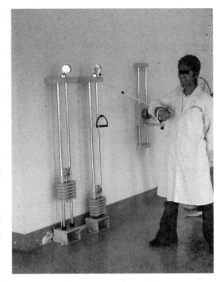

图 1-3 墙拉力器

12. 磨砂台 用于患者模仿木工砂磨作业,进行上肢功能训练。可以增强上肢肌力,改善上肢协调性,训练上肢关节活动度。

13. 分指板 使手指分开和伸展,防止挛缩,是保持手指于正确位置的训练。

14. 重锤手指练习器 用于手指活动、手指肌力和关节活动度的训练。

二、下肢训练常用器械

1. 起立床 是一张电动或手动的平板床。患者卧于床上,固定好身体,治疗师启动开关,患者由平卧位逐步转动到站立位,也可固定于 0°~90° 的任何倾斜位置。其用途在于:

(1)站立训练:对刚开始恢复训练的患者,利用起立床做渐进适应性站立训练,同时可以防止直立性低血压的发生。

(2)防止卧床综合征:对长期卧床患者可以预防并发症,如骨质疏松、关节挛缩、肢体畸形、深静脉血栓形成、心肺功能低下等(图 1-4)。

2. 站立架 用于截瘫、偏瘫和脑瘫等站立功能障碍者,进行站立训练,改善或避免由于长期坐、卧导致的并发症,如骨质疏松、压疮、心肺功能降低等。

3. 股四头肌训练器 是训练股四头肌的座椅式装置。固定患者于坐位,膝关节可自由活动,小腿胫前有横挡阻挡,横挡与轴杠杆相连,杠杆另一侧施加重锤,作为伸小腿的阻力,训练股四头肌肌力,同时也可做关节活动度训练。调整杠杆的力臂及角度,可进行上肢的抗阻运动训练。

4. 踝关节屈伸训练器 是训练胫前肌和小腿三头肌的座椅式装置,用于踝关节屈伸功能障碍。患者坐于训练椅上,脚掌固定,可做踝关节屈伸的主动和被动运动,手杆用于帮助患者做训练动作。

5. 踝关节矫正板 是不同角度的楔形木板,也有可调节角度的金属板,根据需要变换角度。对踝关节挛缩变形的患者,如马蹄足、足内翻、足外翻,可在患者站立位后足下放置矫正板,逐渐纠正畸形。也可治疗直立性低血压,防止骨质疏松,增强下肢肌力。

6. 平衡板 是一块结实的平板,平板下一面固定于半圆球上,患者站或坐于平板上主动晃动,也可由他人被动晃动平衡板,训练平衡功能。平衡板常与平行杠配合使用,平行杠起辅助支撑和防护的作用。目前,平衡测试仪也广泛用于临床评定和训练(图 1-5)。

7. 平行杠 以上肢支撑体重保持稳定性,进行站立、行走、肌力、平衡、关节活动度训练的康复训练设备,类似双杠,可根据训练需要调节杠的高低和宽度。主要用于以下几种训练:①站立训练,帮助已完成坐位平衡训练的患者,训练立位平衡和直立感觉,提高站立功能。②步行训练,用于所有步行功能障碍者,在患者拄拐杖步行的初期,为防止跌倒,可以先通过平行杠练习行走。③肌力训练,利用平行杠做身体上举运动,可以训练拄拐杖步行所需要的背阔肌、上肢伸肌肌力,也可用于步行所需臀中肌、腰方肌肌力的训练。④关节活动度训练,下肢骨折、偏瘫等患者,用健足登在 10cm 高的台上,手握住平行杠,前后左右摆动患侧下肢,训练下肢关节活动度。⑤辅助训练,与平衡板、内收矫正板、内翻矫正板、外翻矫正板等配合使用,在相应的训练中起辅助作用(图1-6)。

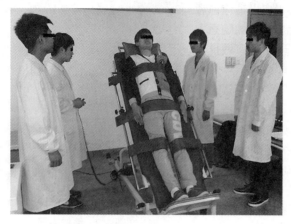 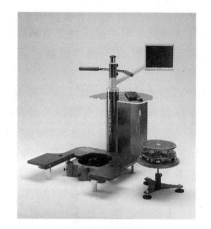

图1-4 起立床　　　　　　　　　　　　　图1-5 平衡仪

8. 助行器　含有4条立柱的框架,带有扶手,患者可把持此助行架,稳定身体,练习行走。由轻便铝合金制成的助行器,可折叠,便于携带。也有的助行器前脚装有轮子,可推动前进;后脚装有橡皮垫,可防止跌倒,起安全保护作用。各种带轮子的助行器又叫学步车。

9. 阶梯　是训练患者步行功能的多级台阶装置,类似楼梯,两侧装有扶手。阶梯的每阶高度可根据患者步行功能的不同而加以选择,高度一般在8~20cm。主要用于训练患者的步行能力。患者把持阶梯扶手或挂拐可进行上、下台阶的站立及步行训练,可以锻炼和增强躯干和下肢肌力,活动下肢关节,锻炼全身耐力(图1-7)。

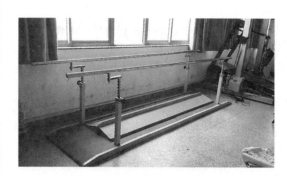 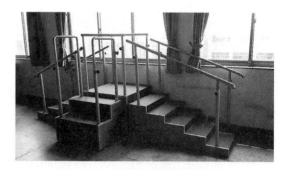

图1-6 平行杠　　　　　　　　　　　　　图1-7 阶梯

10. 实用步行训练装置　是一套以训练下肢实用步行动作为主的器械,模拟在实际步行中可能遇到的各种障碍物,根据训练的需要,木箱可以做不同的组合。其主要用途如下:①步行训练,可进行实用步行动作训练,包括上、下斜坡,上、下台阶,跨沟等。木箱按顺序放置在平行杠之间,可以做初级阶梯步行训练。②综合基本动作训练,使用轮椅的患者可以在此装置上训练驱动轮椅上、下斜坡,上、下台阶等。③训练患者的关节活动度和肌力,把小台阶箱放在平行杠之间,让患者踩着台阶上下,训练躯干肌和下肢的肌力。用健足站在小台阶上,手扶平行杠,摆动患侧下肢,可做髋关节活动度训练等。

11. 功率自行车　是位置固定的踏车。患者可以骑车做下肢功能训练,训练时可以调整负荷,也可以记录里程。此踏车可用于:训练患者下肢的关节活动、增强下肢肌力、提高身体平衡能力、增加心肺功能、提高身体整体功能等(图1-8)。

12. 活动平板　用于行走及跑步运动训练。临床上常用的是电动跑台,既可用于步行训练及步行功能评定,又可进行心肺功能的测定及训练。电动跑台能够设定步行速度(简称步速)和倾斜度,控制患者训练的运动负荷量,用来训练患者步行能力、矫正步态、提高耐力等。在训练的同时,也可以得到机器显示的数据,从而达到一定的评定目的(图1-9)。

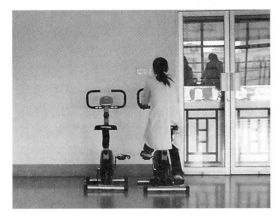
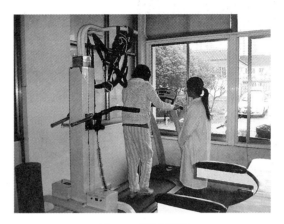

图1-8 功率自行车　　　　　　　　　　图1-9 活动平板

三、其他常用设备

1. 姿势矫正镜(姿势镜) 是供患者对身体异常姿势进行矫正训练的大镜子,可映照全身。它能固定在墙壁上,有的带有脚轮可以移动,应用时可放于平行杠和肋木前后及地毯前,配合训练使用。其主要用途在于:①为异常姿势患者提供镜像反馈,观察自己步态、姿势等异常情况,主动加以纠正;②配合控制不随意运动,提高平衡能力训练;③帮助面部神经麻痹患者进行表情肌训练。

2. 训练球 又称巴氏球,是充气或实心的大直径圆球,用法较多,在小儿脑瘫训练时应用为多。主要用于:

(1)肌肉松弛训练:脑瘫患儿趴于球上,治疗师轻轻摇动球体,可以降低患儿的肌张力,缓解痉挛,有利于患儿随意运动。

(2)平衡训练:脑瘫患儿趴于球上,双手前伸,治疗师双手握住患儿小腿,同时轻轻滚动球体,刺激并训练患儿调整躯干、头及四肢的姿势,训练平衡功能。

(3)综合基本动作训练:患儿趴在球上训练,可以促进抬头控制、躯干的挺伸,刺激躯干旋转,改善躯干和上肢的伸展动作和综合动作反应能力。

3. 治疗师坐凳 又称PT凳,是治疗师在训练患者时坐的小凳子,高度与训练台相适应(约35cm),凳下有方向轮,可以向各个方向灵活移动,以适应治疗师在辅助训练患者时应用。

4. 训练床 患者在训练床上进行各种姿势的康复训练,一般长180~200cm、宽120~160cm、高45cm。主要用于:①卧位、坐位动作训练,如截瘫、脑瘫等患者的床上翻身、左右及前后移动、爬行、坐起、床至轮椅之间的转移等;②坐位及手膝位的平衡训练;③治疗师与患者进行一对一的徒手治疗;④训练台可以放在悬吊架下配合应用。

5. 运动垫 又称体操垫,是供患者坐卧其上进行多种康复训练的垫子。运动垫和训练床在用法上有许多相似之处,可以在一定程度上互相替代使用。运动垫可用于患者卧位、手膝位、爬行、坐位、跪位等姿势的动作训练,也可与肋木配合使用,作跌倒的防护垫等。

6. 楔形垫 是外形呈楔状的垫子,内充泡沫塑料,外覆皮革面料。主要用于以下几种训练:①卧位功能训练,用于脑瘫患儿头部控制能力、上肢负重及支持能力、躯干旋转功能和关节活动度训练等;②坐位功能训练,脑瘫、截瘫和偏瘫患者仰卧位到坐位的体位转换训练,坐位下平衡功能训练及各种感认知功能训练,肌力和关节活动度训练等。

7. 牵引装置 包括以下几种:①颈椎牵引器,用于颈椎病等治疗;②腰椎牵引器,用于腰椎间盘突出症等治疗;③关节功能牵引器,用于四肢相应疾病的治疗;④手指关节功能牵引器,用于掌指、指间等关节的牵引治疗。

8. 水中运动设备 借用水的物理特性训练患者所应用的设备。包括以下几种设备：①水中运动训练池，类似小游泳池，患者更换泳衣下水训练，可进行各种主动及被动运动，也可游泳，水中可放置肋木、平行杠、训练台等各种适当的训练器材；②各种浴槽，如气泡浴、涡流浴槽等，治疗师可在槽边训练患者；③配合训练用品，如泳帽、泳衣、救生衣、充气塑料球等。

9. 辅助器械 ①步行辅助器械，如拐杖、助行器、轮椅等；②生活辅助器械，如取物延伸器、手柄加粗装置、止滑装置、服装穿着辅助装置等；③转移辅助器械，如滑板、转移支架等。

10. 等速训练仪 是运用特殊技术使运动速度保持恒定的肌力测试及训练设备。运用等速训练仪进行肌力训练，所受到的阻力是根据训练者施力大小而改变的，等速测试仪的动力头传感器根据关节运动过程中关节力矩的变化自动调节阻力，使关节在运动过程中的角速度保持不变，即运动的速度维持不变，肌群在等速情况下进行收缩，所测量得到的肌力矩反映了在整个运动范围内关节周围肌群在设定条件下的最大收缩能力。等速肌力训练可以增加肌力、肌肉爆发力和肌肉耐力（图1-10）。

另外，随着科学技术的发展，智能机器人等高科技产品在现代康复治疗中也得到了有效的运用（图1-11）。

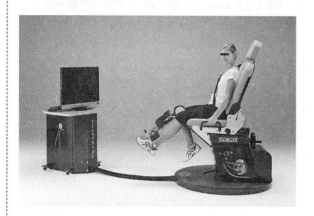

图 1-10 等速训练仪

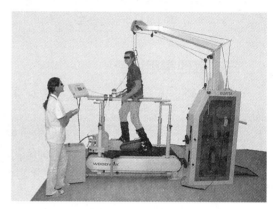

图 1-11 机器人

本章小结

运动疗法是康复医疗过程中重要的治疗手段。康复医疗需要解决临床常见的功能障碍问题，治疗师根据康复治疗计划对患者进行一对一的训练和治疗，其中运动疗法是主要的治疗方法，同时辅以其他治疗途径，所以康复治疗模式也可以说是以运动疗法为主的治疗模式。掌握好运动治疗技术的基础理论、熟练运用各项运动治疗技术为患者服务，是治疗师必备的专业能力。

（章稼）

思考题

1. 阐述运动治疗技术在现代康复中的重要地位。
2. 简述运动治疗技术的主要内容。
3. 思考物理治疗师的职业素质要求。

扫一扫,测一测

思路解析

学习目标

1. 掌握：主动运动、助力运动和被动运动等临床常用的关节活动度训练方法。
2. 熟悉：关节活动的解剖、生理、运动学基础知识和主要关节活动度测量的方法及正常值。
3. 了解：引起关节活动异常的常见原因和预防措施及关节活动度训练时的注意事项。
4. 运用关节活动技术帮助患者进行康复训练，并能与训练对象进行良好的沟通交流。

关节活动技术（techniques of range of motion）是指利用各种方法来维持和恢复因组织粘连或肌肉痉挛等多种因素所导致的关节功能障碍的运动治疗技术。关节活动技术包括手法技术，利用设备的机械技术，以及利用患者自身体重、肢体位置和强制运动的训练技术等。

第一节　基础理论

相关的基础理论在解剖学、运动学基础及功能评定中已详述，这里主要阐述与关节活动技术有关的内容。

一、关节运动的基础

（一）关节的构成

一个典型的关节必须具备以下 4 个主要构造条件：关节面、关节囊、关节腔及辅助结构。前三者为关节的基本构造（图 2-1）。辅助结构有关节盘（或称关节内软骨垫）、关节盂缘、滑膜皱襞和关节韧带等。

1. 关节面　是参与组成关节的各相关骨的接触面。每一关节至少包括两个关节面，多为一凹一凸，凸者称关节头，凹者称关节窝。关节面上覆盖有关节软骨，多数为透明软骨，少数为纤维软骨，它不仅使粗糙不平的关节面变得光滑，而且富有弹性，可减少运动时关节面的摩擦，缓冲振动和冲击。

2. 关节囊　是附着于关节四周包裹关节的纤维结缔组织膜，与骨膜融合连续，可封闭关节腔。关节囊分为两层，外层是纤维层，坚韧、牢固，连结组成关节的骨端；内层为滑膜层，可分泌滑液，减少运动时关节面的摩擦。

3. 关节腔　为关节囊的滑膜层及关节面共同围成的密

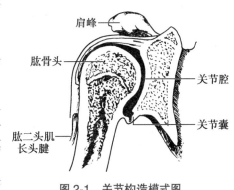

图 2-1　关节构造模式图

闭腔隙,腔内有少量滑液,可减少运动时关节面的摩擦。关节腔内为负压,对维持关节的稳定有非常重要的作用。

4. 关节的辅助结构 是为适应关节的功能而形成的特殊结构,对于维持关节的稳定性或灵活性具有重要作用。

(1)韧带:是连结相邻两骨之间的致密结缔组织束,分为关节囊内韧带和关节囊外韧带两种。囊内韧带如膝关节的前、后交叉韧带,囊外韧带如膝关节的胫侧副韧带和腓侧副韧带等。关节韧带的主要作用是加强关节的稳定性或限制关节的运动幅度。

(2)关节内软骨:关节腔内有两种不同形态的纤维软骨。①关节盘:位于两骨的关节面间,其周缘附着于关节囊,将关节腔分为两部。多呈圆盘状,中部稍薄,周缘稍厚。有的呈半月形,称关节半月板,如膝关节的内、外侧半月板。关节盘的主要作用是使关节面更为适配,减少外力对关节的振动和冲击,增加关节的运动形式和范围。②关节唇:为附于关节窝周围的纤维软骨环,如肩关节的关节盂。其作用为加深关节窝,增大关节面,增加关节的稳定性。

(3)滑液囊:是关节的滑膜从关节囊纤维层的薄弱或缺如处的囊状膨出,位于肌腱与骨面之间,如膝关节的髌上囊。其作用为减少运动时肌腱与骨面之间的摩擦。

(4)滑膜襞:为某些关节的滑膜表面积大于纤维层,使滑膜重叠卷折并突入关节腔而形成。其作用为充填空隙,避免关节面过大而产生撞击和磨损,如膝关节的翼状襞。

(二) 关节的类型

1. 根据关节的运动分类

(1)不动关节:相邻两骨之间由结缔组织或透明软骨相连,相连方式分为缝联合和软骨联合两种,无关节运动功能。

(2)少动关节:也叫微动关节。关节活动范围较小。连接方式有两种,一种是两骨的关节面覆盖一层透明软骨,其间靠纤维连接,如椎间关节、耻骨联合等;另一种是两骨之间仅有一定间隙,其间借韧带和骨间膜相连,如骶髂关节、下胫腓关节等。

(3)活动关节:全身大部分关节为活动关节,具有典型的关节构造,关节可自由活动。

2. 根据关节运动轴心或自由度多寡分类 常用的关节分类法,按关节运动轴的数目和关节面的形态分为单轴关节、双轴关节和多轴关节3类(图2-2)。

(1)单轴关节(uniaxial joint):只能绕一个运动轴做一组运动,包括两种形式。①屈戌关节(hinge joint):又名滑车关节,一骨的关节头呈滑车状,另一骨有相应的关节窝。通常只能在矢状面上沿冠状轴做屈、伸运动,如肱尺关节、指间关节等。②车轴关节(trochoid joint):又名圆柱关节,由圆柱状的关节头和凹面状的关节窝构成。关节窝通常由骨和韧带连成环,可沿垂直轴做旋转运动,如寰枢正中关节和桡尺近侧关节等。

(2)双轴关节(biaxial joint):能绕两个互相垂直的运动轴进行两组运动,也可进行环转运动,包括两种形式。①椭圆关节(ellipsoidal joint):关节头呈椭圆形凸面,关节窝呈相应的椭圆形凹面,可沿冠状轴做屈、伸运动,沿矢状轴做内收、外展运动,并可做环转运动,如桡腕关节和寰枕关节;②鞍状关节(saddle joint):两骨的关节面均呈马鞍状,互为关节头和关节窝,可沿冠状轴、矢状轴做屈、伸、内收、外展和环转运动,如拇指腕掌关节。

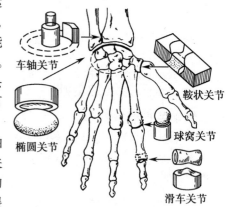

图 2-2 关节类型

(3)多轴关节(multiaxial joint):具有两个以上的运动轴,可做多方向的运动,通常也有两种形式。①球窝关节(ball and socket joint):又名杵臼关节,关节头较大,呈球形,关节窝浅小,与关节头的接触面积不到1/3,故在所有关节中活动度最大,如肩关节,可做屈、伸、内收、外展、旋内、旋外和环转运动。有的关节窝较深,包绕关节头的大部分,虽然也属于球窝关节,但运动范围受到一定的限制,如髋关节。第2、3、4、5掌指关节也属于球窝关节,因其侧副韧带较强,旋转运动受到限制。②平面关节(plane joint):两骨的关节面均较平坦而光滑,但仍有一定的弯曲和弧度,关节囊紧张而坚固,运动度极小,只

16

能做微小的回旋及轻微滑动,又称微动关节,如肩锁关节、骶髂关节、腕骨间关节等。

(三) 关节的运动

1. 运动轴　根据运动轴的多少可分为单轴运动、双轴运动和三轴运动。

2. 运动平面　见图 2-3。

(1) 矢状面:关节在矢状面的运动为伸、屈运动,围绕冠状轴进行。

(2) 冠状面(额状面):关节在冠状面的运动为内收、外展运动,围绕矢状轴进行。

(3) 水平面(横断面):关节在水平面的运动为旋转运动,围绕垂直轴进行。

3. 运动方向　关节的运动方向包括:屈、伸、内收、外展、旋内、旋外、内翻、外翻、背屈、跖屈、环转等。

(1) 屈伸运动(flexion and extension exercise):关节沿冠状轴运动,导致相关的两骨互相接近角度减小称为屈曲运动,反之称为伸展运动。

(2) 内收、外展运动(adduction and abduction):关节沿矢状轴运动,导致骨向正中线移动称为内收运动,反之称为外展运动。

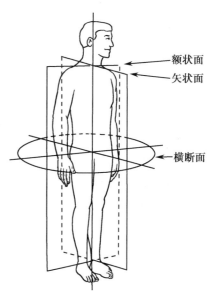

图 2-3　运动平面

(3) 旋转运动(rotational motion):骨环绕垂直轴运动时称为旋转运动。骨的前面向内侧旋转时称为内旋运动,相反则称为外旋运动。在前臂前者叫旋前运动,后者叫旋后运动。

(4) 环转运动(circumduction movement):骨的上端在原位转动,同时下端做圆周运动。凡既能绕冠状轴又能绕矢状轴活动的关节都能做环转运动。

4. 关节活动的类型

(1) 主动运动:作用于关节的肌肉随意收缩,使关节运动时所通过的运动弧为主动关节活动。

(2) 主动—助力运动:作用于关节的肌肉随意收缩,外加一定助力使关节运动时所通过的运动弧为主动—助力关节活动。

(3) 被动运动:完全由外力使关节活动所通过的运动弧为被动关节活动。

(四) 影响关节活动度和稳定性的因素

关节活动度和稳定性受下列因素的影响。

1. 构成关节的两关节面积大小的差别　两关节面积的大小相差越大,关节活动的幅度也越大。

2. 关节囊的厚薄、松紧度　关节囊薄而松弛,关节活动幅度大,反之则小。

3. 关节韧带的多少与强弱　关节韧带少而弱,活动幅度大;关节韧带多而强,活动幅度就小。

4. 关节周围肌肉的伸展性和弹性状况　一般来说,肌肉的伸展性和弹性良好者,活动幅度增大;反之,活动幅度就小。

此外,年龄、性别、训练水平对活动范围也有影响,如儿童和少年比成人大,女性比男性大,训练水平高者比低者大等。

二、关节活动范围异常的原因

关节活动异常分为活动减少和活动过度,临床上以前者更常见,主要原因有以下几方面:

1. 关节及周围软组织疼痛　由于疼痛导致了主动和被动运动均减少,如骨折、关节炎症、手术后等。

2. 肌肉痉挛　中枢神经系统病变引起的痉挛,常为主动运动减少,被动运动基本正常,或被动运动 > 主动运动,如脑损伤引起的肌肉痉挛。关节或韧带损伤引起的肌肉痉挛,主动和被动运动均减少。

3. 软组织挛缩　关节周围的肌肉、韧带、关节囊等软组织挛缩时,主动和被动运动均减少,如烧伤、肌腱移植术后、长期制动等。

4. 肌肉无力　无论是中枢神经系统病变引起的软瘫,还是周围神经损伤或肌肉、肌腱断裂,通常都是主动运动减少,被动运动正常,被动运动＞主动运动。

5. 关节内异常　关节内渗出或有游离体时,主动运动和被动运动均减少。

6. 关节僵硬　主动和被动运动均丧失,如关节骨性强直、关节融合。

三、常用训练方法

(一) 主动运动

主动运动可以促进血液循环,具有温和的牵拉作用,能松解疏松的粘连组织,牵拉挛缩不严重的组织,有助于保持和增加关节活动范围。最常用的是各种徒手体操,一般根据患者关节活动受限的方向和程度,设计一些有针对性的动作,内容可简可繁,可以个人练习,也可以把有相同关节活动障碍的患者分组集体练习。主动运动适应面广,不受场地限制,但在重度粘连和挛缩时,治疗作用不太明显。

(二) 助力运动

1. 器械练习　是借助杠杆原理,利用器械为助力,带动活动受限的关节进行活动。应用时应根据病情及治疗目的选择相应的器械,如体操棒、火棒、肋木,以及针对四肢不同关节活动障碍而专门设计的练习器械,如肩关节练习器、肘关节练习器、踝关节练习器等。器械练习可以个人参加,也可以小组集体治疗,由于趣味性大,患者很愿意参加。

2. 悬吊练习　利用挂钩、绳索和吊带将拟活动的肢体悬吊起来,使其在去除肢体重力的前提下进行主动运动,类似于钟摆样运动。悬吊练习的固定方法可以分为两种,一种为垂直固定,固定点位于肢体重心的上方,主要用于支持肢体;另一种是轴向固定,固定点位于关节的上方,主要是使肢体易于活动(图 2-4)。

3. 滑轮练习　利用滑轮和绳索,以健侧肢体帮助对侧肢体活动(图 2-5)。

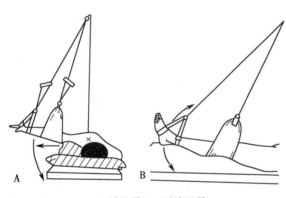

A. 上肢悬吊;B. 下肢悬吊。

图 2-4　悬吊练习

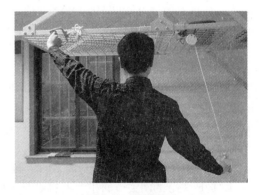

图 2-5　滑轮练习

(三) 被动运动

1. 关节可动范围运动　是治疗者根据关节运动学原理完成的关节各个方向的活动,具有维持关节现有的活动范围、预防关节挛缩的作用。

2. 关节松动技术　主要是利用关节的生理运动和附属运动被动地活动患者关节,以达到维持或改善关节活动范围、缓解疼痛的目的。常用手法包括关节的牵引、滑动、滚动、挤压、旋转等。由于澳大利亚治疗师 Maitland 发展了这一技术,故又称为澳式手法或 Maitland 手法,具体操作手法详见相关章节。

3. 关节牵引　是应用力学中作用力与反作用力的原理,通过器械或电动牵引装置,使关节和软组织得到持续的牵伸,从而达到复位、固定,解除肌肉痉挛和挛缩,减轻神经根压迫,纠正关节畸形的目的。具体操作手法详见相关章节。

牵引的治疗作用主要为:

(1)解除肌肉痉挛,改善局部血液循环,缓解疼痛。

(2)松解组织粘连,牵伸挛缩的关节囊和韧带,矫治关节畸形,改善或恢复关节活动范围。

（3）增大脊柱的椎间隙和椎间孔，改变突出物（如椎间盘、骨赘）与周围组织的相互关系，减轻神经根受压，改善临床症状。

牵引的种类根据牵引部位可以分为颈椎牵引、腰椎牵引、四肢关节牵引；根据牵引的动力可分为徒手牵引、机械牵引、电动牵引；根据牵引持续的时间可分为间歇牵引和持续牵引；根据牵引体位可分为坐位牵引、卧位牵引和直立位牵引。

（四）持续性被动运动

持续性被动运动（continuous passive motion，CPM）是利用机械或电动活动装置，在关节无疼痛范围内，缓慢、连续性活动关节的一种装置。这种装置一般由活动关节的托架和控制运动的机构组成，包括针对下肢、上肢，甚至手指等关节的专门设备。

1. 治疗作用　动物实验证明，CPM 可以促进伤口的愈合和关节软骨的修复及再生，加快关节液的分泌和吸收，促进关节周围软组织的血液循环和损伤软组织的修复。大量临床文献报道，CPM 可以缓解疼痛，改善关节活动范围，防止粘连和关节僵硬，消除手术和制动带来的并发症。

2. 临床应用　CPM 在骨科临床康复治疗中主要用于四肢关节术后及关节挛缩的治疗，如关节内骨折和干骺端骨折，创伤性关节炎经关节囊切除或关节松解术后，类风湿关节炎和血友病性关节炎滑膜切除术后，关节外粘连松解术后，膝关节的内侧副韧带重建术后等。虽然 CPM 没有明显禁忌证，但对出血疾病、血栓性静脉炎要特别注意。

3. 实施方法　使用 CPM，强调早期开始。一般在术后即可，甚至患者处于麻醉状态下也可进行。使用前，首先确定关节活动范围的大小，如果没有明确的禁忌条件或限定的活动范围，可以选定在关节无疼痛范围内活动，并根据患者的耐受程度每日或间隔逐渐增加，直至达到关节的最大活动范围。根据病情或手术方式采取不同的程序，如连续数小时（或 24h），或连续 30~60min，每日 1 次。训练中密切观察患者的反应及连续被动运动训练器械的运转情况。在使用之前，可配合使用理疗、主动—辅助关节活动度训练或悬吊训练。疗程至少 1 周以上，或达到满意的关节活动范围为止（图 2-6）。虽然 CPM 可以早期活动关节，但其不足之处是不能产生关节的主动运动。

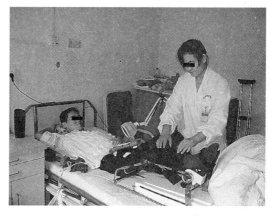

图 2-6　下肢 CPM 训练

四、临床应用及注意事项

（一）适应证

1. 被动关节活动度练习　当患者在昏迷、麻痹、主动运动疼痛加重、关节活动度受限等情况下，需要通过被动运动改善关节和全身功能。

2. 主动和主动—辅助关节活动度练习　患者可主动收缩肌肉，有或无辅助帮助下可活动该身体部位；肌力较弱（低于 3 级），采用主动—辅助关节活动度练习；有氧练习时，多次重复的主动或主动—辅助关节活动度练习可改善心肺功能。

3. 其他　以下情况也可进行关节的主、被动运动和助力运动：身体某一部位制动，为保证其上、下部位的关节功能；长期卧床患者为避免循环不良、骨质疏松和心肺功能下降。

（二）禁忌证

1. 运动造成了该部位新的损伤。

2. 运动有破坏愈合过程的可能。

3. 运动导致疼痛、炎症等症状加重时。

（三）注意事项

1. 熟悉关节的结构　在进行被动运动时，必须熟悉关节解剖结构、运动方向、运动平面以及各关节活动范围的正常值。

2. 早期活动　在不加重病情、疼痛的情况下，应尽早进行关节的被动运动。

3. 全范围活动 关节活动范围的训练应包括各关节,并且每个关节必须进行全方位、全范围的关节活动,如肘关节的屈曲、伸展,肩关节的屈曲、伸展、内收、外展、外旋、内旋和环转运动。在运动该关节时要尽可能地给予关节一定的牵拉力,这样可以减轻关节面之间的摩擦力,保护关节。

4. 与肌肉牵伸结合 对于跨越两个关节的肌群,应在完成逐个关节的活动后,对该肌群进行牵张。对于那些活动受限的关节或长期处于内收、屈曲位的关节,要多做被动牵拉运动,如牵拉跟腱维持踝关节的背屈活动,腘绳肌牵拉训练改善伸膝功能等。

五、关节活动范围测量

关节活动范围(range of motion,ROM)是指关节的远端向着或离开近端运动,远端骨所达到的新位置与开始位置之间的夹角,即远端骨所移动的度数(图 2-7)。关节活动范围测量即是测量远端骨所移动的度数,而不是两骨之间所构成的夹角。

(一) 测量所使用的仪器设备

1. 通用量角器 由 1 个圆形或半圆形的刻度盘和两条臂(分别称为固定臂和移动臂)构成。固定臂与刻度盘相连结,不可移动;移动臂的一端与刻度盘的中心相连结,可以移动。通用量角器主要用来测量四肢关节(图 2-8)。

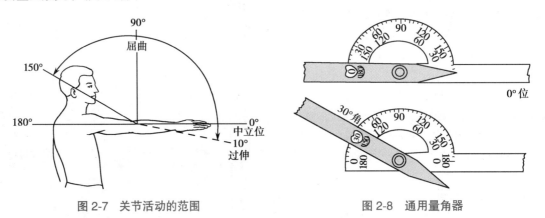

图 2-7 关节活动的范围　　　　　　图 2-8 通用量角器

2. 指关节测量器 可用小型半圆形量角器测量(图 2-9),也可以用直尺测量手指外展或屈曲的距离,或用两脚分规测量拇指外展(虎口开大)程度。

3. 电子量角器 固定臂和移动臂为 2 个电子压力传感器,刻度盘为液晶显示器。显示器可以与固定臂和移动臂固定在一起,也可以通过连接线与 2 条臂相连(图 2-10)。电子量角器重复性好,使用方便,精确度优于通用量角器。

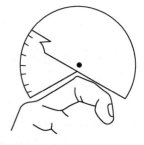

图 2-9 小型半圆形量角器

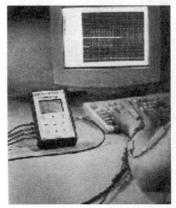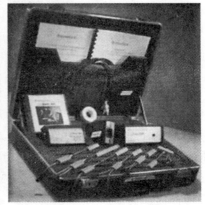

图 2-10 电子量角器

4. 脊柱活动测量　可以用专用的背部活动范围测量计或电子量角器来测量脊柱的屈伸活动范围,也可以通过测量直立位向前弯腰、向后伸腰以及向两侧屈曲时中指指尖与地面的距离来评定脊柱的活动范围(图2-11)。

（二）不同量角器的测量方法

1. 通用量角器　使用时将量角器的轴心与关节的运动轴心对齐,固定臂与关节近端骨的长轴平行,移动臂与关节远端骨的长轴平行并随之移动,移动臂所移动的弧度即为该关节的活动范围。

2. 电子量角器　使用时将固定臂和移动臂的电子压力传感器与肢体的长轴重叠,并用固定胶带(双面胶)将其固定在肢体表面,液晶显示器显示出来的数字即为该关节的活动范围。

3. 指关节测量

(1)半圆形量角器测量:测量掌指关节时,将量角器的固定臂放在掌骨远端,移动臂放在近端指骨上,并随之移动;测量指间关节时,量角器的两端分别放在指骨关节的近端和远端,移动臂随远端骨移动,所移动的弧度即为该关节的活动范围。

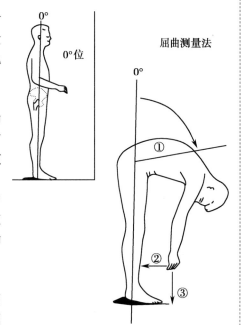

屈曲测量法

①躯干倾斜度（记录腰椎弯曲度）;②手指到小腿水平距离;③手指到地面垂直距离。

图2-11　脊柱活动范围的测量

(2)直尺测量:测量手指外展时,将直尺横放在相邻手指的远端,测量手指外展的最大距离,以厘米(cm)表示;测量手指屈曲时,将直尺放在测量手指与手掌之间,测量屈曲手指指尖到手掌的垂直距离,以厘米(cm)表示。

(3)两脚分规:测量拇指外展,先将两脚分规放在拇指和示指指尖,测量两指之间的最大距离,再在直尺上测出距离,以厘米(cm)表示。

4. 脊柱活动测量

(1)背部活动范围测量计:将测量计放在拟测量活动范围的脊柱节段的棘突上,随着背部向前屈曲,测量计上显示的度数即为该节段的屈曲度数。

(2)测量指尖与地面距离:被测试对象双脚分开与肩同宽,分别向前弯腰、向后伸腰、向两侧屈曲。通过测量中指指尖与地面的距离来评定脊柱的整体活动范围,以厘米(cm)表示。

（三）各关节活动范围测量方法及正常参考值

1. 上肢关节活动范围测量方法及正常参考值(表2-1)。

表2-1　上肢主要关节活动范围测量

关节	运动	体位	量角器放置方法			正常参考值
			轴心	固定臂	移动臂	
肩	屈伸	坐或立位,臂置于体侧,肘伸直	肩峰	与腋中线平行	与肱骨纵轴平行	屈:0°~180° 伸:0°~50°
	外展	坐和站位,臂置于体侧,肘伸直	肩峰	于身体中线平行	与肱骨纵轴平行	0°~180°
	内旋 外旋	仰卧,肩外展90°,肘屈90°	鹰嘴	与腋中线平行	与前臂纵轴平行	各0°~90°
肘	屈伸	仰卧或坐或立位,臂取解剖位	肱骨外上髁	与肱骨纵轴平行	与桡骨纵轴平行	0°~150°
桡尺	旋前 旋后	坐位,上臂置于体侧,肘屈90°,前臂中立位	尺骨茎突	与地面垂直	腕关节背面(测旋前)或掌面(测旋后)	各0°~90°

关节	运动	体位	量角器放置方法			正常参考值
			轴心	固定臂	移动臂	
腕	屈伸	坐或站位,前臂完全旋前	尺骨茎突	与前臂纵轴平行	与第2掌骨纵轴平行	屈:0°~90° 伸:0°~70°
	尺、桡侧偏移或外展	坐位,屈肘,前臂旋前,腕中立位	腕背侧中点	前臂背侧中线	第3掌骨纵轴	桡偏:0°~25°, 尺偏:0°~55°
掌指	屈伸	坐位,腕中立位	近侧指骨近端	与掌骨平行	与近端指骨平行	伸:0°~20° 屈:0°~90° 拇指:0°~30°
指间	屈伸	坐位,腕中立位	远侧指骨近端	与近侧指骨平行	与远端指骨平行	近指间:0°~100° 远指间:0°~80°
拇指腕掌	内收外展	坐位,腕中立位	腕掌关节	与示指平行	与拇指平行	0°~60°

2. 下肢关节活动范围测量方法及正常值(表2-2)。

表2-2　下肢主要关节活动范围测量

关节	运动	体位	量角器放置方法			正常参考值
			轴心	固定臂	移动臂	
髋	屈	仰卧或侧卧,对侧下肢伸直	股骨大转子	与身体纵轴平行	与股骨纵轴平行	0°~125°
	伸	侧卧,被测下肢在上	股骨大转子	与身体纵轴平行	与股骨纵轴平行	0°~15°
	内收外展	仰卧	髂前上棘	左、右髂前上棘连线的垂直线	髂前上棘至髌骨中心的连线	各0°~45°
	内旋外旋	仰卧,两小腿于床沿外下垂	髌骨下端	与地面垂直	与胫骨纵轴平行	各0°~45°
膝	屈伸	俯卧、侧卧或坐在椅子边缘	股骨外踝	与股骨纵轴平行	与胫骨纵轴平行	屈:0°~150° 伸:0°
踝	背屈跖屈	仰卧,踝处于中立位	腓骨纵轴线与足外缘交叉处	与腓骨纵轴平行	与第5跖骨纵轴平行	背屈:0°~20° 跖屈:0°~45°
	内翻外翻	俯卧,足位于床沿外	踝后方两踝中点	小腿后纵轴	轴心与足跟中点连线	内翻:0°~35° 外翻:0°~25°

3. 脊柱关节活动范围测量方法及正常值(表2-3)。

表2-3　脊柱关节活动范围测量

关节	运动	体位	量角器放置方法			正常参考值
			轴心	固定臂	移动臂	
颈部	前屈	坐或立位,在侧方测量	肩峰	平行前额面中心线	头顶与耳孔连线	0°~60°
	后伸	坐或立位,在侧方测量	肩峰	平行前额面中心线	头顶与耳孔连线	0°~50°

续表

关节	运动	体位	量角器放置方法			正常参考值
			轴心	固定臂	移动臂	
颈部	左旋 右旋	坐或仰卧,于头顶测量	头顶后方	头顶中心矢状面	鼻梁与枕骨结节的连线	各0°~70°
	左右侧屈	坐或立位,于后方测量	第7颈椎棘突	第7颈椎与第5腰椎棘突的连线	头顶中心与第7颈椎棘突的连线	各0°~50°
胸腰部	前屈	坐位或立位	第5腰椎棘突	通过第5腰椎棘突的垂线	第7颈椎与第5腰椎棘突连线	0°~45°
	后伸	坐位或立位	第5腰椎棘突	通过第5腰椎棘突的垂线	第7颈椎与第5腰椎棘突连线	0°~30°
	左旋 右旋	坐位,臀部固定	头顶部中点	双侧髂嵴上缘连线的平行线	双侧肩峰连线的平行线	0°~40°
	左右侧屈	坐位或立位	第5腰椎棘突	两侧髂嵴连线中点的垂线	第7颈椎与第5腰椎棘突连线	各0°~50°

(四)测量注意事项

1. 明确关节的活动范围。

2. 熟悉关节的解剖位/中立位和关节的运动方向。

3. 熟练掌握各关节测量时固定臂、移动臂、轴心的具体规定。

4. 同一对象应由专人测量,每次测量应取相同位置、同一种量角器,便于比较。

第二节 上肢关节活动技术

一、肩部关节

(一)解剖结构

肩部骨骼包括肱骨、锁骨、肩胛骨以及与肩部运动密切相关的胸骨和胸壁,它们组成肩部以下6个关节(图2-12):

1. 喙锁关节 由肩胛骨的喙突与锁骨的外侧端构成。

2. 肩肱关节 由肩胛骨的肩峰与肱骨头构成,可阻止肱骨头向上移位。

3. 肩胛胸壁关节 由肩胛骨和胸廓后壁构成。因这个关节并非一个真正的可动关节,也有学者将其称为肩胛胸壁间连结。

4. 胸锁关节 由锁骨的内侧端、胸骨的锁切迹及第1肋软骨的上面构成。为上肢骨与躯干骨连结的唯一关节。胸锁关节可阻止锁骨向内上方脱位,允许锁骨外侧端向前、后运动20°~30°,向上、下运动约60°,并沿冠状轴可做微小的旋转和环转运动,其活动

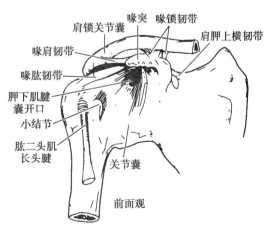

图2-12 肩部关节的组成

23

度虽小,但以此为支点扩大了上肢的活动范围。锁骨的横向旋转:除提肩、降肩、前凸和后缩外,锁骨可在胸锁关节上沿其长轴旋转约40°,当肩外展或屈曲90°后才发生这种横向旋转,此对肩胛骨的完全上旋和肩的完全屈曲或外展非常重要。若锁骨的旋转被阻止,上肢只能上举至110°左右。

5. 肩锁关节 由肩胛骨的肩峰与锁骨的外侧端构成,是肩胛骨活动的支点。胸锁关节和肩锁关节两关节联合运动,可使锁骨外侧端做小幅度上、下、前、后移动和环转运动,即允许肩胛骨运动。胸锁关节和肩锁关节运动范围的总和等于肩胛骨的运动范围。

6. 盂肱关节 即通常所说的肩关节。由肱骨头与肩胛骨的关节盂构成,是典型的多轴球窝关节(图2-13)。其特点如下:①头大盂小,近似圆球的肱骨头大,关节盂小而浅,虽然关节盂周缘有纤维软骨构成的盂唇来加深关节窝,仍仅能容纳关节头的1/4~1/3。肩关节的这种骨结构形状增加了运动幅度,但也减少了关节的稳固性。②关节囊薄而松弛,关节囊的肩胛骨端附于关节盂缘,肱骨端附于肱骨解剖颈,在内侧可达肱骨外髁颈。关节囊的滑膜层可膨出形成滑液鞘或滑膜囊,以利于肌腱的活动。③关节囊的周围有组织加强,关节囊的前壁、上壁和后壁有肌腱、肌和韧带加强,以增加关节的稳固性,下壁最薄弱。

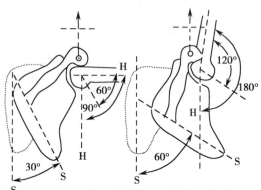

H. 肱骨;S. 肩胛骨;S/H=30/60=1/2。

图2-13 盂肱关节与胸壁肩胛关节的关系

(二)肩关节活动技术

1. 主动运动 基本动作为肩关节的前屈—后伸,内收—外展,水平内收—外展,旋内—旋外。练习时要求动作平稳,每个动作均要达到最大的活动范围,如和上肢其他关节的活动结合起来练习,应以肩部的动作为主。

2. 被动运动

(1)肩前屈:患者仰卧,治疗者一手托住其手部,一手抓住其肘关节下方,将上肢抬离床面并继续活动其上肢,直到肩前屈达到最大范围或前臂在头上方再次接触床面(图2-14)。

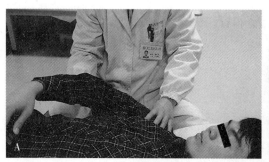
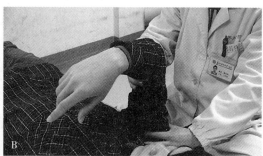

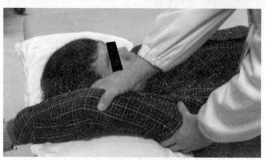

图2-14 肩关节屈曲训练

(2)肩后伸:患者侧卧,治疗者站其背后,一手托住前臂,一手放在肩部,做后伸运动(图2-15)。

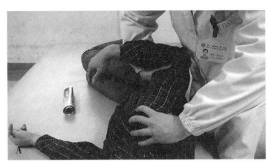
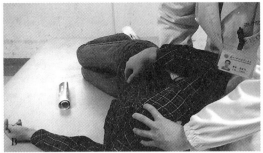

图 2-15　肩关节后伸训练

（3）肩外展：患者仰卧位，治疗侧肘关节屈曲，治疗者站在床边，一手托住肘部，一手抓住腕关节上方，做上肢外展动作。在肩外展到 90°时，需要肩的外旋和肩胛骨的上旋才能完成全范围的外展（图 2-16）。

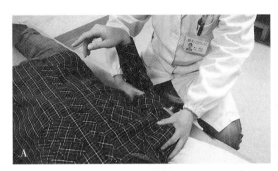
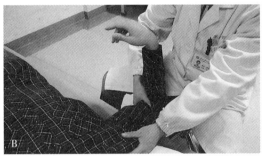
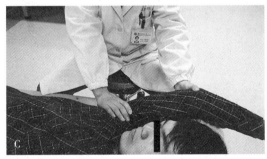

图 2-16　肩关节外展训练

（4）肩水平外展和内收：患者仰卧，肩位于床沿，上肢外展 90°。治疗者站在其身体及外展的上肢之间，一手握住肘部，一手托住腕部，先向地面方向活动上肢（水平外展），再将上肢抬起向身体内侧运动，身体随之转动，面向患者（水平内收）（图 2-17）。

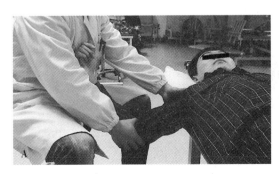
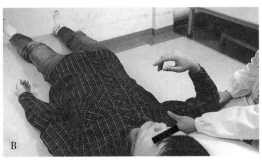

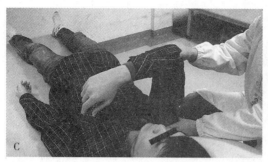
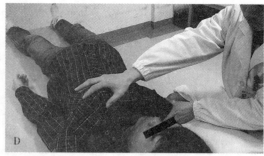

图 2-17　肩关节水平外展与内收

(5)肩内旋和外旋:患者仰卧,肩外展90°,屈肘90°,治疗者一手握住其肘部,一手握住腕关节上方,将前臂向足的方向转动(内旋)或向头的方向转动(外旋)(图2-18)。这一运动可以在肩外展不同度数时完成。

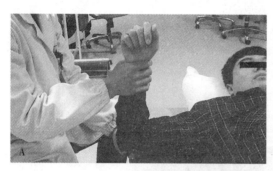
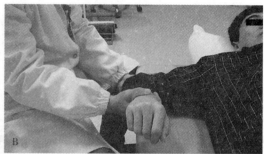
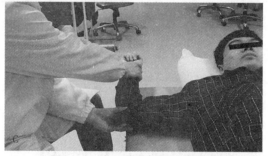

图 2-18　肩关节内旋和外旋训练

(6)肩胛骨活动:患者俯卧,上肢放在体侧,治疗者面向患者站在床边,一手放在肩胛下角,一手放在肩部,两手同时将肩胛臂向上、下、内、外各方向活动。也可以让患者侧卧位,治疗者面向患者站立,一手从其上臂下方穿过,虎口放在肩胛下角,一手放在肩部,两手同时向上、下、内、外方向活动肩胛骨或进行复合运动(图2-19)。

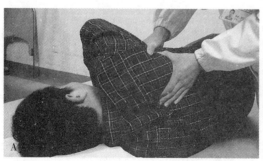
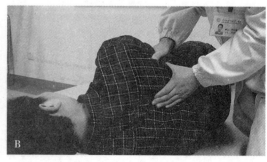

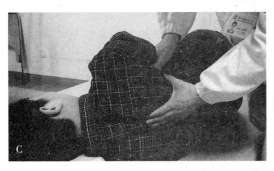
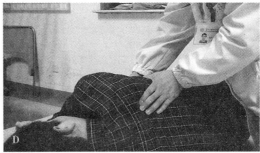

图 2-19 肩胛骨的被动运动

（三）器械运动

改善肩部关节活动的常用器械有：肩轮、肩梯、肋木、体操棒、吊环、肩关节旋转器等（图 2-20 至图 2-23）。

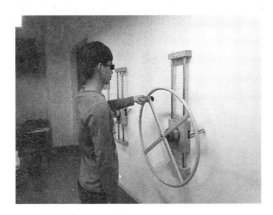

图 2-20 单手肩轮练习

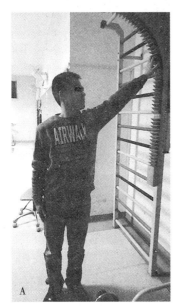
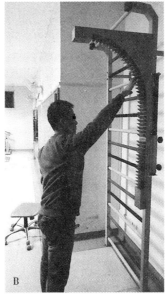

图 2-21 肩梯练习

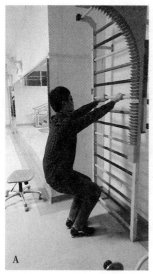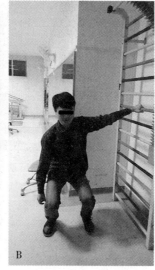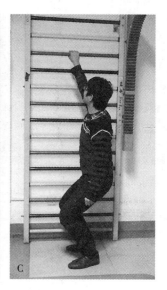

图 2-22 肋木练习

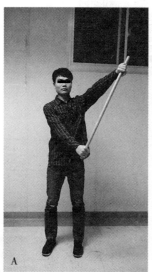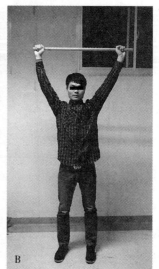

图 2-23 体操棒练习

二、肘关节

(一)解剖结构

1. 构成 肘关节由肱骨远端与尺、桡骨近端构成(图 2-24),包括以下 3 个关节:

(1)肱尺关节:由肱骨滑车与尺骨的滑车切迹构成。

(2)肱桡关节:由肱骨小头和桡骨关节凹组成。

(3)桡尺近侧关节:由桡骨环状关节面和尺骨桡切迹组成。

2. 特点 为复合关节,上述 3 个关节被包裹在一个关节囊内。关节囊前、后壁薄而松弛,两侧壁厚而紧张,并有桡侧副韧带和尺侧副韧带加强,后壁最薄弱。关节囊内有桡骨环状韧带,此韧带环绕桡骨头,与尺骨桡切迹共同构成一个上口大、下口小的骨纤维环来容纳桡骨头,防止桡骨头脱出,使其固定在尺骨上做旋转运动。

(二)肘关节活动技术

1. 主动运动 肘关节属于复合关节,包括不同性质的屈戌关节和车轴关节。其基本运动为屈、伸,还可以有 5°~10° 的过伸。桡尺近端关节与远端关节协同可以做前臂旋前和旋后运动。

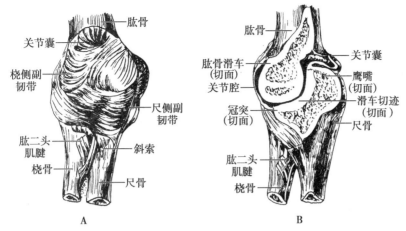

A. 前面观；B. 矢状切面，示肱尺关节。

图 2-24　肘关节的构成

实际上，前臂的旋转运动是一个相当复杂的运动，在日常生活中甚为重要。前臂的旋转轴在尺骨保持固定的情况下，由桡骨头的中心到尺骨茎突基底附着处，沿此轴线，在桡尺近端关节，桡骨头在尺骨的桡切迹处做自转运动；在桡尺远端关节，桡骨的尺切迹围绕尺骨头做公转或自转运动。前臂向内侧旋转为旋前，向外侧旋转为旋后。当旋前或旋后减少不超过 15° 时，对功能没有多大影响；如减少15°~30°，患肢功能也不会明显受限；如果减少 30°~40°，患肢需要肩关节的旋转才能补偿前臂旋转的限制，但仍能基本发挥其功能；如果前臂旋转活动受限超过这个范围，则虽有肩关节旋转运动的代偿，患肢发挥功能仍将会明显受到影响。

2. 被动运动

（1）肘屈伸：患者仰卧，上肢自然放在体侧，肘窝向上。治疗者一手握住肘后部，一手握住前臂远端，做屈肘和伸肘运动（图 2-25）。

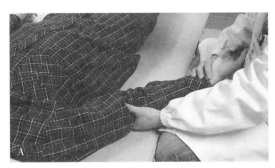
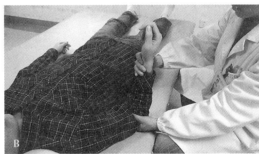

图 2-25　肘关节屈伸训练

（2）前臂旋转：患者仰卧，上肢放于体侧，屈肘 90°。治疗者一手托住其肘后部，一手握住前臂远端，做前臂旋前（向内转动前臂）和旋后（向外转动前臂）运动（图 2-26）。

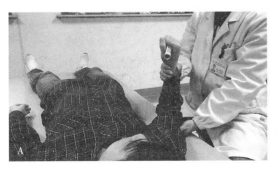
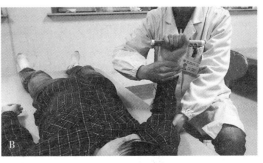

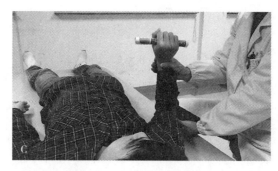

图 2-26 前臂旋前旋后训练

（3）肘及前臂的联合运动：患者体位及治疗者手的放置同前，治疗者在做肘屈伸的同时旋转前臂。例如，屈肘时前臂旋后，伸肘时前臂旋前；或者，屈肘前臂旋前，伸肘前臂旋后。两种活动，前一种比较容易。

3. 器械运动　改善肘关节和前臂关节的器械最常用的为肘屈伸牵引椅和前臂旋转牵引器（图 2-27、图 2-28）。

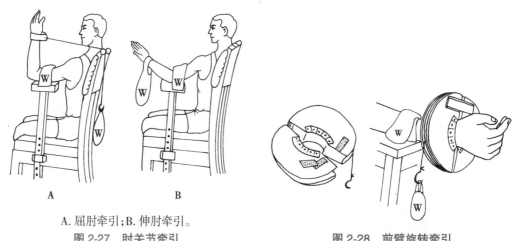

A. 屈肘牵引；B. 伸肘牵引。

图 2-27　肘关节牵引

图 2-28　前臂旋转牵引

三、腕关节

（一）解剖结构

腕部骨骼包括桡骨远端、尺骨远端以及 8 块腕骨。腕骨排成两列，由桡侧向尺侧命名，近侧列（靠近尺桡骨）依次为舟骨、月骨、三角骨和豌豆骨，远侧列（靠近掌骨）依次为大多角骨、小多角骨、头状骨和钩骨。

从狭义看，腕关节是指桡骨下端与近侧列腕骨之间（豌豆骨除外）构成的关节，即桡腕关节。但从功能看，腕关节应包括 3 个关节（图 2-29）。

1. 桡腕关节　为典型的椭圆关节，由舟骨、月骨和三角骨的近侧关节面作为关节头，桡骨的腕关节面和尺骨头下方的关节盘作为关节窝而构成。关节囊松弛，关节的前、后和两侧均有韧带加强，其中掌侧韧带最为坚韧，所以腕的后伸运动受限。

2. 桡尺远端关节　呈"L"形，其垂直部在桡、尺远端之间，横部在尺骨头下端和关节盘之间。

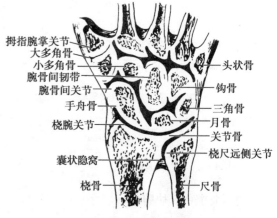

图 2-29　腕关节的构成

3. 腕骨间关节 由相邻的腕骨构成。

（二）腕关节活动技术

1. 主动运动 腕部的运动比较复杂,桡腕关节可以进行掌屈、背伸、桡偏(外展)、尺偏(内收)4 种运动;桡尺远端关节与近端关节共同完成旋前和旋后运动。通常,桡腕关节的运动与腕骨间的运动同时发生,但腕掌关节不起作用。腕关节的真正运动轴线沿腕的背伸桡偏至掌屈尺偏连线,此运动一般在前臂半旋前完成。腕骨间关节可以做掌屈及背伸运动,但这种运动对腕骨间关节来说不是主要的,仅协助桡腕关节的屈伸功能。掌屈运动主要发生在桡腕关节,而背伸时,腕骨间关节的运动幅度比桡腕关节为大。尺偏时,如前臂旋前位,4/5 发生于桡腕关节,如前臂位于旋后位,桡腕关节和腕骨间关节运动幅度相等。桡偏时,如前臂旋前位,运动几乎全部在腕骨间关节,如旋后位,则有 1/3 发生在桡腕关节。

2. 被动运动 关节可动范围内的活动。患者仰卧位,屈肘 90°,前臂中立位,治疗者一手握住前臂远端,一手握住掌骨,分别做腕的掌屈、背伸、桡偏、尺偏运动以及上述动作结合起来做腕的环绕(图 2-30 和图 2-31)。

3. 器械运动 改善腕关节活动的基本器械为腕屈伸牵引架。此外,也可双手托住一体操球,进行腕的屈、伸、桡偏、尺偏全方位活动(图 2-32)。

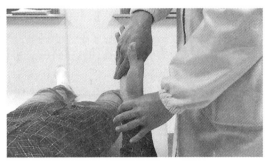

图 2-30 腕关节被动运动

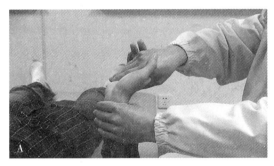
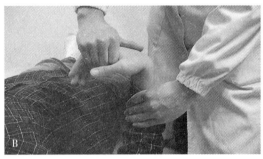

图 2-31 腕关节屈伸训练

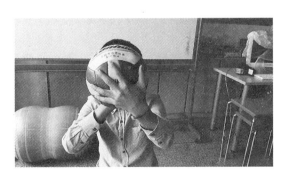

图 2-32 体操球练习

四、手指关节

（一）解剖结构

手部骨骼由 8 块腕骨、5 块掌骨、14 块指骨以及数个籽骨构成,除拇指为 2 节指骨外,其余均为 3 节指骨。27 块骨构成以下 5 种关节(图 2-33):

1. 腕骨间关节 为相邻腕骨间构成的关节,可分为近侧列、远侧列腕骨间关节和两列之间的腕中关节,属于微动关节。腕骨间关节的运动通常和桡腕关节的运动同时发生。

2. 腕掌关节 由远侧列腕骨和掌骨底构成。拇指腕掌关节由大多角骨和第 1 掌骨底构成鞍状关节,是拇指外展和对掌运动中起主要作用的关节,其关节囊厚而松弛,活动范围大。第 2~3 腕掌关节的活动范围很小,第 4 腕掌关节仅为 15°,第 5 腕掌关节为 25°~30°。

3. 掌骨间关节 有 3 个,为第 2~5 掌骨底之间的平面关节,有小的滑膜腔。

4. 掌指关节 共 5 个,由掌骨头和近节指骨底构成。拇指的掌指关节为屈戌关节,活动范围较大,第 2~5 指的掌指关节为球窝关节,可以屈伸,并可以做侧方运动及一些被动旋转运动。

5. 指骨间关节 共 9 个,由相邻的指骨底和滑车构成,为典型的滑车关节,只能做屈伸运动。除拇指外,可以分为近节指间关节和远节指间关节。

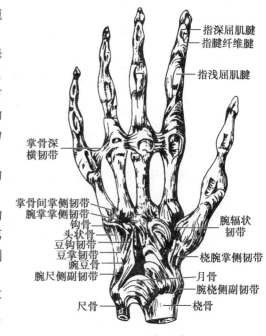

图 2-33 手部关节

（二）手指关节活动技术

1. 主动运动

（1）拇指:腕掌关节可进行屈、伸、内收、外展及旋转。屈是拇指向着手掌方向的运动;伸是拇指在与手掌同一个平面上离开示指的运动。拇指离开手掌的桡侧缘在与手掌相垂直的平面内的运动为外展（又称掌侧外展）,与外展方向相反的运动为内收。腕掌关节的旋转极少发生,常伴有拇指的伸、外展、对掌,此为旋前;反向运动为旋后。旋前或旋后的方向与前臂旋转方向一致。对掌是拇指指尖与第 5 掌指关节处相接触,若与第 5 指指尖相接触则为对指。掌指关节和指间关节可做屈、伸运动。

（2）结合日常生活活动训练:自主进行掌指关节的屈伸、伸展、外展、内收动作及指间关节的屈伸、伸展动作。如握拳时手指弯曲,放开时手指伸直;也可伸直,向手腕外侧打开后再夹紧。

2. 被动运动

（1）腕掌及腕骨间关节:患者仰卧位或坐位,前臂旋前。治疗者双手握住其手部,拇指放在手背,指向肘部,其余 4 指放在掌部。双手同时将腕骨及掌骨向手掌方向运动,然后还原（图 2-34A、B）。

（2）指间关节:患者仰卧位或坐位,治疗者一手固定其掌部,一手活动其近端指间关节;也可以一手固定近端指骨,一手活动中端指骨,或者固定中端指骨,活动远端指骨（图 2-34C）。

3. 器械运动 手部关节的常用器械有分拇圆锥,分指板,拇指屈伸牵引架,拇指外展牵引架,屈指、伸指牵引架等（图 2-35 至图 2-39）。

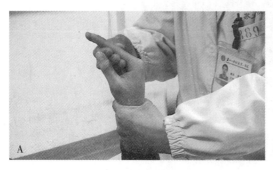
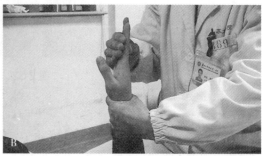

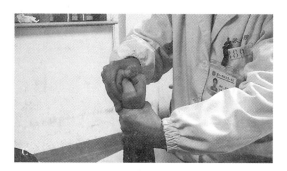

图 2-34 掌指、指间关节的运动

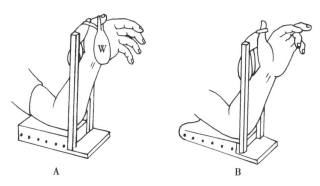

A. 屈曲牵引；B. 伸展牵引。

图 2-35 拇指屈伸牵引

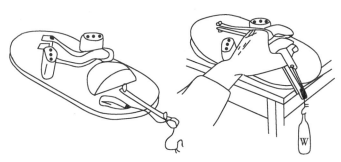

图 2-36 拇指外展牵引

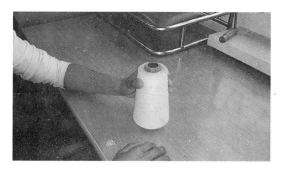

图 2-37 分拇圆锥练习

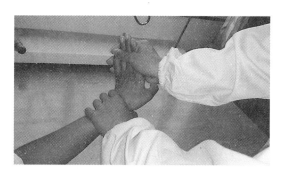

图 2-38 伸指牵伸

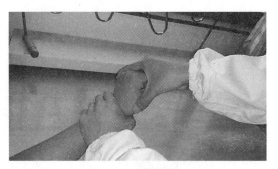

图 2-39　屈指牵伸

第三节　下肢关节活动技术

一、髋关节

(一) 解剖结构

髋关节由髋臼与股骨头构成,属多轴的球窝关节,为全身位置最深的关节,也是最完善的"球与凹"型关节(图 2-40)。

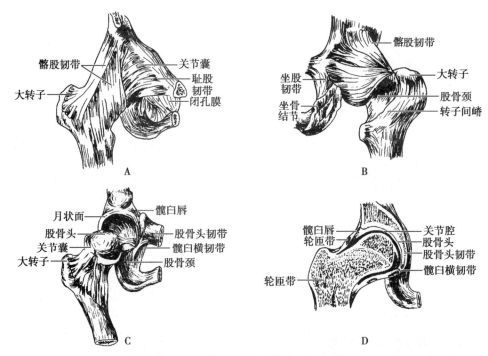

A. 前面观;B. 后面观;C. 示关节腔内面;D. 冠状切面。

图 2-40　髋关节的构成

1. 髋臼唇　髋臼的周缘附有纤维软骨构成的髋臼唇,以增加髋臼的深度,髋臼切迹被髋臼横韧带封闭,使半月形的髋臼关节面扩大为环形以紧抱股骨头。髋臼窝内充填有脂肪组织,髋臼的上 1/3 最重要,为髋关节的主要负重区;髋臼的后 1/3 较厚,主要维持关节的稳定。

2. 关节囊及周围关节韧带　坚韧致密,向下附于股骨颈,前面达转子间线,后面包罩股骨颈的内侧 2/3(转子间嵴略上方处),关节囊周围有多条韧带加强。

(1)髂股韧带:最为强健,可限制大腿过伸,对维持人体直立姿势有很大作用。

(2)股骨头韧带:位于关节囊内,连结股骨头凹和髋臼横韧带之间,为滑膜所包被,内含营养股骨头的血管。当大腿半屈并内收时,韧带紧张,外展时韧带松弛。

(3)耻股韧带:可限制大腿的外展及旋外运动。

(4)坐股韧带:加强关节囊的后部,可限制大腿的旋内运动。

(5)轮匝韧带:是关节囊的深层纤维围绕股骨颈环形增厚,可约束股骨头向外脱出。

3. 颈干角和前倾角 颈干角也称内倾角,为髋关节的股骨颈与股骨干之间的角度,可以增加下肢的运动范围,并使躯干的力量传至较宽的基底部。此角一般为110°~140°,平均127°,若>140°,为髋外翻;若<110°,为髋内翻。前倾角也叫扭转角,为自股骨头中心沿股骨颈画一条轴线与股骨下端两髁间的投影连线之间形成的角度。股骨内旋时股骨颈轴变水平位,前倾角消失;股骨外旋时,前倾角增大。

(二)髋关节活动技术

1. 主动运动 髋关节可沿3个轴运动:①额状轴(经髋臼中心与股骨头中心)做屈伸运动;②矢状轴(经股骨头中心)做内收、外展运动;③垂直轴(经股骨头中心与股骨内外侧髁之间的髁间窝)做内旋、外旋运动。

(1)屈髋、屈膝:患者坐在椅上,将大腿上抬,同时屈髋、屈膝。

(2)伸髋、伸膝:患者由椅上站起,躯干及下肢伸直。

(3)髋的外展内收:患者侧方站立,手扶栏杆、窗台、桌边等物体,外侧腿由外向内再由内向外来回摆动。也可在坐位一侧腿向外侧摆动,或一侧大腿放在另一侧大腿上。

(4)髋的转动:站在原地,双脚做圆周走动,一侧髋关节为内旋,另一侧髋关节为外旋。

2. 被动运动

(1)屈髋、屈膝:患者仰卧,治疗者站在一侧下肢旁,一手托住腘窝部,一手托住足跟,双手同时将下肢抬起,然后托住腘窝的手放在膝关节外侧,做屈髋、屈膝动作(图2-41)。

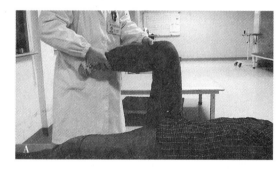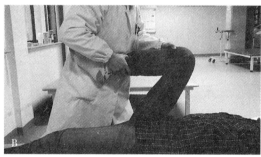

图 2-41 屈髋、屈膝

(2)后伸髋:患者侧卧位,下方下肢稍屈髋、屈膝,上方下肢后伸。治疗者站在身后,一手放在上方下肢的膝部内侧托住下肢做髋的后伸,一手放在骨盆处固定骨盆(图2-42)。

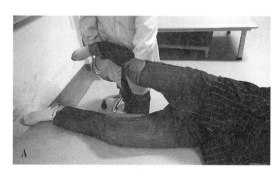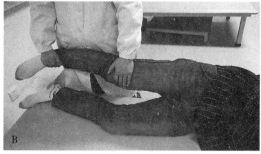

图 2-42 后伸髋

(3)外展髋:患者仰卧,下肢中立位。治疗者站在患者下肢一侧,一手放在腘窝处托住大腿,一手放在踝关节后方托住小腿,双手同时做下肢的外展动作(图2-43)。

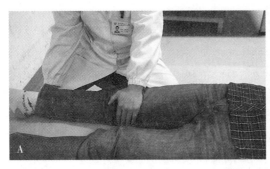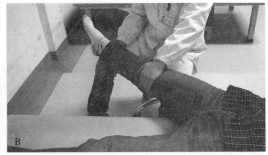

图 2-43 外展髋

(4)旋转髋:患者仰卧,治疗者站在下肢一侧,一手放在小腿后方,将下肢托起至屈膝 90°,一手放在膝关节外侧,避免大腿外展。托起小腿的手将小腿向外(髋内旋)或向内(髋外旋)运动(图 2-44)。

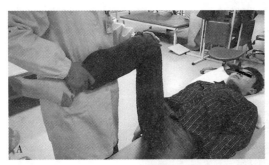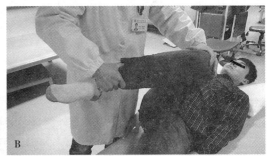

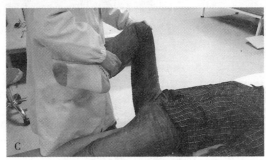

图 2-44 旋转髋

3. 主动—助力运动

(1)髋关节屈曲训练:患者取仰卧位,先将滑轮套在踝关节上方,再将绳通过滑轮,绳索两端固定把手,滑轮位于正前上方,患者通过双手握住绳两端的把手的拉力,完成髋关节的屈曲运动。

(2)髋关节内收、外展训练:患者取仰卧位,先将滑轮套在踝关节上方,再将绳通过滑轮,绳索两端固定,患者近似水平位进行髋关节的内收、外展训练。

二、膝关节

(一)解剖结构

构成膝部的骨骼有股骨远端、胫骨近端、腓骨近端以及髌骨。膝关节由股骨下端、胫骨上端和髌骨构成,是人体最大、最复杂的关节,为复关节,包括以下 3 个关节(图 2-45):

1. 股胫关节 又有内、外侧之分,股骨外侧髁与胫骨外侧髁构成股胫外侧关节;股骨内侧髁与胫骨内侧髁构成股胫内侧关节。

2. 股髌关节 由髌骨和股骨的髌骨面构成。

3. 胫腓近侧关节 由腓骨小头与胫骨外侧髁后外侧的腓关节面构成。

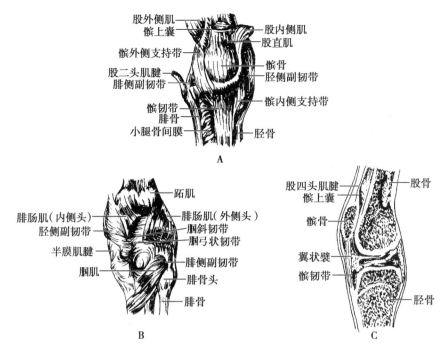

A.前面观；B.后面观；C.矢状切面。

图 2-45 膝关节的构成

（二）膝关节活动技术

1. **主动运动** 膝关节是人体中负重大、运动量大的关节，主要为屈戌关节，可进行屈、伸运动，但在屈膝时也能做轻度磨动与旋转。例如，坐在一较高的椅上，使膝关节悬垂，在来回摆动小腿的同时使足部向内或向外旋转，以手触摸膝关节，可以发现胫骨在股骨上向内或向外旋转。当膝关节伸直时，股骨必须做一定的旋转动作。由此可见，膝关节是一种有些变异了的屈戌关节。在屈膝或半屈膝时，可以沿纵轴做一定的旋转运动，可视为车轴屈戌关节。膝关节的主要功能为负重，传递载荷，参加运动，为小腿活动提供力偶。膝在伸直时具有最大稳定性，屈曲时又有灵活性，以适应在不同地面的走、跑、跳等运动。

2. **被动运动** 膝关节常和髋关节的被动运动一同完成。具体操作手法可参阅本节髋关节的被动运动相关内容。

3. **器械练习** 改善膝关节活动的最常用器械为屈膝牵引架（图 2-46）。

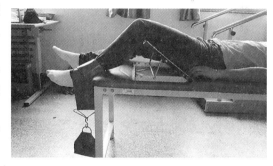

图 2-46 屈膝牵引

三、踝及足关节

（一）解剖结构

踝部骨骼有胫、腓骨的下端与距骨，三者构成 2 个关节（图 2-47）。

1. **下胫腓关节** 由胫骨下端的腓骨切迹和腓骨下端的内侧面构成，可以进行以下运动：①上下运动，即腓骨头在胫骨平台下向外方活动；②前后运动，范围很小，通常用手才能感觉出来，并随年龄增长而减少；③旋转及侧方运动，两者常同时发生。此外，当足背伸时，外踝向上、外、后方，跖屈时向下、内、前方。

2. **距小腿关节** 即通常所说的踝关节，由胫骨下端、腓骨下端和距骨上端的滑车构成。近似单轴的屈戌关节，主要功能为负重。

踝关节的关节囊附着于各关节面的周围，囊的前、后壁薄而松弛，两侧有韧带增厚加强。内侧韧带（三角韧带）为坚韧的三角形纤维索，起自内踝尖，向下呈扇形展开，止于足舟骨、距骨和跟骨。外侧韧带由不连续的 3 条独立的韧带组成,前为距腓前韧带,中为跟腓韧带,后为距腓后韧带,3 条韧带均起自外踝,分别向前、向下和向后内止于距骨及跟骨,均较薄弱。

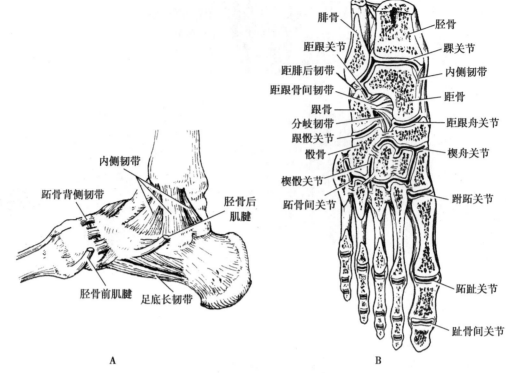

A. 侧面观;B. 前面观(水平切面)。

图 2-47 踝关节的构成

足部关节的构成:足部骨骼为跗骨、跖骨和趾骨。跗骨 7 块,分为近侧列的距骨和跟骨以及远侧列的足舟骨、第 1~3 楔骨和骰骨。跖骨 5 块,趾骨 14 块。足部关节包括以下几种:①跗骨间关节,以距跟关节(距下关节)、距跟舟关节和跟骰关节最为重要。距跟关节和距跟舟关节主要使足发生内外翻;距跟舟关节和跟骰关节主要使足发生内收和外展。②跗跖关节,由楔骨和骰骨分别与跖骨构成。③跖骨间关节,由相邻的跖骨基底部构成。④跖趾关节,由跖骨和趾骨构成。⑤趾骨间关节,由近端跖骨的滑车和远端的趾骨底构成。

(二) 踝及足关节活动技术

1. 主动运动

(1)跖屈—背伸:患者坐位,小腿悬垂。跖屈的同时屈曲足趾,背伸同时伸展足趾。

(2)内翻—外翻:患者坐位,小腿悬垂。踝内翻的同时屈曲足趾,外翻的同时伸展足趾。

(3)足的功能:主要为支撑体重,它如同一个杠杆,抬起身体进行各种运动,如行走、跑步或跳跃,并能对突然发生的意外撞击吸收震荡。足的运动主要有背伸、跖屈、内收、外展、内翻、外翻,这是对足的整体而言;具体到某一关节,尚有不同的运动,如跖的外展、内收,趾的屈、伸等。

2. 被动运动

(1)踝背伸:患者仰卧,踝中立位。治疗者站在患足外侧,上方手握住小腿远端,下方手托住足跟,前臂掌侧抵住足底。活动时下方手将足跟稍向远端牵引,同时前臂将足压向头端(图 2-48)。

(2)内翻—外翻(距下关节):患者仰卧,踝中立位。治疗者站在患足外侧,上方手握住小腿远端,下方手拇指和其余 4 指分别握住足跟两侧,前臂掌侧接触足底。内翻时将足跟向内侧转动,外翻时将足跟向外侧转动(图 2-49)。

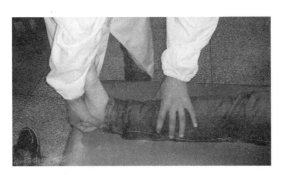

图 2-48 踝背伸

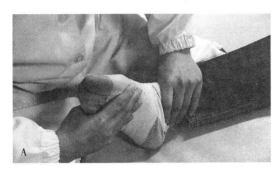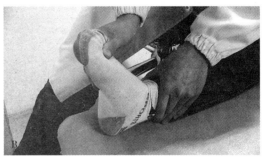

图 2-49 踝内翻与外翻

(3)跗跖关节旋转:患者仰卧,踝中立位。治疗者站在患足外侧,上方手托住足跟,下方手放在跗跖关节处。活动时上方手不动,下方手将跖骨先向足底方向转动,后向足背方向转动(图 2-50)。

(4)跖骨间关节活动:患者仰卧,踝中立位。治疗者站在患足外侧,上方手握住第一跖骨,下方手握住第二跖骨,上方手做上、下、左、右旋转活动。依次做第二与第三、第三与第四、第四与第五跖骨间关节活动(图 2-51)。

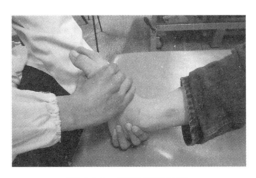

图 2-50 跗跖关节旋转

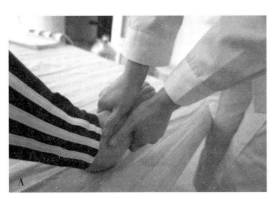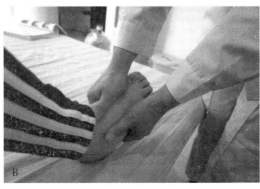

图 2-51 跖骨间关节活动

(5)跖趾关节屈伸:患者仰卧,踝中立位。治疗者站在患足外侧,上方手握跖骨,下方手放在近节趾骨处。活动时上方手不动,下方手将足趾向足底方向活动或向足背方向活动(图2-52)。

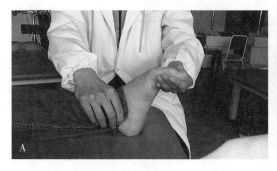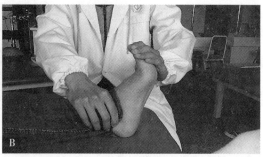

图 2-52　跖趾关节屈伸

3. 器械练习

(1)踝背伸斜板站立:用一楔形木块放在足的前部,足跟着地。练习可取坐位或站立位,坐位时还可以在膝上加重物如沙袋,以增加小腿向下的压力。踝背伸活动受限的患者,可以在保持足跟着地的同时,膝及小腿向前运动,牵拉跟腱。也可靠墙斜板站立(图2-53)。

(2)踝屈伸练习器:患者坐位,双足放在练习器上,用带固定足前部,双手抓住助力杆做前后摆动(图2-54)。

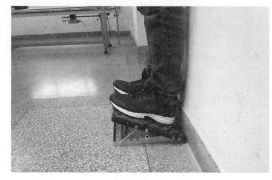

图 2-53　踝背伸斜板站立

(3)踝内翻,踝外翻练习器:患者坐位,患足放在练习器上,用带固定足前部,同侧手抓住助力杆做左右摆动(图2-55)。

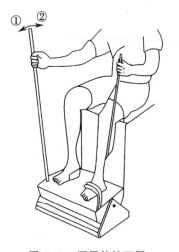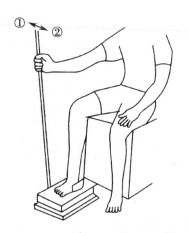

图 2-54　踝屈伸练习器　　　　　图 2-55　踝内翻,踝外翻练习器

病例讨论

　　患者,女性,68岁,诊断为右膝退行性骨关节炎,因右膝疼痛不能步行,于1个月前在骨科行右膝关节置换术,为进一步康复治疗,转入康复科。专科查体:右膝关节活动度(AROM):伸膝0°,屈膝70°;股四头肌肌力3级,腘绳肌肌力3级;深、浅感觉无异常,膝关节轻度肿胀,浮髌试验阴性。
　　请结合患者具体病情,制订合适的训练计划。

第四节 躯干活动技术

一、颈部关节

(一) 解剖结构

颈部关节有寰枕关节、寰枢关节和关节突关节。

1. 寰枕关节 是由寰椎的上关节面和枕骨的枕髁组成,有两个运动自由度,两个寰枕关节联合运动产生头与脊柱之间的运动。

2. 寰枢关节 包括 3 个关节,即 1 个寰枢正中关节和 2 个寰枢外侧关节,颈部关节旋转运动约 50% 的运动在寰枢关节。

3. 关节突关节 在典型的颈椎连接中,关节突关节的关节面方向自上而下逐渐由水平变为和额状面呈 45° 角,前屈时上关节突滑向前上方,后伸时则滑向后下方,向右侧屈时左上关节面向前上,而右上关节面向后下,椎体旋向右,棘突旋向左。

(二) 颈部关节活动技术

1. 主动运动技术 患者坐位,分别做颈的基本动作,如前屈—后伸、侧屈、左右旋转活动。

2. 被动运动技术 患者仰卧位,下肢伸展。治疗师双手固定头部两侧,依次做颈的基本动作,如前屈—后伸(图 2-56)、侧屈、左右旋转活动。

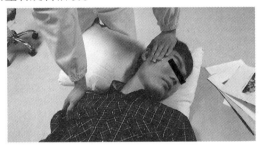

图 2-56 颈部的被动运动

二、腰部关节

(一) 解剖结构

腰椎的椎体及椎间盘较大,前纵韧带和髂嵴韧带强而厚,在直立位时能承受头、躯干和上肢的重量。腰椎关节突关节面呈半月形,位于矢状和额状面上。在站立位时,腰骶关节处有明显的脊柱成角,因此腰骶关节由于从上传来的体重使它遭受到很大的前切力。腰骶关节被强厚的来自 L_{4-5} 髂腰韧带以及骶棘韧带加强,这些韧带主要限制腰部侧屈运动,但也限制屈伸和旋转运动。

(二) 腰部关节活动技术

1. 主动运动技术 患者站位,分别做腰部的前屈—后伸、侧屈、左右旋转活动。

2. 被动运动技术 患者侧卧位,上面的下肢屈膝,下面的下肢伸直,治疗师一手固定患者上面的肩关节,另一只手放在同侧骨盆部位,使肩和骨盆向相反的方向旋转并停留数秒,以达到充分牵拉躯干的作用(图 2-57),也可纵向拉开肩胛带与骨盆的距离。

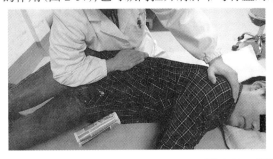 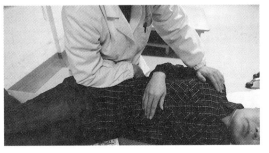

图 2-57 腰部的被动运动

本章小结

　　关节活动度训练是通过被动运动、助力运动、主动运动、抗阻运动及牵伸运动等方法,改善或维持关节活动范围、提高机体运动能力的治疗方法。训练形式可以是徒手运动,或者是器械运动。学生必须在掌握全身各关节基本结构和运动学原理的基础上,来理解和运用不同的训练方法进行康复治疗。同时,根据临床实际情况,结合关节松动技术、肌力训练等其他训练手段为患者服务。

（章稼）

思考题

　　1. 关节的形态结构与运动轴及运动方向的关系是什么?
　　2. 主动肌和拮抗肌的功能状态对关节活动度的影响是什么?
　　3. 关节活动技术的适应证、禁忌证及练习中的注意事项有哪些?
　　4. 关节活动技术常用训练方法有哪些?
　　5. 关节活动范围异常的原因有哪些?

扫一扫,测一测

思路解析

第三章 关节松动技术

学习目标

1. 掌握：关节松动技术的概念，手法分级，操作程序，上、下肢及脊柱关节的操作技术；关节功能解剖学及人体运动学基本知识。

2. 熟悉：关节松动技术的治疗作用及临床应用。

3. 了解：关节松动技术的发展历史。

4. 能够对关节活动度进行正确康复评定；能与患者及家属进行沟通，开展健康教育；能与康复医师及相关医务人员进行专业交流；能帮助和指导患者进行康复锻炼。

关节松动技术（joint mobilization）是现代康复治疗技术的基本技能之一，在解决关节活动障碍方面效果显著，目前在临床上被广泛应用。由于澳大利亚的麦特兰德（Maitland）对这一技术的发展贡献很大，故也称为"麦特兰德手法"或"澳式手法"。

第一节 概 述

关节松动技术针对的是关节活动中所谓的非自主性关节活动即关节的附属运动来设计的。常见的主动或被动关节运动是相对于自主性关节活动而进行的训练，很难直接针对非自主性内部关节活动产生效果，关节松动技术弥补了这一不足。

一、理论基础

（一）基本概念

1. 关节松动技术　关节松动技术是针对人体关节活动障碍而专门设计的一类技术，是治疗者在关节可动范围内完成的、一种针对性很强的手法操作技术，属于被动运动范畴。主要用于治疗关节功能障碍，如关节活动受限、关节疼痛或关节僵硬等。

2. 关节的生理运动（physiologic movements）　指关节在生理范围内进行的运动，如关节的屈、伸、内收、外展、旋转等运动，既可主动完成，也可被动完成。手法操作时由操作者被动完成。

3. 关节的附属运动（accessory movements）　指关节在解剖结构允许范围内进行的活动。它不能主动完成，需要他人或对侧肢体帮助才能完成，是维持关节正常活动不可缺少的一种活动。

人体的关节均存在附属运动，附属运动是产生正常生理运动所必需的。当关节因僵硬、疼痛而限制其活动时，生理运动和附属运动均受限。关节的生理运动恢复后，如关节仍有僵硬或疼痛，可能附属运动仍未恢复正常。因此在改善生理运动之前应先改善附属运动，而附属运动的改善又可促进生理运动的改善。

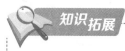

关节松动技术与我国传统医学手法的区别

关节松动技术在手法操作上有些类似于我国传统医学中的手法治疗(推拿术或按摩术),但在理论体系、手法操作中二者有较大的区别。在我国的传统医学中,推拿又称按摩,二者所指相同。但在西方治疗技术中,推拿术与按摩术是两个完全不同的概念。①西方按摩术(massage):是指作用于皮肤、皮下组织、肌肉、肌腱、韧带等软组织的一些手法操作,其手法比较简单,主要有揉法、推法、叩击法、振颤法。临床上常用于治疗软组织损伤,如烧伤后的皮肤瘢痕,肌腱移植或缝合术后的组织粘连和瘢痕等。②西方推拿术(manipulation):是指作用于脊柱及四肢关节的一种快速、小范围的手法操作,多在关节活动的终末端,趁患者不注意而突然发力。一般分为快速推拿术和麻醉下推拿术 2 类。临床上主要用于治疗脊柱小关节紊乱、椎间盘突出、四肢关节脱位后的复位等。

(二) 基本手法

1. 摆动(oscillate) 即关节的生理运动,其形式有屈、伸、内收、外展、旋转,是骨的杠杆样运动,操作时要先固定关节近端,来回运动关节的远端。其前提条件是关节活动度必须达到正常的 60%,如果没有达到这一范围,应先进行附属运动来改善。

2. 滚动(roll) 即构成关节的两骨接触面发生接触点不断变化的成角运动(图 3-1)。滚动时滚动的方向与成角骨的运动方向一致,与关节面的形状无关(图 3-2)。滚动并不单独发生,一般伴随着关节的滑动和旋转。

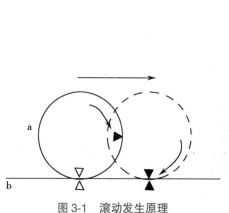

图 3-1　滚动发生原理

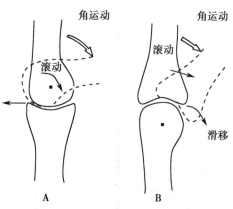

A. 在凹面上滚动;B. 在凸面上滚动。

图 3-2　滚动方向的变化

3. 滑动(slide) 即构成关节的两骨面发生的一侧骨表面的同个点接触对侧骨表面的不同点的成角运动。如果为单纯滑动,两骨表面的形状必须一致,或是平面,或是曲面(图 3-3)。滑动方向与成角骨运动方向的关系取决于运动骨关节面的形状。运动骨关节面凸出,滑动方向与成角骨运动方向相反;运动骨关节面凹陷,滑动方向与成角骨运动方向一致(此称为凹凸法则)。

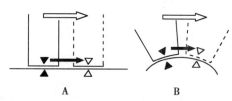

图 3-3　滑动发生原理

4. 旋转(rotation) 指运动骨在静止骨表面绕旋转轴转动(图 3-4)。关节不同,旋转轴的位置不同。

5. 分离和牵拉(traction and pulling) 统称为牵引。当外力作用使构成关节两骨表面呈直角相互分开时,称分离;当外力作用于骨长轴使关节疏远移位时,称牵拉或长轴牵引(图 3-5)。

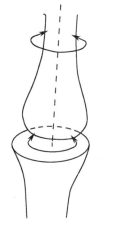
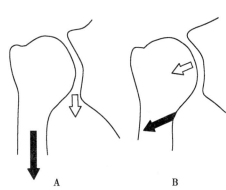

图 3-4　旋转发生原理　　　图 3-5　分离和牵拉

二、手法分级

关节松动技术的一个显著特点是操作时实施手法分级。这种分级具有一定的客观性,不仅可以用于记录治疗结果,也可用于临床研究。

(一) 分级标准

手法分级是以关节活动的可动范围为标准,根据手法操作时活动(松动)关节所产生的范围的大小,将关节松动技术分为 4 级(图 3-6)。

Ⅰ级:在关节活动的起始端,小幅度、节律性地来回松动关节。

Ⅱ级:在关节活动允许范围内,大幅度、节律性地来回松动关节,但不接触关节活动的起始和终末端。

Ⅲ级:在关节活动允许范围内,大幅度、节律性地来回松动关节,每次均接触到关节活动的终末端,并能感觉到关节周围软组织的紧张。

Ⅳ级:在关节活动的终末端,小幅度、节律性地来回松动关节,每次均接触到关节活动的终末端,并能感觉到关节周围软组织紧张。

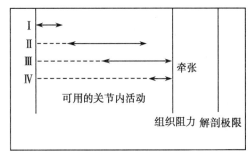

图 3-6　关节松动技术手法分级

(二) 手法应用选择

临床应用时,可根据患者的病情选择手法分级。Ⅰ、Ⅱ级用于治疗疼痛导致的关节活动受限;Ⅲ级用于治疗关节疼痛并伴有僵硬;Ⅳ级用于治疗关节周围组织粘连、挛缩导致的关节活动障碍。

当用于附属运动治疗时,Ⅰ、Ⅱ级手法均可选择;而用于生理运动治疗时,关节活动度必须达到正常的 60% 才可应用,因此,一般选用Ⅲ、Ⅳ级,极少用Ⅰ级手法。

三、操作程序

(一) 患者体位

一般为坐位或卧位,患者感觉舒适、放松、无痛,并充分暴露和放松治疗的关节。

(二) 治疗师位置

治疗师靠近治疗的关节,一手固定关节的一端,一手松动另一端。

(三) 治疗前评估

手法操作前,对拟治疗的关节进行评估,找出存在的问题。根据问题的主次,选择针对性手法。每一种手法反复操作 1min,同一种手法每次可应用 2~3 次,然后再次评估。

(四) 手法应用技巧

1. **手法操作的运动方向**　可以垂直或平行于治疗平面。治疗平面是指垂直于关节面中点旋转轴线的平面(图 3-7)。操作时,关节分离垂直于治疗平面;滑动和长轴牵引平行于治疗平面。

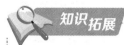

凹 凸 定 律

凹凸定律又称凹凸原则,是经典的、描述关节的运动和指导关节松动术的原则之一。即在关节松动术操作中移动骨骼为凸面,则滑动方向与动作方向是相反的;移动骨骼为凹面,则滑动方向与动作方向是相同的。关节松动术中所遵循的凹凸关节运动的滑动运动规律为:凹面关节在运动时滑动方向和自体运动方向是一致的,凸面关节在运动时滑动方向和自体运动方向是相反的。

2. 手法操作的程度 手法操作要求达到关节活动受限处。但关节的受限性质不同,手法操作幅度不同。疼痛为主时手法应达痛点,不超过痛点。僵硬为主时,手法应超过僵硬点。操作时,手法要平稳,有节奏,持续 30~60s。不同的松动速度产生的效应不同,小范围、快速松动可抑制疼痛;大范围、慢速松动可缓解紧缩。

（五）治疗反应

关节松动技术手法治疗时可引起疼痛,轻微的疼痛为正常的治疗反应;若治疗 24h 后疼痛仍不减轻,甚至增加,说明治疗强度过大或持续时间过长,应适当调整强度和时间。

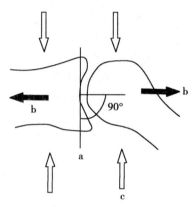

图 3-7 治疗平面及手法操作的
运动方向

四、治疗作用及临床应用

（一）治疗作用

1. 生理效应 关节松动术可以促进关节液的流动,改善关节软骨和软骨盘无血管区的营养;还可缓解关节疼痛,防止因活动减少引起的关节退变。此外,松动术可抑制脊髓和脑干致痛物质的释放,提高痛阈。

2. 保持组织的伸展性 关节长期制动可导致组织纤维性增生,关节内粘连,肌腱、韧带和关节囊挛缩,关节活动度下降。关节松动术,特别是Ⅲ、Ⅳ级手法,由于直接牵拉了关节周围的软组织,可以保持或增加其伸展性,改善关节活动度。

3. 增加本体反馈 关节运动时,传入神经将感受器接受到的冲动传到中枢,增加位置觉和运动觉。关节松动可通过提供关节的静止位置、运动速度及其变化、关节运动的方向、肌张力及其变化等信息来增强本体反馈。

（二）临床应用

1. 适应证 临床中任何因力学因素导致的关节功能障碍均可运用关节松动技术进行康复治疗。包括关节疼痛、肌肉紧张;可逆性关节活动降低;进行性关节活动受限;功能性关节制动。

2. 禁忌证 关节活动过度、外伤或疾病引起的关节肿胀、关节的炎症、恶性疾病及骨折未愈合等。

第二节 上肢关节松动技术

一、肩部关节

肩部关节由盂肱关节、胸锁关节、肩锁关节、肩胛胸壁关节构成,是人体活动度最大的关节。可进行前屈、后伸、内收、外展、旋转等生理运动以及分离、长轴牵引、挤压、前后向滑动等附属运动。

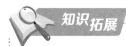

知识拓展

关节松动术治疗肩周炎的作用机制

①缓解疼痛:通过肩关节的力学感受器抑制痛觉感受器,减少脑干和脊髓致痛物质的释放,提高痛阈;②促进关节液流动:通过活动关节加快关节内滑液的流动,增加关节软骨或关节内纤维软骨无血管区的营养;③松解组织粘连:松动手法可以延长关节周围活动较广的软组织如关节囊,松动粘连组织、增加关节活动范围。

(一) 盂肱关节

1. 分离牵引(图3-8)

作用:一般松动,缓解疼痛。

患者体位:仰卧,上肢置于休息位,肩外展约50°,前臂中立位。

治疗师位置及操作手法:治疗师站在患者外展上肢和躯干之间,内侧手掌心向外握住腋窝下肱骨头内侧,外侧手托住上臂远端及肘部,内侧手向外持续推肱骨10s,然后放松,重复3~5次。

2. 长轴牵引(图3-9)

作用:一般松动,缓解疼痛。

患者体位:仰卧,上肢稍外展。

治疗师位置及操作手法:位置同上。内侧手放在腋窝,拇指在腋前,外侧手握住肱骨远端。外侧手向足的方向持续牵拉肱骨约10s,使肱骨在关节盂内滑动,然后放松,重复3~5次。

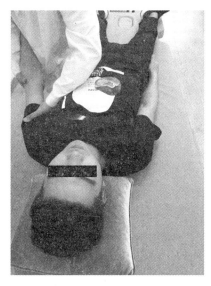

图3-8 分离牵引

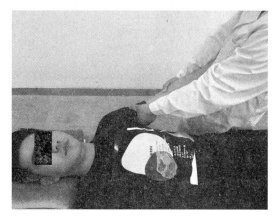

图3-9 长轴牵引

3. 上下滑动

作用:一般松动,缓解疼痛。

患者体位:同"长轴牵引"。

治疗师位置及操作手法:站在躯干一侧,双手分别握住肱骨近端的内外侧。内侧手稍向外做作分离牵引,同时,外侧手将肱骨头上下推动。

4. 前屈向足侧滑动(图3-10)

作用:增加肩前屈活动范围。

患者体位:患者仰卧,上肢前屈90°,屈肘,前臂自然下垂。

治疗师位置及操作手法:站在躯干一侧,双手分别从内侧和外侧握住肱骨近端,五指交叉。双手同时向足的方向牵拉肱骨。

5. 外展向足侧滑动(图 3-11)

作用:增加肩外展活动范围。

患者体位:仰卧位,上肢外展 90°,屈肘,前臂旋前放在治疗师前臂内侧。

治疗师位置及操作手法:坐在患者外展肩的外侧,外侧手握住肘关节内侧,内侧手虎口放在肱骨近端外侧,四指向下。外侧手稍向外牵引,内侧手向足的方向推动肱骨。

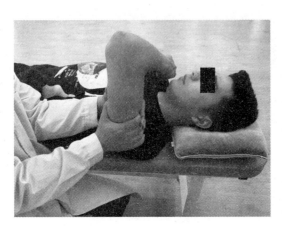

图 3-10　前屈向足侧滑动

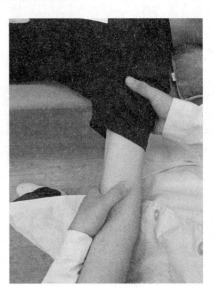

图 3-11　外展向足侧滑动

6. 前后向滑动(图 3-12)

作用:增加肩前屈、内旋活动范围。

患者体位:仰卧位,上肢处于休息位。

治疗师位置及操作手法:治疗师站在患侧肩关节的外侧,上方手的手掌放在肱骨头上,下方手放在肱骨远端内侧,稍稍将肱骨托起,上方手将肱骨的近段由前向后推动。

7. 后前向滑动

作用:增加肩后伸、外旋活动范围。

方法一:适用于关节疼痛明显者(图 3-13)。

患者体位:仰卧,上肢放在体侧,屈肘,前臂旋前放在胸前。

治疗师位置及操作手法:位于患肩外侧,双手拇指放在肱骨头后方,其余四指分别放在肩部和肱骨前方。双拇指同时将肱骨向前推动。

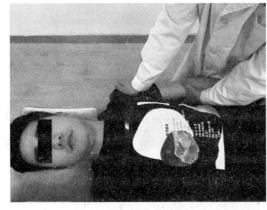

图 3-12　前后向滑动

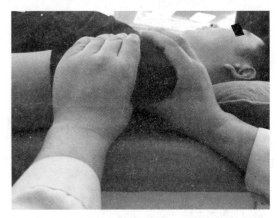

图 3-13　后前向滑动(方法一)

方法二:适用于关节僵硬明显者(图3-14)。

患者体位:俯卧,患肩外展并放在治疗床边缘,肩前方垫一毛巾垫,前臂自然下垂。

治疗师位置及操作手法:位于外展上肢与躯干之间,内侧手掌心向下放在肱骨近端后面,外侧手握住肱骨远端。躯干前倾,外侧手保持患者上臂水平,内侧手向前推动肱骨。

8. 外展摆动(图3-15)

作用:当外展超过90°,进一步增加外展的活动范围。

患者体位:仰卧,肩外展至活动受限处,屈肘90°,前臂旋前。

治疗师位置及操作手法:位于患肩外侧,内侧手掌心向上向肩背部穿过以固定肩胛骨;外侧手托住肘部。内侧手固定,外侧手将肱骨在外展终点范围内摆动。

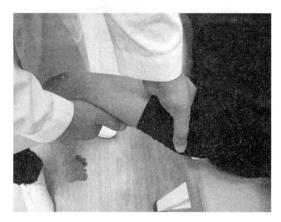

图3-14 后前向滑动(方法二)

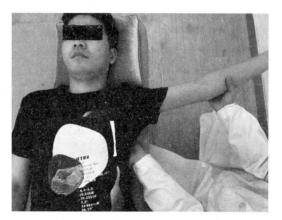

图3-15 外展摆动

9. 侧方滑动

作用:增加肩水平内收活动范围。

患者体位:仰卧,肩前屈90°,屈肘,前臂自然下垂。

治疗师位置及操作手法:位于患肩外侧,内侧手掌心向外握住肱骨近端内侧,外侧手掌心向内握住肱骨远端外侧。外侧手保持上臂垂直,内侧手水平向外推动肱骨。

10. 水平内收摆动

作用:增加肩水平内收活动范围。

患者体位:坐位,患肩前屈90°,屈肘,前臂旋前,手搭在对侧肩上。

治疗师位置及操作手法:位于患肩后方,同侧手托住患侧肘部,另一手握住搭在对侧肩部的手。双手同时将患侧上肢作水平内收摆动。

11. 内旋摆动

作用:增加肩内旋活动范围。

患者体位:仰卧或坐位,肩外展90°,屈肘90°,前臂旋前。

治疗师位置及操作手法:位于患肩外侧,上方手轻握肘窝部,下方手握住前臂远端及腕部。上方手固定,下方手将前臂向床面作内旋运动。

12. 外旋摆动

作用:增加肩外旋活动范围。

患者体位:仰卧,肩外展90°,屈肘90°,前臂旋前。

治疗师位置及操作手法:位于患肩外侧,上方手放在肱骨头前面,下方手握住前臂远端及腕部。上方手固定患肩并稍向下加压,下方手将前臂向床面作外旋运动。

(二)胸锁关节

1. 前后向滑动(图3-16)

作用:增加锁骨回缩。

患者体位:仰卧,上肢舒适位放置。

治疗师位置及操作手法:位于床头,双手拇指放在锁骨内侧前方,其余四指自然分开放在胸前。双拇指向后推动锁骨。

2. 上下滑动

作用:增加锁骨上下活动范围。

患者体位:仰卧,上肢放于体侧。

治疗师位置及操作手法:位于患侧,双手拇指放在锁骨内侧下方,其余四指放在锁骨内侧上方。双手同时向头部或足部方向推动锁骨。

（三）肩锁关节

后前向滑动(图3-17)

作用:增加肩锁关节活动范围。

患者体位:坐位,患肢自然下垂。

治疗师位置及操作手法:位于患肩后方,内侧手拇指放在锁骨外侧端的后面,外侧手四指和拇指分别放在肩峰的前后面。外侧手固定肩峰,内侧手拇指向前推动锁骨。

（四）肩胛胸壁关节(图3-18)

作用:增加肩胛骨活动范围。

患者体位:健侧卧位,患肩在上,屈肘。

治疗师位置及操作手法:面向患者站立,上方手放在肩部,下方手从上臂下方穿过,拇指与四指分开,固定肩胛骨下角。双手同时使肩胛骨作上举、下降、前屈、后伸以及旋转运动。

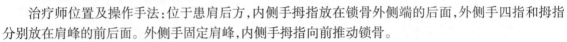

图 3-16　前后向滑动

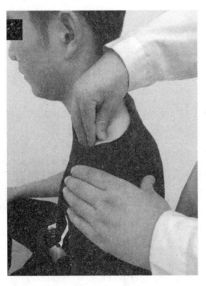

图 3-17　后前向滑动

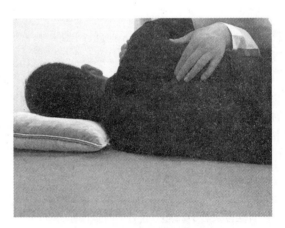

图 3-18　肩胛胸壁关节松动

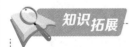

肩 肱 节 律

正常肩关节上升同时伴有一系列的精确协调运动,称肩肱节律,肩胛骨、肱骨均参与整个运动。在肩关节外展至30°后,以2:1的比率外展,即在30°~170°外展中,每15°的外展,10°发生在盂肱关节,5°发生在肩胛胸壁关节。

二、肘部关节

肘部关节由肱尺关节、肱桡关节、桡尺近端关节构成。其生理运动包括屈、伸、旋转;附属运动包括分离牵引、长轴牵引、前后向滑动、后前向滑动以及侧方滑动。

（一）肱尺关节

1. 分离牵引（图 3-19）

作用:增加屈肘活动范围。

患者体位:仰卧,上肢置于体侧,屈肘 90°,前臂旋后。

治疗师位置及操作手法:位于患侧,上方手掌根放在尺骨近端掌面,下方手握住前臂远端。下方手固定,上方手向背侧方向推动尺骨。

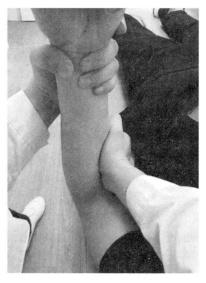

图 3-19　分离牵引

2. 长轴牵引（图 3-20）

作用:增加屈肘活动范围。

患者体位:仰卧,肩稍外展,屈肘 90°,前臂旋前。

治疗师位置及操作手法:位于患侧,内侧手握住肱骨远端内侧,外侧手握住前臂远端尺侧。内侧手固定,外侧手沿尺骨长轴牵引。

3. 侧方滑动（图 3-21）

作用:增加肱尺关节的活动范围。

患者体位:仰卧,肩外展,伸肘,前臂旋后。

治疗师位置及操作手法:位于患侧,上方手掌心向内握住肱骨远端外侧,下方手掌心向外握住前臂近端尺侧。上方手固定,下方手向桡侧推动尺骨。

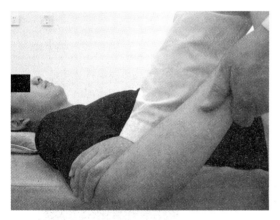

图 3-20　长轴牵引

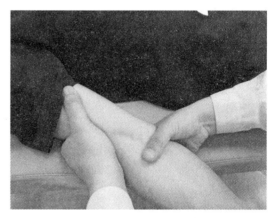

图 3-21　侧方滑动

4. 屈肘摆动（图 3-22）

作用:增加屈肘活动范围。

患者体位:仰卧,肩适当外展,前臂旋前。

治疗师位置及操作手法:位于患侧,上方手放在肘窝,下方手握住前臂远端。上方手固定,下方手将前臂稍作长轴牵引再屈曲肘关节。

5. 伸肘摆动

作用:增加伸肘活动范围。

患者体位:仰卧,肩适当外展,前臂旋后。

治疗师位置及操作手法:位于患侧,上方手放在肘窝,下方手握住前臂远端尺侧。上方手固定,下方手将前臂在伸肘活动受限的终点摆动。

（二）肱桡关节

1. 分离牵引

作用：增加肱桡关节的活动范围，增加屈肘、伸肘的活动范围。

患者体位：仰卧，上肢适度外展，屈肘90°，前臂中立位。

治疗师位置及操作手法：位于患侧，上方手掌根放在桡骨近端掌面，下方手握住前臂远端。下方手固定，上方手向背侧方向推动桡骨。

2. 长轴牵引

作用：增加肱桡关节的活动范围，增加屈肘、伸肘的活动范围。

患者体位：仰卧，肩稍适度外展，肘关节在伸肘活动受限处，前臂旋后。

治疗师位置及操作手法：位于患侧，内侧手握住肱骨远端，外侧手握住前臂远端桡侧。内侧手固定，外侧手沿桡骨长轴向远端牵引。

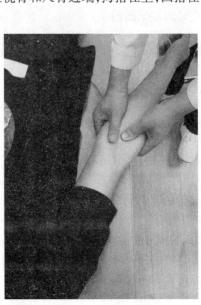

图 3-22 屈肘摆动

3. 侧方滑动（图3-23）

作用：增加肘关节活动范围。

患者体位：仰卧，肩外展，伸肘，前臂旋后。

治疗师位置及操作手法：位于患侧，上方手掌心向外握住肱骨远端内侧，下方手掌心向内握住前臂近端桡侧。上方手固定，下方手向尺侧推动桡骨。

（三）桡尺近端关节

1. 长轴牵引

作用：一般松动。

患者体位：坐位，屈肘或仰卧位，伸肘，前臂旋后。

治疗师位置及操作手法：位于患肢外侧，双手分别握住桡骨和尺骨远端。一手固定，一手将尺骨或桡骨沿长轴牵引。

2. 前后向滑动（图3-24）

作用：增加前臂旋前的活动范围。

患者体位：仰卧，上肢适度外展，伸肘，前臂旋后。

治疗师位置及操作手法：面向患者站立，双手分别握住桡骨和尺骨近端，拇指在上，四指在下。一手固定尺骨，一手向背侧推动桡骨。

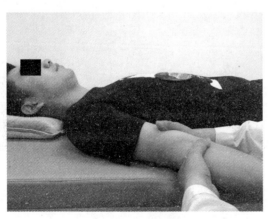

图 3-23 侧方滑动

图 3-24 前后向滑动

3. 后前向滑动

作用:增加前臂旋后的活动范围。

患者体位:仰卧,患肢适度外展和屈肘,前臂中立位。

治疗师位置及操作手法:面向患者站立,上方手拇指放在桡骨小头处,四指放在肘窝,下方手握住前臂远端及腕部。下方手固定,上方手向掌侧推动桡骨小头。

三、腕部关节

腕部关节由桡尺远端关节、桡腕关节、腕骨间关节组成。其生理运动包括掌屈、背伸、桡侧偏斜、尺侧偏斜以及旋转;附属运动包括分离牵引、前后向滑动、后前向滑动、侧方滑动。

(一) 桡尺远端关节

1. 前后向滑动

作用:增加前臂旋前的活动范围。

患者体位:仰卧位或坐位,前臂旋后。

治疗师位置及操作手法:面向患者,双手分别握住桡骨和尺骨的远端,拇指在掌侧,其余四指在背侧。尺侧手固定,桡侧手拇指掌面将桡骨远端向背侧推动。

2. 后前向滑动

作用:增加前臂旋后的活动范围。

患者体位:仰卧位或坐位,前臂旋前。

治疗师位置及操作手法:位于患侧,双手分别握住桡骨和尺骨的远端,拇指在背侧,其余四指在掌侧。桡侧手固定,尺侧手拇指将尺骨远端向掌侧推动。

(二) 桡腕关节

1. 分离牵引(图 3-25)

作用:一般松动,缓解疼痛。

患者体位:坐位,前臂旋前放置在治疗床面,腕关节中立位伸出治疗床沿。

治疗师位置及操作手法:上方手握住前臂远端固定,下方手握住近排腕骨处。下方手用力将腕骨向远端牵拉。

2. 前后向滑动(图 3-26)

作用:增加屈腕活动范围。

患者体位:坐位或仰卧位,屈肘 90°,前臂旋后和腕关节中立位。

治疗师位置及操作手法:一手掌根部放置在前臂远端桡侧的掌面,一手握住手背近排腕骨处固定。放桡骨远端掌面的手由掌侧向背侧推动桡骨。

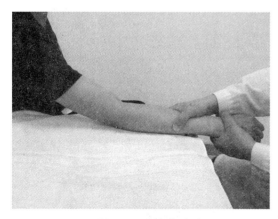

图 3-25 分离牵引

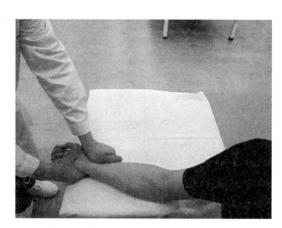

图 3-26 前后向滑动

3. 后前向滑动

作用:增加伸腕活动范围。

患者体位:坐位或仰卧位,屈肘90°,前臂旋前和腕关节中立位。

治疗师位置及操作手法:一手握住前臂远端桡侧背面,一手握住手掌近排腕骨处固定。放桡骨远端背侧的手由背侧向掌侧推动桡骨。

4. 尺侧滑动(图3-27)

作用:增加腕桡侧偏斜的活动范围。

患者体位:坐位或仰卧位,伸肘,前臂、腕关节中立位伸出治疗床沿。

治疗师位置及操作手法:一手握住前臂远端固定,一手握住近排腕骨桡侧,并向尺侧推动近排腕骨。

5. 桡侧滑动

作用:增加腕尺侧偏斜的活动范围。

患者体位:俯卧位,肩外展、内旋,伸肘,前臂和腕中立位伸出治疗床沿。

治疗师位置及操作手法:上方手握住前臂远端尺侧固定,下方手握住近排腕骨尺侧。下方手向桡侧推动近排腕骨。

6. 旋转摆动

作用:增加腕关节旋转活动范围。

患者体位:仰卧位,屈肘90°,前臂和腕中立位。

治疗师位置及操作手法:上方手握住前臂远端固定,下方手握住近排腕骨。下方手将腕骨顺时针或逆时针转动。

（三）腕骨间关节

1. 前后向滑动

作用:增加腕骨间关节的活动范围,增加屈腕的活动范围。

患者体位:坐位,前臂旋后,腕中立位。

治疗师位置及操作手法:面向患者,双手拇指分别放置在相邻腕骨的掌面,示指放置在相应腕骨的背面。一手固定,另一手向背侧推腕骨。

2. 后前向滑动(图3-28)

作用:增加腕骨间关节的活动范围,增加伸腕的活动范围。

患者体位:坐位,前臂旋前,腕中立位。

治疗师位置及操作手法:面向患者,双手拇指分别放置在相邻腕骨的背面,示指放置在相应腕骨的掌面。一手固定,另一手向掌侧推腕骨。

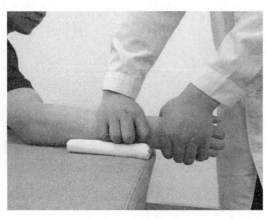

图3-27 尺侧滑动

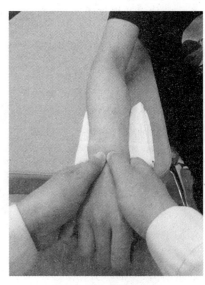

图3-28 后前向滑动

四、手部关节

手部关节由腕掌关节、掌骨间关节、掌指关节、拇指腕掌关节、近端和远端指间关节组成。其生理运动包括屈、伸、内收、外展,拇指对掌等;附属运动包括分离牵引、长轴牵引、滑动等。

(一) 腕掌关节

长轴牵引

作用:一般松动,缓解疼痛。

患者体位:仰卧位,前臂旋前放置在治疗床上,腕部伸出床沿,中立位。

治疗师位置及操作手法:上方手固定某个远排腕骨,拇指握于背面,示指握于掌面;下方手握住相对应的掌骨,拇指握于背面,其余四指于掌面。下方手向远端牵拉掌骨,分离关节面。

(二) 掌骨间关节

滑动

作用:增加相邻掌骨间的活动范围。

患者体位:坐位,前后向滑动时前臂旋后,后前向滑动时旋前。

治疗师位置及操作手法:面对患者,双手拇指及四指放在相邻掌骨远端。前后向滑动时,拇指在掌侧,四指在背侧;后前向滑动时,拇指在背侧,四指在掌侧。前后向滑动,一手固定,一手将相邻的掌骨由掌侧向背侧推动;后前向滑动,一手固定,一手将相邻的掌骨由背侧向掌侧滑动。

(三) 掌指关节

1. 分离牵引

作用:一般松动,增加掌指关节屈曲活动范围。

患者体位:坐位,前臂中立位放置在治疗床,腕中立,掌指关节屈曲90°。

治疗师位置及操作手法:上方手固定掌骨远端,下方手握住指骨近端。下方手将指骨向远端牵引。

2. 长轴牵引

作用:一般松动,增加掌指关节屈伸活动范围。

患者体位:坐位,前臂旋前放置在治疗床上,腕中立,手放松。

治疗师位置及操作手法:上方手握住掌骨远端,下方手握住相应指骨近端。上方手固定,下方手将指骨沿长轴牵引。

3. 前后向或后前向滑动

作用:前后向滑动增加掌指关节屈曲活动范围,后前向滑动增加掌指关节伸展活动范围。

患者体位:坐位,前臂旋前或中立位放置在治疗床上,稍伸腕,手指放松。

治疗师位置及操作手法:面对患者,上方手握住掌骨远端,下方手握住指骨近端。下方手向背侧(前后向)或向掌侧(后前向)推动近端指骨。

4. 侧方滑动

作用:增加掌指关节内收、外展活动范围。

患者体位:坐位,前臂旋前或中立位放置在治疗床上,腕中立位,手指放松。

治疗师位置及操作手法:上方手握住掌骨远端,下方手握住指骨近端内外侧。上方手固定,下方手向桡侧或尺侧推动近端指骨。

5. 旋转摆动

作用:一般松动,增加掌指关节活动范围。

患者体位:坐位,前臂旋前放置在治疗床上,手指放松。

治疗师位置及操作手法:上方手握住掌骨远端,下方手握住指骨近端。上方手固定,下方手将指骨稍作长轴牵引后再向掌侧或背侧转动。

(四) 指间关节

分离牵引、长轴牵引、前后向或后前向滑动、侧方滑动、旋转摆动。

上述手法的患者体位、治疗师操作手法与掌指关节相同,请参阅本节"掌指关节"这一部分内容,此处不再赘述。

第三节 下肢关节松动技术

一、髋部关节

(一) 运动学概要

髋关节可以进行屈、伸、内收、外展、内旋和外旋等生理运动,以及分离牵引、长轴牵引、前后向滑动、后前向滑动和旋转摆动等附属运动。

(二) 关节松动手法

1. 长轴牵引

作用:一般松动,缓解疼痛。

患者体位:仰卧位,下肢中立位,双手抓住床头,以固定身体。

治疗师位置及操作手法:面向患者站立于患侧,双手握住大腿远端,将小腿夹在内侧上肢与躯干之间。双手同时用力,身体后倾,将股骨沿长轴向足部牵拉。

2. 分离牵引(图 3-29)

作用:一般松动,缓解疼痛。

患者体位:仰卧位,患侧屈髋90°,屈膝并将小腿放在治疗者的肩上,对侧下肢伸直。患者双手固定床头,以稳定身体。

治疗师位置及操作手法:面向患者站立于患侧,上身稍向前弯曲,肩部放在患腿的腘窝下,双手五指交叉抱住大腿近端。上身后倾,双手同时用力将股骨向足部方向牵拉。

3. 前后向滑动(图 3-30)

作用:增加髋屈曲、外旋活动范围。

患者体位:仰卧位,患侧下肢稍外展。

治疗师位置及操作手法:面向患者站立于患侧,上方手掌放置在大腿近端前外侧,下方手放置在腘窝内侧。下方手将大腿稍托起,上方手不动,借助身体及上肢力量向背侧推动股骨。

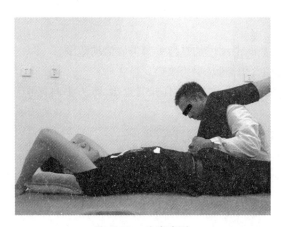

图 3-29 分离牵引

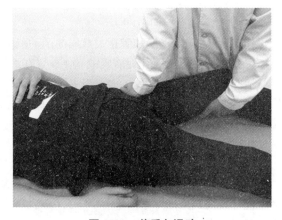

图 3-30 前后向滑动

4. 后前向滑动

作用:增加髋后伸、内旋活动范围。

患者体位:俯卧位,患侧下肢屈膝,健侧下肢伸直。

治疗师位置及操作手法:面向患者患侧站立,上方手放置在大腿近端后面,下方手托住膝部和大腿远端,前臂固定小腿。下方手稍向上抬起,上方手固定,上身稍前倾,借助上身力量向腹侧推动股骨。

5. 摆动

患者体位:仰卧位,患侧下肢屈髋,屈膝,健侧下肢伸直。

治疗师位置及操作手法：

屈曲摆动(图3-31)：面向患者站立于患侧，上方手放在髌骨上，下方手托往小腿。上身前倾，双手同时将大腿向腹侧摆动。

旋转摆动(图3-32)：面向患者站立于患侧，上方手放在髌骨上，下方手握住足跟。内旋时，上方手固定，下方手向外摆动小腿；外旋时，上方手固定，下方手向内摆动小腿。

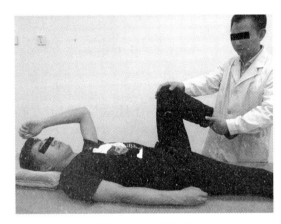 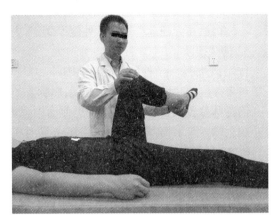

图3-31 屈曲摆动　　　　　　　　　　图3-32 旋转摆动

内收内旋摆动：上方手放在患侧髋部，下方手放在患膝外侧。上方手固定，下方手将大腿向对侧髋部方向摆动。

外展外旋摆动：上方手放在对侧盆骨上，下方手放在患侧膝关节上。上方手固定，下方手将膝关节向下摆动。

二、膝部关节

膝部关节的生理运动包括屈和伸，在屈膝位小腿可内旋和外旋；附属运动包括长轴牵引，前后向滑动，后前向滑动和侧方滑动等。

(一) 股胫关节

1. 长轴牵引

作用：一般松动，缓解疼痛。

患者体位：坐于治疗床上，患肢屈膝垂于床沿，腘窝下垫一毛巾卷。

治疗师位置及操作手法：半蹲位，双手握住小腿远端。双手固定，借助上肢和上身力量向足端牵拉小腿。

2. 前后向滑动(图3-33)

作用：增加膝关节伸的活动范围。

患者体位：同1。

治疗师位置及操作手法：面对患者站立，上方手放置在小腿近端前面，虎口位于胫骨结节稍上方，下方手握住小腿远端。下方手将小腿稍向上抬起，上方手不动，借助躯干及上肢力量将胫骨近端向背侧推动。

3. 后前向滑动

作用：增加膝关节屈曲活动范围。

患者体位：仰卧位，患侧下肢屈髋，屈膝，足平放在床上，健侧下肢伸直。

治疗师位置及操作手法：坐于治疗床一侧，大腿

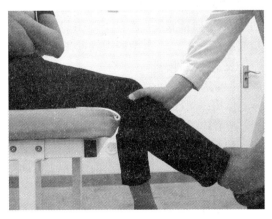

图3-33 前后向滑动

压在患者足部,双手握住小腿近端拇指放置髌骨下缘,四指放在腘窝后方。双手固定,身体后倾,借助上肢力量向前推动胫骨。

4. 侧方滑动

作用:增加膝关节活动范围。

患者体位:仰卧位,患肢伸直。

治疗师位置及操作手法:面对患者站立,双手托起患肢,内侧手掌心向外放在小腿近端内侧,外侧手掌心向内放在大腿远端外侧。外侧手固定,内侧手向外侧推动胫骨。

5. 伸膝摆动

作用:增加膝关节伸展的活动范围。

患者体位:仰卧,患侧下肢稍外展,屈膝。

治疗师位置及操作手法:站于患侧面向患者足部,将患侧下肢置于上方上肢与躯干之间,双手握住小腿远端。双手稍将小腿向下牵引,并同时将小腿向上摆动。

6. 旋转摆动

作用:增加小腿内、外旋活动范围。

患者体位:坐位,小腿垂于治疗床沿。

治疗师位置及操作手法:面对患者坐于一治疗凳上,双手握住小腿近端。双手稍向下牵引,然后向内(内旋)或向外(外旋)转动小腿。

(二)髌骨关节

1. 分离牵引

作用:一般松动,增加髌骨活动范围。

患者体位:仰卧,稍屈膝,腘窝下垫一毛巾卷。

治疗师位置及操作手法:位于患侧,双手拇指与示指分别放置在髌骨两侧。双手握住髌骨,同时向上抬起。

2. 侧方滑动(图 3-34)

作用:一般松动,增加髌骨活动范围。

患者体位:同 1。

治疗师位置及操作手法:面对患者,向内侧滑动时,位于患侧膝外侧;向外侧滑动时,位于健侧膝外侧。双手拇指放置在髌骨侧方,示指放置在对侧。双手固定,借助上肢和拇指力量向对侧推动髌骨。

3. 上下滑动

作用:向上(头部方向)滑动时,增加伸膝活动范围;向下(足部方向)时,增加屈膝活动范围。

患者体位:同 1。

治疗师位置及操作手法:面对患者站立,向上滑动时,双手拇指放置在髌骨下方;向下滑动时,双手拇

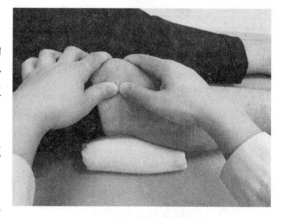

图 3-34　侧方滑动

指放置在髌骨上方,其余四指放置在髌骨两侧。双手固定,借助上肢和拇指力量向上或向下推动髌骨。

(三)上胫腓关节

1. 前后向滑动

作用:一般松动,缓解疼痛。

患者体位:仰卧,患侧下肢屈髋、屈膝,对侧下肢伸直。

治疗师位置及操作手法:坐于治疗床,大腿压住患者的足前部,双手放置在腓骨小头上,其余四指放置在两侧。双手固定,上身前倾,双上肢同时用力向后推动腓骨小头。

2. 后前向滑动

作用:一般松动,缓解疼痛。

患者体位:仰卧,患侧小腿下方垫一小枕头。

治疗师位置及操作手法:站在患侧,双手拇指放置在腓骨小头后面,其余四指放置在小腿两侧。双手固定,上身前倾,双上肢同时用力向前推动腓骨小头。

三、踝部关节

踝部关节由下胫腓关节、胫距(距上)关节、距下关节、跗骨间关节及跗跖关节构成。其生理运动包括跖屈、背伸、内翻、外翻等;附属运动包括长轴牵引、前后向滑动、后前向滑动、上下滑动等。

(一) 下胫腓关节

前后向或后前向滑动

作用:增加踝关节活动范围。

患者体位:俯卧,患侧下肢屈膝 90°,踝关节放松。

治疗师位置及操作手法:站在患侧。前后向滑动时,上方手掌根放置在内踝后面,下方手掌根放置在外踝前面,上方手固定,下方手向后推动外踝(图 3-35);后前向滑动时,上方手掌根放置在外踝后面,下方手掌根放置在内踝前面,下方手固定,上方手向前推外踝(图 3-36)。

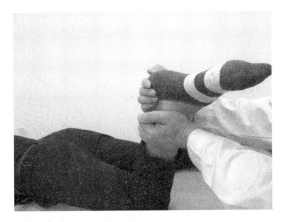

图 3-35 前后向滑动

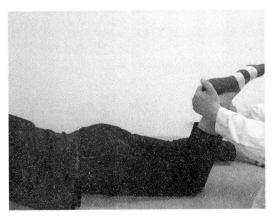

图 3-36 后前向滑动

(二) 胫距关节

1. 分离牵引

作用:一般松动,缓解疼痛。

患者体位:俯卧,患侧下肢屈膝 90°,踝部放松。

治疗师位置及操作手法:面对患者站于患侧,双手握住内外踝远端,相当于距骨处,同时可用一侧下肢屈膝压住患者大腿后面固定。双手同时向上牵引距骨。

2. 前后向滑动(图 3-37)

作用:增加踝关节背伸活动范围。

患者体位:患者仰卧位,患侧下肢伸直,踝关节伸出治疗床外。

治疗师位置及操作手法:治疗师面向患者站在床尾,上方手握住内、外踝前方,下方手握住距骨前面,拇指在外侧,四指在内侧。上方手固定,下方手借助上肢力量将距骨向后推动。

3. 后前向滑动

作用:增加踝关节跖屈活动范围。

患者体位:患者俯卧位,患侧踝关节伸出治疗床外,小腿前面垫一毛巾卷。

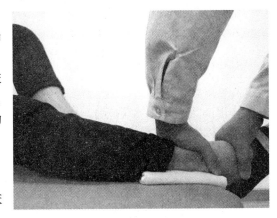

图 3-37 前后向滑动

治疗师位置及操作手法:治疗师面向患者站在床尾,上方手握住内、外踝后面,下方手虎口放在距骨后面。上方手固定,下方手借助上肢力量将距骨向前推动。

4. 内侧滑动(图3-38)

作用:增加踝关节外翻活动范围。

患者体位:俯卧,患侧下肢伸直,踝关节伸出治疗床沿,小腿前方垫一毛巾卷。

治疗师位置及操作手法:站于患侧,上方手掌心向上握住内、外踝前方,下方手掌根放置在距骨及跟骨外侧。上方手固定,上身前倾,下方手借助上肢力量向内侧推动距骨及跟骨。

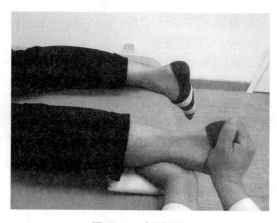

图3-38　内侧滑动

5. 向外侧滑动

作用:增加踝关节内翻活动范围。

患者体位:患侧卧位,下方患侧下肢伸直,踝关节伸出治疗床沿;上方健侧下肢屈髋、屈膝。

治疗师位置及操作手法:站于患侧,上方手握住内、外踝后方,下方手握住距骨及跟骨。上方手固定,上身前倾,下方手借助上肢力量向外侧推动距骨及跟骨。

6. 屈伸摆动

作用:增加踝关节屈伸活动范围。

患者体位:俯卧,健侧下肢伸直,患侧下肢屈膝90°。

治疗师位置及操作手法:站于患侧,上方手握住内、外踝后方,下方手握住足底。手固定小腿,下方手将足作屈、伸摆动。

7. 翻转摆动

作用:增加踝关节内、外翻活动范围。

患者体位:同6。

治疗师位置及操作手法:站于患侧,一手握住足跟后部,另一手握住足跟前部,拇指均在足底,四肢在足背。双手分别向内(内翻)或向外(外翻)翻转跟骨。

(三) 距下关节

分离牵引、前后向滑动、后前向滑动、内侧滑动、向外侧滑动、屈伸摆动、翻转摆动。

上述手法操作与胫距关节相同,请参阅本节胫距关节这一部分内容,此处不再赘述。

(四) 跗骨间关节

上下滑动

患者体位:仰卧,稍屈髋、屈膝。

治疗师位置及操作手法:面对患者,双手拇指分别放置在患足相邻跗骨的背侧,示指放置在足底相应跗骨的跖面。向下滑动时,一手固定,另一手拇指向足底推动相邻跗骨;向上滑动时,一手固定,另一手示指向足背方向推动相邻跗骨。

(五) 跗跖关节

1. 上下滑动

作用:增加跗跖间活动范围。

患者体位:仰卧,踝关节放松稍跖屈。

治疗师位置及操作手法:面对患者,上方手握住跗骨,下方手握住跖骨。上方手固定,下方手上下向上或向下推动跖骨。

2. 旋转摆动

作用:旋前摆动增加踝关节外翻活动范围;旋后摆动增加踝关节内翻活动范围。

患者体位:同1。

治疗师位置及操作手法:面对患者,双手分别握住跗骨与距骨近端,拇指在足背,四指在足底。上方手固定,下方手将距骨向内(旋前)或向外(旋后)转动。

四、足部关节

足部关节由跗骨间关节、跗趾关节及趾骨间关节构成。其生理运动包括屈、伸、内收、外展;附属运动包括上下滑动、侧方滑动、长轴牵引以及旋转等。

(一)跗骨间关节

上下滑动

作用:增加相邻跗骨间活动范围。

患者体位:俯卧,踝关节放松。

治疗师位置及操作手法:面对患者,双手分别握住相邻跗骨,拇指在足底,四指在足背。一手固定,另一手向上或向下推动相邻跗骨。

(二)跗趾关节

上下滑动

作用:增加跗趾关节活动范围。

患者体位:俯卧,患侧下肢屈膝 90°。

治疗师位置及操作手法:面对患者站立,上方手放置在跗骨上,拇指在足底,四指在足背;下方手放置在相应趾骨近端,拇指在足底,四指在足背。上方手固定,下方手向上或向下推动趾骨。

(三)趾骨间关节

分离牵引、长轴牵引、前后向或后前向滑动、侧方滑动、旋转滑动。

上述松动手法与指骨间关节的手法操作基本相同,可参照本章第二节,此处不再赘述。

第四节　脊柱关节松动技术

一、颈椎

(一)运动学概要

虽然颈椎在脊柱椎骨中体积较小,但它的活动度和活动频率最大,而且解剖结构、生理功能复杂,容易引起劳损和外伤。颈椎的生理运动有前屈、后伸、侧屈、旋转。附属运动有相邻颈椎的分离牵引、滑动及旋转。

(二)关节松动手法

1. 分离牵引

作用:一般松动,缓解疼痛。

患者体位:去枕仰卧,头部伸出治疗床外。

治疗师位置及操作手法:位于床头,右手托住患者枕骨后,拇指在右耳后,其余四指在左耳后;左手放在患者下颌下方,前臂掌侧贴近患者左侧面部。双手固定,借助躯干后倾作用力将头部向后牵拉。

2. 垂直按压棘突

增加颈椎屈、伸活动范围。

患者体位:去枕俯卧,双手五指交叉,掌心向上托住前额,下颌稍内收。

治疗师位置及操作手法:位于床头,双拇指并置于同一椎体的棘突上,其余四指分别放在颈椎两侧。双手固定,双上肢伸直,将棘突向腹侧垂直推动。

3. 垂直按压横突

作用:增加颈椎旋转的活动范围。

患者体位:去枕俯卧,双手五指交叉,掌心向上托住前额。

治疗师位置及操作手法:面对患者头部站立,双拇指指背相接触并置于同一椎体的一侧横突。内侧手拇指固定,外侧手借助上肢力量向腹侧垂直推动横突。

4. 垂直松动椎间关节

作用:增加颈椎旋转的活动范围。

患者体位:去枕俯卧,双手五指交叉,掌心向上托住前额,头部向患侧旋转约 30°。

治疗师位置及操作手法:面向患者头部站立,双手拇指放在横突与棘突之间,其余四指放在颈部前后。双手拇指固定,双上肢同时向腹侧推动。

5. 屈伸摆动

作用:增加颈椎屈、伸活动范围。

患者体位:去枕仰卧,头部伸出治疗床外,枕在治疗师的大腿上。

治疗师位置及操作手法:面对患者头部站立,一侧大腿前屈,支撑患者头后部,双手托起枕部两侧,拇指放在两侧。双手固定,通过治疗师的双肩上举和下降使患者颈椎前屈、后伸。

6. 侧屈摆动

作用:增加颈椎侧屈活动范围。

患者体位:同 5。

治疗师位置及操作手法:面对患者头部站立。向右侧屈时,右手放在颈部右侧,示指和中指放在拟松动的相邻椎体横突上,左手托住下颌,前臂掌侧放在左侧面部托住头部;向左侧屈时则相反。左手及前臂固定,上身左转,使颈椎向右侧屈,向左侧屈时则方向相反。

7. 旋转摆动

作用:增加颈椎旋转活动范围。

患者体位:同 5。

治疗师位置及操作手法:面对患者头部站立。向左转时,左手托住下颌,右手放在枕骨部位;向右旋转时则相反。双手固定,向左旋转时,左手向左,右手向右同时用力使头部向左转动;向右旋转时则相反。

二、胸椎

(一) 运动学概要

胸椎生理运动有屈、伸、侧屈和旋转。附属运动有棘突垂直滑动、棘突侧方滑动、横突垂直滑动等。

(二) 关节松动手法

1. 垂直按压棘突

作用:增加胸椎的屈、伸活动范围。

患者体位:俯卧位,上段胸椎病变时,双手交叉,手掌置于前额;中下段胸椎病变时,头转向一侧,上肢放在体侧,胸部放松。

治疗师位置及操作手法:上段胸椎病变时,面向患者头部站立;中下段胸椎病变时,站在体侧。双手拇指指尖相对或指背相接触放在胸椎棘突上,其余四指分开放在胸椎两侧。双手拇指固定,借助上身前倾作用力,将棘突向腹侧按压。

2. 侧方按压棘突

作用:增加胸椎旋转活动范围。

患者体位:去枕俯卧,上肢放在体侧或外展 90°,屈肘,前臂垂于治疗床沿两侧。

治疗师位置及操作手法:面对患者站在患侧,双手拇指分别放在相邻的棘突侧方,或双手拇指重叠放在拟松动棘突的侧方,其余四指分开放在胸背部。拇指固定,上身稍前倾,双上肢同时用力向对侧推棘突。

3. 垂直按压横突

作用:增加胸椎旋转、侧屈的活动范围。

患者体位:同 2。

治疗师位置及操作手法:面对患者站在患侧,双手拇指指尖相对或相重叠放在拟松动胸椎一侧的横突上。双手固定,上身稍前倾,借助上肢和上身前倾力量垂直向腹侧按压横突。

4. 旋转摆动

作用:增加胸椎旋转活动范围。

患者体位:坐位,双上肢胸前交叉,双手分别放在对侧肩部。

治疗师位置及操作手法:站在患者左侧,向右旋转时,左手放在其右肩部侧面,右手放在右侧肩背部。向左旋转时治疗师站位则相反。双手固定,向右旋转时,双上肢同时用力,使胸椎身体上部向右转动;向左旋转时则相反。

三、腰椎

(一) 运动学概要

腰椎生理运动有前屈、后伸、侧屈和旋转;附属运动有棘突垂直滑动、棘突侧方滑动、横突垂直滑动等。

(二) 关节松动手法

1. 垂直按压棘突

作用:增加腰椎屈、伸的活动范围。

患者体位:去枕仰卧,腹部垫枕,双上肢置于体侧,头转向一侧。

治疗师位置及操作手法:面对患者站在患侧,下方手掌根放在腰椎上,掌根部尺侧放在拟松动的棘突上,五指稍屈曲,上方手放在下方手腕背部。双手固定,上身稍前倾,借助上肢和上身力量向腹侧垂直按压棘突。

2. 侧方推棘突

作用:增加腰椎旋转的活动范围。

患者体位:同 1。

治疗师位置及操作手法:面对患者站在患侧,双手拇指指尖相对分别放在相邻棘突一侧,其余四指自然分开放在腰部。双手固定,上身稍前倾,借助上肢和上身力量向对侧推棘突。

3. 垂直按压横突

作用:增加腰椎侧屈、旋转的活动范围。

患者体位:同 1。

治疗师位置及操作手法:面对患者站在患侧,双手拇指指背相接触放在拟松动腰椎的一侧横突上。双手固定,上身稍前倾,借助上肢和上身力量向腹侧垂直按压棘突。

4. 旋转摆动

作用:增加腰椎旋转的活动范围。

患者体位:健侧卧位,患侧在上,下肢屈髋、屈膝。屈髋角度根据松动的腰椎节段而定,松动上段腰椎,屈髋角度偏小,松动下段腰椎,屈髋角度偏大。

治疗师位置及操作手法:治疗师面向患者站立,一侧肘部放在患者的肩前,另一侧肘部放在髂嵴上,双手示指分别放在拟松动相邻椎体的棘突上,同时反方向(肩向后,髂嵴向前)来回摆动。

四、骨盆

骨盆的主要关节有腰骶关节、骶髂关节、骶尾关节及耻骨联合关节。骨盆的生理运动有旋转、前屈和后伸;附属运动有分离、挤压及滑动。

(一) 腰骶关节

1. 前屈摆动

作用:增加腰骶关节屈的活动范围。

患者体位:俯卧位,腹部垫枕,头转向一侧,上肢垂于治疗床沿,下肢伸直。

治疗师位置及操作手法:站在患者身体一侧,面向足部,内侧上肢伸直,掌根放置在骶骨上端。内侧手固定,借助上肢力量向前并向下推动骶骨。

2. 后伸摆动

作用:增加腰骶关节伸的活动范围。

患者体位:同 1。

治疗师位置及操作手法:站在患者身体一侧,面向头部,内侧上肢伸直,掌根放置在骶骨下端。内侧手固定;借助上肢力量向前并向上推动骶骨。

(二) 骶髂关节

1. 侧方旋转

作用:增加骶髂关节活动范围。

患者体位:俯卧位,头转向一侧,上肢垂于治疗床沿,下肢伸直。

治疗师位置及操作手法:站在患者身体一侧,双上肢交叉,双手掌根分别放置在对侧骶髂关节外侧的髂骨上。双手固定,上身前倾,借助上肢力量向外侧并向下推动髂骨。

2. 交叉旋转

患者体位:同上,左侧髋关节内旋,右侧髋关节外旋。向另一侧交叉旋转时方向相反。

治疗师位置及操作手法:站在患者身体一侧,上方手放置在右侧髂嵴的前侧面,下方手放在左侧骶髂关节外侧的髂骨上。松动手法:上身前倾,上方手向上并向内提拉右侧髂嵴,下方手向下并向外按压左侧髂骨,使双侧骶髂关节发生反向旋转。

3. 髂嵴前旋

患者体位:半俯卧位,健侧下肢的足底着地,患侧下肢由治疗者托住。

治疗师位置及操作手法:站在患者身后,右手放置在左侧髂后上棘,左手及前臂托住患者左大腿及小腿。右手固定,左上肢将患者左下肢后伸、内收,借助上肢力量向下并向外推动左髂嵴。

4. 髂嵴后旋

患者体位:健侧卧位,健侧下肢伸直,患侧下肢屈髋、屈膝 90°,上半身外旋,上肢屈肘,放置在上腹部。

治疗师位置及操作手法:面向患者站立,上身前倾,上方手放置在髂嵴处,下方手放置在坐骨结节处。双手固定,躯干前倾,上方手向后、下方手向前用力转动髂嵴。

5. 髂嵴内旋

患者体位:俯卧位,腹部垫枕,健侧下肢伸直,患侧下肢屈膝 90°。

治疗师位置及操作手法:面向患者站立,上方手放置在对侧骶髂关节外侧的髂骨上,下方手握住踝关节外侧。上身稍前倾,上方手固定,借助上肢力量向下并向内推动髋骨,下方手同时向外转动小腿,使髋关节内旋。

6. 骶髂外旋

患者体位:俯卧位,腹部垫枕,下肢伸直。

治疗师位置及操作手法:面向患者站立,上方手插到腹前侧,放置在髂前上棘处,下方手放置在髂后上棘处。上身前倾,下方手向前并向内推动髂后上棘,上方手向后并向外提拉髂前上棘,使整个髂嵴发生外旋。

本章小结

关节松动技术是现代康复治疗学专业必须掌握的基本操作技术之一,是现代康复医学治疗关节功能障碍的重要方法和技术。在学习本章的过程中,需要掌握关节活动范围的评定和人体运动学的基本知识,了解关节的功能解剖,手法操作中遵循关节松动术的基本理论,如休息位、治疗平面、凹凸原则等,熟练掌握关节松动的角度、力度、幅度、速度,将技术—评定—思路三者结合,勤加练习,才能真正掌握好该项操作技术。

(杨纯生)

思考题

1. 以肩关节疼痛、活动受限为主要症状的患者前来就诊,请思考怎么处理?
2. 是否只要关节周围疼痛,就可以使用关节松动术处理?

扫一扫,测一测

思路解析

第四章 肌力训练

学习目标

1. 掌握:肌力训练的适应证和肌力训练的常用方法。
2. 熟悉:影响肌力的因素和肌力训练的基本原则。
3. 了解:肌力、肌肉耐力等基本概念。
4. 在临床实践中能熟练运用肌力训练的方法改善患者的肌力。

肌力下降是临床上最常见的症状之一,常会引起人体各项日常生活活动的障碍,如坐、站、步行障碍等。肌力训练是增强肌力的主要方法,广泛应用于脑卒中和骨折术后肌肉力量恢复的康复治疗中。

第一节 概 述

一、基本概念

1. **肌力** 肌力(muscle strength)是肌肉在收缩或紧张时所表现出来的能力,是肌肉发挥其生理功能的形式,肌肉主要通过肌力对外界做功。

2. **肌肉耐力** 肌肉耐力(muscular endurance)指肌肉持续地维持一定强度的等长收缩,或者做多次一定强度的等张(速)收缩的能力。其大小一般用从开始收缩到出现疲劳时已经收缩的总次数或者所经历的时间来衡量。

肌力训练和肌肉耐力训练有很多共同点,习惯上把它们统称为力量训练或力量练习。

二、影响肌力的主要因素及常见原因

(一)影响肌力的主要因素

1. **肌肉的生理横断面** 一般认为肌肉的生理横断面越大,其产生的肌力也越大。

2. **肌肉的初长度** 即肌肉收缩前的长度。肌肉是弹性物质,关节在不同的角度时,肌纤维的初长度不同,故肌肉所产生的肌力也不同,当肌肉在其生理限度内进行训练前被牵拉至适宜的长度时,肌肉产生的力量较大。

3. **肌肉的募集** 肌肉用力时同时投入收缩的运动单位数量越大,肌力也就越大,称为肌肉的募集(recruit)。肌肉募集受中枢神经系统功能状态的影响,当运动神经发出的冲动强度大、频率高时,动员的运动单位就多。

4. **肌纤维走向与肌腱长轴的关系** 一般肌纤维走向与肌腱长轴相一致。但也有不一致的,如在一些较大的肌肉中,部分肌纤维与肌腱形成一定的角度而呈羽状连接。

5. 肌肉收缩方式及收缩速度 通常离心性收缩所产生的肌力要大于向心性收缩肌力;收缩速度越慢,肌肉的募集量越多,产生的肌力越大。

6. 年龄和性别 男性肌力比女性大,女性肌力一般为男性的 2/3,尤其以握力和垂直跳的力量差别最为明显。肌力与年龄也有关系,在 20 岁之前,肌力是渐增的;在 20 岁之后,随着年龄的增长而逐渐衰退,55 岁以后衰退速度加快。

7. 心理因素 肌力的大小易受心理的影响。在暗示、大声命令及有积极的训练目的时,训练者所发挥的肌力比自主最大收缩力大 20%~30%。

(二) 肌力下降的常见原因

临床上引起肌力减低的原因有许多,常见的原因有以下几种:

1. 神经系统疾病 无论是中枢神经系统损伤还是周围神经损伤,都会影响到受损神经所支配肌肉的募集。如脑卒中、颅脑外伤等可引起肢体的肌肉瘫痪或肌力下降;臂丛神经损伤后上肢肌肉瘫痪或肌力下降。

2. 失用性肌肉萎缩 是指由于制动及无功能状态,使肌原纤维产生减少,从而导致肌纤维萎缩和肌肉力量的减退,常见于骨关节疾病、骨关节损伤术后和长期卧床的心脑血管疾病患者。

3. 肌源性疾病 肌源性肌力下降主要是因肌营养性不良、多发性肌炎等疾病所致。进行性肌营养性不良主要表现为四肢近端与躯干的肌力下降与肌肉萎缩;多发性肌炎出现肌力下降的主要部位为四肢近端肌群、颈屈曲肌群、咽喉肌群等。

4. 年龄增长 肌肉力量在儿童少年时期随年龄的增长而逐年增强,20~25 岁达到最高水平,之后随着年龄的增长而逐渐下降,下肢比上肢下降更快。

三、肌力训练的基本原则、目的与临床应用

(一) 肌力训练的基本原则

1. 分级训练原则 肌力训练前必须先对训练部位的关节活动范围及肌力情况进行评价。当肌力为 0 级、1 级、2 级时,临床多采用被动运动、电刺激、传递神经冲动的训练等方法。当患者肌力 ≥ 3 级时,康复治疗师应该考虑采用抗阻训练的方法,达到增强肌力的目的。

2. 超量恢复原则 超量恢复是指在适当的训练后,肌肉或肌群产生适度的疲劳。肌肉经过疲劳恢复阶段和超量恢复阶段。训练过程中消耗的收缩蛋白、酶蛋白、能源物质等恢复到运动前的水平称疲劳恢复阶段;这些物质继续上升并超过运动前水平,然后又逐渐恢复到运动前水平的阶段称为超量恢复阶段。所以,保证下一次训练出现在前一次超量恢复阶段是最重要的,因为这样就能以前一次超量恢复阶段的生理生化水平为起点,起到巩固和叠加超量恢复的作用,逐步实现肌肉形态的发展及功能的增强。

按照肌肉练习的超量恢复原则,在训练时应该注意以下 3 方面:

(1)为寻求肌力训练的满意结果,必须在训练时引起特定肌群的适度疲劳。因为无明显的肌肉疲劳是很难出现超量恢复的。

(2)指导特定的肌肉在一定的负荷下做功,所施加的负荷应略高于当前的肌力水平,或者至少相当于使肌肉产生最大强度收缩所需负荷的 60%,并保持 6 周以上的训练,一般可取得明显的效果。

(3)肌肉训练要掌握适宜的训练频度。合理的训练频度应为每天 1 次或隔天 1 次。尽量使后一次训练出现在前一次训练后的超量恢复阶段内进行。训练间隔时间过短,如果继续训练将加重疲劳,甚至会引起肌肉劳损;间隔时间过长,超量恢复已消退,已经无法巩固和叠加超量恢复,使肌力很难得到增强。

3. 肌肉收缩的疲劳度原则 训练时使肌肉感到疲劳但不过度疲劳的原则,也是控制超常负荷不至于过度的一个主观限制指标。训练中一定不能出现过度疲劳,因为过度疲劳对较弱的肌肉是有伤害的。当训练中出现运动幅度下降、运动速度减慢、肢体出现明显的不协调动作或主诉疲乏劳累等情况时,应立即停止训练。如果在肌力增强训练后发现肌力下降的现象,说明前段的训练强度过大,肌肉已经出现了过度疲劳,此时应减少运动强度甚至停止训练一段时间。

(二) 肌力训练的目的

1. 增强患者的肌力,使其能够完成更高水平的肌力活动。

2. 增强肌肉的耐力,使肌肉能够维持更长时间的收缩。

3. 通过肌力训练使肌力增强,为患者今后的日常生活动作、协调、平衡、步态等功能训练做准备。

(三) 临床应用

1. 适应证

(1)失用性肌肉萎缩:由肢体长期制动引起,如对骨折后石膏外固定的肌肉进行等长训练。

(2)功能性肌肉无力:例如由腹肌和盆底肌肌力减退引起内脏下垂、尿失禁。

(3)神经性肌肉萎缩:由中枢和/或周围神经损伤后引起所支配肌肉的瘫痪或肌力减退所致,如对臂丛神经损伤后 0 级肌力的肌肉可进行神经传递冲动训练。

(4)肌源性疾病时肌肉收缩功能异常,可进行强度适宜的肌力训练。

(5)骨关节畸形:由局部肌肉力量不平衡引起,如对脊柱侧弯、平足等进行选择性增强肌肉力量、调整肌力平衡训练。

(6)脊柱稳定性差:由躯干肌肉力量不协调引起,加强腰腹肌肌力训练,预防发生下腰痛。

(7)关节周围主动肌和拮抗肌不平衡:如对膝关节炎患者进行腓肠肌肌力训练,防止膝关节退行性改变。

2. 禁忌证

(1)全身有严重感染和高热患者。

(2)严重的心脏病患者,如快速型心律失常、心力衰竭等。

(3)皮炎、肌炎发作期、严重肌病患者,不宜进行高强度或抗阻训练。

(4)局部有活动性出血,不宜进行局部肌肉训练,以免加重出血形成血肿。

(5)骨折后只行石膏外固定、骨折断端未形成牢固骨痂时,不宜进行等张或等速肌力训练。

(四) 注意事项

1. 选择正确的运动量和训练节奏　在遵循超量恢复的原则下,掌握恰当的运动量、运动频度,每次训练应引起适度的肌肉疲劳,然后充分休息,在超量恢复阶段进行下一次训练。达到超量恢复阶段时,可以测得肌力的增加,训练者主观感觉疲劳完全消除,对再次练习表现出较高的积极性与信心,以此判断肌肉疲劳是否恢复。如果运动出现疼痛,建议减少运动量,并在实际训练过程中及时调整运动处方。

2. 注意无痛训练　无痛训练是康复训练一个非常重要的原则。训练中必须充分考虑患者的疼痛、姿势和体位的受限。在疼痛和受限的体位下训练,不仅患者主观非常不舒服,而且不会有良好的治疗效果。训练过程中发生疼痛,是出现损伤或加重损伤的信号,应予以重视并尽量避免。

3. 注意心血管反应　等长抗阻训练,特别是对抗较大的阻力时,会造成血压明显快速升高,尤其是等长训练时常伴有憋气,必然造成心血管额外负荷。因此,有高血压、冠心病或其他心血管疾病患者,在做等长抗阻训练时应禁忌过分用力或憋气。特别是对高危人群、体弱和高龄患者要有专业人员指导,密切观察,严防意外。

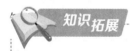

知识拓展

避免 Valsalva 动作

抗阻训练时必须避免紧闭声门用力呼吸的 Valsalva 动作。把抗阻训练中,深呼吸,声门闭合,腹部肌肉收缩,胸膜腔内压、腹压增加等一系列动作集合称为 Valsalva 动作。此动作会造成静脉回心血量减少,引起短暂动脉血压下降,导致心率增加。由于静脉血快速回心,心脏强力收缩,故呼气末时,血压可升高至 200mmHg。为防止心血管系统和腹壁的异常压力,训练中应避免 Valsalva 动作,特别是对高危者如心血管病史的患者、老年患者和腹部手术患者。训练中预防 Valsalva 动作的方法:治疗师不断提醒患者保持节律呼吸,完成动作时协助患者呼气,训练时要求患者数数、说话。Valsalva 动作常出现于患者等长收缩或抗强阻力训练时。有心血管疾病史的患者须密切监护,或避免等长收缩和强抗阻训练。

4. 注意调节阻力　恰当阻力的施加和调整是增强肌力训练的重要因素。

（1）部位：阻力通常加在需要增强肌力肌肉的附着部位远端，这样较少的力量即可产生较大的力矩；如果肌力较弱，也可以把施加阻力的部位放在近端。比如当股四头肌肌力达到 4 级时，可在小腿的位置施加阻力（图 4-1）；当肌力比 4 级稍强时，可在踝关节处施加阻力（图 4-2）；当肌力未达到 4 级时，可在小腿的上 1/3 处施力阻力（图 4-3）。每次施加阻力的强度应平稳、非跳动性，并能使患者顺利完成全关节的活动范围；当患者不能完成全范围的关节活动时，可降低阻力或改变施加阻力的部位。

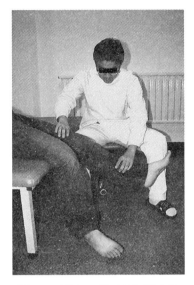

图 4-1　肌力 4 级时施加阻力的
　　　　部位

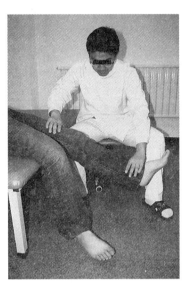

图 4-2　肌力 4 级以上时
　　　　施加阻力的部位

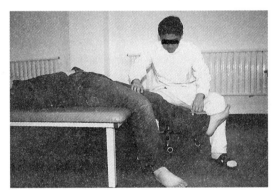

图 4-3　肌力 4 级以下时施加阻力的部位

（2）方向：阻力的方向一定与肌肉收缩使关节发生运动的方向相反。

（3）强度：每次施加阻力的强度要平稳，不能过大或者过小，使患者能够完成全关节活动范围内的活动。

5. 避免代偿运动的出现　在增强肌力训练时，为避免代偿动作的出现，治疗师应固定肌肉附着的近端。例如臀中肌肌力弱的患者做髋外展时，腰大肌和髂腰肌会出现代偿，表现为外展时伴随出现大腿的外旋和屈髋。方法是训练臀中肌时要把大腿置于中间位置，然后再进行外展动作（图 4-4）。又如髂腰肌和股四头肌肌力较弱的患者，当屈髋关节时，往往出现缝匠肌的代偿。表现为屈髋的同时出现下肢的外展、外旋。方法是屈髋时控制大腿的外展、外旋，从正前方做出屈髋训练（图 4-5）。

6. 做好详细的训练记录　认真记录患者训练时对运动负荷的适应能力、训练运动量是否适合、训练中患者的状况，并在训练前后随时测试肌力的进展情况。根据患者状况随时调整训练的强度和运动时间等，以达到最佳肌力训练效果。

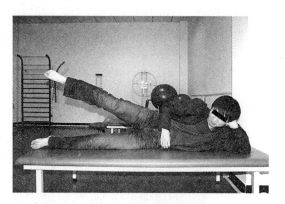

图 4-4 髋关节外展

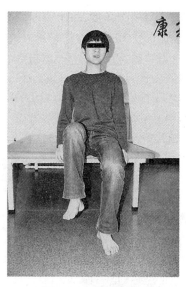

图 4-5 髋关节屈曲

7. 对患者进行讲解和鼓励 肌力训练过程是患者主观努力的过程。训练前应使患者充分了解肌肉练习的意义和作用,消除其可能存在的疑虑;经常给予语言的鼓励,并显示训练效果,以提高其信心和长期坚持训练的积极性;应使患者了解肌力增长的大致规律,掌握科学的练习方法。

第二节 常用的训练方法

临床肌力训练的方法较多,常用的方法如下:

一、按照肌肉收缩方式分类的肌力训练方法

按照不同肌肉收缩的方式,可分为等长训练、等张训练和等速训练。等长训练是指肌肉收缩时,肌纤维长度不变,不产生关节活动,但肌肉能产生较大张力的一种训练方法。等张训练是指肌肉收缩时,肌纤维的张力保持不变,而肌纤维长度发生改变,并产生关节活动的一种训练方法。等速训练是指利用等速测力器,维持恒定的速度并给予与所训练的肌力相匹配的顺应性阻力,运动中肌肉长度和肌张力都改变。

(一) 等长训练

1. 适应证 视患者肌力实际情况而定,一般情况下肌力在 2~5 级的患者都可以进行等长收缩运动的训练。

2. 训练方法 在肌肉和骨关节损伤后的训练初期,为了避免给损伤部位造成不良影响,常利用等长训练法进行肌力的增强训练。最常见的比如"站马步"或者半蹲位训练股四头肌(图 4-6)、外固定情况下关节周围肌肉的收缩训练等。

(1)"tens"法:即每次肌肉收缩 10s 后休息 10s,重复 10 次为一组,每次训练 10 组,这种训练方法对肌力恢复较为有效。

(2)多角度等长训练:是在整个关节活动范围内,每隔 20° 做一组等长训练。此法的优点是可以克服等长训练的角度特异性,扩大等长练习的作用范围,能在可任意设定关节角度的等速训练器上进行;可在训练时避开"疼痛弧",选择在"疼痛弧"的两侧进行多角度等长训练;可通过等长训练的生理溢流作用,促进对"疼痛弧"处的肌力恢复。多角度等长训练可采用"tens"原则,即每间

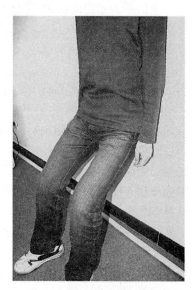

图 4-6 股四头肌的静力性收缩

70

隔 20°~30° 选择一个角度,每个角度用力收缩 10s,休息 10s;重复用力收缩 10 次,共训练 5~10 个角度(依据不同的关节)。用力收缩时,开始 2s 迅速达到所需力矩值,然后保持该力矩值 6s,最后 2s 逐渐放松。

3. 训练形式

(1)徒手等长运动:受训肢体不承担负荷,而保持肌肉的等长收缩活动。

(2)肌肉固定训练:适用于固定在石膏中的肢体,要求肌肉收缩时不能引起关节的任何运动,如股四头肌在伸展位石膏固定的情况下,进行等长收缩训练。

(3)利用器具:可利用墙壁、地板、肋木和床等各种固定不动的器械和物品,保持肢体肌肉长度不变进行等长训练(图 4-7)。

(二)等张训练

1. 适应证 根据肌力的恢复程度,3~5 级肌力的患者均可进行等张收缩运动训练。动态的肌力和耐力通过此训练得以增加。

2. 训练方法 是一种动态的训练方式,等张训练主要以等张抗阻训练为主,通过关节活动度变化使肌肉伸长或缩短时对抗恒定或变化的阻力。

(1)徒手或器械抗阻:要根据患者的能力和需要来选择徒手还是器械抗阻。

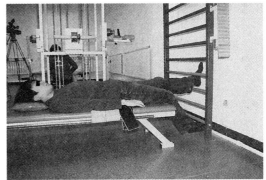

图 4-7 股四头肌等长收缩器械训练

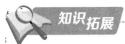知识拓展

恒定阻力与变化阻力

传统的等张抗阻训练常使用固定阻力,如肢体重量、沙袋等。等张表示着张力相同且恒定。但实际上,在科学研究中发现在肌肉对抗固定阻力动态收缩、关节活动度改变时,无论肌肉伸长还是短缩产生的张力是变化的,最大的肌肉张力只是出现在关节活动范围内的某一点上。变化阻力训练是使用变化阻力设备,通过关节活动,使肌肉在多个关节活动点上更有效地负荷,抗变化阻力的训练。现实中,治疗师经常徒手为患者做等张肌肉收缩训练,所以治疗师应当适时调整阻力以适应肌力的变化。

(2)向心性收缩训练与离心性收缩训练:当肌肉收缩时,肌肉的起止点彼此靠近,肌长度缩短,称为向心性收缩。向心性收缩是作用于关节并使关节产生运动的主动肌的收缩。其运动学功能是产生加速运动。如屈曲肘关节时的肱二头肌收缩,伸膝时的股四头肌收缩。肌肉收缩时,肌肉起止点两端彼此远离,使肌长度增加,称为离心性收缩,是对抗关节运动的拮抗肌所产生的收缩,其作用与运动方向相反。其用于稳定关节,控制肢体动作或肢体坠落的速度。如下楼梯时股四头肌的延长收缩。

等张抗阻训练既可以是离心的、向心的,还可以是两者兼有,也就是说阻力可在肌肉伸长或者缩短时施加。在早期训练中,肌力很弱时,建议采用轻度徒手抗阻的离心性收缩;当肌力改善时,可以增加徒手肌力抗阻向心性收缩训练;当患者肌力再进步时,可采用器械抗阻的向心性或者离心性收缩训练。应注意的是,由于抗强阻离心性训练时,心血管系统存在潜在的过度压力,因此治疗师要特别注意。离心性训练比向心性训练更容易产生迟发型肌肉疼痛,一般认为当肌肉伸长抗阻比缩短抗阻更容易导致肌纤维和相关组织微创伤。适当、渐进性的等张抗阻训练能减少或防止迟发肌肉疼痛。

临床中选择最适当、有效的方法可最快速地增强肌肉的力量。针对具体肌肉的训练,可进行综合性动作训练;可根据功能的需要和训练的可能性,选用适当的负荷量、肌肉收缩类型、运动的速度、辅助量及阻力的大小等(表 4-1)。

表 4-1　等长训练和等张训练区别点

区别点	等长训练	等张训练
肌肉长度	不发生变化	肌肉变长或缩短
肌肉张力	加强	不变
关节运动	无	有
适用范围	骨折后石膏固定,疼痛,肿胀	主动运动,抗阻运动
方法	肌肉全力收缩并维持 3~10s	肌肉反复收缩、放松

(三) 短暂最大负荷训练

1. 适应证　肌力在 3~5 级的患者均可进行短暂最大负荷训练。

2. 训练方法　这是由 Rose 提出的一种等长收缩和等张收缩相结合的肌肉训练方法。即在最大负荷下,以等张收缩完成关节运动,并在完成时立刻转入等长收缩 5~10s,然后放松,重复 5 次,每次增加负荷 0.5kg。等长收缩不能维持 5~10s 者,则不加大负荷。

(四) 等速训练

等速训练运动速度相对稳定,不会产生加速运动,优点较多。在关节活动范围内的每一点上都能向肌肉提供合适的阻力,使肌肉保持合适的张力和收缩;保持张力和收缩力的平衡,使肌肉得到充分收缩,较好地增强肌力。

1. 适应证　对于肌力低于 3 级的患者,可先在持续性被动运动(CPM)模式下进行助力运动,以进行肌肉的早期训练;对于肌力为 3 级及 3 级以上的患者可选用向心性肌力训练和离心性肌力训练。

2. 训练方法　包括等速向心性肌力训练、等速离心性肌力训练和短弧等速肌力训练。

(1)等速向心性肌力训练:是最常用的一种肌力训练方式。由于等速仪器能提供不同的运动速度,因此可根据不同病情需要,选择一系列不同的运动速度进行肌力训练,这种训练方法又称为运动速度谱训练。运动速度谱包括:慢速[(1°~60°)/s]、中速[(60°~180°)/s]、快速[(180°~300°)/s]及功能性运动速度[(300°~1 000°)/s]。

(2)等速离心性肌力训练:等速仪器可提供向心收缩/离心收缩、离心收缩/离心收缩两种训练方式。在前一种训练方式中,主要训练一组肌群,如顺时针方向是肌群的向心收缩,逆时针方向则为同一肌群的离心收缩,从而形成一组肌群向心收缩—离心收缩连续的收缩方式;后一种训练方式,可同时训练主动肌和拮抗肌两组肌群的离心收缩肌力,提高两组肌群的肌力;在临床中可根据患者具体情况加以选择。

(3)短弧等速肌力训练:是指在限定运动活动范围内进行等速肌力训练的一种方法,主要适用于关节及周围软组织损伤后关节活动受限的疼痛患者。运动系统伤病常导致关节及周围软组织的损伤,当关节活动至一定角度时可引起损伤部位的疼痛,在力矩曲线上表现为"疼痛弧";如在疼痛弧内进行运动有时会加重损伤,甚至引起新的损伤,对关节功能康复不利。

等速训练可根据肌肉长度变化、肌力强弱、力臂长短、疼痛疲劳等状况,提供一种顺应性阻力,使肌肉在整个活动范围内始终承受最大阻力,产生最大肌力,从而提高训练效率。患者所遇到的阻力为一种顺应性阻力,即当肌肉疲劳或肌力较弱时,阻力也随之下降,一旦停止用力,阻力也将停止,不会过度负荷导致肌肉的损伤,因此,等速训练具有较高的效率与安全性。在等速肌力训练中可同时训练主动肌和拮抗肌,使关节稳定性增加;可提供不同速度的训练,适应日常功能的需要。

二、根据肌力等级情况可采用的训练方法

临床上,训练前必须先对训练部位的关节活动范围及肌力情况进行评价,并根据现有的肌力等级选择适当的运动方法(表 4-2)。

表 4-2 根据肌力等级选择训练方法

肌力等级	肌力训练方法
0	被动运动、电刺激、传递神经冲动的训练
1	被动运动、辅助运动、肌肉电刺激
2	辅助运动、辅助主动运动、抗部分轻微阻力运动
3	主动抗重力运动、主动抗轻微阻力运动
4	主动抗较大阻力运动
5	抗最大阻力运动

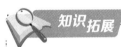

肌 力 分 级

0 级:肌肉完全麻痹,触诊肌肉完全无收缩力。

1 级:肌肉有主动收缩力,但不能带动关节活动。

2 级:可以带动关节水平活动,但不能对抗地心引力。

3 级:能对抗地心引力做主动关节活动,但不能对抗阻力(肢体可以克服地心吸收力,能抬离床面)。

4 级:能对抗较大的阻力,但比正常者弱。

5 级:正常肌力。

（一）1 级的肌力训练

患者取不抗重力体位,多采用仰卧位进行肌肉功能的再训练。

1. 开始运动时　患者取肌肉容易伸展的体位,使关节活动度达到最大限度。如果出现疼痛,应尽量在不引起疼痛的范围内运动,否则患者会感觉紧张。

2. 运动过程中　无论关节是否产生运动,患者都必须把注意力始终集中在受训的肌肉上,治疗师要不断用语言刺激,例如"抬高,抬高,再抬高",同时还要多鼓励患者,例如"好,做得好,加油!"治疗师要随时感受患者受训肌肉的收缩状况,以便对借助量进行调整。

治疗师用手触摸要训练的肌肉,并向患者说明要运动肌肉的位置,让患者把注意力集中于将要训练的肌肉。肌肉一旦收缩力有所增加,即使达不到正常关节活动范围,也要尽快进行助力运动。治疗师按照受训肌肉收缩产生的运动缓慢地被动运动活体肢体,一定要求患者体会肌肉运动的感觉。

3. 运动量　3 次为 1 节(2 次被动运动,1 次主动静力性收缩),3 节为 1 组,节间休息 1~3min,一日 1~2 组。

（二）2 级以下的助力运动

1. 方法　治疗师辅助患者在不抗重力体位的姿势下,完成水平面的全关节范围运动。注意辅助量只有患者达不到的范围施加最低的力量,随着肌力的增加,应逐步减少辅助量。

2. 器械　任何可以用于悬吊或支持以对抗重力影响的工具,以股四头肌为例,家庭可以利用床面和桌面等。

3. 运动量　每一个动作都要做关节的全范围运动,治疗师要根据患者的肌肉力量情况和身体状况来制订训练量。

（三）2 级或 2 级以上 3 级以下的肌力训练

1. 患者体位　不抗重力体位或抗重力体位均可。

2. 方法

(1)2 级:主动全关节范围运动,如果能较轻松完成,可适当施加轻微阻力,以增强肌力。

(2)2 级以上 3 级以下:2 级以上不抗重力体位抗阻全关节范围运动,当肌力增加接近 3 级,也可在抗重力体位让患者尽量做全关节范围的运动,治疗师可在患者达不到的关节活动范围时给予辅助。

3. 器械　悬吊装置或滑板,肌力增加后可用沙袋施加阻力,一般置于受训肌肉肢体末端。也可利用运动面的倾斜角度,以自身的重力为阻力进行训练、锻炼。

4. 运动量　根据患者肌肉力量和身体状况进行调整。

（四）3级或3级以上肌力训练

1. 3级　全关节范围运动,患者很轻松完成,治疗师立即开始施加轻微阻力,做抗自身重量主动运动时,应慢慢上抬肢体(向心性等张运动),在运动范围末端停住1~2s,再慢慢放下(离心性运动)。

2. 3级以上　抗阻力运动,可分为徒手抗阻力运动、器械练习和抗自我阻力运动。

(1)徒手抗阻力运动:参看徒手肌力评定4、5级检查法,阻力施加与关节运动的方向相反。治疗师要根据患者在全关节运动范围的肌力大小随时调整阻力,这种抗阻训练对治疗师来说比较费力。治疗师还可让相对较弱肌肉参与运动,这样可施加较弱的阻力而获得更好的效果、也省力。例如膝关节在中立位伸展时,股直肌力量较强,需抗较大阻力,而让患者在膝关节内旋或外旋位伸膝可减少施加阻力的力量。

(2)器械练习:抗器械阻力训练的原理与徒手抗阻力运动基本相同。阻力可以使用哑铃、沙袋、弹力橡胶带或其他器械等。治疗师需要注意的是,不论什么情况下,阻力的方向均应与训练肌群的收缩方向相反,并应一定保持其他关节的稳定,避免代偿运动。

(3)抗自我阻力运动:在没有治疗人员或器械的情况下,患者可以借助健侧肢体,施加阻力的方向与肢体运动的方向相反。也可以靠墙边站立,以墙壁为阻力来阻挡肢体的运动。

（五）日常功能性活动的训练方法

很多患者没有医院的训练设备,其实肌力训练并不一定需要使用各种专门的训练设备和训练场地。只要掌握了肌力训练的原则,在任何时候任何地方都可以进行肌力训练,自己也可以因地制宜设计和制作用于肌力训练的设备。治疗师指导患者如何利用家庭设施做康复训练。可以用大米自制米袋代替沙袋,利用楼梯进行下肢肌肉力量的训练。阻力的大小和方向还可根据需要进行调节。还可用松紧带、毛巾、自行车内胎等作为辅助设备来加阻或辅助训练肌力。现在各社区都有健身场所,在安全的情况下可利用这些简单的器械达到肌力训练的目的。

三、根据不同运动形式常用的训练方法

按照运动形式不同,可分为传递神经冲动训练、助力训练、主动训练、抗阻训练等运动方式。

（一）传递神经冲动训练

1. 适应证　适用于肌力0~1级的患者。

2. 训练方法　引导患者做主观努力,通过意念的方式,竭力去引发瘫痪肌肉的主动收缩。另外,目前对肌力为0~2级的患者的肌力增强训练较多为利用肌电刺激的生物反馈训练方法。

（二）助力训练

1. 概念　指在外力辅助下通过患者主动收缩肌肉来完成的运动或动作,辅助力量由康复治疗师或者患者的健肢提供,有条件者也可以利用器械、引力或水的浮力来协助完成。

2. 适应证　适用于肌力较弱、尚不能独立自主完成全关节活动范围的部位,进行此类运动,逐步加强肌力。在训练时,要随着肌力的恢复不断地改变辅助方向和辅助量。

3. 训练方法

(1)徒手助力训练:利用治疗师的手法,不需要任何器械帮助。当肌力为1级或2级时,治疗师帮助患者进行主动运动。随着肌力的改善,可以进行辅助量的调整。不受任何条件的限制,效果很好。

(2)悬吊训练:是指利用绳索、挂钩、滑轮等简单装置,将运动的肢体悬吊起来,以减轻肢体的自身重量,然后在水平面上进行训练。悬吊训练属于助力训练的一种,主要适用于肌力1~3级的患者,最大优点是显著节省治疗师的体力消耗。在悬吊装置下,可利用变化的体位和不同位置的滑轮、挂钩等设计出各种各样的训练方法。如训练股四头肌的肌力时,患者侧卧、患侧肢体在上,在膝关节垂直方向的上方置一挂钩,用吊带在踝关节处固定,用绳索使小腿悬空;让患者完成膝关节的全范围屈伸运

动,动作宜缓慢、充分,避免下肢借助惯性做钟摆样动作。训练时,治疗师要固定大腿,防止惯性摇摆而降低训练效果;随着肌力的改善,调节挂钩位置、改变运动面的倾斜度、用手指稍加阻力或用沙袋做阻力,以增加训练难度。

(3)滑面上助力训练:在光滑的板面上利用滑石粉或小滑车等方法,减少肢体与滑板之间的摩擦力,进行滑面上的辅助训练;同时,也可通过垫毛巾或加大滑板的倾斜度等方法,加大摩擦力在滑板上做滑动训练。此训练是在肢体克服一定阻力下进行的,训练难度高于徒手辅助主动运动和悬吊式训练法。

(4)滑车重锤的助力训练:滑车重锤训练是在垂直面上利用滑车、重锤来减轻肢体的自身重量。此方法主要适用于髋、肩、膝等大关节的肌力训练;不适用于手指、腕、肘和踝等关节的训练。

(5)浮力助力训练:指在水中进行的一种助力运动,可利用水对肢体的浮力或漂浮物,以减轻肢体重力的影响。

(三)主动训练

1. 概念　指通过患者主动的肌肉收缩来完成运动的一种训练方法。运动时既不需要助力,亦不用克服外来阻力。

2. 适应证　适用于肌力达3级以上的患者。并且需根据患者的实际情况,调整训练的强度和频率。

3. 训练方法　训练中应取正确的体位和姿势,将肢体置于抗重力位,防止代偿运动。

(四)抗阻训练

1. 概念　指患者在肌肉收缩过程中,需克服外来阻力才能完成运动的一种训练方法。抗阻训练对增强肌力最为有效。渐进抗阻训练(progressive resistance exercise)是一种逐渐增加阻力的训练方法,肌力增强时,负荷量也随之增加。

2. 适应证　适用于肌力已达到4级或5级,能克服重力和外来阻力完成关节活动范围的患者。

3. 禁忌证

(1)炎症:当肌肉出现关节炎症或水肿时,不适合抗阻训练,否则会加重水肿。

(2)疼痛:如果患者抗阻训练时出现严重关节、肌肉疼痛或训练后24h仍有疼痛,则减少甚至取消阻力,治疗师必须仔细评估疼痛的原因。

4. 类型　与辅助主动运动的形式相同,可利用徒手、重锤、弹簧、滑车、重物、摩擦力、流体阻力等作为阻力。

(1)徒手抗阻力主动训练:要求固定关节近端,施加阻力的方向与运动的肢体成90°角,要根据患者当时的实际情况,施加阻力的部位与姿势应适当变化。施加阻力不能过急,要缓慢,使运动中的肌肉收缩时间延长,完成一次动作的时间在2~3s。开始时保持在轻微阻力下主动运动,然后逐渐加大阻力,使肌肉全力活动。可做向心性等张收缩,也可做离心性等张运动及等长运动。对骨折患者,特别要注意施加阻力的部位,保护骨折固定的部位,阻力不可过大,以免影响骨折恢复。

(2)加重物抗阻力主动训练:直接用手拿重物或把重物系在身体的某个部位进行练习,例如做膝关节伸展运动时,把重物固定在踝关节进行练习(图4-8)。

(3)重锤与滑车抗阻力主动训练:此方法用重锤做阻力,用滑车改变牵引的方向,牵引方向与肢体成90°角,使肌肉产生最大力量;无论是向心性或离心性收缩,运动速度不宜过快,每个动作在肌肉收缩到最大时停2~3s,防止惯性产生,每个动作都需缓慢进行。

(4)摩擦阻力抗阻主动训练:由于摩擦阻力难以控制、不稳定、不易量化,因此该训练不是抗阻训练的主要方法。

(5)水中抗阻力主动训练:水的浮力可协助运动,对抗水浮力的运动属于抗阻训练。

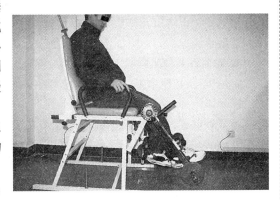

图4-8　膝关节伸展抗阻训练

第三节　主要肌群肌力训练的方法

一、肩部肌群的肌力训练

1. 肩前屈肌群肌力训练

肌力≥3级(本节未做特别说明时,治疗方法均默认患者肌力≥3级)。

主动肌:三角肌前束,喙肱肌;辅助肌:三角肌中束、胸大肌、肱二头肌。

患者体位:仰卧位,训练侧上肢放在体侧,伸肘。

治疗师位置及操作手法:面向患者站立于患侧,下方手握住前臂近端掌侧,上方手放在肱骨近端,向下施加阻力。

抗阻力方法:患者以肩部力量向正前方抗阻力屈曲肩关节全范围,然后恢复原位,重复进行(图4-9)。

患者也可以在坐位下进行,治疗师在患侧一手位于前臂远端,一手位于肱骨远端向下施加阻力,患者前屈进行抗阻训练(图4-10)。

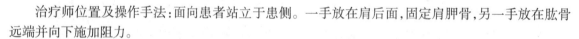

图4-9　肩前屈肌群肌力训练
(仰卧位)

2. 增强肩后伸肌群肌力

主动肌:三角肌后束、大圆肌、背阔肌;辅助肌:小圆肌,肱三头肌。

患者体位:俯卧位,上肢放在体侧,伸肘。

治疗师位置及操作手法:面向患者站立于患侧。一手放在肩后面,固定肩胛骨,另一手放在肱骨远端并向下施加阻力。

抗阻力方法:患者抗阻力全范围后伸肩关节(图4-11)。

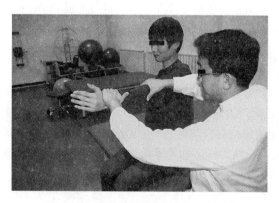

图4-10　肩前屈肌群肌力训练(坐位)

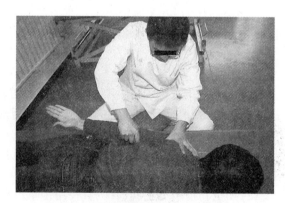

图4-11　肩后伸肌群肌力训练(俯卧位)

上述方法也可以在坐位下练习。治疗师站在肩部外侧,一侧手放在患者肩部上方固定肩部,另一手放在肱骨的远端向前施加压力,患者抗阻力后伸肩关节(图4-12)。

3. 增强肩外展肌群肌力

主动肌:三角肌中束,冈上肌;辅助肌:三角肌前后肌束,前锯肌。

患者体位:仰卧位,上肢放在体侧,屈肘90°,前臂呈中立位。

治疗师位置及操作手法:面向患者站立于患侧,一手放在肱骨远端外侧向内施加阻力,另一手握住前臂远端,以保持稳定。

抗阻力方法:患者抗阻全范围外展上肢(图4-13)。

患者也可以在坐位练习。治疗师站在患者身后,一手放在肩部,固定肩胛骨,另一手放在肱骨远端外侧并向内侧施加阻力,患者抗阻力外展肩关节至90°(图4-14)。

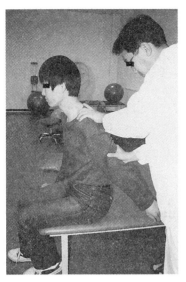

图 4-12　肩后伸肌群肌力训练
（坐位）

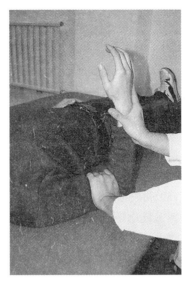

图 4-13　肩外展肌群肌力训练
（仰卧位）

4. 增加肩内收肌群肌力

主动肌:胸大肌、背阔肌、小圆肌、冈下肌;辅助肌:大圆肌、肩胛下肌。

患者体位:仰卧位,上肢放在体侧,肩外展摆放,前臂呈中立位。

治疗师位置及操作手法:面向患者站立于患侧,一手放在肱骨远端内侧向外施加阻力,另一手握住前臂远端,以保持稳定。

抗阻力方法:患者抗阻全范围内收上肢。

5. 增加肩内旋肌群肌力

主动肌:肩胛下肌、胸大肌、背阔肌、大圆肌;辅助肌:三角肌前束。

（1）肌力 1~3 级

患者体位:仰卧位,肩关节外展 90°,上臂放在治疗床上,肘部放在床沿,前臂旋前位垂直向上。

治疗师位置及操作手法:立于患侧,一手握住患者的肘关节,另一手握住患者的前臂使前臂旋前向上。

方法:患者注意力集中,做全关节范围内的肩内旋动作,然后回复原位,重复进行。1 级肌力时,治疗师给予助力于前臂帮助内旋肩关节;2~3 级肌力时,只帮助固定训练侧上肢,不予内旋肩关节助力（图 4-15）。

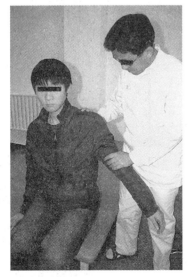

图 4-14　肩外展肌群肌力训练（坐位）

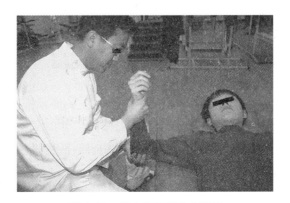

图 4-15　肩内旋肌群肌力训练

（2）肌力 4~5 级

患者体位：仰卧位，肩外展 90°，屈肘 90°，肘部放在床沿，前臂旋前位垂直向上。

治疗师位置及操作手法：立于患侧，一手握住肘关节内侧，保持稳定，一手握住前臂尺侧远端并向头的方向施加阻力。

抗阻力方法：患者抗阻力全范围内旋肩关节。

上述方法也可在俯卧位下进行。

6. 增强肩外旋肌群肌力

肌力 4~5 级。

主动肌：冈下肌、小圆肌；辅助肌：三角肌后束。

患者体位：仰卧位，肩外展 90°，屈肘 90°，肘部放在床沿，前臂垂直床面向上。

治疗师位置及操作手法：立于患侧，一手握住肘关节内侧，保持稳定，一手握住前臂远端背侧并向足的方向施加阻力。

抗阻力方法：患者抗阻力全范围外旋肩关节。

上述方法也可在俯卧位下进行。患者肩外展 90°，屈肘 90°，肘部放在床沿向下。治疗师一手固定肘关节，一手握住前臂远段并向下施加阻力。患者抗阻力全范围外旋肩关节。

二、肘部及前臂肌群的肌力训练

1. 屈肘肌群肌力训练

主动肌：肱二头肌、肱肌、肱桡肌；辅助肌：其他前臂的屈肌群。

患者体位：仰卧位，上肢置于体侧，稍屈肘，前臂旋后。

治疗师位置及操作手法：立于患侧，一手放在肱骨远端固定，另一手握住前臂远端掌侧并向足的方向施加阻力。

抗阻力方法：患者抗阻力全范围屈肘（图 4-16）。

2. 伸肘肌群肌力训练

主动肌：肱三头肌；辅助肌：肘肌、前臂伸肌群。

患者体位：俯卧位，上肢外展 90°，前臂悬吊于床旁，肘下垫一毛巾卷，屈肘位。

治疗师位置及操作手法：立于患侧，一手放在肱骨远端背侧，固定肱骨，另一手握住前臂远端背侧并向下施加阻力。

抗阻力方法：患者抗阻力全范围伸肘（图 4-17）。

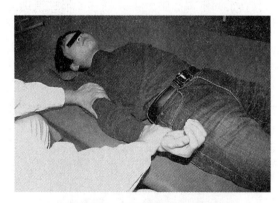

图 4-16 屈肘肌群肌力训练

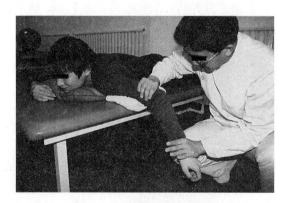

图 4-17 伸肘肌群肌力训练

3. 前臂旋后／旋前肌群训练

旋后主动肌：肱二头肌、旋后肌；辅助肌：肱桡肌。旋前主动肌：旋前圆肌、旋前方肌；辅助肌：桡侧腕屈肌。

（1）肌力 1~3 级

患者体位：仰卧位，上肢稍外展，屈肘 90°，前臂中立位。

治疗师位置及操作手法:面向患者站立,双手交叉夹住前臂远端。分别向背侧/掌侧施加阻力。

方法:患者注意力集中,做全关节范围内的前臂旋后动作,然后回复原位,重复进行。1级肌力时,治疗师给予助力于前臂远端帮助前臂旋后;2~3级肌力时,只帮助固定训练侧上肢,不予前臂旋后助力(图4-18)。

(2)肌力大于3级

患者体位:坐位,上肢于体侧自然下垂,肘关节屈曲90°,前臂位于旋前位/旋后位,手部放松。

治疗师位置及操作手法:立于患侧,双手分别固定手和前臂,在前臂远端向掌侧/背侧施加阻力。

抗阻力方法:患者抗阻力全范围旋后/旋前(图4-19)。

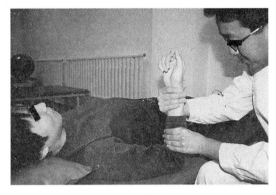 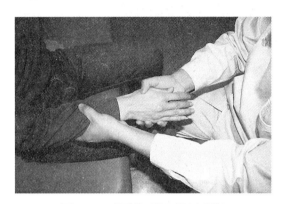

图 4-18 前臂旋前肌群肌力训练 　　　　　图 4-19 前臂旋后肌群肌力训练

三、腕及手部肌群的肌力训练

1. 屈腕肌群肌力训练

主动肌:桡侧腕屈肌,尺侧腕屈肌;辅助肌:掌长肌。

患者体位:坐在桌旁,前臂旋后放在桌上。

治疗师位置及操作手法:立于患侧,一手放在前臂远端掌侧,固定前臂,一手握住手掌并向下施加阻力。

抗阻力方法:患者抗阻力全范围屈腕(图4-20)。

2. 伸腕肌群肌力训练

主动肌:桡侧腕长伸肌,桡侧腕短伸肌,尺侧腕伸肌。

患者体位:坐在桌旁,前臂旋前位放在桌上,手放松。

治疗师位置及操作手法:立于患侧,一手放在前臂远端背侧,固定前臂,一手握住手背并向桌面施加阻力。

抗阻力方法:患者抗阻力全范围伸腕。

3. 腕尺/桡侧偏肌群肌力训练

主动肌:桡偏肌群包括桡侧腕长伸肌、桡侧腕短伸肌和桡侧腕屈肌;尺偏肌群包括尺侧腕屈肌和尺侧腕伸肌。

患者体位:坐在桌旁,前臂旋前位放在桌上。

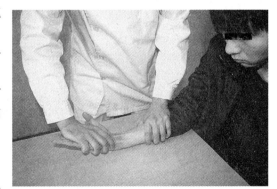

图 4-20 屈腕肌群肌力训练

治疗师位置及操作手法:立于患侧,一手放在前臂远端背侧,固定前臂,增强桡侧偏肌力时,另一手放在第1掌骨桡侧向尺侧施加阻力。增强尺侧偏肌力时,另一手放在第5掌骨尺侧并向桡侧施加阻力。

抗阻力方法:患者抗阻力全范围尺侧偏/桡侧偏(图4-21)。

4. 屈 / 伸掌指关节肌群肌力训练

主动肌：蚓状肌、骨间背侧肌、骨间掌侧肌；辅助肌：小指短屈肌、指浅屈肌、指深屈肌。

患者体位：坐在桌旁，前臂中立位放在桌上。

治疗师位置及操作手法：面向患者，一手握住掌骨，一手握住近节指骨。

方法：患者注意力集中，努力全范围屈曲掌指关节。1 级肌力时，治疗师给予助力，于指间关节的远端帮助屈曲掌指关节；2~3 级肌力时，只帮助固定，不予屈曲掌指关节的助力。4~5 级时给予阻力，增强屈掌指关节肌群肌力训练时，对掌侧施加阻力；增强伸掌指关节肌群肌力训练时，对背侧施加阻力（图 4-22）。

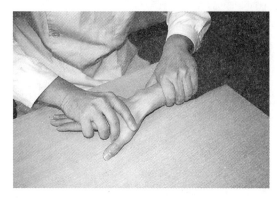

图 4-21　腕尺 / 桡偏肌群肌力训练

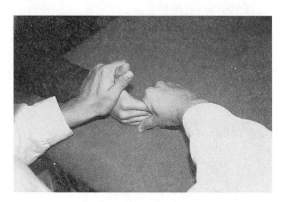

图 4-22　屈 / 伸掌指关节肌群肌力训练

5. 屈指肌群肌力训练

近节主动肌：指浅屈肌；辅助肌：指深屈肌。远节主动肌：指深屈肌。

患者体位：坐在桌旁，前臂中立位放在桌上。

治疗师位置及操作手法：面向患者，一手握住指间关节近端，固定近端指骨，另一手握住指间关节的远端并向指背施加阻力。

抗阻力方法：患者抗阻力全范围屈曲远端指间关节（图 4-23）。

6. 对掌肌群肌力训练

主动肌：拇对掌肌；辅助肌：拇长展肌、拇短展肌。

患者体位：坐在桌旁，前臂旋后放在桌上。

治疗师位置及操作手法：立于患侧，双手分别握住拇指和小指掌侧并向外侧施加阻力。

抗阻力方法：患者抗阻力对掌（图 4-24）。

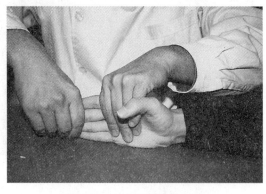

图 4-23　屈指肌群肌力训练

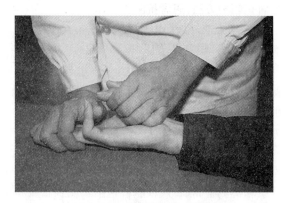

图 4-24　对掌肌群肌力训练

四、髋部肌群的肌力训练

1. 屈髋肌群肌力训练

主动肌：髂腰肌；辅助肌：股直肌、缝匠肌、阔筋膜张肌、耻骨肌、短收肌、长收肌。

患者体位:仰卧位,下肢屈髋,屈膝。

治疗师位置及操作手法:立于患侧,双手将下肢扶起,屈髋90°,膝关节自然屈曲,一手托住足跟及踝关节,一手放在大腿远端,向足的方向施加阻力。

抗阻力方法:患者抗阻力全范围屈髋(图4-25)。

2. 髋后伸肌群肌力训练

主动肌:臀大肌、半腱肌、半膜肌、股二头肌长头。

(1)肌力1~3级

患者体位:健侧侧卧位,屈髋90°,屈膝90°。

治疗师位置及操作手法:站在患者身后,一手托住足跟及踝关节,一手托住大腿远端及膝关节。

方法:患者注意力集中,努力作全范围的伸髋。1级肌力时,治疗师给予助力帮助后伸髋关节;2~3级肌力时,只帮助托起训练侧下肢,不予伸髋关节助力(图4-26)。

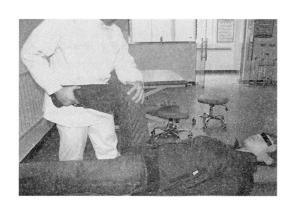

图4-25 屈髋肌群肌力训练

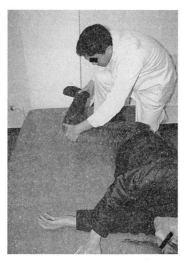

图4-26 髋后伸肌群肌力训练

(2)肌力大于3级

患者体位:俯卧位,下肢伸直。

治疗师位置及操作手法:面向患者站立,一手及前臂放在臀部,固定骨盆,一手放在大腿股骨远端并向下施加阻力。

抗阻力方法:患者抗阻力全范围后伸髋(图4-27)。

3. 增强髋外展肌群肌力

主动肌:臀中肌;辅助肌:臀小肌、阔筋膜张肌、臀大肌。

患者体位:仰卧位,下肢伸直。

治疗师位置及操作手法:立于患侧,一手放在髂前上棘处固定骨盆,一手放在大腿远端外侧并向内侧施加阻力。如果膝关节无疼痛,下方手也可放在外踝处并向内侧施加阻力。

抗阻力方法:患者抗阻力全范围外展髋关节。

上述方法也可以在侧卧位进行。训练侧下肢在

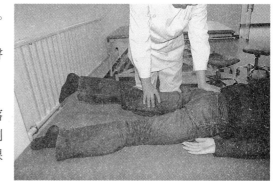

图4-27 髋后伸肌群肌力训练

上,治疗师站在患者身后,一手放在髂骨上缘固定骨盆,一手放在股骨远端外侧并向下施加阻力。患者抗阻力全范围外展髋关节(图4-28)。

4. 髋内收肌群肌力训练

主动肌:大收肌、短收肌、长收肌、耻骨肌、股薄肌。

患者体位:仰卧位,对侧下肢外展25°,训练侧下肢外展30°。

治疗师位置及操作手法:立于患侧,上方手放在髂前上棘固定骨盆,下方手放在大腿远端内侧并向外施加阻力。如果膝关节无疼痛,下方手也可放在内踝处并向外施加阻力。

抗阻力方法:患者抗阻力全范围内收髋关节(由外展位经中立位到内收位)(图4-29)。

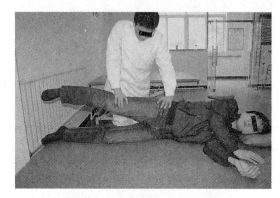 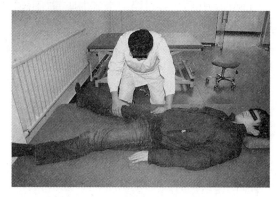

图4-28　髋外展肌群肌力训练　　　　　图4-29　髋内收肌群肌力训练

5. 髋内/外旋肌群肌力训练

髋内旋肌主动肌:臀小肌、阔筋膜张肌;辅助肌:臀中肌、半腱肌、半膜肌。髋外旋肌主动肌:闭孔外肌、闭孔内肌、股方肌、梨状肌、臀大肌;辅助肌:缝匠肌、股二头肌长头。

患者体位:仰卧位,训练侧屈髋,屈膝90°。

治疗师位置及操作手法:立于患侧,一手放在大腿远端外侧,一手握住内踝处并向外侧施加阻力。内旋肌训练:上方手放在大腿远端内侧,下方手握住外踝并向内施加阻力。外旋肌训练:上方手放在大腿远端外侧,下方手握住内踝并向外施加阻力。

抗阻力方法:患者抗阻力全范围外旋髋关节(图4-30)。

五、膝部肌群的肌力训练

1. 屈膝肌群肌力训练

主动肌:股二头肌、半腱肌、半膜肌;辅助肌:缝匠肌、股薄肌、腓肠肌。

患者体位:俯卧位,下肢伸直。

治疗师位置及操作手法:立于患者患侧,一手放在臀部固定骨盆,一手放在小腿远端后方并向下施加阻力。

抗阻力方法:患者抗阻力全范围屈膝(图4-31)。

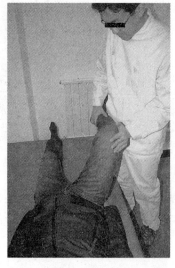 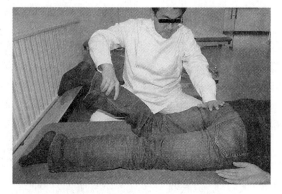

图4-30　髋内、外旋肌群肌力训练　　　　图4-31　屈膝肌群肌力训练

2. 伸膝肌群肌力训练

主动肌:股四头肌(股直肌、股中间肌、股内侧肌、股外侧肌)。

患者体位:坐位,双下肢垂于床沿,大腿下方放一毛巾卷。

治疗师位置及操作手法:立于患者前方,上方手放在膝关节上方,固定股骨,下方手握住小腿远端前方并向后施加阻力。

抗阻力方法:患者抗阻力全范围伸膝。

六、踝部肌群的肌力训练

1. 踝背屈肌群肌力训练

主动肌:胫骨前肌。

患者体位:仰卧位下稍屈膝(膝下垫一个枕头),踝中立位。

治疗师位置及操作手法:立于患者前方,上方手放在小腿远端,固定胫骨,下方手握住足背,并向足底方向施加阻力。

抗阻力方法:患者抗阻力全范围背伸踝(图 4-32)。

2. 踝跖屈肌群肌力训练

主动肌:小腿三头肌;辅助肌:胫骨后肌、腓骨长肌、腓骨短肌等。

患者体位:仰卧位,稍屈膝(腘窝下垫一个枕头),踝中立位。

治疗师位置及操作手法:立于患者前方,上方手放在小腿近端,固定胫骨,下方手握住足跟,前臂掌侧抵住足底并向足背方向施加阻力。

抗阻力方法:患者抗阻力全范围跖屈踝关节(图 4-33)。

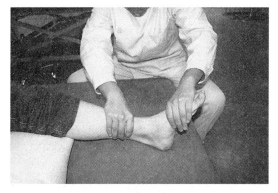
图 4-32 踝背屈肌群肌力训练

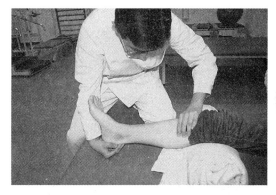
图 4-33 踝跖屈肌群肌力训练

3. 足内、外翻肌群肌力训练

足内翻主动肌:胫骨前肌、胫骨后肌;辅助肌:趾长屈肌、长屈肌、腓肠肌。足外翻主动肌:腓骨长肌、腓骨短肌;辅助肌:趾长伸肌、第三腓骨肌。

患者体位:坐位,小腿垂于床沿,足放在治疗师的大腿上。

治疗师位置及操作手法:立于患者前方,一手握住小腿远端,训练内翻肌群时,另一手握住足的内侧缘并向外侧施加阻力;训练外翻肌群时,另一手握住足的外侧缘并向内侧施加阻力。

抗阻力方法:患者抗阻力全范围足内翻或外翻(图 4-34)。

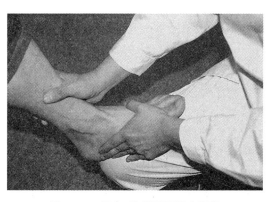
图 4-34 足内、外翻肌群肌力训练

七、躯干肌群的肌力训练

1. 躯干前屈肌群肌力训练

主动肌:腹直肌;辅助肌:腹内斜肌,腹外斜肌,髂腰肌。

(1)肌力 1~3 级

患者体位:仰卧位,下肢被固定,双上肢置于体侧或 Bobath 握手。

治疗师位置及操作手法:立于患者一侧,一手托住患者头部,一手固定患者骨盆。

方法:患者注意力集中,努力做全范围的头、肩抬离床面动作。1 级肌力时,治疗师给予适当的助力缓慢匀速帮助做头、肩抬离床面动作;肌力大于 1 级时,给予抬离床面动作的助力(图 4-35)。

(2)肌力 4~5 级

患者体位:仰卧位,肩部放松。

治疗师位置及操作手法:立于患者一侧,双手固定患者双侧大腿。

抗阻力方法:患者注意力集中,努力做双手向前平举能坐起和双手抱头能坐起训练。

2. 躯干后伸肌群肌力训练

主动肌:胸髂肋肌,腰髂肋肌,胸最长肌,胸棘肌,胸半棘肌,多裂肌,胸旋转肌,腰旋转肌;辅助肌:髋关节伸肌。

(1)肌力 1~3 级

患者体位:俯卧位,下肢伸直固定,双上肢置于体侧。

治疗师位置及操作手法:立于患者一侧,一手固定臀部,一手托在患者的上胸部。

方法:患者注意力集中,努力做全范围的头、胸抬离床面动作。1 级肌力时,治疗师给予适当的助力缓慢帮助做头、胸抬离床面动作;2~3 级肌力时,只帮助压住臀部,不给予头、胸抬离床面动作的助力(图 4-36)。

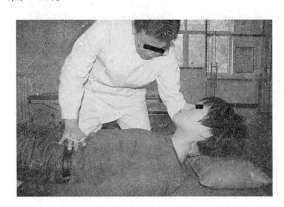

图 4-35 躯干前屈肌群肌力训练

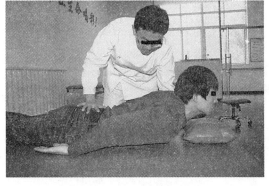

图 4-36 躯干后伸肌群肌力训练

(2)肌力 4~5 级

患者体位:俯卧位,下肢伸直固定,双上肢置于体侧,胸部以上在床沿外悬空。

治疗师位置及操作手法:立于患者一侧,一手压在臀部,一手放在患者的上背部施加不同大小的阻力。

抗阻力方法:能抗较大阻力抬起上身。

注意俯卧位伸背显著增加了竖棘肌的活动,但在此体位下,脊柱的载荷在脊柱结构上产生的应力比向中心施加的载荷要大,这种过伸活动应予避免。所以在做增强竖棘肌训练时,脊柱保持在比较平行的位置才是最可取的。

3. 增强躯干旋转肌群肌力

主动肌:腹内斜肌,腹外斜肌;辅助肌:背阔肌,腹直肌,背部伸肌群。

(1)肌力 1~3 级

患者体位:坐位,固定骨盆,下肢放松。

治疗师位置及操作手法:立于患者一侧,双手扶在患者的双肩上。

方法:患者注意力集中,努力将上身向左右两侧旋转。1级肌力时,治疗师给予左右相同的平衡助力帮助作上身向左右旋转;2~3级肌力时,只提供保护防止失平衡,不予上身向左右旋转的助力。

(2)肌力4~5级

患者体位:患者仰卧位,固定下肢,双上肢放置于体侧。

治疗师位置及操作手法:立于患者一侧,双手固定患者的双下肢。

抗阻力方法:患者努力双手抱头坐起,并向一侧转体,重复进行(图4-37)。

4. 增强躯干侧屈肌群肌力

主动肌:腰方肌,腹内斜肌,腹外斜肌,腹直肌,背阔肌。固定肌:髋关节外展肌。

(1)肌力1~3级

患者体位:侧卧位,固定骨盆,双上肢自然放松于身体前侧。

治疗师位置及操作手法:立于患者身后,一手托住头颈部,一手固定骨盆。

方法:患者注意力集中,努力作侧屈动作。1级肌力时,治疗师给予适当缓慢的助力帮助患者向一侧侧屈;2~3级肌力时,只固定下肢和骨盆,不给予侧屈的助力。

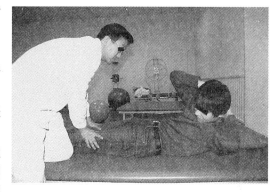

图4-37　躯干旋转肌群肌力训练

(2)肌力4~5级

患者体位:侧卧位,固定骨盆,双上肢抱头。

治疗师位置及操作手法:立于患者身后,双手只固定骨盆和下肢。

抗阻力方法:患者努力抱头侧屈使上身离开床面。

本章小结

　　肌力训练技术是运动治疗技术中的基本技术之一,是运动解剖学、生理学和人体运动学的集合,需要熟知解剖、生物力学、生理学、运动学等知识体系,同时还需要感应不同治疗的反应,需要治疗师与患者始终保持默契。学习该技术对治疗师的要求很高,需要临床经验和反复练习,不断体会治疗效果,同时与患者的交流沟通也是学习该技术的重要环节。

(刘尊)

思考题

1. 髋关节置换术后各阶段均要进行肌力训练,请思考不同阶段应该怎样选择肌力训练方法?

2. 依据肌肉收缩方式可将肌力训练方法分为等长训练和等张训练,请思考两组训练方法的区别。

扫一扫,测一测

思路解析

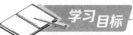

1. 掌握：牵伸技术的治疗原理；常用牵伸技术的类型；全身主要肌群徒手被动牵伸的方法。
2. 熟悉：骨骼肌解剖生理学特性；肌肉挛缩的临床类型；牵伸技术治疗的适应证及禁忌证。
3. 了解：牵伸技术治疗程序准则；全身主要肌群自我牵伸的方法；常用机械牵伸的方法。
4. 能够运用牵伸技术帮助患者改善痉挛及挛缩状态，制订行之有效的康复治疗计划。

　　牵伸技术（stretching）是指运用外力（人工或机械／电动设备）牵伸短缩或挛缩组织并使其延长，利用该技术能明显改善组织的短缩或挛缩状态，以达到重新获得关节周围软组织的伸展性、降低肌张力、改善或恢复关节活动范围的目的。

第一节　概　　述

　　软组织是指肌肉及其辅助结构肌腱、筋膜、滑囊、腱鞘和关节辅助装置关节囊、韧带以及皮肤等连接组织。各种疾病、损伤及其他原因均可以造成这些组织的挛缩，以致引起关节活动的障碍，肢体的灵活性下降。

一、基本概念

（一）肌肉及其辅助装置的解剖学及生理学特征

　　1. 骨骼肌、肌腱与韧带解剖学特点　骨骼肌由大量的肌纤维组成，它属于永久性细胞，数目恒定且不能再生，肌腱和韧带从组织学上属于规则的结缔组织，具有很大的抗牵拉性，肌腱的细胞内存在胶原纤维，为肌腱的修复起一定的作用，韧带的结构主要由弹力纤维构成。

　　2. 骨骼肌收缩方式

　　（1）等张收缩：肌张力基本不变，但肌长度发生变化，产生关节运动。可分为向心性收缩和离心性收缩。

　　（2）等长收缩：肌肉收缩时，其肌纤维长度基本不变，亦不发生关节运动。

　　3. 软组织的柔韧性和灵活性　软组织的柔软性特指肌腱单位在身体节段或关节活动通过关节活动范围时拉长的能力，柔韧性是单个关节和一系列关节完成无限制、无痛关节活动范围活动的能力。主动柔韧性涉及主动关节活动度，它有赖于肌肉收缩产生关节活动的能力和主动运动过程中所遇到的软组织的阻力程度；被动柔韧性是指某关节在接受被动运动时关节活动范围的能力，它有赖于通过关节或关节周围肌肉和结缔组织的延展性。

（二）软组织挛缩及其类型

1. 挛缩 挛缩是指肌肉、肌腱装置和通过关节周围的软组织适应性短缩,导致被动或主动牵伸明显的抵抗和限制关节活动。挛缩常见原因如下:

(1)关节周围软组织挛缩:由于疾病使身体某部位长期制动、创伤或烫伤导致的炎症和疼痛,造成肌肉皮肤短缩,形成瘢痕所致。因为关节周围的结缔组织是由网硬蛋白和胶原组成,这是一种疏松的网状组织,关节损伤后制动将使胶原纤维和网硬蛋白沉淀,形成致密的网状结构,导致关节运动受限。

(2)神经性肌肉挛缩:为了减少疼痛,长时间将肢体置于某一种强制体位造成的,称为反射性挛缩。中枢神经系统损伤导致肌张力亢进,造成姿势异常和肌肉失衡,称为痉挛性挛缩;因末梢神经疾病,肌肉失神经支配所致的弛缓性瘫痪造成的,称为失神经支配性挛缩。

(3)粘连组织的形成:发生于关节内、关节周围软组织以及引起该关节活动的主要肌肉的粘连。例如关节疾病或关节组织受损伤后,大量的浆液纤维组织渗出,局部出现胶原纤维,导致粘连形成,又因为疼痛,关节活动少、不充分,使韧带肌腱等被胶液粘在一起,严重影响关节的运动范围。

2. 挛缩分类 根据挛缩发生的组织及其性质,可以将挛缩分为以下几种:

(1)肌静态性挛缩:肌静态性挛缩是指肌肉、肌腱缩短,关节活动范围明显受限,但没有明确的组织病理学表现,通常在较短的时间内通过牵伸治疗即可见效果。而由于中枢神经损伤引起的肌张力增高,使肌肉处于一种不正常的持续收缩状态而引起关节活动受限,称为假性肌静力性挛缩。

(2)纤维性瘢痕挛缩:当肌肉、肌腱、关节囊或皮肤损伤后,组织的纤维性病变而形成的挛缩称为纤维性粘连。纤维挛缩存在时间越长,正常肌肉组织被粘连组织、瘢痕组织取代得越多,而缓解就变得非常困难。

(3)不可逆性挛缩:正常软组织或结缔组织如果由于某些病理性原因被大量的非伸展性组织如骨、纤维组织所替代,使软组织永远失去了延长的能力,称为不可逆性挛缩。常见于关节长期慢性炎症、异位骨化、骨性关节炎。

二、原理及原则

（一）软组织对牵伸的反应和影响因素

每种软组织都有各自的生理特性,影响着制动作用和延长能力。当牵拉这些软组织时,速度、强度、持续时间和温度的不同,不同组织会有不同的反应结果。可收缩性和不可收缩性的组织都具有弹性和可塑性。

1. 肌肉 当肌肉被牵拉伸长时,牵伸力量会经过相连组织传送到肌纤维。在被动牵伸时,会有纵向和横向力量传导发生,一系列弹性成分开始被拉长。当张力急剧上升到某一点,导致肌节突然被拉长;当牵伸力量释放时,每个肌节恢复静止状态的长度。由于肌肉具有它的弹性、可塑性及伸展性,因此牵伸力量必须达到并维持一定的时间,肌肉组织才能获得有效的长度。

2. 肌梭 属于本体感受器。肌梭囊内有梭内肌纤维、梭外肌纤维。当梭外肌纤维收缩时,感受装置所受的牵拉刺激将减少;而当梭内肌纤维收缩时,则感受装置对牵拉刺激的敏感度增高。中枢有运动传出纤维支配梭外肌和梭内肌纤维,前者称为α传出纤维,后者称为γ传出纤维。当γ传出纤维活动加强时,梭内肌纤维收缩,可提高肌梭内感受装置的敏感性。因此,γ传出纤维的活动对调节牵张反射具有重要作用。

3. 高尔基腱器官 腱器官是一种张力感受器。当肌肉受到牵拉时,首先兴奋肌梭的感受装置发动牵张反射,导致被牵拉的肌肉收缩以对抗牵拉;当牵拉力量进一步加大时,则可兴奋腱器官,抑制牵张反射,以避免被牵拉的肌肉受到损伤。

4. 肌腱与周围组织的结构 与肌腱相连的结构是肌内膜、肌束膜、肌外膜和包绕整个肌肉的外层纤维鞘。纤维鞘是与肌肉相连并包绕肌肉的框架,也是肌肉阻止被动拉长的最初抵抗力的来源。当挛缩发生时,肌外膜之间会或与胶原相粘连,从而限制了运动。当肌肉被牵伸时,纤维鞘也受到牵伸,降低了被动牵伸时的阻力。

（二）牵伸的治疗作用

1. 预防肌肉挛缩 由于疾病使身体某部位长期制动,肌腱单位适应性缩短,可导致肌肉紧张、挛缩,关节活动度明显缺失。通过牵伸治疗可预防肌肉的挛缩,同时恢复和保持关节的正常活动范围。

2. 调节肌张力 姿势异常或制动使肌肉、肌腱的弹性回缩力和伸展性降低,通过牵伸刺激肌肉内的感受器——肌梭,调节肌张力,提高肌力。对于中枢神经系统损伤或疾病导致的肌张力增高、肌痉挛,也可以通过牵伸技术降低肌张力,保持肌肉的初始态长度,改善或重新获得关节周围软组织的伸展性。

3. 防止结缔组织发生不可逆性挛缩 被动牵伸技术在拉长挛缩的肌纤维的同时,也能降低韧带、肌腱、关节囊这些非收缩成分挛缩的可能性,使结缔组织在牵伸应力作用下逐渐延长。

4. 提高肌肉的兴奋性 对肌肉张力低下的肌群进行快速牵拉,由于传入纤维于脊髓处刺激 α 运动神经元,促使梭外纤维收缩,可以直接或间接反射性地提高肌肉的兴奋性,增强肌力。

5. 预防软组织损伤 躯体在活动或从事某项运动之前,应预先对关节和软组织进行适当的牵伸活动,使肌肉、肌腱等软组织对应力有适应过程,以增加关节的灵活性,降低肌肉和肌腱等软组织的损伤或疼痛。

三、牵伸技术及方法

(一) 被动牵伸(passive stretching)

当患者放松时,采用徒手或机械的外力拉长挛缩组织的方法。它不但可以暂缓痉挛及保持痉挛肌的长度,还可以维持关节的活动范围,防止关节挛缩变形。它适用于有轻度关节粘连或肌痉挛的患者,也适用于神经损伤引起肌肉瘫痪的患者,利于维持关节正常活动范围的目的。

1. 徒手牵伸(manual stretching) 治疗师应用外在的力量,通过控制牵伸方向、速度、强度和持续时间,来增加挛缩组织的长度和关节活动范围。徒手被动牵伸是最常用的牵伸技术。与关节被动运动的不同点是:软组织的被动牵伸是使软组织超出其现有长度,活动受限的关节活动范围增大,而关节的被动运动是在关节活动未受限、可利用的范围内进行活动,关节活动度训练不超越软组织延伸性界限,以维持现有的纤维长度,目的是维持关节现有的活动范围,但无明显增加关节活动范围的作用。徒手牵伸也可以是被动、由患者健侧协助的,或甚至由患者独立执行训练。

徒手牵伸的疗效是值得商榷的,尤其有软组织病变,挛缩长期存在的情况下。使用徒手牵伸必须要考虑以下几方面:徒手牵伸可能最适用于疾病早期阶段;徒手牵伸是用在被牵伸部位缺乏良好的神经肌肉控制而不能自我牵伸时,或者自我牵伸不能靶向解决某个肌肉短缩时;患者如果能够协助治疗师做牵伸训练,患者向心收缩股四头肌,其拮抗肌腘绳肌会反射性放松,降低干扰伸膝的肌肉张力。

2. 机械牵伸(mechanical stretching) 指借助机械装置,以较长的时间施加一个非常低强度的牵伸力量(低负荷)作用于缩短软组织的一种牵伸方法,能引发软组织相当持久的延伸。在临床上,机械牵伸比徒手牵伸有着省人力的优势,已有研究证实关节主动系统(joint active system,JAS)对于长期挛缩的患者改善关节活动度的疗效优于徒手牵伸,并且患者在牵伸中的舒适度大大提升。但徒手牵伸在临床中依然是不可替代的主流,有其独特的优势。机械牵伸可以是重力牵引、滑轮系统或系列夹板发生作用。常见的机械牵伸设备有重力牵引(沙包)、滑轮系统、系列夹板或 JAS 系统。机械牵伸有两种模式,即恒定负荷或恒定位移。

(二) 主动牵伸(active stretching)

主动牵伸又称自我牵伸(self-stretching),是患者经过专业人员审慎科学的指导,并在监督下独立进行牵伸训练的一种牵伸方法。自我牵伸是居家康复计划不可分割的组成部分,是巩固徒手和机械牵伸疗效的主要措施。徒手牵伸有关强度、速度、持续时间和牵伸频率的准则,同样适用于自我牵伸技术。单次持续 30~60s 的静态自我牵伸被认为最安全的自我牵伸形式。有效的自我牵伸符合以下几个要点:牵伸过程中,确保身体各部位的对位对线排列;充分固定缩短的近端或远端附着点;针对性牵伸受限的软组织,相邻的结构不可过度牵伸。

(三) 本体感觉神经肌肉牵伸技术(proprioceptive neuromuscular facilitation stretching techniques)

1. 收缩—放松
(1)首先将紧张的肌肉置于一个舒适的拉长位置。

(2)紧张或挛缩的肌肉先进行等长抗阻收缩约10s,使肌肉感觉疲劳。

(3)然后让患者主动放松。

(4)治疗师被动运动肢体,通过增加的活动范围以牵伸肌肉。

(5)休息几秒后重复上述程序。休息时要求患者将肌肉处于舒适的拉长体位。

2. 收缩—放松—收缩

(1)~(3)步骤与"收缩—放松"技术相同。

(4)紧张肌肉的拮抗肌自我作向心性肌肉收缩,以对抗挛缩肌肉并帮助关节运动,使受限制的肌肉放松、被拉长,使肢体的关节活动范围增加。需注意:在无痛状态下完成紧张肌肉的等长抗阻收缩。牵伸前,挛缩或紧张的肌肉不需要进行最大强度的等长抗阻收缩,亚极量、较长时间的等长抗阻收缩可以有效地抑制紧张肌肉。

3. 拮抗肌收缩

(1)被动拉长紧张的肌肉到一个舒适的位置。

(2)让患者拮抗肌等张收缩。

(3)对收缩肌肉施加轻微阻力,但允许关节运动。

(4)当关节运动时,由于交互抑制作用的结果,紧张的肌肉被放松。

需注意:避免施加太大的阻力,因其可以引起紧张肌肉的张力扩散,限制关节运动或引起疼痛。当肌肉痉挛限制了关节运动时,也可以用此技术。如果患者不能在"收缩—放松"技术中完成紧张肌肉无疼痛范围内的强力收缩,用主动抑制技术会很有帮助。

(四)其他辅助方法

其他辅助方法与牵伸技术相配合,可以帮助肌肉放松,提高牵伸效果。

1. 热疗及冷疗 在牵伸肌肉之前,局部可先进行热疗,其方法有高频电疗(超短波、微波)、传导热疗(蜡疗、水疗)、红外线照射、超声波等方法,加热后的肌肉更容易放松和被牵伸,牵伸时患者的感觉较舒服,以增加组织的伸展性以及降低发生损伤的可能性。在牵伸后给予冷敷,以减少软组织牵伸后的肿痛,以促进关节活动范围的改善。

2. 按摩 采用轻手法按摩、搓揉,特别是深部按摩,可以增加局部的血液循环,降低肌痉挛和肌紧张。如再配以热疗后按摩,更能使软组织放松以改善其伸展性。

3. 关节松动术 牵伸前,应用关节松动术的轻手法,如:关节分离牵引可以缓解关节疼痛和关节周围软组织的痉挛,具体操作参照有关章节。

4. 支具 牵伸治疗后,次日被牵伸的关节功能会出现反弹,可在牵伸之后应用支具或动力夹板,使肌肉保持在最大有效长度,进行长时间持续的牵伸,达到牵伸挛缩部位、增加关节活动度的目的;并配合作业疗法和日常生活活动训练,用于巩固治疗。

四、牵伸程序准则

牵伸治疗方案的制订和实施必须要遵循一定的程序,以确保牵伸前、牵伸过程中以及牵伸后的安全性和有效性。

(一)检查和评估

牵伸前,康复医师、治疗师必须对患者进行系统的检查和评估。要认真、全面地审查患者的病史,并与相关人员进行深入的系统性探讨;进行有针对性的评估,包括受限关节和相邻关节的关节活动度,确定是主动还是被动关节活动受限;确定活动受限是否与其他损伤相关;要鉴别是关节囊、关节周围非收缩性软组织,还是肌肉长度受限导致的关节活动受限;评估受限肌肉的易激惹性,并确定其愈合的阶段;评估动作受限肌肉的潜在肌力,正常的肌力是控制通过牵伸扩大的关节活动度的关键;要充分考量患者想要达成的目标,不要仅聚焦于活动度的改善;分析可能对牵伸效果产生不利影响的因素,综合以上从而制订最有效和最高效的牵伸治疗方案。

(二)牵伸准备

与患者充分沟通牵伸治疗的目标,征得患者同意,运用局部热疗或者低强度运动热身被牵伸的组织,增加组织延展性,减少牵伸风险。移除任何限制性衣物、绷带或夹板,向患者解释并确定其明白治疗的程序,嘱咐其尽可能放松,并且务必要向治疗人员及时反馈治疗中的不适。患者取一个舒适、稳定的姿势,为牵伸训练提供正确的动作平面。一般选择卧位和坐位,以利于治疗时关节被牵伸至最大的活动范围。

(三) 徒手牵伸程序的应用

1. 治疗师位置 治疗时,治疗师应面向患者站在牵伸侧,与牵伸动作平面平行,一侧手固定在被牵伸肌肉的近端附着点,一侧手置于远端附着点。除特别说明外,凡是靠近患者身体的手称内侧手;远离患者身体的手称外侧手;靠近患者头部一侧的手为上方手;靠近患者足部一侧的手为下方手。其他位置术语与标准解剖位相同,即靠近腹部为前,靠近背部为后,靠近头部为上,靠近足部为下。

2. 牵伸具体步骤 首先将肢体缓慢移动,通过自由、未受限的活动范围,直到组织的受限点,能明显感受到阻力;一侧手牢固地固定近端,另一侧手移动远端;在牵伸跨关节肌肉时,要先实施单关节牵伸方法,然后再多关节牵伸,为了尽量减少小关节承受的压力,先牵拉远端关节然后再牵拉近端关节;在牵伸前,可用受限肌肉的等长收缩训练,使肌肉牵伸前反射性放松;然后施加一个缓慢、持久的低强度牵伸应力;请患者协助执行牵伸训练,缓慢牵伸到坚韧的软组织阻力点,继续往前超越这一点,此时患者能明显感受到被牵拉,但并非痛感,当牵伸到粘连的肌腱、腱鞘时,患者可能会感到刺痛;保持牵伸姿势 30~60s,在此期间,软组织的张力降低,抵抗减小时,继续牵伸以获得新的活动度;然后逐步释放牵伸力,使患者与治疗人员都能得到短暂的休息,同时必须要使受限软组织保持在一个延伸和伸长的位置上;如果患者不能耐受持续的牵伸,则在被延伸的肌肉上,也就是新获得的关节活动度末端,使用数个非常缓慢、温和、间歇性的方式牵伸;可适当辅以软组织松动技术。

3. 牵伸后动作 牵伸后,在伸展的位置上冷敷牵伸后的软组织,冰敷可将牵伸时的肌肉微创损伤造成的酸痛减至最低程度,但软组织在延伸的位置上冷却,比较容易维持增加的关节活动度;无论何种模式的牵伸训练,都要提供给患者在新获得的关节活动范围做关节活动训练和肌力训练,并且通过模拟在新获得的活动度下的日常生活、工作和娱乐活动,以巩固疗效;建立和强化拮抗肌在新的活动度范围内的肌力,以便有足够的神经肌肉控制和稳定。

(四) 牵伸技术参数

1. 牵伸方向 牵伸方向应与引起关节活动受限的软组织紧张或挛缩的拉力线方向相反。伸展动作受限,则牵伸方向应为伸展;内收动作受限,则牵伸方向应为内收。如胫骨前肌短缩(胫骨前肌为踝背伸肌),则牵伸方向应为跖屈。

2. 牵伸强度 牵伸应以低负荷,即低强度进行。低强度的牵伸确保患者在牵伸过程中的舒适度,且避免非自主肌肉防御性收缩,减少抵抗,最重要的是避免过度负荷造成的损伤。在牵伸过程中患者感到轻微疼痛是正常的,要以患者能够耐受为原则。当患者感到明显疼痛或剧痛难忍,应视为负荷过度,且研究证实,低强度比高强度牵伸对慢性挛缩更有效。低负荷长时间牵伸被认为是最安全的牵伸方式,能引发最显著的弹性和塑性形变。

3. 牵伸速度 为确保被延长软组织的肌肉松弛度,避免激发牵张反射从而增加张力性应力,同时防止软组织损伤,低速比高速更加安全,更容易对牵伸过程进行控制,患者依从性也更高。高速和低速牵伸对于改善关节活动度等效。但是高速的风险和对软组织的损伤更大。大多数情况下,不建议使用高速牵伸。尤其老年人、久坐导致的软组织短缩,肌肉骨骼疾病或慢性挛缩。因为由于制动和失用导致组织弱化,不耐受高速牵伸,此外慢性挛缩的软组织在高速牵伸中更容易发生撕裂伤。

4. 牵伸时间 选择和确定安全、高效的牵伸时间是至关重要的。牵伸时间必须结合其他牵伸技术参数考虑,关于牵伸时间,国际上没有统一的标准。通常来讲,牵伸的强度越低,时间越长,患者耐受牵伸训练的时间越长,使软组织能够长久维持在被拉长的位置。强度越高,则患者耐受的牵伸频率越低,使软组织有时间愈合以消除酸痛。研究证实,在下肢腘绳肌牵伸训练中,单个牵伸动作持续时间 15s、30s、45s 和 60s,都显著扩大关节活动度,但最大和最持久的改善出现在 60s 牵伸时间,单个牵伸动作超过 60s 似乎没有额外的收益。然后每组牵伸训练可以重复 10~20 次。单个牵伸动作之间要间隔 30s 左右。机械性牵伸每组一般 15~20min。每次治疗前后应进行评估,及时动态调整牵伸参数。

5. 牵伸频率 牵伸频率是指每天或每周进行牵伸训练的次数。牵伸频率取决于构成活动受限的根本原因、损伤软组织的性质和愈合程度及挛缩的严重程度,还有患者的年龄,类固醇激素的使用,以及对之前牵伸的反应。国内、外对不同牵伸频率效果的研究不多,没有指导性的循证依据。必须要意识到的是,重复牵伸中胶原蛋白纤维分解与修复两者之间的平衡是软组织延伸所必需的。负荷过度频繁,则分解超过修复,重复应力造成的持续性轻度炎症,可以导致过量胶原的堆积和瘢痕增生,最终会丧失更多的关节活动度。

6. 牵伸模式 所谓牵伸模式,就是以何种方式实施牵伸训练。按照应力来源或患者是否参与牵伸训练,其种类包括但不限于徒手牵伸、器械牵伸或自我牵伸以及被动、助动或主动牵伸。不论选择何种牵伸模式,必须要确保被牵伸的肌肉是放松的,以及受限的结缔组织能够耐受牵伸。不存在最佳的牵伸模式,在确定何种牵伸模式时一定要回顾和考虑以下几方面的问题:①基于检查和评估,判定是哪个或哪些损害了关节活动度和灵活性;②是否有疼痛或活动性炎症;③关节活动受限范围和时间;④受限软组织正处于愈合的哪个病理生理阶段;⑤之前是否接受过牵伸训练,效果如何;⑥进一步检查,明确是否存在潜在的其他疾病、障碍或畸形;⑦患者的主动参与能力,是否具备独立训练的能力;⑧患者的体能、年龄、配合意愿以及准确执行训练指导的能力。

7. 治疗反应 一般牵伸治疗后患者感到被牵伸部位关节周围软组织放松,关节活动范围改善,如果第2d被牵伸部位仍然有肿胀和明显的疼痛,要考虑牵伸强度过大,负荷过大,时间过长,速度过快以及频率太高,应适度降低各种牵伸技术参数或休息1d。同时,也要考虑是否还有潜在的其他损伤导致肿胀和疼痛的可能性。牵伸治疗的强度和时间以及疗程因损伤的部位、病情而异。因此,在康复过程中需对患者进行及时动态评估,根据具体情况和个体差异制订合理的参数。

（五）合理加用关节松动技术

在大多数情况下,关节本身的挛缩可先用关节松动技术,恢复关节内正常的相互关系,再应用牵伸技术。

五、临床应用及注意事项

（一）适应证

1. 适用于肩部、肘部、腕指部和髋部、膝部、踝足部以及颈腰部的短缩和挛缩组织的牵伸。如:肩关节周围炎(冻结肩)、各种原因引起的关节炎(类风湿关节炎、骨关节炎、强直性脊柱炎)。

2. 预防由于固定、制动、失用造成的肌力减弱和相应组织短缩等结构畸形的发生。如:骨折、肌腱损伤经制动或固定后,外周神经炎或外周神经损伤所致的失用性肌无力造成的挛缩等。

3. 缓解软组织挛缩、粘连或瘢痕形成,如烧伤、软组织、皮肤严重挫伤后所致的粘连和瘢痕,尤其位于关节周围的损伤影响到肢体的活动。

4. 中枢神经病变或损伤的患者,如:脑血管意外、小儿脑瘫、脊髓损伤、颅脑损伤等由于肌张力异常增高而导致的肌肉痉挛或挛缩。

5. 体育锻炼前后牵伸,预防肌肉骨骼损伤,减轻运动后肌肉疼痛。

（二）禁忌证

患者有严重的骨质疏松;骨性限制关节活动;神经损伤或神经吻合术后1个月内;关节活动或肌肉被拉长时疼痛剧烈;挛缩或软组织短缩已经造成关节固定,形成了不可逆性挛缩;新近发生的骨折、肌肉和韧带损伤,组织内有血肿或其他创伤因素存在时;关节内或关节周围组织有感染性炎症、结核或肿瘤,特别是各种炎症急性阶段;严重肌无力患者,为了维持关节的稳定性、保持一定的肌肉力量而发生代偿性挛缩时,应慎用牵伸治疗。

（三）注意事项

1. 明确目标 通过评估明确需要牵伸的肌肉和关节,明确需要限制可能出现代偿作用的肌肉和关节。

2. 避免过度牵伸 过度牵伸是指牵拉超过正常的关节活动度,导致运动过度。长时间制动或不活动的组织已失去了正常的张力,若使用大强度、短时间的牵伸更容易引起损伤,会造成关节不稳定,又增加了骨骼肌再次损伤的风险。

3. 避免牵伸水肿组织 水肿的组织比正常组织更易受到损伤,同时,牵伸后水肿加剧,可增加疼痛和肿胀。

4. 避免过度牵伸肌力较弱的肌肉 对肌力较弱的肌肉,应与肌力训练结合起来,使患者在伸展性和力量之间保持平衡。

5. 避免挤压关节,对关节可先稍加分离牵引力,牵伸力量要适度、缓慢、持久,一般不采用跳跃性牵伸,避免因弹动关节而诱发牵张反射,导致反射性收缩。

6. 患者需放松被牵伸部位,使牵伸力作用在治疗部位。了解治疗反应,牵伸后肌肉酸痛不能持续超过24h。并要教会患者牵伸后保暖,以巩固牵伸效果。

第二节 上肢肌肉牵伸技术

上肢的肌肉包括:肩胛带肌、肘部、腕部及手部肌肉。上肢的关节活动范围广,功能性活动丰富,与人体的日常生活活动关系密切,因而牵伸技术较为复杂,需要有扎实的运动解剖学基础才能掌握。本节将从徒手被动牵伸和自我牵伸来论述。

一、徒手被动牵伸

(一) 肩部肌肉

肩关节肌群可分为肩前屈、后伸、外展、内收、内旋和外旋等肌群;其中许多与肩关节运动有关的肌肉附着于肩胛骨,因此,许多肩带肌肉被牵张时需要强制地固定肩胛骨,保持肩胛骨在没有外展、外旋的位置上。在牵伸肩部肌肉时,要预防肩胛骨的代偿性运动,否则很容易引起肩部肌肉过度牵伸。

1. 增加肩关节前屈(牵伸肩后伸肌群)

患者体位:仰卧位,上肢前屈,屈肘,前臂及手放松。

治疗师手的位置:上方手从内侧握住肘关节/肱骨远端的后方,下方手放在肩胛骨的腋缘以固定肩胛骨。

牵伸手法:上方手将上肢沿矢状面向上高举过头,肱骨被动前屈到最大范围,以拉长肩后伸肌群,牵拉大圆肌,或者固定胸椎或骨盆上部以牵拉背阔肌(图5-1)。

2. 增加肩关节后伸(牵伸肩前屈肌群)

患者体位:俯卧位,上肢放在体侧,前臂及手放松。

治疗师手的位置:上方手放在肩胛骨上固定肩胛骨,防止代偿运动,下方手从掌侧握住肘关节。

牵伸手法:下方的手从掌侧托起肱骨远端,将肱骨被动后伸至最大范围,以拉长肩前屈肌群,注意固定好肩胛骨后部并防止代偿运动(图5-2)。

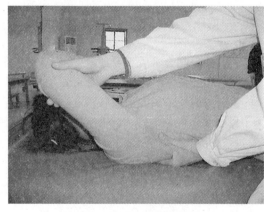

图 5-1 牵伸肩后伸肌群

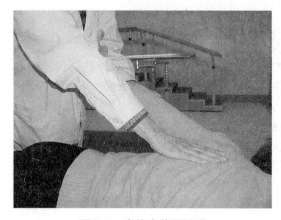

图 5-2 牵伸肩前屈肌群

3. 增加肩关节外展(牵伸肩内收肌群)

患者体位:仰卧位,肩外展,屈肘90°。

治疗师手的位置:上方手托住肘部,下方手握住前臂远端腕关节上方。

牵伸手法:上方手将上肢沿额状面被动移到外展90°时,要注意将上肢外旋后再继续移动直至接近患者同侧耳部,以牵伸肩内收肌群(图5-3)。

4. 增加肩关节外旋(牵伸肩内旋肌群)

患者体位:仰卧位,外展患者肩关节至一舒服的位置(30°~45°),或肩关节稳定则外展至90°,屈肘90°。

治疗师手的位置:外侧手握住肱骨远端,内侧手握住前臂远端。

牵伸手法:内侧手移动前臂使肩关节外旋,以肘关节为原点,将前臂向头方向朝床面被动运动至最大范围,充分拉长肩关节内旋肌群(图5-4)。

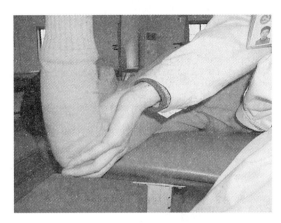

图5-3　牵伸肩内收肌群

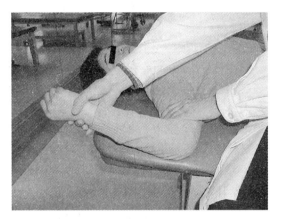

图5-4　牵伸肩内旋肌群

5. 增加肩关节内旋(牵伸肩外旋肌群)

患者体位:仰卧位,外展患者肩关节至一舒服的位置(30°~45°)或肩关节稳定在外展90°,屈肘90°。

治疗师手的位置:内侧手握住肱骨远端,外侧手握住前臂远端。

牵伸手法:外侧手移动前臂使肩关节内旋,以肘关节为原点,将前臂向足方向朝床面被动运动至最大范围,充分拉长肩关节外旋肌群(图5-5)。

注意点:当牵拉肩内、外旋肌肉时,施加的牵拉力通过肘关节达到肩关节,必须确保肘关节良好固定且无痛。

6. 增加肩关节水平外展(牵伸胸肌)

患者体位:仰卧位,患侧肩部需位于床沿,肩关节外展60°~90°,肘关节可以屈曲。

治疗师手的位置:内侧手固定肩部,外侧手握住肱骨远端。

牵伸手法:肩关节完全水平外展至最大范围,以牵伸水平内收肌——胸肌(图5-6)。胸肌的牵伸也可以在坐位下进行,患者双手五指交叉放在头后部,治疗者位于患者身后,双手分别握住肘关节并被动向后运动(水平外展),同时让患者配合作深吸气后呼气的运动。

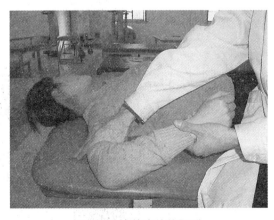

图5-5　牵伸肩外旋肌群

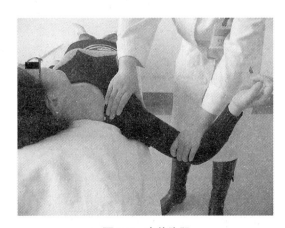

图5-6　牵伸胸肌

7. 增加肩胛骨的活动(牵伸肩胛提肌)

患者体位:坐在椅上,头转向非牵伸侧,稍向前屈,直至颈部后外侧有酸胀感。牵伸侧上肢外展,屈肘,手放在头后部。

治疗师手的位置:站在患者身后牵伸侧,外侧手从前面托住上臂远端,内侧手放在牵伸侧颈肩部交界处。

牵伸手法:外侧手向上抬,内侧手向下压,同时让患者深吸气后深呼气,以牵伸肩胛提肌(图5-7)。

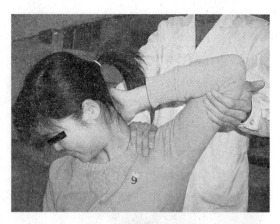

图5-7 牵伸肩胛提肌

(二)肘部肌肉

保持前臂旋后、旋前和中立位,以牵伸各个不同的屈肘肌(如肱二头肌、肱桡肌)。肘部肌肉的牵伸力量过大,特别是暴力牵伸,很容易引起肌肉创伤,导致骨化性肌炎的发生。预防:被动牵拉肘部需要格外谨慎,尤其是牵伸儿童的肘部肌群,手法应轻柔、缓慢,牵拉时力量应时间稍长,或应用主动抑制技术,这样可以避免发生新的损伤。

1. 增加肘关节伸直(牵伸屈肘肌群)

患者体位:仰卧位,上肢稍外展。

治疗师手的位置:内侧手放在肱骨近端,外侧手握住前臂远端掌侧。固定患者肩胛骨和肱骨近端的前部。

牵伸手法:外侧的手牵伸肘关节至最大范围,以牵拉屈肘肌群(图5-8)。

2. 增加肘关节屈曲(牵伸伸肘肌群)

患者体位:仰卧位,上肢稍外展。

治疗师手的位置:上方手握住前臂远端掌侧,下方手托住肘部,注意固定好肱骨。

牵伸手法:上方的手屈曲肘关节至最大范围,以牵伸伸肘肌群(图5-9)。

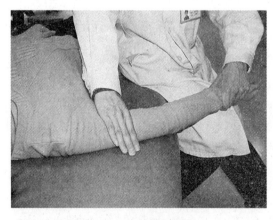

图5-8 牵伸屈肘肌群

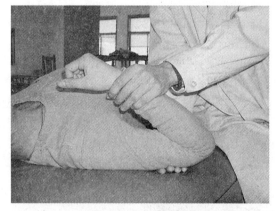

图5-9 牵伸伸肘肌群

患者也可取坐位,手放在颈后部。治疗者外侧手握住肘部向上牵伸,内侧手握住腕部向下牵伸。此法对牵伸肱三头肌长头的效果较好。

3. 增加前臂旋前和旋后

牵伸肌群:牵伸旋后肌群可增加旋前活动范围;牵伸旋前肌群可增加旋后活动范围。

患者体位:仰卧位或坐位,屈肘90°,患者肱骨放于桌面上屈肘90°。

治疗师手的位置:上方手握住前臂远端掌侧,下方手握住肘关节以固定肱骨。

牵伸手法:上方手握住前臂远端掌侧,作旋后或旋前至最大的活动范围。牵伸时,桡骨围绕尺骨旋转,不要让手发生扭曲(图5-10、图5-11)。

注意点:固定肱骨以防止肩关节内、外旋代偿运动,牵伸的力量使桡骨围绕尺骨旋转。

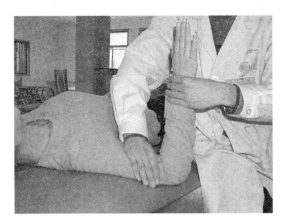

图 5-10　牵伸旋后肌群

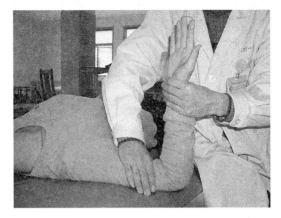

图 5-11　牵伸旋前肌群

(三) 腕及手部肌肉

手部肌通过腕关节,在牵伸腕部肌肉时,牵伸力应集中在腕掌关节的近端,手指放松。治疗时应对腕关节、掌指关节进行充分的伸展和屈曲,并注重拇指外展方向的运动。手指关节挛缩需分别进行牵伸,不能同时牵拉,如果是外部的肌肉限制了运动,在一个关节上牵拉肌肉时需要稳定其他的关节,然后维持被拉长时的位置,越过第二个关节牵伸肌肉,直至被牵拉到正常的长度。牵伸应从最远端的关节开始,以减小对小关节的应力。

1. 增加腕关节伸展(牵伸屈腕肌群)

患者体位:仰卧位或坐在治疗台旁,前臂旋前使掌心向下,手于床沿或治疗台沿垂下的姿势。

治疗师手的位置:治疗师一手握住前臂远端固定,另一手握住患者的手掌。

牵伸手法:牵拉腕屈肌,使被动伸腕至最大范围。允许手指被动屈曲(图 5-12)。

2. 增加腕关节屈曲(牵伸伸腕肌群)

患者体位:仰卧位或坐在治疗床旁。上肢放在治疗床上,屈肘 90°,前臂旋后或中立位,手指放松。

治疗师手的位置:一手握住前臂远端固定,另一手握住手掌背面。

牵伸手法:屈曲患者腕部,并允许手指自然伸直,使被动屈腕至最大范围。进一步牵拉腕伸肌,将患者肘关节伸直(图 5-13)。

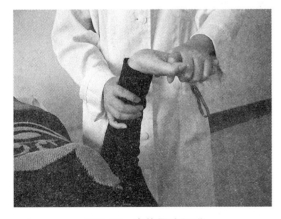

图 5-12　牵伸屈腕肌群

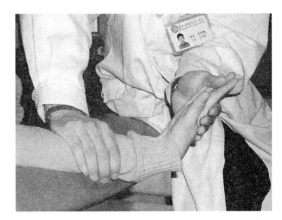

图 5-13　牵伸伸腕肌群

3. 增加手腕桡侧偏(牵伸尺侧偏肌群)

牵伸目的:增加桡侧偏活动范围。

患者体位:患者取坐位,前臂支持于治疗台上。

治疗师手的位置:取坐位,上方手握住前臂的远端,下方从尺侧手握住患者手掌骨远端。

牵伸手法:上方手固定前臂的远端,下方手向桡侧偏,以牵伸尺侧肌群(图 5-14)。

4. 增加手腕尺侧偏(牵伸桡侧偏肌群)

牵伸目的:增加尺侧偏活动范围。

患者体位:患者取坐位,前臂支持于治疗台上。

治疗师手的位置:取坐位,上方手握住前臂的远端,下方手从桡侧握住患者手掌骨远端。

牵伸手法:上方手固定前臂的远端,下方手向尺侧偏,以牵伸桡侧偏肌群(图 5-15)。

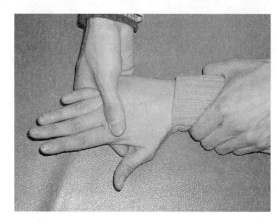
图 5-14　牵伸尺侧偏肌群

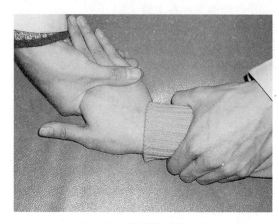
图 5-15　牵伸桡侧偏肌群

5. 增加指关节伸展(牵伸屈指肌群)

患者体位:仰卧位,上肢稍外展,屈肘 90°。

治疗师手的位置:上方手握住前臂远端,下方手放在手指掌侧五指相接触。

牵伸手法:下方手被动伸腕至最大范围,再将手指完全伸直,上述手法也可以在坐位下进行,牵伸手法与卧位相同(图 5-16)。

6. 增加指关节屈曲(牵伸伸指肌群)

患者体位;仰卧位或坐位,牵伸侧上肢稍外展,屈肘 90°。

治疗师手的位置:上方手握住前臂远端,下方手握住手指。

牵伸手法:下方手被动屈腕至最大范围,再将手指完全屈曲(图 5-17)。

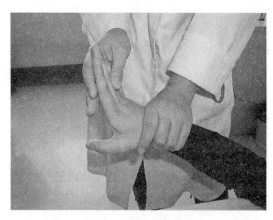
图 5-16　牵伸屈指肌群

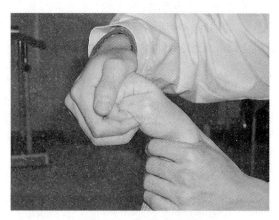
图 5-17　牵伸伸指肌群

二、自我牵伸

自我牵伸是患者在通过治疗师的讲解后,在治疗者的指导下独自完成的一种牵伸技术。患者可应用自身体重作为牵伸力量,也可利用主动抑制作用来牵伸肌肉及辅助装置,使患者可独立地保持或增加关节活动度。

（一）肩部肌肉

1. 长轴牵伸　增加肩活动范围。患者侧坐在高靠背椅上，牵伸侧上肢放在椅背外，手提一重物向下牵伸上肢（图 5-18）。

2. 增加肩前屈活动范围　当上肢前屈不到 90°时，可坐在桌旁，牵伸侧上肢放在桌上，伸肘，前臂旋前，非牵伸侧手放在上臂上面，身体向前方及桌子方向倾斜，以牵伸肩后伸肌群（图 5-19）。当上肢前屈大于 90° 时，双上肢前举，手握肋木，身体悬空，以牵伸肩后伸肌群（图 5-20）。

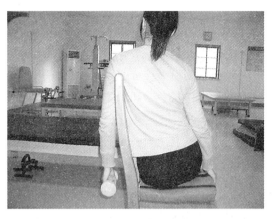

图 5-18　长轴牵伸

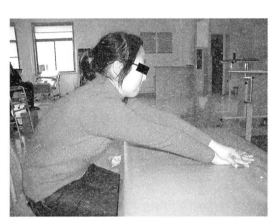

图 5-19　牵伸肩后伸肌群（上肢前屈不到 90°）

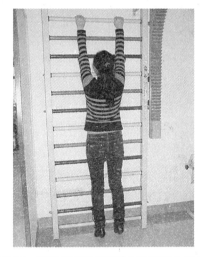

图 5-20　牵伸肩后伸肌群（上肢前屈大于 90°）

3. 增加肩后伸活动范围　患者背对肋木而站。双侧上肢后伸，手握肋木，身体向前并向下运动，以牵伸肩前屈肌群（图 5-21）。

4. 增加肩外展活动范围　当上肢外展不到 90° 时，利用体操棒，进行肩关节的侧方推举动作，扩大肩关节外展活动范围（图 5-22）。

5. 增加肩旋转活动范围　患者侧坐桌旁。牵伸侧上肢屈肘 90° 平放在桌上，牵伸内旋肌群时，前臂掌面离开桌面；牵伸外旋肌群时，前臂掌面向桌面运动。

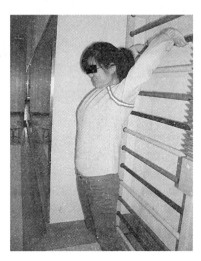

图 5-21　牵伸肩前屈肌群

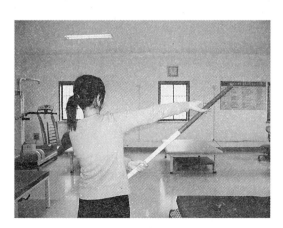

图 5-22　牵伸胸肌

（二）肘部肌肉

1. 增加屈肘活动范围　患者坐在床边，患侧上肢的前臂屈肘置于床面，上身前倾，借助上身重量以达到牵伸伸肘肌群，增加屈肘活动范围（图5-23）。

2. 增加伸肘活动范围　患者背向肋木，双手握住肋木。伸肘，上身向前，借助上身重量牵伸屈肘肌群（图5-24），或悬吊肋木或双手握住单杠，双足悬空，借助身体重量牵伸肩、肘部肌群。

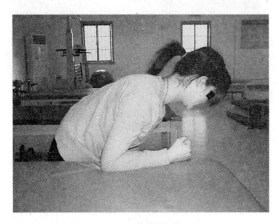 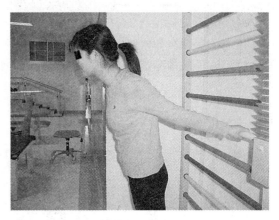

图 5-23　牵伸伸肘肌群　　　　　　　　　　　图 5-24　牵伸屈肘肌群

3. 增加旋前或旋后　牵伸侧手握住小木棍一端，非牵伸侧手握住小木棍另一端，分别朝向桌面和离开桌面加压，牵伸侧前臂主动旋前或旋后牵伸，使旋前或旋后活动达到最大的范围（图5-25）。

（三）腕及手部肌肉

1. 增加屈腕活动范围　双肘关节屈曲、双手手背相贴放于胸前，手指向下，肘关节做向下运动，以牵伸伸腕肌群（图5-26）。

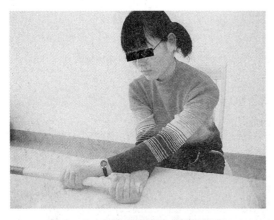 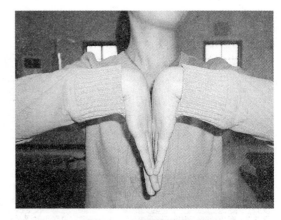

图 5-25　牵伸前臂旋前或旋后肌群　　　　　　图 5-26　牵伸伸腕肌群

2. 增加伸腕活动范围　双肘关节屈曲、双手手掌相贴放在胸前，手指向上，肘关节做向上运动，以牵伸屈腕肌群（图5-27）。

3. 增加掌指关节屈、伸活动范围　牵伸侧手握拳，非牵伸侧手放在牵伸侧手背上（掌指关节处），将近端指骨向手掌方向屈曲，牵伸掌指关节伸肌群，以增加掌指关节屈曲（图5-28）。牵伸侧四指并拢，非牵伸侧拇指放在牵伸侧背侧（掌指关节处），四指放在手指掌侧向背侧伸展，牵伸掌指关节屈肌群，以增加掌指关节伸展（图5-29）。

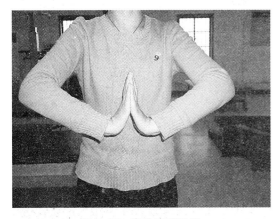

图 5-27 牵伸屈腕肌群

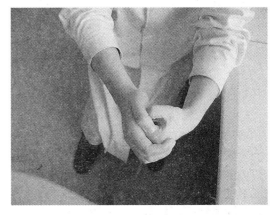

图 5-28 牵伸掌指关节伸肌群

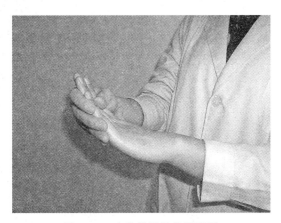

图 5-29 牵伸掌指关节屈肌群

4. 增加指间关节屈、伸活动范围 牵伸侧手屈曲近端及远端指间关节,非牵伸侧手握住其手指背侧,同时屈曲近端及远端指间关节,以牵伸伸指肌腱。牵伸侧手指伸直,非牵伸侧拇指放在近端指骨背面,示指放在远端指骨掌面,同时牵伸近端及远端关节屈指肌腱(图 5-30)。

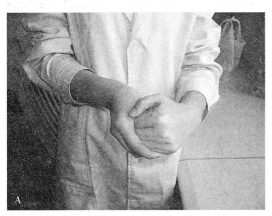

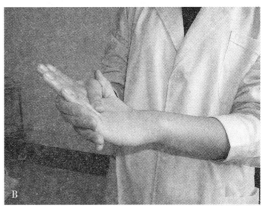

A:牵伸伸指肌腱;B:屈指肌腱。

图 5-30 牵伸伸指肌腱和屈指肌腱

第三节 下肢肌肉牵伸技术

下肢肌肉牵伸主要涉及髋关节、膝关节和踝关节。髋部肌肉附着在骨盆和腰椎椎体上,当牵拉髋部肌肉时,必须固定好骨盆以避免代偿运动,使牵伸力量真正作用在髋部。

一、徒手被动牵伸

(一)髋部肌肉

1. 增加屈膝时的屈髋(牵伸臀大肌)

患者体位:仰卧位,下肢稍屈髋、屈膝。

治疗师手的位置:远端手握住足跟,近端手托住患肢股骨远端。

牵伸手法:双手托起患侧下肢,同时被动屈曲髋关节和膝关节达最大范围。在牵伸过程中固定非牵拉侧股骨,阻止骨盆向后方倾斜移动患者的臀部和膝部,使其充分屈曲以达到牵拉髋关节的伸肌群(图5-31)。

2. 增加伸膝时的屈髋(牵伸腘绳肌)

患者体位:仰卧位,健侧下肢伸直,患肢放在治疗师肩上。

治疗师手的位置:上方手放在患肢的股骨远端,下方手置于对侧肢体的股骨远端。

牵伸手法:保持患肢膝关节的充分伸展,治疗师用自身的肩部支撑患侧下肢,上方手放在牵伸侧大腿的前面,下方手放在对侧股骨远端,固定对侧的下肢于伸膝位,髋关节中立位,同时尽量屈曲牵伸侧髋关节至最大范围(图5-32)。

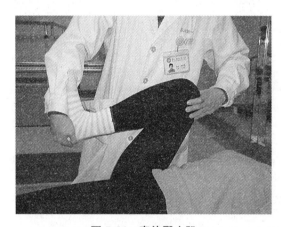
图 5-31 牵伸臀大肌

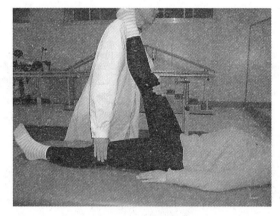
图 5-32 牵伸腘绳肌

注意:髋外旋时,屈髋的牵拉力量作用于腘绳肌中间,髋内旋时,屈髋的牵拉力量作用于腘绳肌外侧。

3. 增加伸膝时的伸髋(牵伸髂腰肌)

(1)患者体位:俯卧位,牵伸侧下肢微屈膝,非牵伸侧下肢伸膝。

治疗师手的位置:上方的手放在臀部固定骨盆,防止骨盆运动;下方的手放在股骨远端托住大腿(图5-33A)。

牵伸手法:下方的手托起大腿离开治疗床面进行牵拉,后伸髋关节至最大范围。

(2)患者体位:仰卧位(患者俯卧位有困难时),牵伸的下肢悬于治疗床沿,非牵拉侧下肢屈曲髋膝关节朝向胸壁方向以稳定髋和脊柱。

治疗师手的位置:一手固定患者非牵拉下肢髌骨下方,借助重力帮助大腿朝向胸壁的方向,以防止骨盆前倾。另一只手放于牵伸下肢髌骨前上方,牵伸时牵伸侧手向下压大腿,使髋关节后伸至最大范围,以牵伸髂腰肌(图5-33B)。

4. 增加屈膝时的伸髋(牵伸股直肌)

患者体位:俯卧位,牵伸侧下肢屈膝,非牵伸侧下肢伸膝。

治疗师手的位置:下方的手保持髋关节完全伸直,另一只手握住胫骨远端并逐渐尽可能多地屈膝不要使髋外展或旋转,使股直肌得到最大的牵伸(图5-34)。

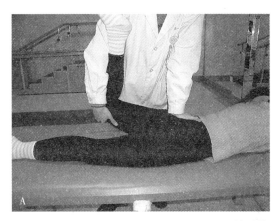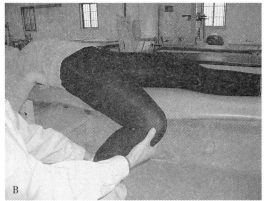

A. 俯卧位；B. 仰卧位。

图 5-33　牵伸髂腰肌

5. 增加髋关节内旋 / 外旋(牵伸髋内旋 / 髋外旋肌群)

患者体位:患者俯卧,伸髋屈膝 90°,非牵伸侧下肢伸直。

治疗师手的位置:上方手按压于臀部固定骨盆,下方手握住小腿远端外踝处。

牵伸手法:上方手固定骨盆,下方手将小腿向外转 / 内转,至髋部内旋 / 外旋最大范围,以牵拉髋外旋 / 髋内旋肌群(图 5-35、图 5-36)。

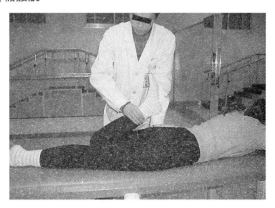

图 5-34　牵伸股直肌

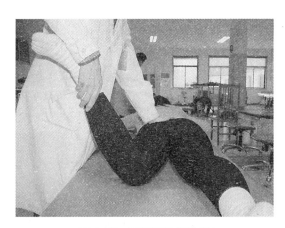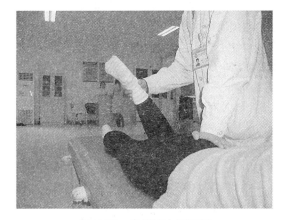

图 5-35　牵伸髋外旋肌群　　　　　　　**图 5-36　牵伸髋内旋肌群**

也可在坐位下进行:臀部坐于床边屈髋、屈膝 90°,治疗师上方手施加压力于髂嵴以固定骨盆,下方手于外踝或小腿外侧施加压力,以外旋髋关节,牵伸髋内旋肌群。

6. 增加髋外展(牵伸髋内收肌群)

患者体位:仰卧位,下肢伸直。

治疗师手的位置:上方手放在对侧大腿内侧,下方手从腘窝下托住牵伸侧大腿。

牵伸手法:下方手用上臂和前臂支撑患者大腿的远端,上方手按压对侧髂前上棘或保持对侧下肢轻度外展来固定骨盆。尽可能外展髋关节至最大范围,以牵拉内收肌(图 5-37)。

(二)膝部肌肉

1. 增加膝关节屈曲(牵伸伸膝肌群)

患者体位:取俯卧位。牵伸侧下肢屈膝于床边,在大腿下垫一软枕,防止牵伸时髂前上棘和髌骨

101

被挤压,非牵伸侧下肢伸直。

治疗师手的位置:上方手放在臀部固定骨盆,下方手握住小腿远端内外踝处。

牵伸手法:上方手在臀部固定骨盆,下方手被动屈膝至最大范围,以牵拉伸膝肌群(图5-38)。

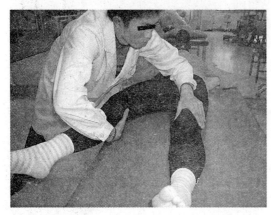

图 5-37 牵伸髋内收肌群

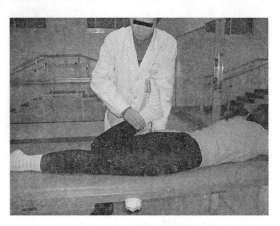

图 5-38 牵伸伸膝肌群

牵拉伸膝肌群也可以在坐位下进行:患者坐在床沿,屈髋90°,尽量屈膝于床的边缘;治疗师站在牵伸侧的下肢外侧,上方手放在大腿远端固定,下方手握住内外踝上方,尽量向后推小腿使膝关节尽量屈曲,牵拉伸膝肌群。

上述两种体位,取坐位对增加屈膝0°~90°效果最好,俯卧位对增加屈膝90°~135°效果最佳。值得注意的是,在俯卧位操作时,动作过快或用力过大很容易引起伸膝肌群过度牵拉,导致膝关节损伤和肿胀。

2. 增加膝关节伸直(牵伸屈膝肌群)

患者体位:仰卧位,双下肢伸直到最大限度。

治疗师手的位置:上方手或前臂放在髌骨上方,下方手握住小腿远端踝关节上方。

牵伸手法:上方手固定大腿和髋部,阻止在牵拉过程中髋关节屈曲。下方手握住小腿远端踝关节后方,向上抬起小腿,治疗师双手反方向用力,以最大限度地伸展膝关节,以牵拉膝关节屈膝肌群(图5-39)。

(三)踝与足部肌肉

踝关节和足部有跨越多关节的肌肉群,当增加踝部和足的关节活动范围时,要考虑到这些关节的生理活动功能。

1. 增加踝关节背伸(牵伸踝跖屈肌群)

患者体位:仰卧位,膝关节伸直。

治疗师手的位置:上方手握住内外踝处固定小腿,下方手握住患者足跟,前臂掌侧抵住足底,使距腓关节在中立位。

牵伸手法:下方手一方面用拇指和其他手指向远端牵拉足跟,背屈踝关节中的距跟关节;另一方面用前臂向近端运动,并轻轻加压力于近侧的距骨,以牵拉腓肠肌,使踝背伸至最大的活动范围。如在屈膝时采用上述手法,主要牵伸的是比目鱼肌(图5-40)。

2. 增加踝关节跖屈(牵伸踝背伸肌群)

患者体位:坐位或者仰卧位。

治疗师手的位置:上方手托住踝关节的后部固定小腿,下方手握住足背。

牵伸手法:下方手用力向下活动足至最大跖屈活动范围(图5-41)。

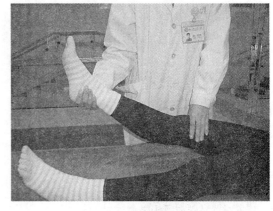

图 5-39 牵伸屈膝肌群

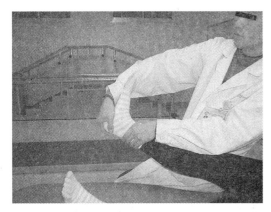

图 5-40　牵伸踝跖屈肌群

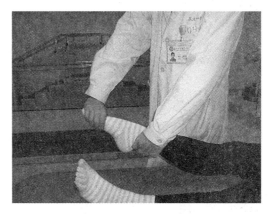

图 5-41　牵伸踝背伸肌群

3. 增加踝外翻活动(牵伸足内翻肌群)

患者体位:仰卧位,下肢伸直。

治疗师手的位置:上方手固定胫骨远端,下方手握住足的背面。

牵伸手法:跖屈、足外翻牵伸胫骨前肌,使足外翻踝关节达到最大的活动范围。如果牵伸胫骨后肌,上方手固定胫骨远端,下方手握住足底部,背屈、足外翻牵伸胫骨后肌,在肌腱拉力的反方向上调整运动和力量,使足外翻踝关节达到最大的活动范围(图 5-42)。

4. 增加足趾屈伸活动(牵伸脚趾的屈曲和伸直肌群)

牵伸目的:增加脚趾的屈伸活动范围。

患者体位:仰卧位或坐位。

治疗师手的位置:上方手固定趾骨近端以限制关节代偿活动,下方手(活动指)握住趾骨的远端。

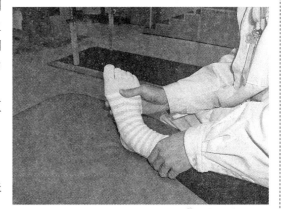

图 5-42　牵伸足内翻肌群

牵伸手法:朝着需要的方向活动,使脚趾的屈曲和伸直达到最大的活动范围。要分别牵拉每一块限制脚趾活动的肌肉组织。

二、自我牵伸

(一) 髋部肌肉

1. 增加屈髋活动范围　患者手膝跪位,腰部保持稳定,臀部向后运动至最大范围,以牵伸伸髋肌群(图 5-43)。

2. 增加伸髋活动范围　患者俯卧位,双手放在肩前,上身向上抬至最大范围,以牵伸屈髋肌群(图 5-44)。

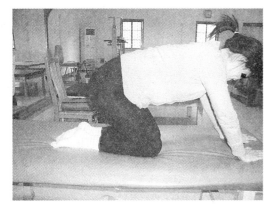

图 5-43　牵伸伸髋肌群

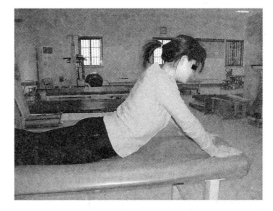

图 5-44　牵伸屈髋肌群

　　3. 增加交叉伸屈髋活动范围　患者取前弓箭步,牵伸侧屈髋、屈膝90°,非牵伸侧下肢向后伸直,双手放在弓健步腿的髌骨上方,挺胸,身体下压,此方法可同时牵伸前侧伸髋肌群和后伸侧下肢的屈髋肌群(图5-45)。

　　4. 增加髋内收、外展活动范围　患者取双足左右分开站立位,两手叉腰并做左右侧屈运动,躯干重心在转移过程中以牵伸髋内收肌群(图5-46)。

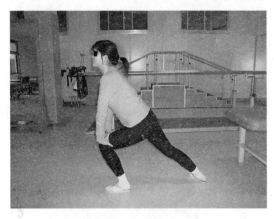

图5-45　交叉牵伸伸屈髋肌群

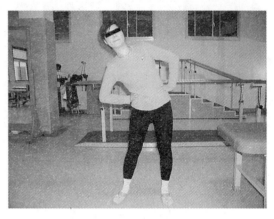

图5-46　牵伸髋内收肌群

(二)膝部肌肉

　　1. 增加伸膝活动范围　患者坐在床沿,牵伸侧下肢伸膝于床上,非牵伸侧下肢放在地上,上身向前弯曲至最大范围,以牵伸屈膝肌群(图5-47)。

　　2. 增加屈膝活动范围　根据屈膝活动受限程度可取不同牵伸方法。屈膝明显受限(ROM<90°),可双手扶肋木,屈髋、屈膝下蹲,借助自身重量,以牵伸伸膝肌群(图5-48A)。如果屈膝轻度受限(ROM>90°),牵伸侧下肢可放在较高的椅子上或椅子的横杠上作屈髋、屈膝动作,双手握住椅背,身体向前倾,牵伸伸膝肌群;该方法同时对牵伸踝跖屈肌,增加踝背伸也有较好作用(图5-48B)。

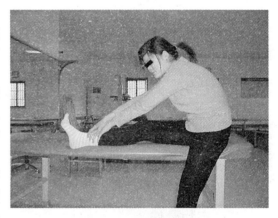

图5-47　牵伸屈膝肌群

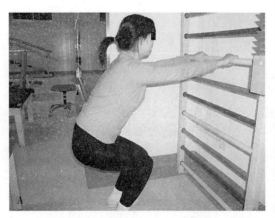

图5-48　牵伸伸膝肌群

（三）踝部肌肉

踝部最常出现紧张或挛缩的肌肉为小腿三头肌,主要影响踝的背伸功能,而踝背伸肌的挛缩发生甚少。主要通过自我牵伸增加踝背伸活动范围：

1. 患者可站在一楔形木块上,该楔形木块应根据挛缩程度来选择不同的坡度(图 5-49)。

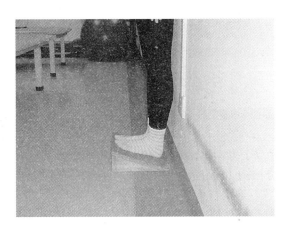

图 5-49　牵伸跖屈肌群(1)

2. 足跟悬空站在楼梯台阶上,下肢伸直,借助自身重量进行牵伸(图 5-50)。

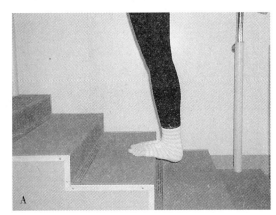
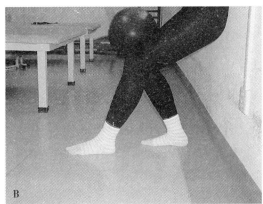

图 5-50　牵伸跖屈肌群(2)

3. 屈膝下蹲,背靠墙,健腿在前,患腿在后离墙壁约 20cm 下蹲,腰部挺直,利用自身体重下沉对三头肌进行牵伸。治疗时必须感受到三头肌紧张牵拉感,双足跟不能离开地面。随着病情好转,患侧足跟逐渐靠近墙壁至约 15cm,离墙壁越近其功能越好。(10~20)s/ 次,反复 5~10 次。

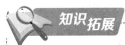知识拓展

肌　腱　病

肌腱病(tendinopathy)是最常见的运动损伤性疾病,发病率高,是目前骨科学和运动医学主要的伤病之一。过度牵伸载荷导致肌腱的微损伤及不成熟的修复是其发生的直接原因,病理表现为腱变性,细胞外基质增加,胶原排列紊乱,肌腱内血管不规则增生、钙化、骨化及止点唇样增生。肌腱在体内不断承受各种动态的力学刺激,力学刺激可引起肌腱结构的重塑和细胞生物学行为的改变,最终导致肌腱发生生理或病理变化。

第四节 躯干牵伸技术和机械被动牵伸

脊柱肌肉主要为颈部肌肉及骶脊肌,主要附着在头部及整个脊柱,控制人体头部和躯干的活动,一旦出现痉挛或挛缩,影响头部、躯干的活动度。同样可通过被动牵伸、自我牵伸来缓解挛缩,维持正常的关节活动度。

一、徒手被动牵伸

(一) 颈部肌肉

1. 增加颈椎屈曲(牵伸颈部伸肌群)

患者体位:患者取坐位。

治疗师手的位置:上方手放于患者顶枕部,下方手放于上段胸椎部位。

牵伸手法:下方手固定脊柱;上方手放置于头部,轻柔地向下压颈部伸肌群,使颈部屈曲达到最大的活动范围(图 5-51)。

2. 增加颈椎后伸(牵伸颈部屈肌群)

患者体位:患者取坐位。

治疗师手的位置:上方手放于患者前额部,下方手放于上段胸椎部位。

牵伸手法:下方手固定脊柱;上方手在前额部轻柔地向后推,牵拉颈部屈肌群,使颈部后伸达到最大的活动范围(图 5-52)。

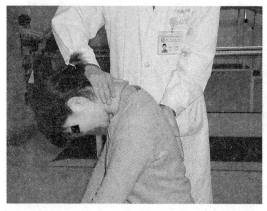

图 5-51 牵伸颈部伸肌群

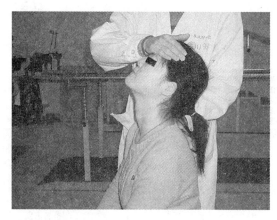

图 5-52 牵伸颈部屈肌群

3. 增加颈椎侧屈(牵伸对侧颈侧屈肌群)

患者体位:患者取坐位。

治疗师手的位置:上方手放于牵拉侧的颞部,下方手放于同侧的肩部。

牵伸手法:下方手固定牵拉侧肩部,防止肩关节代偿运动;上方手轻缓地推动患者头部向对侧,以牵拉对侧颈侧屈肌群,使颈部侧屈运动达到最大的活动范围(图 5-53)。

(二) 腰部肌肉

1. 增加腰椎后伸(牵伸腰部屈肌群)

患者体位:站立位。

治疗师手的位置:站立位。上方手放于胸骨前,下方手放于腰骶部。

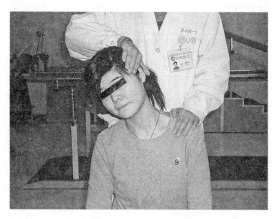

图 5-53 牵伸对侧颈侧屈肌群

牵伸手法:下方手固定腰骶部;上方手在胸前轻轻向后推,牵拉腰部屈肌群,使腰椎后伸达到最大的活动范围。注意动作应缓慢,保持人体平衡(图5-54)。

2. 增加腰椎前屈(牵伸腰背部伸肌群)

患者体位:站立位。

治疗师手的位置:站立位。上方手放于胸椎背部,下方手放于腰骶部。

牵伸手法:下方手固定腰骶部;上方手在胸背部,轻轻向下压,牵拉腰背部伸肌群,使腰椎前屈达到最大的活动范围(图5-55)。

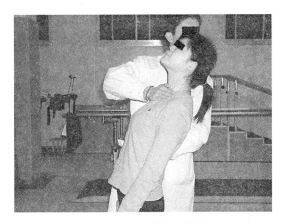
图 5-54　牵伸腰部屈肌群

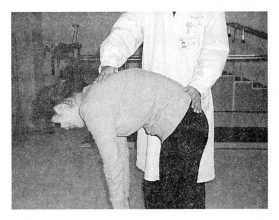
图 5-55　牵伸腰背部伸肌群

3. 增加腰椎侧屈(牵伸腰部侧屈肌群)

患者体位:站立位。

治疗师手的位置:上方手放于牵拉侧肩膀,下方手放于非牵拉侧髂部。

牵伸手法:下方手固定腰骶部;上方手在肩部轻轻向对侧推,牵拉对侧屈腰肌群,使腰椎侧屈达到最大的活动范围(图5-56)。

二、自我牵伸

1. 颈部自我牵伸

(1)颈椎后伸肌群牵伸:坐在靠背椅子上,双上肢放松于躯干的两侧,前屈颈椎,牵伸颈部后伸肌群,增加颈椎前屈活动范围。

(2)颈椎前屈肌群牵伸:患者体位同,后伸颈椎,牵伸颈部前屈肌群,增加颈椎后伸活动范围。

(3)颈侧屈肌群牵伸:患者体位同,颈部向一侧作侧屈运动,牵伸对侧颈屈肌群。

2. 腰部自我牵伸

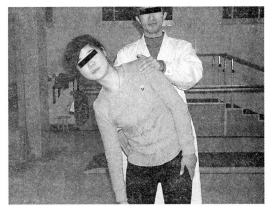
图 5-56　牵伸腰部侧屈肌群

(1)腰椎后伸肌群牵伸:站立位,双上肢放松于躯干的两侧,作腰椎前屈运动至最大的活动范围,牵伸腰部后伸肌群。

(2)腰椎前屈肌群牵伸:站立位,双手叉腰,作后伸腰运动至最大的活动范围,牵伸腰部前屈肌群。

(3)腰侧屈肌群牵伸:站立位,双手叉腰,一手上举,向对侧作腰部侧屈运动至最大的活动范围,牵伸腰部侧屈肌群。

三、机械被动牵伸

机械被动牵伸是借助机械装置,增加小强度的外部力量,较长时间作用于缩短组织,常利用重力牵引、滑轮系统、动态夹板及石膏等装置来牵伸挛缩的组织。牵伸时间可持续 20~30min 或数小时,较徒手被动牵伸更为有效、舒适。

1. 重力　利用沙袋、哑铃直接或间接地放在患者肢体上的方法进行牵伸,可根据患者的情况,逐渐加大或减少重物的重量或延长牵伸的时间(图 5-57)。

2. 滑轮系统　这是利用间接的重力并组成滑轮系统,根据滑车与身体的位置,滑车牵伸的方向,可以调节患者的位置,患者通过滑轮拉伸不同的肢体,并使之超出受限的范围,达到牵伸挛缩组织的目的。利用重锤滑车法可以做较长时间的牵引,可使用中等强度的重量,长时间持久牵伸,来弥补手法牵引有困难或效果欠佳的不足(图 5-58)。

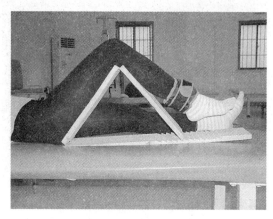

图 5-57　牵伸伸膝肌群

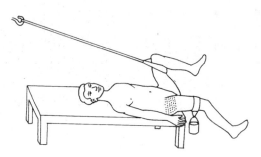

图 5-58　牵伸伸髋肌群

3. 支具和夹板　可在牵伸之后应用支具或动力夹板,使肌肉保持在最大有效长度,进行长时间持续的牵伸,达到牵伸挛缩部位、增加关节活动度的目的。夹板主要用于上肢(图 5-59),支具主要用于躯干或下肢(图 5-60)。

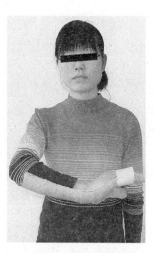

图 5-59　牵伸屈腕肌群

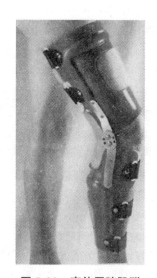

图 5-60　牵伸屈膝肌群

4. 利用专用器械　利用股四头肌训练椅,患者坐位于训练椅上,屈髋 90°,将训练椅的一臂置于胫骨前方,治疗师站在牵伸的另一侧,上方手在训练椅的另一臂上方加压,下方手握住内外踝上方,尽量向后推小腿使膝关节尽量屈曲,牵拉伸膝肌群(图 5-61)。

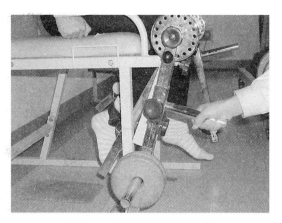

图 5-61 器械牵伸伸膝肌群

本章小结

本章主要讲述了牵伸技术的基本概念、原则原理、治疗作用、禁忌证、适应证、牵伸程序准则以及临床应用。其中学生需要重点掌握牵伸技术的适应证、禁忌证以及临床应用,为走上临床、胜任康复治疗师的岗位工作奠定扎实基础。牵伸技术在临床儿童、神经、心肺、肌骨康复等亚专科康复领域都得到了广泛应用,疗效确切,发展已日臻完善。

(梁贞文)

思考题

1. 对于中枢神经损伤后偏瘫痉挛程度较严重的患者,是否应该选择牵伸治疗? 如果应该选择,应考虑哪些因素?

2. 对于长期久坐的办公室白领人群,主要会有哪些肌群会发生适应性短缩,应该选择何种牵伸方法?

3. 上交叉和下交叉综合征中,哪些肌群应该牵伸,哪些肌群应该强化训练?

4. 在有氧运动前的热身训练中,应该选择静力性牵伸还是动态牵伸?

扫一扫,测一测

思路解析

第六章　牵引技术

学习目标

1. 掌握：颈椎牵引技术、腰椎牵引技术及四肢关节牵引技术的常用牵引方法、临床应用及注意事项、不良反应及预防措施。

2. 熟悉：牵引技术的治疗作用及常用的牵引装置；颈椎牵引、腰椎牵引及四肢关节牵引的生理效应。

3. 了解：牵引技术的定义及分类。

4. 能运用颈椎牵引技术、腰椎牵引技术及四肢关节牵引技术为患者进行康复治疗及康复训练指导；能与患者及家属进行沟通，开展康复教育。

牵引（traction）一词由拉丁语"tractico"派生而来，意为拉或拖的过程。最早应用专门的装置进行牵引治疗的是古希腊人。近 20 年来，牵引技术虽然存有争议，但依然是临床康复治疗的主要手段。

第一节　概　　述

牵引技术，主要是通过牵拉肢体和脊柱，借助软组织的牵伸来治疗脊柱、四肢骨关节功能障碍和挛缩畸形，包括脊柱牵引技术和四肢关节牵引技术。

一、基本概念

（一）定义

牵引技术是指应用作用力与反作用力的力学原理，通过手法、器械或电动装置产生的外力，作用于人体脊柱或四肢关节，使关节发生一定的分离、关节周围软组织得到适当的牵伸，从而达到治疗目的的一种康复治疗技术。

牵引和牵伸尽管都具有牵拉关节周围软组织的作用，但牵引与牵伸的区别在于牵引的主要目的是牵拉关节，而牵伸的目的主要是牵拉肌肉、韧带等软组织。

（二）分类

牵引的分类方法主要有：

1. 根据治疗部位分为　脊柱牵引（颈椎牵引、胸椎牵引、腰椎牵引）、四肢关节牵引（皮牵引、骨牵引）。

2. 根据牵引时患者体位分为　坐位牵引、斜位牵引（半卧位牵引）、卧位牵引（仰卧位牵引、俯卧位牵引)。

3. 根据牵引时患者身体的垂直方向分为　水平位牵引、斜位牵引、垂直位牵引。

4. 根据牵引重量来源分为　滑轮重锤牵引、身体自重牵引、徒手牵引、电动牵引。

5. 根据牵引的时间长短分为　长时间牵引、短时间牵引。

6. 根据牵引力作用的时间分为　持续牵引、连续牵引和间歇牵引。

临床常用的牵引技术有颈椎牵引、腰椎牵引和四肢关节牵引。

二、牵引的治疗作用

1. 减轻椎间盘压力，促使髓核不同程度地回纳　通过牵引可以使椎间盘压力降低，椎间隙增大，后纵韧带紧张，有利于突出髓核不同程度的回纳或改变其与神经根的相对位置关系，使神经根的压迫得以减轻。

2. 解除脊柱小关节负荷　通过牵引可以纠正椎间小关节的紊乱或半脱位、滑膜嵌顿，恢复脊柱小关节的正常对合关系。

3. 促进炎症消退　牵引治疗使脊柱制动，减少运动刺激，促进炎症、水肿的消退和吸收，有利于病损组织的修复。

4. 解除肌肉痉挛　间歇使用牵引可解除肌肉痉挛，使紧张的肌肉得到舒张和放松，促使正常活动的恢复。

5. 增加关节的活动范围　牵引可以牵伸挛缩的关节囊和韧带，松解粘连的软组织，改善脊柱和四肢关节的关节活动范围。

6. 早期制动和复位　在脊柱外伤时，牵引可以起到早期制动和复位作用。

7. 缓解疼痛　牵引有助于改善局部的血液循环，缓解位于椎间孔处硬脊膜、血管和脊神经根的压力，降低局部有害的炎症刺激物浓度；牵引对椎体椎间隙的分离作用可减少对脊神经根损害的刺激或压迫；对关节突关节面的分离作用可调节小关节之间的协调程度；牵拉软组织的机械伸展力量可使脊柱相应节段的活动增加，故可降低因活动受限或软组织损伤导致的肌肉紧张性疼痛。

牵引是治疗脊柱和四肢关节疾病的一种重要康复技术，在临床应用时与其他康复技术如物理因子治疗技术、关节松动技术和推拿技术等结合应用，治疗效果更好。

三、常用牵引装置

(一) 颈椎牵引装置(图 6-1)

1. 颈椎牵引带　一般颈椎牵引带由 3 部分组成，前方为下颌带，后方为后枕带，两者在左右两侧向上汇合形成枕、颌延长带。两侧枕、颌延长带的挂钩分别挂于牵引弓，即可完成牵引。

2. 其他牵引用具　包括牵引弓、牵引绳、滑轮及固定架和牵引重物等。其中牵引弓的宽度应稍大于头颅宽度，以避免牵引带束夹颞部，导致颞部疼痛。

(二) 腰椎牵引装置

1. 腰椎牵引床　最常用的腰椎牵引床是滑动分离牵引床，滑动分离的床体可有效减少摩擦力。腰椎牵引床的床尾为一通过骨盆牵引带相连的牵引力来源系统。传统的牵引床以滑轮重锤系统或手摇动齿轮为牵引力来源，现临床最常用的是电动牵引床，采用的是电力动力系统，具有牵引力设置方便、稳定、容易调节等特点(图 6-2)。

2. 骨盆牵引带　骨盆牵引带的形状类似围腰。就其质地而言，除了要柔软而使患者感到舒适外，更重要的是要具有承受高负荷、抗滑动的性能。制作材料可为皮带、塑料、帆布等。骨盆牵引带佩戴位置正确的是其上端的扣眼皮带位于髂嵴之上，系好左右两侧皮带后，皮带的上缘通过脐线。应用骨盆牵引带时，为避免造成滑动，最好能使其衬垫与皮肤相贴，而且当衣服紧贴于牵引带的皮带下时，可消耗部分牵引重量。

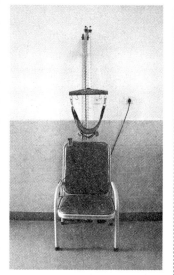

图 6-1　颈椎牵引装置

此外,有关骨盆带是否采用左、右侧对称牵拉或不对称牵拉尚有争议,通常认为左、右不对称的骨盆带在治疗过程中可以改变腰椎的生理曲度,具体应用可视情况而定。

3. 固定带 在应用骨盆牵引带的同时需固定躯干,最常用的是胸廓带。胸廓带佩戴位置正确的是放置于胸廓外下缘,两根扣眼皮带位于剑突之下,使之固定于胸廓的第8、9、10肋下缘;患者双臂展开,穿过胸廓带的左右吊带部分。若胸廓带佩戴合适,其左右吊带的前部应位于患者的肩前部,骨盆牵引带和胸廓带可有小部分的重叠(图6-3)。另一种固定带通常用于固定患者的双侧腋下,但此时应防止臂丛神经损伤。

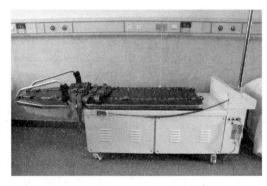

图6-2 电动骨盆牵引床

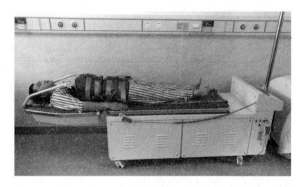

图6-3 胸廓和骨盆牵引带的使用

4. 衬垫和护垫 牵引带束缚过紧常导致患者不能耐受而放弃牵引,因此在牵引时常配合应用一些衬垫和护垫。临床上常采用耐磨的橡胶海绵和棉布作为衬垫和护垫,折叠后置于患者腹部和腰椎骨盆牵引带之间。衬垫和护垫的作用,一方面可以使牵引带不至于过紧地束缚身体,另一方面又可产生轻微的摩擦力以使牵引带与患者之间不产生滑动。而且,在牵引某些过窄的部位或贴于骨性突起之处应用衬垫,可有效减少压迫作用。

5. 枕头 枕头是脊柱牵引常用的用具之一,其作用不容忽视。枕头不仅可以让患者舒适、放松,而且可有效地改变脊柱的曲度或髋、膝等关节的位置,使脊柱牵引更为有的放矢。因此,充分、合理地应用枕头绝对是脊柱牵引的一个小技巧。

6. 脚凳 脚凳的主要作用是在腰椎牵引时置于患者双下肢,通过双髋、双膝的屈曲改变腰椎曲度,降低屈髋肌张力,从而提高牵引效果。脚凳的高度最好可以根据患者的身材进行调节。在运用脚凳的同时,为了使患者获得更多附加的支持和放松,还可采用尼龙搭扣宽条松松地绑于患者双大腿,以使患者下肢屈曲并置。

7. 其他腰椎牵引带 在采用腰椎踝部法时会用到踝部牵引带,踝部牵引带与踝套基本相似。

(三) 电子计算机控制机械牵引装置的常用设置

1. 牵引模式 间歇牵引或持续牵引。

2. 牵引重量渐增相和渐退相 前者为预设达到预定牵引重量所需的时间或速度;后者为从预定牵引重量回复至零所需的时间或速度,单位均以秒(s)计。

3. 牵引相时间 调节牵引—松弛周期中牵引相的时间,单位以秒(s)计。

4. 间歇休止相时间 调节牵引—松弛周期中松弛相的时间,单位以秒(s)计。

5. 牵引治疗时间 选择总的牵引治疗时间,单位以分钟(min)计。

6. 牵引重量 控制牵引—松弛周期中牵引相的牵引重量,单位以千克(kg)或磅(lb)计。

7. 间歇休止期维持力量 控制牵引—松弛周期中松弛相的维持牵引重量,单位以千克(kg)或磅(lb)计。

(四) 四肢关节牵引装置

1. 简易制作牵引架 在缺乏上述牵引设备的场合,可利用身边的材料如滑轮、绳索、沙袋、哑铃或杠铃、墙拉力器等,因陋就简地自制各种临床需要的牵引装置。在远端肢体上按需要方向施加重力进行牵引。亦可在罹患关节上直接放置重量(沙袋)进行牵引。

图片:腰椎牵引装置

笔记

2. 机械式关节训练器 主要用于肌力训练,当肌肉放松时即可达到关节牵引的目的。综合训练器可用于上肢和下肢各关节。

3. 电动式关节运动器 由机械和微型电子计算机控制部分组成,操作方便。参数设置有牵引力值、角度、频率和时间,并可在关节屈伸范围内定时扩大伸展范围,有连续或间歇两种工作模式,同时还有过载保护功能。有用于下肢、上肢,甚至手指等各关节的专门设备,一般一台设备为一个或两个关节专用。

第二节 颈椎牵引技术

颈椎牵引技术是通过牵引带沿颈椎纵轴方向施加拉力以对抗体重而产生一系列的生理效应,以改善颈椎的生理功能,消除病理改变,达到治疗颈椎疾病目的的一种重要的康复治疗技术。

颈椎常用的牵引方法有颈椎徒手牵引、颈椎重锤牵引、电动颈椎牵引和家庭牵引等。

一、颈椎牵引的生理效应

1. 增大颈椎椎间隙 颈椎牵引通过牵引带沿身体纵轴方向对颈椎施加拉力,以对抗体重而加大椎间隙,使椎间盘产生负压,促进突出物的回纳复位,缓解椎间盘组织向周缘的外突压力;同时使后纵韧带紧张并起到向前推压作用,以改变突出物或骨赘与周围组织的相互关系,有利于缓解神经根受压。在颈椎牵引中椎间隙增大值最大节段通常为 C_{6-7},其次是 C_{4-5}。上颈段不如下颈段那样容易分离。椎间隙分离最大的部位位于后部,且随着屈曲的角度增大而加大。

2. 牵伸挛缩组织,改善脊柱的正常生理功能 颈椎疾病常引起疼痛和颈椎关节活动受限,从而使其周围肌群发生继发性痉挛(对慢性肌肉劳损患者,则可发生原发性肌痉挛)。肌痉挛可以进一步发生压迫症状,同时造成关节活动减少,血液循环障碍,进而加重症状。牵引可以牵张挛缩的关节囊、韧带和周围的肌群,放松处于痉挛状态的肌肉,减少颈椎的应力,阻断上述恶性循环,从而缓解症状,改善或恢复脊柱的正常生理功能。

3. 纠正椎间小关节的紊乱,恢复脊柱的正常排序 颈椎退变、椎间盘突出时可继发小关节功能紊乱或半脱位,滑膜嵌顿。牵引治疗可在缓解肌肉痉挛的基础上,解除嵌顿的小关节囊,恢复小关节的正常对合关系,调整错位关节和椎体的滑脱及恢复正常的生理弧度。

4. 扩大椎间孔,减轻神经根压迫症状 神经根型颈椎病可因椎间孔变窄,再加上继发性因素如外伤、受凉等而导致局部充血、水肿,使神经根受压加重。颈椎牵引可扩大椎间孔,缓解椎间孔中的神经根和动、静脉所受的压迫、刺激,甚至神经根轴和关节囊之间的粘连也有可能得以松解;从而有利于消除水肿,改善局部血液循环,减轻压迫症状,有利于损伤的软组织修复。

5. 恢复颈椎的正常排序 对颈椎骨折、脱位又无法承受大重量牵引的患者,可行颈椎的小重量持续牵引,限制颈椎活动,在脊柱外伤的早期制动有固定和复位作用,有助于理顺和恢复颈椎的正常排序。

二、常用牵引方法

(一) 颈椎徒手牵引

颈椎徒手牵引是治疗师用手对患者颈部进行牵引以达到治疗目的的一种治疗技术。颈椎的徒手牵引在临床上主要有两方面的作用:一是治疗作用;二是可作为尝试性手段,判断是否可以实施牵引,尤其是机械牵引前可先用手法牵引,如有效,即可改用机械牵引。

1. 徒手坐位牵引(图 6-4) 患者取坐位,治疗师站立于患者后侧,前方上肢屈肘用手托住患者下颌部,后方手固定在后枕部,双手同时发力支持患者头部重量,将患者头沿身体纵轴方向向上拔伸,并维持 20~30s。操作方法类似于临床检查颈部的提颈试验。

注意:患者尽可能放松;操作者操作时应向上方拔伸,避免头后仰拔伸,因为在颈项部肌肉放松状态下容易发生小关节移位,造成对脊髓的损伤。特别是严重的骨质增生和脊髓型颈椎病。该方法可作为颈椎牵引治疗的预试验,如果患者症状缓解或减轻,提示牵引治疗有效,若提颈试验症状加重,则提示该患者可能不适宜颈椎牵引治疗。

2. 徒手卧位牵引(图6-5) 患者取仰卧位于治疗床,头颈部稍前屈。治疗师立于治疗床头或坐位,用双手支持患者头部重量。上方手掌置于患者下颏,下方手托住患者枕后部。治疗师双臂采用等长收缩的方式施加牵引力量。要求治疗师站立姿势和手法必须稳定,然后逐渐地、有控制地将重心向后倾倒,以此牵引患者颈椎。

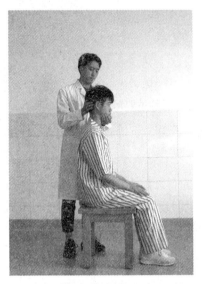
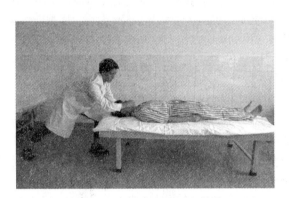

图6-4 颈椎徒手坐位牵引　　　　　图6-5 颈椎徒手卧位牵引

应用徒手牵引时,应以患者的舒适度为依据,相应变化患者头部的位置如稍微屈曲、侧屈、伸展等,即将头部放置于最有效降低或缓解症状的位置。并在每一位置均用轻柔的牵引力量徐徐牵拉,同时观察患者的反应,以寻找牵引时最佳的头部所处体位和双手放置位置。

间歇牵引时治疗师可使用平稳、渐增的牵引力增加至最大后,维持15~60s,以同样平稳、逐渐放松的方式复原,休息10s,如此反复数次。

3. 临床应用 适用于各型颈椎病在推拿过程中配合治疗手法,尤其是脊髓型颈椎病在治疗时牵引参数很容易控制,而且在牵引过程中,被牵引的颈椎节段以上和对侧关节突关节活动较小或是没有伸展。对患者颞颌关节处无压力,不会引起颞颌关节的疼痛。以上两种方法可作为颈椎牵引的预试验,特别是机械牵引前的尝试性牵引。

(二)颈椎重锤牵引

1. 坐位重锤牵引(图6-6)

(1)牵引体位:患者取坐位,根据牵引的目的和要求不同,调整牵引角度,使颈椎处于中立位、后伸位或前屈位牵引。椅子高度以患者坐位双脚平放地面为宜。用枕颌套托住下颌和枕部,枕颌套的松紧度调节以患者舒适为准。

(2)牵引角度:一般认为采用颈椎前屈10°~30°可使颈椎间隙显著增宽。垂直(0°)牵引时最大应力作用于颈椎上段,增大前屈角度则最大应力位置下移,前屈20°~30°时牵引可使第6、7颈椎间隙增大最明显。

临床可根据颈椎病的分型和颈椎X线片表现来决定牵引角度,如神经根型颈椎病采用前屈20°~30°,椎型前屈15°~20°,椎动脉型前屈小于5°,脊髓型后伸10°~15°;X线片显示颈椎曲度消失时采用垂直或略前倾牵引,颈椎呈反弓状态时,采用垂直或后

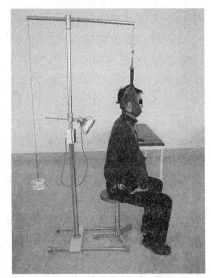

图6-6 颈椎坐位重锤牵引

伸位牵引,颈椎反弓且呈直角时,可采用垂直牵引,辅以按摩或进行间歇牵引。牵引角度还应根据患者牵引后的反应及时调整。

(3)牵引重量:牵引重量约相当于正常成年人体重的10%,年老体弱者为体重的5%。一般首次牵引从3~5kg开始,椎动脉型从5kg开始或体重的1/15开始;每天增加重量1~2kg,至症状改善后,并以此重量维持或逐渐减少重量,直到症状缓解消失。如果没有改善,可继续逐渐增加重量,最大牵引重量需视患者体质及对牵引的反应而定,不得超过20kg。由于颈项部周围韧带薄弱、肌肉短小、密集,牵引重量过大,容易造成肌肉、韧带、关节囊的损伤。

颈椎牵引重量应根据治疗次数、患者体质强弱、牵引时间长短以及采用持续牵引还是间歇牵引等因素来确定。

(4)牵引时间:每次牵引时间一般为20~30min;大重量牵引者牵引时间宜相应缩短至5~15min。门诊患者一般每天牵引1次,住院患者可每天牵引2次。10次为一疗程,直到症状体征消失,一般需要2~3个疗程。

2. 卧位牵引 卧位牵引有床上斜面自重牵引和床上重锤持续牵引(又称床头牵引)两种。床头牵引指利用枕颌套,通过床头滑轮直接悬挂重量进行牵引的方法。卧位牵引与坐位牵引相比,肌肉易放松、较小的牵引重量即可克服肌肉张力,达到牵引目的。一般在医院或病房进行。床上斜面自重牵引指利用自身体重作为对抗牵引重量达到治疗目的的方法,可在家中进行。

(1)床上斜面自重牵引:将床的头端升高约15cm形成斜面,在床垫和褥子之间铺上一层硬板。患者头枕10cm高的硬枕,枕颌牵引带上端固定于床头,患者身体向床尾移动将牵引带拉紧,借助患者身体下移趋势进行牵引。治疗初始以30min为1单位,休息后逐渐延长牵引时间,睡前停止牵引,以保证患者睡眠充足。

(2)床上重锤持续牵引:患者仰卧在水平床面上,颈部垫一个普通枕头,床头安装滑轮,枕颌牵引带跨过滑轮与重锤相连。重锤重量从3~4kg开始,待患者适应后逐渐增加重量,最高可达7kg。牵引时间每次20~30min,每天1~2次。

连续牵引重量从2~3kg开始,逐渐增加至为4~5kg。牵引时间为每天6h以上,每2h需休息10~15min,牵引治疗2~3d或症状缓解后,可逐渐减少重量至2~3kg,并缩短牵引时间维持牵引以巩固疗效。对重症或疑有颈椎脱位者,可持续牵引达24h以上。

3. 临床应用 卧位牵引易于使用和操作,广泛应用于家庭、社区和医院;坐位重锤牵引适合于各型颈椎病。但是椎动脉型、交感型颈椎病的急性发作期以及神经根型颈椎病的急性神经根水肿期暂缓牵引。脊髓型颈椎病有硬膜囊受压时谨慎牵引,如有脊髓严重受压时则禁忌牵引。牵引治疗1周症状无改善则需重新评估调整牵引治疗参数。颈椎牵引有预防颈椎病复发的作用,但是,过长疗程或常年在家自行牵引有可能导致颈椎关节不稳。

(三)电动颈椎牵引

由电动牵引装置提供颈椎牵引动力。近年来常用微型电子计算机控制的电动牵引装置,参数调节精确、操作方便。可作持续牵引和间歇牵引,根据个体差异可进行不同重量和时间的多种组合(图6-7)。

1. 牵引参数 患者坐位或取仰卧位,可选择持续牵引或间歇牵引。牵引角度、重量和时间参数设置原则参照坐位和卧位重锤牵引。

(1)持续牵引重量和时间:重量约相当于患者体重的10%。时间无论是持续牵引或间歇牵引均在10~30min以内选择,一般是15~20min。长时间的牵引会造成血供不良和代谢产物堆积而引起循环障碍。

(2)间歇牵引重量和时间:间歇牵引重量可稍加大,可从10kg左右开始,如患者无不适反应,以后可每天1kg递增,最大不能超过20kg,当症状减轻后维持或逐渐减少重量。牵引时间和间歇时间比例按3:1或4:1的原则设定,一般是牵引30s、间歇10s。牵引治疗15~20min。研究表明,7s的牵引可有效增大椎间隙,但过快速的牵引有可能激惹患者的症状。因此,要根据患者的治疗反应调节和设置间歇牵引的时间组合,例如,牵引1min间歇10s,或牵引3min间歇1min,以避免过快速的牵引引起患者不适。门诊患者每天1次,住院患者可每天1~2次。10d为一个疗程,一般1~2个疗程。

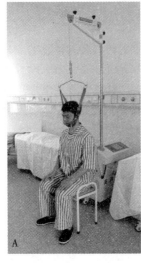
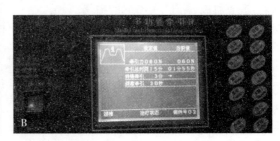

A. 坐位颈前屈;B. 牵引参数。

图6-7 电动颈椎牵引

2. 临床应用 持续牵引适用于脊髓型颈椎病之外的各型颈椎病患者。急性颈椎小关节紊乱,对松动术无效的上颈段疾病,退行性颈部疾病伴有老年骨质疏松者,应采用小重量牵引。间歇牵引适用于颈部有显著改变的退行性疾病和颈部运动明显受限者;有明确的神经根受损体征,但无神经根性水肿、炎症的患者。间歇牵引有按摩作用,使颈部肌肉紧张、松弛交替出现的运动符合肌肉收缩与松弛交替进行的生理功能,使扭曲的椎动脉伸展,有利于改善大脑和肌肉的血液循环。

3. 注意事项 由于电动牵引的特殊性,治疗师操作时必须注意以下几点:

(1)熟悉牵引装置,了解牵引装置的性能、限制和有关参数的调节范围。

(2)在启动牵引装置前,牵引力、牵引时间和间歇时间等所有控制参数在显示器上应为"0",若不为"0",则必须回零。关机时应逐渐地降低牵引力力量,使牵引绳完全放松,显示器上所有控制参数显示为"0",再关机。从牵引弓上卸下牵引套。

(3)根据患者的临床诊断、分型、影像学结果及体重设定牵引参数。

(4)治疗师对患者进行颈椎牵引技术和安全指导,除去耳机、眼镜等易影响牵引带放置的物品;并告知牵引过程中可能出现的不良反应。

(5)在牵引治疗过程中,治疗师应密切观察患者的治疗反应,一旦出现异常反应或症状加重,需立即停止治疗,应指导患者使用应急开关停机。

(6)询问患者对牵引治疗的反应,记录牵引重量、时间、体位等相关数据,作为下一次牵引治疗调整牵引参数或终止治疗的依据。如果牵引1周后症状体征无改善,则牵引治疗无效,应重新评估并改用其他方法治疗。

(四)简易家庭颈椎牵引疗法

家庭颈椎牵引是治疗慢性颈部疾病积极的方法。可自行制作改良的家庭枕颌牵引装置,市场上还有各种各样的成品颈椎牵引装置可供选购,如牛皮或人造革牵引头套、悬挂于门框的简易牵引装置、充气式气囊颈椎牵引装置等。

图片:充气式气囊颈椎牵引装置

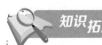知识拓展

颈椎自我牵引

患者坐位或仰卧位,将双手十指交叉后放于后枕部,尺侧端置于枕下和乳突处,然后双手逐渐向头顶方向用力,给头部一个提拉运动,持续5~10s。连续3~4次;或可同时将头置于屈曲、伸展、侧屈或旋转的位置。可于症状明显时、患者临时缓解症状时应用。椎管狭窄并伴有黄韧带肥厚者不宜采用。

三、临床应用及注意事项

(一) 临床应用

1. 适应证 各种类型颈椎病,包括神经根型、椎动脉型、轻度脊髓型但脊髓受压症状不明显。颈椎关节功能紊乱、颈椎侧弯、后凸畸形、颈椎骨折、脱位的固定。颈部肌肉痉挛、颈椎退行性疾病、肌筋膜炎等引起的严重颈肩痛。

2. 禁忌证

(1)颈椎结构完整性受损害时:如颈椎及其邻近组织的肿瘤、结核等疾病;颈椎邻近有血管损害性疾病;颈内动脉严重狭窄有斑块形成。

(2)颈椎活动绝对禁忌的疾病:如颈椎严重失稳,颈椎椎体骨折,颈脊髓明显受压,颈椎突出的椎间盘破碎,陈旧性颈椎外伤未愈者,重要内脏器官功能不全,出血性疾病,动脉瘤。

(3)牵引治疗后症状(疼痛)易加重的疾病:如颈部肌肉等周围软组织急性拉伤、扭伤、急性炎症等;严重的骨质疏松,强直性脊柱炎,类风湿关节炎,先天性脊柱畸形,妇女月经期,孕妇等。

(4)相对禁忌:椎动脉硬化、畸形,心肌梗死恢复期,脑动脉硬化,高血压和心脏病患者。脊髓型颈椎病脊髓受压较明显者应慎用或不主张采取牵引治疗。

(二) 注意事项

1. 治疗师应熟悉牵引技术和牵引装置。根据患者病情和个体差异选择牵引方式并设置牵引参数。向患者阐明牵引治疗目的、注意事项、可能出现的不良反应及预防方法。

2. 调整好枕颌牵引套的松紧度,两侧悬吊带要等长,作用力要相等。枕带的受力部位应集中在枕骨粗隆中下部,颌带应兜住下颌正下方。枕颌带的摆放位置要注意避开颈动脉窦和喉部,防止压迫颈动脉窦引起晕厥或发生意外。

3. 牵引时患者体位应舒适。坐位牵引时,患者应注意全身放松,双上肢自然下垂于身体两侧,脊柱略前屈。患者要解开衣领,自然放松颈部肌肉,除去耳机、眼镜等影响放置牵引带的物品。

4. 牵引中或牵引后如患者出现头晕、心慌、四肢麻木、无力加重、出冷汗等症状,应立即停止牵引,同时寻找诱发原因和进一步检查。经检查如无重要器质性疾病,次日可在严密观察下调整牵引角度和重量后试行短时间牵引。

5. 坐位牵引结束时,应逐渐地减轻重量,再取下牵引套。休息 1~2min,同时缓慢、轻柔地活动颈部数次,再离开治疗室。避免突然解除重量站立,可能会引起头痛或头晕等不适反应。

6. 牵引前后可配合应用其他理疗或手法治疗以提高疗效。

四、不良反应及预防措施

(一) 牵引重量过大加重疼痛,并可能造成颈椎结构损害

牵引力量过大不仅造成疼痛加重的不良反应,而且还有可能造成颈椎结构的损害。有来自新鲜尸体的实验研究认为,44.76kg(120lb)的牵引重量可导致 C_{5-6} 水平的椎间盘破裂。此外,当牵引重量不适宜时,由于患者颈部肌肉抵抗和牵引时不能放松,颈椎小关节面会压缩变窄。

因此,从较小的牵引重量和较短的牵引时间进行尝试性牵引是明智的。有人认为,对于普通体格构成的患者,牵引治疗的渐增量为 1.12kg(3lb)/3min,最大治疗量为 7.46kg(20lb)/20min。

(二) 枕颌牵引带可能诱发颞颌关节疼痛

应用枕颌牵引带时可能会诱发颞颌关节疼痛,特别是下颌带存有一较大力量作用于下颌骨时。这在头部屈曲时较为常见。

发生颞颌关节疼痛的原因是由于某些牵引带本身或应用时的不适,牵引重量通过下颌带传递至牙齿,颞颌关节成为负荷关节所致。特别是存在不正常的牙齿咬合,如后磨牙缺如时,更易造成这一不良反应。这不仅可使牵引治疗中断,而且对老年患者而言,还有可能造成不可逆的关节损伤。有时牵引时下颌部过度的压力可增加颞颌关节关节囊内出血和血肿。

为避免颞颌关节疼痛,可采用纱布卷牙垫放于后牙之间,以缓解来自牵引带下颌带部分的压力;应用不需要下颌带的改良颈椎牵引带,如固定于患者前额的皮带;应用徒手牵引方法也可避免对下颌

部的压力。对全口义齿患者,在做颈椎牵引时宜去除义齿并安置牙垫,以避免出现颞颌关节过度咬合而导致疼痛。

(三)存在其他疾病时,易加重其他疾病的症状

1. 伸展位颈椎牵引时,可能会使伴有椎基底动脉系统疾病的老年患者产生头晕不适的表现,因此对于老年人应慎用这一位置的颈椎牵引。

2. 在对合并有腰椎解剖方面变异和/或退行性改变的患者进行颈椎牵引时,颈椎牵引的力量有可能通过硬脊膜传递至腰椎导致腰椎根性疼痛,因此牵引的力量要小。

总之,在进行颈椎牵引时,应采用最小的牵引重量获得最大的治疗效果。

思路解析

思考题

在对颈椎病患者进行电动颈椎牵引前,为了科学地设置牵引参数,应收集患者的哪些相关信息?

第三节　腰椎牵引技术

腰椎牵引又称骨盆牵引,是用骨盆带固定腹部和骨盆,胸肋部反向牵引带固定于季肋部,利用牵引床和牵引装置沿腰段脊柱纵轴施加牵引力,以达到缓解神经根性疼痛的一个重要康复治疗技术。

腰椎常用的牵引方法有腰椎徒手牵引、骨盆重锤牵引、斜位自重牵引、电动骨盆牵引、三维多功能牵引等。

一、腰椎牵引的生理效应

1. 增大腰椎椎间隙,降低椎间盘内压　沿腰椎轴向施加牵引作用力,可使椎间隙加宽,降低椎间盘内压,甚至产生负压,有利于轻度向外周膨隆的椎间盘回缩复位,对于比较严重的椎间盘突出,虽不能使其完全回纳,但可改变其与神经根的相对位置关系,减轻其对周围神经组织的压迫和刺激。

2. 扩大椎管容积　牵引可使与突出椎间盘相应水平的椎管横截面积增大,从而使椎管容积增加,减轻对椎管内神经根的压力。

3. 增加后纵韧带张力,促进椎间盘还纳　轴向牵引力可使后纵韧带张力明显加大,产生向前的推力,特别是中央型突出物受到向腹侧的压力,促进突出椎间盘还纳复位。

4. 预防、松解神经根粘连　腰椎间盘突出症急性期牵引可防止神经根与突出物长期挤压在一起形成粘连,慢性期可在一定程度上松解已形成的粘连,从而改善感觉与运动功能。快速牵引松解粘连效果明显,特别是向健侧旋转时。慢速牵引对于术后神经根粘连产生的临床症状有较好的疗效。

5. 解除肌肉痉挛　疼痛可使病变周围肌肉痉挛,关节活动受限。牵引能缓解肌肉痉挛,使紧张的肌肉得到舒张和放松。慢速牵引可持续对肌肉进行牵伸。间歇牵引快速伸展腰部肌肉,出现反射性松弛。矫正前屈、侧弯等继发性腰椎畸形,持续牵引作用更明显。

6. 促进炎症消退　椎间盘突出时,病变椎间关节和周围韧带、肌肉以及神经根充血、水肿,出现炎症。牵引治疗可限制腰椎的活动,减少运动刺激,有利于神经根、肌肉筋膜、韧带等软组织炎症、水肿的消退和吸收。

7. 纠正腰椎小关节的紊乱　椎间盘突出后多继发小关节倾斜和不稳、滑膜嵌顿,使脊柱的稳定性受到影响。沿脊柱轴向的水平牵引可使关节囊受到牵伸,关节突上下滑动,关节间隙加宽。屈曲旋转牵引时,旋转侧小关节做切面旋转滑动,对侧小关节间隙加大,有利于矫正小关节功能紊乱(半脱位或关节滑膜嵌顿)。

8. 增加侧隐窝的面积　牵引可伸展黄韧带,改善黄韧带的血液循环,增加椎间盘与黄韧带之间的间隙及侧隐窝的容积,减轻对神经根的压迫。

二、常用牵引方法

(一) 腰椎徒手牵引

患者取俯卧位,一般由 2~3 位治疗师同时操作。治疗时一人立于患者头侧,双手握持患者腋下,另一人立于患者足端握住患者的双侧踝部,两人同时缓慢发力,沿患者身体纵轴进行对抗牵引(图 6-8)。在牵引的同时还可由第三人在患者腰部病变部位进行按压或作相关复位手法。一次牵引维持 15~30s,重复1~2 次,每周 1~2 次。治疗后患者要卧床休息,同时应用药物辅助治疗。

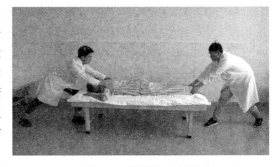

图 6-8 腰椎徒手牵引

治疗师在患者仰卧下握持患侧下肢进行持续牵引数秒,并突然上提膝部,使其屈膝屈髋,再迅速向胸腹部方向按压膝部,使腰段脊柱过度屈曲以达到复位目的。这种徒手牵引手法多在推拿治疗腰椎间盘突出症和椎管狭窄症中配合使用。

(二) 骨盆重锤牵引

1. 牵引体位 患者仰卧硬板床或普通病床,小腿处垫高,呈屈髋、屈膝约 90°。骨盆牵引带固定于腰部(髂嵴上方),牵引带两端连接牵引绳分别通过安装在足端床头的滑轮装置悬挂重量。两个滑轮的高度距床面 15~20cm,间距与人体宽度相近。该方法适用于需要长时间持续牵引的绝对卧床患者,也可以在病房、家庭或缺乏牵引设备的环境下使用。

2. 牵引重量 一般为每侧 10~15kg。首次牵引从每侧 5kg 开始,两侧共 10kg;以后根据患者的治疗反应每 1~3d 增加 1~2kg,最后达到合适的重量。

3. 牵引时间 每牵引 1h,休息 20min。待患者适应后逐渐延长牵引持续时间。夜间停止牵引,以利睡眠。

4. 临床应用 适合于较轻的腰椎疾病。要根据病情不同和个体差异,选择不同的牵引重量和时间组合。通过调节滑轮与床面的高度可调节牵引作用力的角度。绝对卧床患者的长时间牵引,要防止压疮形成。牵引时双侧髂前上棘、股骨粗隆部放置棉垫以保护皮肤。

(三) 斜位自重牵引

利用患者自身腰部以下或以上的体重进行牵引,方法简便,易于掌握。有两种体位的牵引方法。

1. 头高足低位牵引 患者仰卧于倾斜的床板上,胸腰部用胸肋牵引带固定于床头两侧,腰部及下肢不固定,利用腰部以下的自身重量进行牵引。初次牵引时从床面与水平面夹角30° 开始,以后每天增加 5°,一般 8~10d 倾角可达 70°~90°。牵引时间一般比较长,每天牵引 4h。该方法仅适合不方便去医院治疗的患者做家庭牵引。

2. 头低足高位牵引 患者头低足高俯卧于倾斜的床板上,双踝固定于斜板上端,利用腰部以上自身重量对腰椎进行牵引。牵引可从床面与水平面夹角30° 开始,逐渐增加至 70°~90°。每日 1 次,每次 30~60min。牵引过程中还可用双手支撑,做腰部旋转、后伸屈曲等动作,以增强牵引效果。该方法多在医院治疗室或有治疗师在场的情况下进行。老年人或伴有心、脑血管疾病患者慎用此法,避免发生意外。

(四) 电动骨盆牵引

以电动牵引装置提供牵引动力替代重锤进行腰椎牵引。可精确地设定重量和时间组合,作持续的或间歇的腰椎牵引。

1. 牵引体位与角度 患者可取仰卧位或俯卧位,胸肋带和骨盆带分别固定于季肋部和骨盆髂嵴上方。通过调整骨盆牵引带两侧牵引绳位置,可以调节腰椎牵引作用力的角度。如牵引力点靠近腹侧则骨盆倾角减小,而使腰椎曲度加大;力点靠近腰背侧则骨盆倾角加大,腰椎曲度变小。俯卧位牵引时牵引力点稍偏向于臀部(背侧),有助于腰椎的充分伸展,减小腰椎生理曲度,扩大椎间孔。

(1)仰卧位牵引:双下肢伸直平卧牵引使腰椎伸展,有利于牵引力更好地作用于腰椎上段病变部

0605

图片:腰椎骨盆重锤牵引

笔记

119

位。而屈髋、屈膝 90° 时使腰椎前凸变平处于中立位,牵引力主要作用于腰椎下段,在此体位下的牵引可更充分地放松腰部肌肉,使腰椎生理前屈变平,牵引力更容易作用于椎体后侧的病变部位,产生更好的治疗效果(图 6-9)。

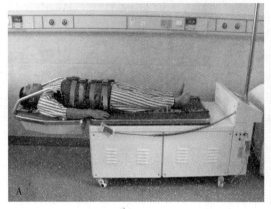
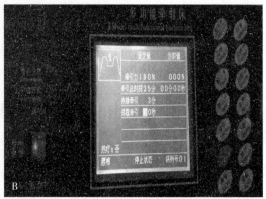

A. 仰卧位;B. 牵引参数。

图 6-9　腰椎电动骨盆牵引

(2)俯卧位牵引:俯卧位牵引使腰椎伸展,腹部垫枕使腰椎前凸变平 / 中立位,通过所垫枕头的高低来调节腰椎屈曲的大小。疼痛导致伸展活动受限时,可选择使腰椎生理前凸变平的体位进行牵引;而伸展运动使疼痛缓解时,可选择伸展位牵引。在俯卧位牵引下可同时实施脊柱按压或踩跷等操作手法。

2. 牵引参数　具体设置及其调节如下:

(1)牵引重量:为自身体重的 30%~80%,可逐渐增加至 100%,最大不能超过体重。持续牵引的重量可从 10~20kg 开始,间歇牵引重量可从 20~30kg 开始。待患者适应后可逐渐增加重量和时间,当症状改善时,以此重量维持牵引。

(2)牵引时间:一次牵引时间为 20~30min,轻重量牵引时持续时间可适当延长,大重量牵引时持续时间可酌情缩短。间歇牵引的牵引力、牵引时间、间断时间可预先设置,如牵引 1~3min,间歇 10~30s,节律性牵拉、放松,周期性反复多次进行,直至牵引治疗结束;每天 1~2 次,10 次为一个疗程,一般 1~2 个疗程。

3. 临床应用　电动骨盆牵引是临床最常用的腰椎牵引方式。主要用于急性腰椎间盘突出症、腰椎关节紊乱或各种类型的急慢性腰痛。牵引后在 2h 内腰部有不适感是正常的,为减轻患者牵引的治疗反应,应随时观察患者的反应并适时调整体位、重量和时间,如出现严重不适,应该停止治疗并给予相应处理。牵引后不要马上站立,应该稍做休息后佩戴围腰慢慢下床,平卧休息 2h 以上。骨盆牵引适合于有神经根性腰痛的患者,单纯性腰痛如不伴有坐骨神经痛,则不建议牵引,因为牵引后还会引起腰痛。

(五)三维多功能牵引

三维多功能牵引又称屈曲旋转快速牵引,在沿脊柱轴向牵引力的基础上,增加了屈曲、旋转动作瞬间同时完成;是近年来发展起来的一种有别于传统牵引的方法。微型电子计算机控制高亮数码管显示牵引力、牵引时间、松弛力、牵引步数、牵引周期数、治疗时间。轻触键盘操作,三重安全保护(图 6-10)。

三维牵引床由微型电子计算机控制部分和床体部分组成,三维旋转可在 −30°~+30° 间连续摇摆或任意位置牵引,可自动复位至水平状态。控制箱将输入

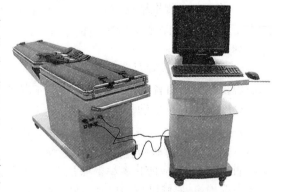

图 6-10　腰椎三维多功能牵引

的参数传递给治疗床,由液压传动装置控制,使床体完成各种设定动作。床体的胸腰板可向头端移动,臀腿板可以屈曲和旋转。牵引力可随牵引时受到的阻力(来自患者腰部肌肉和韧带的抵抗力)而自动调节,这样既可达到规定的分离距离,又不会出现牵伸过度。

1. 牵引体位　患者俯卧在牵引床上,暴露腰部,使腰部病变部位与两板之间的间隙相对应,胸部和臀部分别固定于牵引床的胸背板和臀腿板。

2. 牵引参数　具体设置及其调节如下:

(1)牵引参数:依据患者性别、年龄、身体状况、症状、体征及影像学检查结果设定牵引参数。患者俯卧位,一般腰椎前屈 $10°\sim16°$,旋转 $12°\sim15°$。治疗师站立于患者患侧,用手指或手掌根按压于患部上一棘突,另一手叠压其上,使力的作用点更加集中于治疗部位。准备好后,脚踏控制开关,启动牵引治疗程序。牵引时多向患侧旋转,可先向患侧旋转再向健侧旋转。治疗师双手同时下推、旋转、按压,可重复 $1\sim2$ 次。

(2)牵引后处理:牵引后患者平卧硬板床 3d,腰部用围腰制动。同时辅以非甾体抗炎药,也可加用 20% 甘露醇 250ml、地塞米松 $5\sim10mg$ 静脉滴注,每天 1 次,连用 3d,以消除炎症、减轻反应性水肿。3d 后重新评估,根据需要可配合物理因子或按摩治疗,以巩固疗效。一般只需牵引 1 次,若需再次牵引可于 1 周后进行。

(3)临床应用:三维多功能牵引具有定时、定量、定角度等优点,可以解决人工复位和轴向牵引不能解决的难题,从而提高了非手术治疗腰椎间盘突出症的治愈率;但是必须严格掌握适应证和禁忌证。治疗膨出型腰椎间盘突出症效果较好,但需要配合休息、避免弯腰并增强腰背肌力量以减少复发。对突出较大、边界不清或已有髓核游离者慎用,防止出现马尾综合征。对老年人和骨质疏松患者用轻重量的电动牵引为宜。

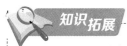

腰椎自我悬吊牵引

腰椎自我悬吊牵引的方法如同攀单杠运动,故又称为攀单杠牵引。患者双手拉住铁杠,双足离地悬空,或不离地,弯曲双膝关节,利用自身下坠的重量产生牵引作用;可以在双下肢挂上适当重量以加大牵引重量。可用于腰椎间盘突出症的青壮年男性患者,或仅有轻度椎间盘退化、关节突关节骨质增生的患者。

三、临床应用及注意事项

(一)临床应用

1. 适应证　适用于腰椎间盘突出症、腰椎小关节紊乱、腰椎管狭窄症、腰椎小关节滑膜嵌顿、腰椎滑脱、腰椎退行性疾病、无合并症的腰椎压缩性骨折、早期强直性脊柱炎等。可用于脊柱前凸、侧弯、后凸畸形,亦可用于腰扭伤、腰背肌筋膜炎、腰肌劳损。

2. 禁忌证　腰椎结核、脊髓疾病、肿瘤、有马尾神经综合征表现的腰椎管狭窄症、重度骨质疏松、严重高血压、椎板骨折、心脏病、出血倾向等。

(二)注意事项

1. 牵引前　向患者做好解释工作,消除患者紧张情绪,嘱其牵引时不要屏气或用力对抗。对进行屈曲旋转快速牵引者,需详细了解患者病情,最好与骨科医生共同制订治疗方案,以免造成损伤。高龄或体质虚弱者以电动牵引床轻度牵引为宜。牵引前可进行腰部热疗,有助于放松腰部肌肉,避免拉伤。

2. 牵引中　胸肋固定带和骨盆固定带要扎紧,但胸肋固定带安放的位置和松紧以不妨碍患者正常呼吸为度,同时应防止卡压腋窝,以免造成臂丛神经损伤。两侧牵引绳应对称,松紧一致。牵引时患者应取屈髋、屈膝卧位,以减少腰椎前凸,使腰部肌肉放松,腰椎管横截面扩大,有利于症状的缓解。牵引中或牵引后可配合其他治疗,如药物、物理因子或推拿手法等综合治疗,以增强疗效。牵引治疗期间需适当卧床或休息。

3. 牵引后　应缓慢去除牵引带，嘱患者继续平卧休息数分钟，再缓慢起身。必要时可佩戴围腰以巩固疗效。牵引过程中或牵引后，如果患者症状、体征加重，应减轻牵引重量或停止牵引。肥胖和呼吸系统疾病患者慎牵引。严重高血压、孕妇、心脏病患者禁牵引。

四、不良反应及预防措施

（一）较大的牵引重量易产生晕厥

较大重量（>50% 体重）的腰椎牵引可能会产生危险，特别是肥胖患者会有晕厥的倾向。推测晕厥可能是胸廓及骨盆牵引带在牵引时压迫胸、腹部使静脉回流受限、吸气减少所致。因此，应严格控制腰椎牵引的重量，尤其是肥胖患者。

（二）倒立牵引可使患者血压升高

倒立牵引可使患者收缩压和舒张压显著升高，青光眼和视网膜脱离者应禁止使用。此外，倒立牵引还有可能造成眶周、咽部的瘀点，持续性头痛，视物模糊，角膜接触镜佩戴不适等不良反应。

（三）伴有呼吸系统疾病者可能出现呼吸不适体征

伴有呼吸系统疾病的患者可能在最初的几次腰椎牵引时出现呼吸不适的体征。Quian 在应用吸气量、潮气量、呼气率等 3 项测量指标进行对照比较的研究结果证实了腰椎牵引对呼吸的影响。结果表明在使用胸廓牵引带、50% 体重牵引重量时吸气量、潮气量显著高于后两者。

第四节　四肢关节牵引技术

四肢关节牵引技术是将挛缩关节的近端肢体固定于特制的支架或四肢牵引装置，在远端肢体的远端按所需的方向施加重量进行牵引，从而达到牵伸关节或增大关节生理运动范围的一种牵引技术。

一、四肢关节牵引的治疗作用

1. 放松痉挛的肌肉，保持肌肉休息状态的长度。

2. 利用牵引的重力，使挛缩和粘连的纤维产生更多的塑性延长，从而使病损关节恢复到正常或接近正常的活动范围。

3. 治疗与预防肌肉、韧带和关节囊挛缩及粘连形成，恢复和保持关节的正常活动范围。

二、常用的基本方法

1. 牵引方法　将挛缩关节的近、远端肢体固定于支架或特定牵引器具的相应位置，设置牵引参数，启动电动牵引，或在远端肢体上按需要的方向施加重力进行牵引。不同的关节及相同关节不同方向的牵引可依次进行（图 6-11）。

2. 牵引体位　根据病损关节部位的不同，可取仰卧位、俯卧位或坐位等不同体位进行关节牵引。牵引时尽量使患者处于稳定、舒适、持久的体位，能充分放松局部肌肉。

3. 牵引重量　牵引力以引起一定的紧张感或轻度疼痛感觉，但不引起反射性肌肉痉挛为度，患者能从容忍受并完成治疗。牵引力量应稳定而柔和，从小重量、间歇性牵引过渡到持续牵引。

4. 牵引时间　每次 10~20min，使挛缩的肌肉和受限的关节缓缓地伸展开，每日至少 1~2 次，有条件者还可增加次数。

5. 牵引疗程　取决于每次牵引的效果，只要牵引后肌肉紧缩或关节活动受限再现，则均可考虑再行牵引。

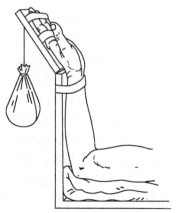

图 6-11　简易制作牵引架

三、临床应用

(一) 适应证

四肢骨折、脱位后关节功能障碍；软组织损伤性骨化(骨化性肌炎)；关节附近烧伤后瘢痕粘连；肌肉韧带外伤手术后软组织挛缩；稳定期，前臂缺血性肌挛缩和小腿骨筋膜间室综合征的恢复期。

(二) 禁忌证

新近骨折后；关节内及其周围的炎症或感染；骨性关节强直；关节运动或肌肉拉长时疼痛剧烈；有血肿或其他组织损伤征兆时。

四、注意事项

1. 牵引前　详细阅读牵引设备操作手册，了解设备性能、特点及注意事项。根据患者个体情况设定牵引参数。牵引前先采取局部热疗或热敷，使挛缩关节周围的软组织放松，提高牵引效果。牵引局部需要暴露，衣着应舒适、宽松，以免限制肢体的牵引。

2. 牵引中　患者局部应尽量放松，避免和牵引力对抗。牵引力不能强迫关节超过其正常的关节活动度，避免用较大的力量牵引长期制动的肌肉和结缔组织。发生运动的关节之间要加以固定保护，对存在骨质疏松的患者操作要小心。牵引时受力部位应有衬垫保护，以免出现压疮。避免牵引水肿组织和过度牵引无力的肌肉。

3. 牵引治疗后　要询问、观察治疗后的反应，如出现疼痛、肿胀加重，特别是关节周围温度增高要及时减轻牵引重量，预防过度牵引而导致骨化性肌炎的发生。关节功能牵引亦可作为关节主动运动、被动运动等功能训练的准备。

当挛缩或缩短的软组织替代正常结构对关节起稳定作用时，或当挛缩或缩短的软组织有增大功能能力作用时(尤其是瘫痪或严重肌无力患者)，关节牵引必须慎重或不适宜。

五、持续皮肤牵引和持续骨牵引

(一) 持续皮肤牵引

持续皮肤牵引简称皮牵引，是利用宽胶布或乳胶海绵条粘贴于患肢皮肤上，通过滑轮装置，施加持续牵引力来对抗患肢肌肉的力量，以达到治疗目的。

首先清洁治疗部位的皮肤，涂以苯甲酸酊，然后根据患肢需要剪取一定长度的胶布条并将其反折呈U形，两端剪开，呈扇形平贴于患肢两侧，外加绷带包扎。在胶布条中心部位应事先安置方形的扩张板。牵引绳即固定在扩张板上，通过滑轮施加牵引力。

对胶布过敏者可用乳胶海绵条替代胶布条，将8mm厚、表面粗糙的乳胶海绵裁成8cm宽、26cm长的海棉条，用针线缝在稍宽一些的白布条两端，白布条中间留下36cm长的空隙，空隙正中做一口袋，插入一块扩张板，板正中戳一个洞，连接一条牵引绳，将两乳胶海棉条安放在患肢内、外两侧皮肤表面，然后用绷带自上而下适度包裹，拉紧扩张板上的牵引绳，悬挂重量，做持续皮肤牵引。

牵引重量和时间：重量一般不超过5kg，时间一般为2~3周。

(二) 持续骨牵引

持续骨牵引是通过贯穿骨端松质骨内的骨圆钉、不锈钢针等通过滑车装置，在肢体的远端施加持续牵引，以对抗患肢肌肉的牵引力。持续骨牵引操作一般在骨科进行。

(三) 临床应用及注意事项

皮牵引和骨牵引常与牵引支架同时使用，牵引可使患肢各关节处于肌松弛位，除复位作用外，还可防止骨折复位再发生成角、旋转和缩短等移位，并因骨折周围的肌肉被牵紧，形成围绕在骨折四周的压力，使骨碎片靠拢，从而达到固定的目的。

应用持续牵引时，必须按患者的年龄、性别、肌肉发达程度和软组织损伤的情况，随时调整牵引的重量。在持续牵引过程中，鼓励患者进行患肢肌肉等长收缩，预防肌肉萎缩，鼓励其他肢体主动运动，保持关节活动度。患者可取半卧位，进行呼吸功能训练，维持心肺功能正常。

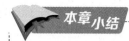 **本章小结**

　　牵引技术主要是通过牵拉肢体和脊柱,借助软组织的牵伸来治疗脊柱、四肢骨关节功能障碍和挛缩畸形,包括颈椎、腰椎牵引技术和四肢关节牵引技术;颈椎、腰椎牵引技术常用的牵引方法有滑轮重锤牵引、身体自重牵引、徒手牵引、电动牵引,其中电动牵引在临床上广泛应用;在牵引前,应根据患者身体状况、实验室检查结果及影像学资料等选择适应证,排除禁忌证,对适宜进行牵引的患者科学设置牵引体位及各项参数;参数包括牵引角度、重量、时间和模式,在牵引治疗过程中,上述参数可根据患者牵引后症状变化进行适时调整,为了使牵引取得良好效果,在牵引前应向患者及家属交代牵引中及牵引后的注意事项;为防止牵引过程中发生不良反应,牵引前应做好相关预防措施。

(黄玲)

思考题

1. 请回答牵引技术的治疗作用是什么?
2. 请回答颈椎牵引技术的注意事项有哪些?
3. 请回答如何防止腰椎牵引过程中不良反应的出现?
4. 张先生,47岁,因"腰背持续性钝痛半年余,加重一周"来院就诊;患者从事搬运工作15年余,半年前因"感冒"咳嗽后出现腰背疼痛,呈持续性钝痛,平卧时减轻,站立时加剧,疼痛向左侧大腿及小腿后侧放射,咳嗽、打喷嚏、排便时疼痛加重;一周前,因便秘、用力排便后上述症状进一步加重。查体:T 36.8℃,P 78次/min,R 18次/min,BP 110/72mmHg,急性病容,头颅五官未见畸形,双侧胸廓对称,双肺呼吸音清晰,心率78次/min,律齐,各瓣膜听诊区未闻及病理性杂音,腹部稍膨隆,生理反射存在。专科检查:腰椎前屈、旋转及侧向活动明显受限,L_{4-5}棘突、棘突间隙及棘突旁压痛明显,直腿抬高试验及加强试验阳性,屈颈试验阳性。腰椎MRI示:L_{4-5}椎间盘膨出。将为张先生行电动骨盆牵引,问题与思考:
(1)请问应采用何种牵引体位?
(2)请制订牵引重量及时间。
(3)牵引中及牵引后应注意什么?

扫一扫,测一测

思路解析

学习目标

1. 掌握：平衡的定义与分类；协调的定义与分类；平衡和协调的训练方法。
2. 熟悉：平衡与协调功能的评定。
3. 了解：平衡和协调的维持机制。
4. 能够运用该技术对平衡和／或协调功能有障碍的患者实施康复训练。

平衡和协调都属于运动功能的范畴。许多疾病都会导致平衡和协调功能障碍，最常见的是中枢神经系统疾病，如脑卒中、脑外伤、小儿脑瘫、脊髓损伤，帕金森病或帕金森综合征等，其他如骨科疾病、外周神经系统疾病等也会影响平衡与协调功能。

第一节　概　　述

临床上如果发现平衡功能和协调功能出现障碍，要对其进行积极的治疗，而治疗方法应是综合性的，除了针对病因进行药物或手术等治疗外，最为直接、有效的治疗就是进行平衡功能训练和协调功能训练。要更好地掌握平衡功能训练和协调功能训练的方法，首先要对平衡和协调的定义、分类、维持机制和评定方法等知识有所了解。

一、平衡

（一）平衡的定义与分类

1. 定义　平衡（balance，equilibrium）在力学上是指物体所受到来自各个方向的作用力与反作用力大小相等，使物体处于一种稳定的状态（即牛顿第一定律）。人体平衡比自然界物体的平衡复杂得多，平衡在临床上是指身体所处的一种姿势状态，并能在运动或受到外力作用时自动调整并维持姿势的一种能力。

2. 分类　人体平衡可以分为以下两大类：

（1）静态平衡（static balance）：指的是人体或人体某一部位处于某种特定的姿势，例如坐或站等姿势时保持稳定的状态。

（2）动态平衡（dynamic balance）：①自动态平衡，指的是人体在进行各种自主运动，例如由坐到站或由站到坐等各种姿势间的转换运动时，能重新获得稳定状态的能力；②他动态平衡，指的是人体对外界干扰，例如推、拉等产生反应，恢复稳定状态的能力。

3. 平衡反应（balance reaction）　指当平衡状态改变时，机体恢复原有平衡或建立新平衡的过程。

(1)一般平衡反应：平衡反应能力的强弱表现在反应时间和运动时间两方面。反应时间是指从平衡状态的改变到出现可见运动的时间；运动时间是指从出现可见运动到动作完成、建立新平衡的时间。

平衡反应形成有一定的规律，通常在出生 6 个月时形成俯卧位平衡反应，7~8 个月形成仰卧位和坐位平衡反应，9~12 个月形成蹲起反应，12~21 个月形成站立反应。平衡反应虽然是一种自动反应，但是若经过有意识的训练，平衡能力可以明显地提高。

(2)保护性伸展反应：是指当身体受到外力作用而偏离原支撑点时，身体所发生的一种平衡反应，表现为上肢和 / 或下肢伸展，其作用在于支持身体，防止摔倒。

(3)跨步及跳跃反应：是指当外力使身体偏离支撑点或在意外情况下，为了避免摔倒或受到损伤，身体顺着外力的方向快速跨出一步，以改变支撑点，建立新平衡的过程，其作用是通过重新获取新的平衡，来保护自己避免受到伤害。

(二) 平衡的维持机制

人体平衡能力主要依赖于视觉、前庭器官、本体感受系统的信息输入和神经中枢对其信息的整合与对运动效应器的控制。

1. 感觉输入　正常情况下，人体通过视觉、躯体觉、前庭觉的传入来感知站立时身体所处的位置及与地球引力和周围环境的关系。因此，适当的感觉输入，特别是躯体、前庭和视觉信息对平衡的维持和调节具有前馈（feed forward）和反馈（feedback）的作用。

2. 中枢整合　3 种感觉信息输入在包括脊髓、前庭核、内侧纵束、脑干网状结构、小脑及大脑皮质等多级平衡觉神经中枢中进行整合加工，并形成产生运动的方案。

3. 运动控制（输出）　中枢神经系统在对多种感觉信息进行分析整合后下达运动指令，运动系统以不同的协同运动模式控制姿势变化，将身体重心调整回到原来的范围内或重新建立新的平衡。包括踝调节、髋调节及跨步调节机制。

(1)踝调节（ankle strategy）：是指人体站在一个比较坚固和较大的支持面上，受到一个较小的外界干扰（如较小的推力）时，身体重心以踝关节为轴进行前后转动或摆动（类似钟摆运动），以调整重心，保持身体的稳定性。例如：当人站在地毯上时，如突然有人向后拉地毯，则身体将有向前倾倒的倾向，以上反应也称为踝对策。

(2)髋调节（hip strategy）：正常人站立在较小的支持面上（小于双足面积），受到一个较大的外界干扰时，稳定性明显降低，身体前后摆动幅度增大。为了减少身体摆动，使重心重新回到双足的范围内，人体通过髋关节的屈伸活动来调整身体重心和保持平衡。这种依靠髋活动的对策也称为髋对策。

(3)跨步调节（stepping strategy）：当外力干扰过大，使身体的摇动进一步增加，重心超出其稳定极限，髋调节机制不能应答平衡的变化时，人体启动跨步调节机制，自动地向用力方向快速跨出或跳跃一步，来重新建立身体重心支撑点，为身体重新确定稳定站立的支持面，避免摔倒。以站在地毯上的人为例，如有人向后拉地毯的幅度过大，站立者将向前扑倒，此时踝关节已不能克服，只得主动迈出一步以免失去平衡，此为迈步对策。

此外，前庭神经系统，内侧纵束向头部投射影响眼肌运动，经前庭脊髓通路向尾端投射维持躯干和下肢肌肉兴奋性，经 γ 运动纤维传出的冲动调整梭内肌纤维的紧张性；而经运动纤维发放的冲动调整骨骼肌的收缩，使骨骼肌保持适当的肌张力，能支撑身体并能抗重力运动，但又不会阻碍运动。交互神经支配或抑制可以使人体能保持身体某些部位的稳定，同时有选择性地运动身体的其他部位，产生适宜的运动，完成大脑所制订的运动方案，其中静态平衡需要肌肉的等长运动，动态平衡需要肌肉的等张运动。上述几方面的共同作用结果，使得人体保持平衡或使自己处于一种稳定的状态。

(三) 平衡的影响因素

1. 生物力学机制对平衡功能的影响

(1)重心（center of gravity，COG）：经过人体重心所作的垂线，必须落在支撑面的范围内才有可能保持平衡，否则将不利于平衡。重心越低，越容易保持平衡；重心越高，越难保持平衡。

(2)平衡角（equilibrium angle）：重心垂直投影线和重心与支撑面边缘相应点连线的夹角，此夹角越大，平衡越佳，反之则越差。

（3）支撑面（support surface）：人体在各种体位（卧、坐、站立、行走）时能稳定地支持身体的重量所依靠的接触面。坐位时与接触物之间的面积或站立时两足之间的面积为支撑面积，支撑面大、硬、平整时利于保持平衡，小、软、不平时则不利于平衡。支撑面的稳定性对平衡功能也具有一定的影响。

2. 生理学机制对平衡功能的影响

（1）与平衡有关的感觉的作用：视觉、本体感觉、前庭感觉与平衡有重要关系。正常在睁眼时控制平衡以本体感觉和视觉为主，反应灵敏，而在闭目时则需依靠前庭感觉，但反应不如躯体感觉、视觉灵敏。

（2）与平衡有关的运动控制系统：主要有牵张反射、不随意运动和随意运动3个系统。运动控制系统功能下降，则平衡功能下降。

（四）平衡的评定

平衡的评定包括主观评定和客观评定两方面。主观评定以观察和量表为主，客观评定主要是指平衡测试仪评定。

1. 观察法　观察坐、站和行走等过程中的平衡状态。

2. 量表法　虽然属于主观评定，但由于不需要专门的设备，评定简单，应用方便，临床仍普遍使用。信度和效度较好的量表主要有 Berg 平衡量表（Berg balance scale），Tinnetti 量表（performance-oriented assessment of mobility）以及"站起—走"计时测试（the timed "Up & Go" test）。

3. 平衡测试仪　是近年来国际上发展较快的定量评定平衡能力的一种测试方法，其种类包括 Balance Performance Monitor（BPM），Balance Master，Smart Balance，Equitest 等。平衡测试仪能精确地测量人体重心位置、移动的面积和形态，评定平衡功能障碍或病变的部位和程度，其结果可以保存，不仅可以定量评定平衡功能，还可以明确平衡功能损害的程度和类型，有助于制订治疗和康复措施，评价治疗和康复效果，同时，平衡测试仪本身也可以用作平衡训练，因此，临床应用范围广泛。

平衡的具体评定方法详见本套教材《康复评定技术》中有关内容。

（五）平衡训练原则

1. 循序渐进

（1）支撑面由大到小（图7-1）：训练时支撑面积逐渐由大变小，即从最稳定的体位逐步过渡到最不稳定的体位。开始时可以在支撑面积较大或使用辅助器具较多的体位进行训练，当患者的稳定性提高后，则减小支撑面积或减少辅助器具的使用。例如，开始时进行坐位训练，再逐步过渡至站位，站位训练时两足之间距离逐渐变小至并足，然后单足站立再到足尖站立，逐渐增加平衡训练的难度。开始训练时除了支撑面由大变小外，还应由硬而平整的支撑面逐步过渡到软而不平整的支撑面下进行。例如，开始时在治疗床上进行训练，平衡功能改善后，过渡到软垫上（图7-2）和治疗球上训练（图7-3）。

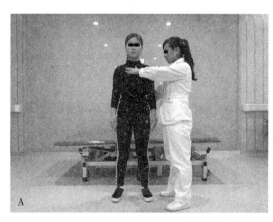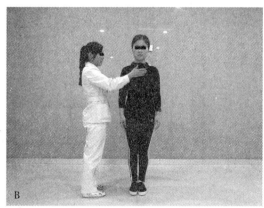

图 7-1　不同大小支撑面上的训练

（2）重心由低到高：仰卧位→前臂支撑下的俯卧位→肘膝跪位→双膝跪位→跪坐位→坐位→站立位，这样重心由低到高，逐渐增加平衡训练的难度。

（3）从睁眼到闭眼：视觉对平衡功能有补偿作用，因而开始训练时可在睁眼状态下进行，当平衡功能改善后可增加训练难度，在闭眼状态下进行。

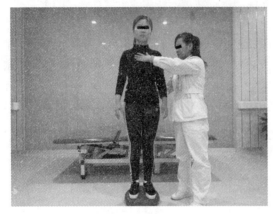
图 7-2 软垫运动训练

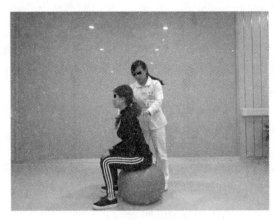
图 7-3 Bobath 球训练

（4）从静态平衡到动态平衡：首先恢复患者保持静态平衡的能力，即能独自坐或独自站。静态平衡需要肌肉的等长收缩，因此可以通过训练维持坐或站立的躯干肌肉保持一定的肌张力来达到静态平衡。当患者具有良好的静态平衡能力之后，再训练动态平衡。动态平衡需要肌肉的等张收缩。在动态平衡的训练过程中，应先训练自动态平衡。即让患者在坐位和站立位上完成各种主动或功能性活动，活动范围由小到大。

当患者对自动态平衡有较好的反应后，最后训练其动态平衡，即当患者能保持独自坐或独自站立时，治疗人员从前面、后面、侧面或在对角线的方向上推或拉患者，将患者被动地向各个方向推动，使其失去静态平衡的状态，以诱发其平衡反应，然后让患者回到平衡的位置上。患者在动态平衡训练中要掌握好力度，逐渐加大，以防出现意外。

（5）逐渐增加训练的复杂性：平衡反应的训练可在床、椅、地面等稳定的支撑面上，也可在摇板、摇椅、滚筒、大体操球等活动的支撑面上。一般先在稳定的支撑面上，后在活动的支撑面上。为增加难度，可在训练中增加上肢、下肢和躯干的扭动等（图 7-4）。

2. 综合训练　存在平衡功能障碍的患者往往同时具有肌力、肌张力、关节活动度或步态等异常，如果是脑卒中或脑外伤的患者还可能存在认知、言语等功能障碍，因此，在平衡训练同时，也要进行肌力、言语、认知、步态等综合性训练，如此也能促进平衡功能的改善，促进患者各项功能的恢复。

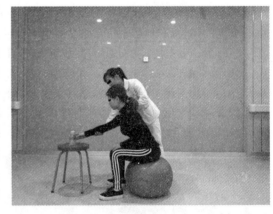
图 7-4 上肢配合的平衡训练

3. 注意安全　训练平衡功能的原则是在监护下，先将患者被动地向各个方向移动到失衡或接近失衡的点上，然后让他自行返回中位或平衡的位置上。训练中要注意从前面、后面、侧面或在对角线的方向上推或拉患者，让他达到或接近失衡点；要密切监控以防出现意外，但不能扶牢患者，否则患者因无需做出反应而失去效果；一定要让患者有安全感，否则因害怕而诱发全身痉挛出现联合反应，加重病理模式。

总而言之，在注意安全性的前提下，因人而异，循序渐进，逐渐增加训练的难度和复杂性，逐步改善平衡功能。

二、协调

（一）定义

协调（coordination）是指人体产生平滑、准确、有控制地运动的能力。所完成运动的质量应包括按照一定的方向和节奏,采用适当的力量和速度,达到准确的目标等几方面。协调与平衡密切相关。协调功能障碍又称为共济失调(dystaxia)。

（二）分类

小脑、脊髓和锥体外系共同参与而完成精确的协调运动,因此根据中枢神经系统的病变部位不同而将共济失调分为以下 3 种类型:小脑性共济失调、大脑性共济失调和感觉性共济失调。

1. 小脑性共济失调　小脑是重要的运动调节中枢,其主要功能是维持身体的平衡、调节肌张力和随意运动,因此小脑的损伤除了出现平衡功能障碍外,还可出现共济失调。共济失调是小脑病变的主要症状,急性小脑病变(如脑卒中、炎症)因无代偿,临床症状较慢性病变更为明显。小脑半球损害导致同侧肢体的共济失调。患者由于对运动的速度、力量和距离的控制障碍而产生辨距不良和意向性震颤,上肢较重,动作愈接近目标震颤愈明显,并有快速及轮替运动异常,字愈写愈大(大写症);在下肢则表现为行走时的酩酊步态。

2. 大脑性共济失调　额桥束和颞枕桥束是大脑额、颞、枕叶与小脑半球的联系纤维,其病变可引起共济失调,但较小脑病变的症状轻,可包括以下几种类型:

(1)额叶性共济失调:见于额叶或额桥小脑束病变。表现类似小脑性共济失调,如平衡障碍、步态不稳、对侧肢体共济失调,肌张力增高、腱反射亢进和出现病理征,伴额叶症状如精神症状、强握反射等。

(2)顶叶性共济失调:对侧肢体出现不同程度共济失调,闭眼时明显,深感觉障碍不明显或呈一过性。

(3)颞叶性共济失调:较轻,表现一过性平衡障碍,早期不易发现。

3. 感觉性共济失调　脊髓后索的病变会造成深感觉障碍,从而引起感觉性共济失调。此类患者的协调障碍主要表现为站立不稳,行走时迈步不知远近,落脚不知深浅,踩棉花感,并需要视觉补偿,常目视地面行走,在黑暗处则难以行走。检查时会发现振动觉、关节位置觉缺失,闭目难立(Romberg)征阳性。

（三）协调的维持机制

简单来说,保持人体协调与平衡一样,也需要 3 个环节的参与:感觉输入,中枢整合,运动控制。但与平衡有所不同,协调的感觉输入主要包括视觉和本体感觉,而前庭所起的作用不大;中枢的整合作用依靠大脑反射调节和小脑共济协调系统,其中小脑的协调系统起了更为重要的作用,小脑的损伤除了出现平衡功能障碍外,还可出现共济失调;运动控制要依靠肌群的力量。

以上 3 个环节共同作用,就可以保证协调功能的正常,无论哪一环节出现问题,都会导致协调功能障碍的产生。

（四）协调的影响因素

1. 与协调有关的感觉的作用　视觉、本体感觉与协调有重要关系。视觉对协调功能有补偿作用,本体感觉同样有益于协调的维持。

2. 与协调有关的运动控制系统　中枢神经系统和肌肉骨骼系统的功能越接近正常,则协调功能越接近正常。

3. 动作的频率　协调动作的频率越低,越易保持协调;反之,协调动作的频率越高,则越易失去协调性。

4. 其他因素　如精神、心理、认知和患者的主动性等。患者有抑郁或焦虑情绪会影响协调训练的效果,认知功能差则训练效果可能不明显,主动性差也会影响训练效果。

（五）协调的评定

主要是观察被测试对象,在完成指定的动作中有无异常。主要包括指鼻试验、指—指试验、轮替试验、示指对指试验、拇指对指试验、握拳试验、拍膝试验、跟—膝—胫试验、旋转试验和拍地试验等。这些试验主要观察动作的完成是否直接、精确,时间是否正常,在动作的完成过程中有无辨距不良、震颤或僵硬,增加速度或闭眼时有无异常。评定时还需要注意共济失调是一侧性或双侧性,什么部位最明显(头、躯干、上肢、下肢),睁眼、闭眼有无差别。

协调的具体评定方法详见本套教材《康复评定技术》中有关内容。

(六) 协调训练原则

协调训练的目的是改善动作的质量,即改善完成动作的方向和节奏、力量和速度,以达到准确的目标。其训练的基本原则:

1. 由易到难,循序渐进 先进行简单动作的练习,掌握后,再完成复杂的动作,逐步增加训练的难度和复杂性。

2. 重复性训练 每个动作都需重复练习,才能起到强化的效果,这种动作才能被大脑记忆,从而促进大脑的功能重组,而进一步改善协调功能。

3. 针对性训练 针对具体的协调障碍而进行针对性的训练,这样更具有目的性。

4. 综合性训练 协调训练不是孤立进行的,在进行针对性训练的同时,也需要进行相关的训练,如改善肌力的训练、改善平衡的训练等。

第二节 平衡功能训练

平衡训练方法比较多,掌握了这些方法,才能针对性地训练具有平衡功能障碍的患者。

一、平衡训练方法

平衡训练可以在不同的体位下进行,一般先从卧位(如前臂支撑下的俯卧位)开始。因为卧位的支撑面最大、最稳定,患者比较容易掌握平衡技巧。逐渐过渡到最不稳定的体位(如站立位)。训练顺序为:仰卧位→前臂支撑下的俯卧位→肘膝跪位→双膝跪位→半跪位→坐位→站立位。对于不同疾病的患者,其训练顺序具有个体化差异,但是不论在什么体位下训练,首先需要控制头部的稳定,其次是颈部和躯干肌肉的协同收缩,来保持躯干的稳定性。平衡训练还需要借助部分器械来进行,如平衡板、训练球或平衡仪等。按患者保持平衡的能力,可分为静态平衡训练、自动态平衡训练和他动态平衡训练。具体训练方法按体位顺序叙述如下:

(一) 仰卧位

仰卧位下的平衡训练主要是躯干的平衡训练,所采用的训练方法是桥式运动,其目的主要是训练腰背肌和提高骨盆的控制能力,诱发下肢分离运动,缓解躯干及下肢的痉挛,提高躯干肌肌力和平衡能力。故应鼓励患者于病情稳定后尽早进行桥式运动。

1. 患者仰卧位,双手放于体侧,或双手交叉十指相握,胸前上举,注意患手大拇指放在最上面,以对抗拇指的内收和屈曲,下肢屈曲支撑于床面。患者将臀部抬离床面,尽量抬高,即完成伸髋、屈膝、足平踏于床面的动作。

2. 在进行桥式运动时,患者两足间的距离越大,伸髋时保持屈膝所需的分离性运动成分就越多。双侧下肢同时完成此动作为双桥运动(图7-5),单侧下肢完成此动作为单桥运动(图7-6)。随着患者控制能力的改善,可逐渐调整桥式运动的难度,如由双桥运动过渡到单桥运动。

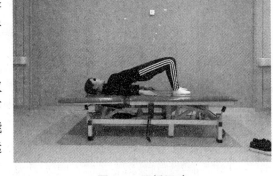

图7-5 双桥运动

3. 当患者不能主动完成抬臀动作时,可给予适当的帮助。治疗师可将一只手放在患者的患膝上,然后向前下方拉压膝关节,另一只手拍打患侧臀部,刺激臀肌收缩,帮助患髋伸展(图7-7)。

(二) 前臂支撑下的俯卧位

此种训练方法是上肢和肩部的强化训练及持拐步行前的准备训练。

1. 静态平衡训练 患者取俯卧位,前臂支撑上肢体重,保持静态平衡。开始时保持的时间较短,随着平衡功能的逐渐改善,保持时间达到30min后,再进行动态平衡训练(图7-8)。

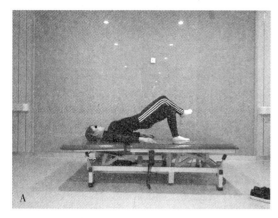
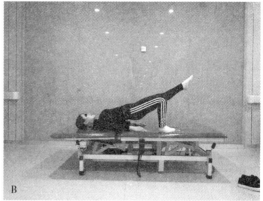

图 7-6　单桥运动

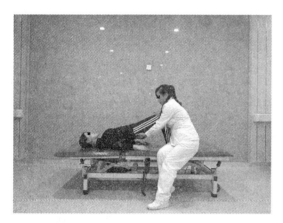

图 7-7　治疗师帮助下的桥式运动

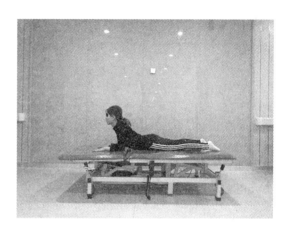

图 7-8　前臂支撑下俯卧位静态平衡训练

2. 自动态平衡训练　患者取俯卧位,前臂支撑上肢体重,自己向各个方向活动并保持平衡。

3. 他动态平衡训练　患者取俯卧位,前臂支撑上肢体重,治疗师向各个方向推动患者的肩部。训练开始时推动的力要小,使患者失去静态平衡的状态,又能够在干扰后恢复到平衡的状态,然后逐渐增加推动的力度和范围。

(三) 肘(手)膝跪位

1. 静态平衡训练(图 7-9)　患者取肘(或手)膝跪位,由肘部(或手)和膝部作为体重支撑点,在此体位下保持平衡。保持时间如果达到 30min,再进行动态平衡训练。

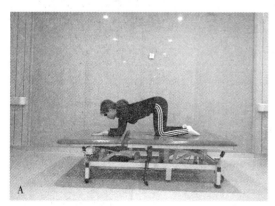
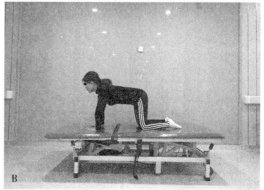

图 7-9　肘膝跪位下静态平衡训练

2.自动态平衡训练(图7-10)　患者取肘膝跪位。

(1)整体活动:患者自己向前、后、左、右各个方向活动身体并保持平衡,也可上、下活动躯干并保持平衡。

(2)肢体活动:然后可指示患者将一侧上肢或下肢抬起并保持平衡,随着稳定性的增强,再将一侧上肢和另一侧下肢同时抬起并保持平衡,如此逐渐增加训练的难度和复杂性。

3.他动态平衡训练　患者取手膝跪位,治疗师向各个方向推动患者,推动的力度和幅度逐渐由小到大。

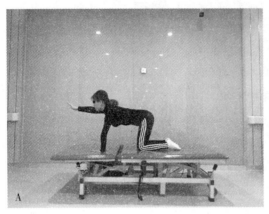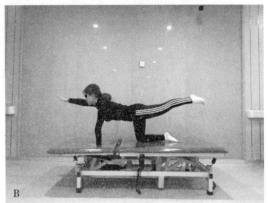

图7-10　肘膝跪位下自动态平衡训练

(四) 双膝跪位和半跪位

双膝跪位和半跪位主要适合于截瘫患者。双膝跪位平衡掌握后,再进行半跪位平衡训练。

1.静态平衡训练　患者取双膝跪位或半跪位,然后保持平衡。静态平衡保持达到30min后,可进行动态平衡训练。

2.自动态平衡训练　患者取双膝跪位或半跪位。

(1)向各个方向活动:患者自己向各个方向活动身体,然后保持平衡。

(2)抛接球训练:治疗师在患者的各个方向向患者抛球,患者接到球后,再抛给治疗师,如此反复。抛球的距离和力度可逐渐加大,以增加训练难度。

无论是患者自己活动还是抛接球训练,都可以先在治疗床上进行,然后在平衡板上进行,逐渐增加训练的复杂性。

3.他动态平衡训练(图7-11)　患者取双膝跪位或半跪位。

(1)治疗床上训练:患者跪于治疗床上,治疗师向各个方向推动患者。

(2)平衡板上训练:患者跪于平衡板上,治疗师向各个方向推动患者。由于平衡板会随着患者身体的倾斜而出现翘动,从而提供了一个活动的支持面,增加了训练的难度。

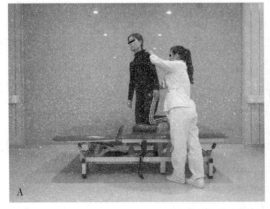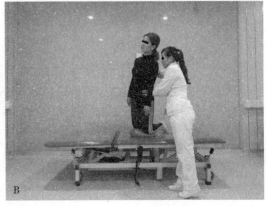

图7-11　软垫上他动态平衡训练

(五) 坐位

坐位平衡训练主要包括长坐位平衡训练和端坐位平衡训练,前者多适用于截瘫患者,后者多适用于偏瘫患者。

1. 长坐位平衡训练 临床中患者会根据自身的残疾情况而选用最舒适的坐姿。一般来说,截瘫患者多采用长坐位进行平衡功能训练。

(1)静态平衡训练:患者取长坐位,前方放一面镜子,治疗师于患者的后方,首先辅助患者保持静态平衡,逐渐减少辅助力量,待患者能够独立保持静态平衡30min后,再进行动态平衡训练。

(2)自动态平衡训练:患者取长坐位。

1)向各个方向活动:可指示患者向左右或前后等各个方向倾斜,躯干向左右侧屈或旋转,或双上肢从前方或侧方抬起至水平位,或抬起举至头顶,并保持长坐位平衡。当患者能够保持一定时间的平衡,就可以进行下面的训练。

2)触碰治疗师手中的物体:治疗师位于患者的对面,手拿物体放于患者的正前方、侧前方、正上方、侧上方、正下方、侧下方等不同的方向,让患者来触碰治疗师手中的物体。

3)抛接球训练:抛球、接球训练可进一步增加患者的平衡能力,也可增加患者双上肢和腹背肌的肌力与耐力。在进行抛接球训练时要注意从不同的角度向患者抛球,同时可逐渐增加抛球的距离和力度来增加训练的难度(图7-12)。

(3)他动态平衡训练:患者取长坐位。

1)治疗床上训练:患者坐于治疗床上,治疗师向侧方或前、后方推动患者,使患者离开原来的起始位,开始时推动的幅度要小,待患者能够恢复平衡,再加大推动的幅度。

2)平衡板上训练:患者坐于平衡板上,治疗师向各个方向推动患者。

2. 端坐位平衡训练 偏瘫患者多采用端坐位平衡训练。当患者能很好地保持端坐位平衡时,才能进行站立位的平衡训练,为步行做好准备。

由于脑卒中的偏瘫患者多年老体弱,突然从卧位坐起,很容易发生直立性低血压,患者出现头晕、

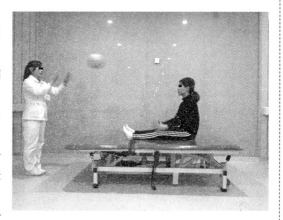

图7-12 抛接球训练

恶心、血压下降、面色苍白、出冷汗、心动过速、脉搏变弱等,严重者甚至休克。为预防突然体位变化造成的反应,可先进行坐起适应性训练。先将床头摇起30°,开始坐起训练,并维持15~30min,观察患者的反应,2~3d未有明显异常反应者即可增加摇起的角度,一般每次增加15°,如此反复,逐渐将床摇至90°。对一般情况良好的患者,可直接利用直立床,调整起立的角度,帮助患者达到站立状态。当患者经过上述训练后,则可以进行下面的训练。

(1)静态平衡训练:患者取端坐位,开始时可辅助患者保持静态平衡,待患者能够独立保持静态平衡一定时间后,再进行动态平衡训练。

(2)自动态平衡训练:患者取端坐位。

1)向各个方向活动:可指示患者向各个方向活动,侧屈或旋转躯干,或活动上肢的同时保持端坐位平衡。

2)触碰治疗师手中的物体:治疗师位于患者的对面,手拿物体放于患者的各个方向,让患者来触碰治疗师手中的物体。

3)抛接球训练:治疗师要注意从不同的角度向患者抛球,并逐渐增加抛球的距离和力度。

可以让患者先在治疗床上自己活动,触碰治疗师手中的物体或与治疗师抛接球。平衡功能改善后,再坐在平衡板或治疗球上,在活动的支撑面上训练,增加训练难度,这样有利于平衡功能的进一步改善。

(3)他动态平衡训练:患者取端坐位。

1)治疗床上训练:患者坐于治疗床上,治疗师向各个方向推动患者,推动的力度逐渐加大,患者能

够恢复平衡和维持端坐位。

2)平衡板上训练:患者坐于治疗板上,治疗师向各个方向推动患者。

3)训练球上训练:患者坐于训练球上,治疗师向各个方向推动患者。因为治疗球支撑体重,是一个活动的而且较软的支撑面,更难保持平衡,从而增加了训练的难度(图7-13)。

(六)站立位

患者的坐位平衡改善后,就可以进行站立位平衡训练。无论是偏瘫、截瘫还是其他情况引起的平衡功能障碍,进行站立位的平衡训练都是为步行做好准备,并最终达到步行的目的。

1. 静态平衡训练 先进行辅助站立训练,然后进行独立站立训练。

(1)辅助站立训练:在患者尚不能独立站立时,需首先进行辅助站立训练。可以由治疗师扶助患者,也可以由患者自己扶助肋木、助行架、手杖或腋杖等,或者患者站于平行杠内扶助步行(图7-14)。

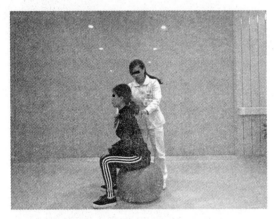

图7-13 Bobath球他动态平衡训练

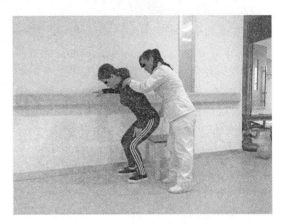

图7-14 辅助站立训练

当患者的静态平衡稍微改善后,则可以减少辅助的程度,如由两位治疗师扶助减少为一位治疗师扶助,或由扶助助行架改为扶助四脚拐,由四脚拐改为三脚拐,再改为单脚拐。当平衡功能进一步改善,不需要辅助站立后,则开始进行独立站立平衡训练。

(2)独立站立训练:患者面对镜子保持独立站立位,这样在训练时可以提供视觉反馈,协助调整不正确的姿势。独立站立并可保持平衡达到一定的时间,就可以进行自动态站立平衡训练。

2. 自动态平衡训练 患者仍需要面对镜子站立,治疗师站于患者旁边。自动态平衡的训练方法较多,具体如下:

(1)向各个方向活动:站立时足保持不动,身体交替向侧方、前方或后方倾斜并保持平衡;身体交替向左右转动并保持平衡。

(2)左右侧下肢交替负重:左右侧下肢交替支撑体重,每次保持5~10s,治疗师需特别注意监护患者,以免发生跌倒,也需注意矫正不正确的姿势。

(3)太极拳云手式训练:可以采用太极拳的云手式进行平衡训练。云手式是身体重心一个连续的前后左右转移过程,同时又伴随上肢的运动,因而是一个训练平衡的实用方法(图7-15)。

(4)触碰治疗师手中的物体:治疗师手拿物体,放于患者的正前方、侧前方、正上方、侧上方、正下方、侧下方等各个方向,让患者来触碰物体。

(5)抛接球训练:在进行抛接球训练时可以从不同的角度向患者抛球,同时可逐渐增加抛球的距离和力度来增加训练难度。

(6)伸手拿物:拿一物体放于地面上距离患者不同的地方,鼓励患者弯腰伸手去拿物体(图7-16)。

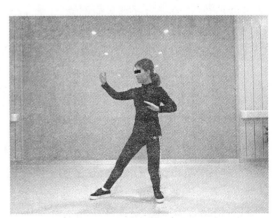

图7-15 太极拳云手式训练

(7)平衡测试仪训练:平衡测试仪除了可以用来客观地评定平衡功能,还可以用于平衡功能的训练。训练时,患者双足放在测试仪的测力平台上,在仪器的显示屏上通过不同的图标来显示双足所承担的体重(图 7-17)。正常人每侧足承受体重的 50%,通过有意识地将体重转移到一侧下肢,可以提高对自动态平衡能力的训练。

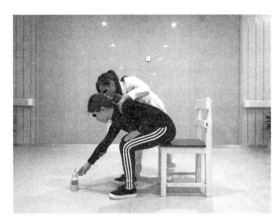

图 7-16 伸手拿物训练

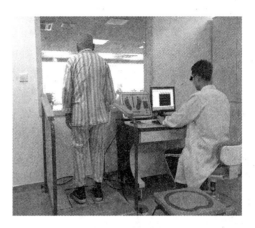

图 7-17 平衡仪训练

3. 他动态平衡训练 患者面对镜子保持独立站立位。

(1)硬而大的支撑面上训练:患者站在平地上,双足分开较大的距离,有较大的支撑面,利于保持平衡。治疗师站于患者旁边,向不同方向推动患者,可以逐渐增加推动的力度和幅度,增加训练难度。

(2)软而小的支撑面上训练:随着平衡功能的改善,可以由硬的支撑面改为小而软的支撑面,例如站在气垫上或软的床垫上等,也可以缩小支撑面,并足站立,或单足站立。然后治疗师向各个方向推动患者,使其失衡后再恢复平衡。

(3)活动的支撑面上训练:可以提供活动的支撑面给患者站立,如平衡板,进一步增加训练的难度。然后治疗师向各个方向推动患者。在进行站立位平衡训练时,要注意随时纠正患者的站立姿势,防止患膝过伸等异常姿势。

二、特殊的平衡训练

(一)Frenkel 平衡体操训练

Frenkel 平衡体操训练是中枢神经系统再学习的训练技术。其训练的主要原则为先简单后复杂、先粗后细、先快后慢、从残疾较轻的一侧开始的系统有序的训练。患者通过视、听、触的代偿强化反馈机制,反复学习和训练基本动作,能熟练掌握后逐渐再学习复杂动作,以不同的协调运动模式控制重心变化,建立新的平衡。其训练方法如下:

1. 卧位 患者平卧于治疗床上,头略高能看到下肢的运动。双下肢轮流伸展、屈曲、上抬及保持平衡悬空位。

2. 坐位 患者坐在椅子上,两手握住前面的肋木,两足后移,上身前屈,重心移到足上,起立、坐下、轮流用脚尖点击地面上所画的点等(图 7-18)。

3. 立位 患者两足分开再靠拢;身体左右、前后晃动;交替单足站立并保持平衡;平衡杆内双手抓握或不抓握扶杆,左右晃动身体保持平衡。

4. 步行 患者立位,练习重心移动横走、前进、后退、原地转及双足轮流跨越障碍,走横 8 字训练等。

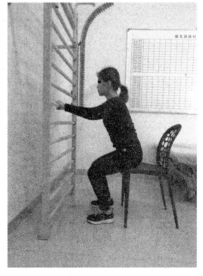

图 7-18 Frenkel 平衡体操坐位训练

5. 手运动　指导患者依次从大到小、有节律地用手来指桌上粉笔画的球、拔木钉、抓球等训练。

6. 负重　用沙袋做重物或用弹力绷带固定四肢近端关节,以产生阻力感,也可以与其他训练同时进行。

(二) 前庭功能训练

前庭主要是感受人体运动时的加速度或减速度。对于前庭功能障碍的患者,其平衡功能的训练方法有其独特性。双侧前庭功能完全丧失的患者或前庭功能障碍合并视觉或本体感觉障碍时,疗效较差。但对部分功能损伤的患者则可以通过训练得到改善。

1992 年,Susan 等设计了一套提高前庭适应性和在平衡中诱发视觉和本体感觉参与的提高平衡功能的训练,具体方法为:

1. 患者双足尽可能靠拢,必要时双手或单手扶墙保持平衡,然后左右转头,再单手或双手不扶墙站立,时间逐渐延长并仍保持平衡,双足再靠拢些。

2. 患者步行,必要时他人给予帮助。

3. 患者练习在行走中转头。

4. 患者双足与肩同宽站立,直视前方目标,逐渐使支撑面变窄,即双足间距离缩短至 1/2 足长,在进行训练时,双眼先断续闭拢,然后闭眼时间逐渐延长,同时,前臂先伸展,然后放置体侧,再交叉于胸前,在进行下一个难度训练之前,每一体位至少保持 15s,训练时间总共为 5~15min。

5. 患者站立于软垫上,可从站立于硬地板开始,逐渐过渡到在薄地毯、薄枕头或沙发垫上站立。

6. 患者在行走中转圈练习,从转大圈开始,逐渐变得越来越小,两个方向均应练习。此外,还可以让患者坐在可以转动的椅子如电动轮椅上,进行前庭旋转训练。具体方法如下:

(1)患者坐在可折叠的椅子上,头直立轻靠在椅背上,脚放在踏板上身体放松,并加 3 条安全绑带,分别绑住患者的胸部、下腰部和脚踝部。通过治疗师控制旋转的速度,使患者被动感受加速度的变化。

(2)患者睁眼平躺于转椅上,转椅逆时针加速至 180°/s,按治疗师口令进行左右主动转头运动,5min 头部运动后,转椅减速停止,休息 5min 后,患者闭眼,顺时针加速至 180°/s,再次做头部左右转动运动,5min 后,转移减速停止。

(3)患者睁眼坐于转椅上,头与躯干呈 90°,转椅逆时针加速至 180°/s,按治疗师口令做头前倾运动,共 6 次,轮椅减速停止,休息 5min 后,闭眼顺时针加速至 180°/s,再做头前倾运动 6 次,然后轮椅减速停止。

(三) 本体感觉训练

本体感觉主要感受关节的位置。具体训练方法如下:

1. 下肢开链运动　不能站立的患者,可在卧位进行双下肢交替屈曲、伸展练习,内收、外展练习等。

2. 下肢闭链运动　背部靠墙而立,双足肩宽,保持不动,进行下蹲、站起训练,速度可由慢逐渐加快。

3. 平衡板训练　患者站立于平衡板上,进行重心转移训练,速度快慢交替。

4. 棉垫上训练　在棉垫上进行重心转移、外力干扰训练、抛接球训练和行走等。棉垫是软的支撑面,因而在棉垫上进行训练平衡,有助于改善本体感觉。

5. 复杂行走　练习前进、后退、侧向走、8 字走及 S 形走,绕过障碍物行走,上下楼梯等。速度需快慢交替。

6. 复杂地面上行走　在行走的路线上放置高矮不同的台阶,或硬度不同的小棉垫,或台阶和棉垫交替放置,让患者在上面行走(图 7-19)。

三、临床应用

(一) 注意事项

在进行平衡训练前,治疗师要明确的注意事项如下:

1. 平衡功能训练适用于具有平衡功能障碍的患者,也适用于正常人群。

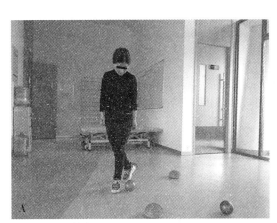
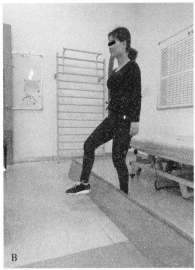

图 7-19　复杂地面行走

2. 当患者具有严重的心律失常、心力衰竭、严重感染或严重痉挛等,则暂不宜进行平衡训练。

3. 训练时,治疗师要在患者旁边密切监护,以免发生跌倒;并且在训练中要给患者口令,以提示、指导或鼓励患者完成相应的动作或任务;要让患者面对镜子进行姿势矫正。

4. 训练前、训练中和训练疗程结束后,要注意平衡功能评定,以了解存在的问题、制订或修改训练方案。

5. 要注意综合训练。平衡训练不是单独进行的,要保持平衡还需要患者有适当的肌力、肌张力和关节活动度等,因此在进行平衡训练的同时,还要进行相关的肌力等其他方面训练。

(二) 偏瘫患者的平衡训练

脑卒中、脑外伤或脑肿瘤等疾病可导致患者出现肢体偏瘫,对于偏瘫患者,训练体位顺序应为仰卧位→坐位→站立位,具体方法如下:

1. **仰卧位训练**　平衡训练的主要内容是躯干的平衡训练,所采用的训练方法是桥式运动;此外可进行重心转移,患者可以向左右、上下移动身体或向左右转动身体。

2. **坐位训练**　由于脑卒中的偏瘫患者多年老体弱,突然从卧位坐起,很容易发生直立性低血压,为预防突然体位变化造成的反应,可先进行坐起适应性训练。当患者经过坐起适应性训练后,则可以进行端坐位平衡训练。

(1) 静态平衡训练:患者取端坐位,开始可辅助患者保持静态平衡,然后再进行动态平衡训练。

(2) 自动态平衡训练:患者取端坐位,治疗师指示患者向各个方向活动,侧屈或旋转躯干,或活动上肢的同时保持端坐位平衡,还可以进行触碰物体训练和抛接球训练。

(3) 他动态平衡训练:患者取端坐位,治疗师对患者进行外力干扰训练,向各个方向推动患者。患者开始可坐于治疗床上,后坐于平衡板或 Bobath 球上,通过支撑面的改变增加训练难度,见图 7-3。

3. **站立位训练**　站立位的平衡训练,是为步行做准备。

(1) 静态平衡训练:先进行辅助站立训练,然后进行独立站立训练。

1) 辅助站立训练:可以由治疗师扶助患者,也可以由患者自己扶助肋木、助行架、手杖或腋杖等,或者患者站于平行杠内扶助步行。当患者的静态平衡稍微改善后,则可以减少辅助的程度。

2) 独立站立训练:患者面对镜子保持独立站立位。

(2) 自动态平衡训练:患者仍需要面对镜子站立,治疗师站于患者旁边。可进行重心转移训练、左右侧下肢交替负重、太极拳云手式训练、触碰物体训练、抛接球训练、伸手拿物训练、平衡测试仪训练等。

(3) 他动态平衡训练:患者面对镜子保持独立站立位,治疗师对其进行外力干扰训练。硬而大的支撑面上训练:如在地面上,并可逐渐缩小两足之间的支撑面积;软而小的支撑面上训练:如气垫或软垫

137

上;活动的支撑面上训练:如平衡板上。

进行站立位平衡训练时,要注意随时纠正患者的站立姿势,防止患膝过伸等异常姿势。

4. Frenkel平衡体操训练 在卧位、坐位和站立位均可以采用Frenkel平衡体操中的动作进行平衡训练。

(三) 截瘫患者的平衡训练

脊髓损伤或肿瘤等都可导致患者出现截瘫,截瘫患者的主要训练体位是前臂支撑下的俯卧位→肘膝跪位→双膝跪位→半跪位→坐位→站立位。具体训练方法如下:

1. 前臂支撑下俯卧位训练 是上肢和肩部的强化训练及持拐步行前的准备训练。

(1)静态平衡训练:患者取俯卧位,前臂支撑上肢体重,保持静态平衡。

(2)自动态平衡训练:患者取俯卧位,前臂支撑上肢体重,自己向各个方向活动并保持平衡。

(3)他动态平衡训练:患者取俯卧位,前臂支撑上肢体重,治疗师向各个方向推动患者的肩部进行外力干扰训练。

2. 肘膝跪位训练 此种训练体位适合截瘫患者、运动失调症和帕金森综合征等具有运动功能障碍的患者。

(1)静态平衡训练:患者取肘膝跪位,由肘部和膝部作为体重支撑点,在此体位下保持平衡。

(2)自动态平衡训练:患者取肘膝跪位,进行重心转移训练。

1)整体活动:患者自己向前、后、左、右各个方向活动身体并保持平衡,也可上、下活动躯干并保持平衡。

2)肢体活动:可指示患者将一侧上肢或下肢抬起并保持平衡,随着稳定性的增强,再将一侧上肢和另一侧下肢同时抬起并保持平衡,逐渐增加训练难度和复杂性。

(3)他动态平衡训练:患者取肘膝跪位,进行外力干扰训练。

3. 双膝跪位和半跪位训练 双膝跪位平衡掌握后,再进行半跪位平衡训练。

(1)静态平衡训练:患者取双膝跪位或半跪位,然后保持平衡。

(2)自动态平衡训练:患者取双膝跪位或半跪位,进行重心转移训练或抛接球训练。需注意逐渐改变支撑面以增加训练的难度。

(3)他动态平衡训练:患者双膝跪位或半跪位,先在治疗床上,后在平衡板上进行外力干扰训练。

4. 坐位训练 临床中截瘫患者会根据自身的残疾情况而选用最舒适的坐姿,一般来说截瘫患者多采用长坐位进行平衡功能训练。

(1)静态平衡训练:患者取长坐位,前方放一面镜子,治疗师于患者的后方,首先辅助患者保持静态平衡,逐渐减少辅助力量,患者能够独立保持静态平衡30min后,再进行动态平衡训练。

(2)自动态平衡训练:患者取长坐位。可指示患者进行重心转移训练、触碰物体训练、抛接球训练等。

(3)他动态平衡训练:患者取长坐位坐于治疗床上,治疗师对其进行外力干扰训练。

5. 站立位训练 截瘫患者的站立位训练和偏瘫患者的基本相同,见前文所述。

第三节 协调功能训练

协调训练强调动作的完成质量,需要掌握一定的方法,才能针对性地训练协调障碍的患者。

一、协调训练方法

具体的训练方法主要包括轮替动作的练习和定位的方向性动作练习两方面。

(一) 上肢协调训练

上肢协调训练包括轮替动作练习、定位方向性动作练习、节律性动作练习和手眼协调练习。

1. 轮替动作练习 主要根据关节的活动方向而进行。

(1)双上肢交替上举:左、右侧上肢交替举过头顶高度,手臂尽量保持伸直,并逐渐加快练习的速度。

(2)双上肢交替摸肩上举:左、右侧上肢交替屈肘、摸同侧肩,然后上举(图7-20)。

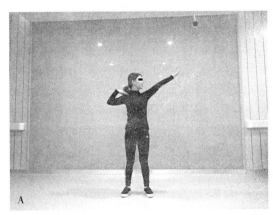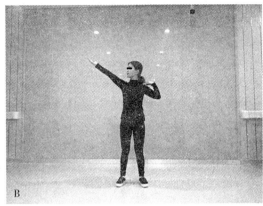

图7-20 双上肢交替摸肩上举训练

(3)双上肢交替前伸:上肢应前伸至水平位,并逐渐加快速度。

(4)交替屈肘:双上肢起始位为解剖位,然后左、右侧交替屈肘,手拍同侧肩部。逐渐加快速度。

(5)前臂旋前、旋后:肩关节前屈90°,肘伸直,左、右侧同时进行前臂旋前、旋后的练习。或一侧练习一定时间,再换另一侧练习。

(6)腕屈伸:双侧同时进行腕屈伸练习,或一侧练习一定时间,再换另一侧练习。

(7)双手交替掌心拍掌背:双手放于胸前,左手掌心拍右手掌背,然后右手掌心拍左手掌背,如此交替进行,逐渐加快速度。

2. 定位方向性动作练习 包括以下几方面:

(1)指鼻练习:左、右侧交替以示指指鼻,或一侧以示指指鼻,反复练习一定时间,再换另一侧练习。

(2)对指练习:双手相应的手指互相触碰,由拇指到小指交替进行;或左手的拇指分别与其余四个手指进行对指,练习一定时间,再换右手,或双手同时练习。以上练习同样要逐渐加快速度。

(3)指敲桌面:双手同时以五个手指交替敲击桌面,或一侧练习一定时间,再换另一侧练习。

(4)其他:画画,下跳棋等。

3. 节律性动作练习 以上的轮替动作和方向性动作练习过程中,每一个动作练习都需注意节律性,先慢后快,反复多次练习,逐步改善协调能力。

4. 手眼协调练习

(1)插木棒、拔木棒:从大到小、依次将木棒插入孔中,然后再将木棒拔出,反复多次练习。

(2)抓物训练:如将小球放在桌子上,让患者抓起,然后放在指定的位置;或者将花生、黄豆等排放在桌子上,让患者抓起放入小碗中。

(3)画画或写字:无论画画或写字,开始可以让患者在已有的画上或字上描写,然后在白纸上画或写。

(4)下跳棋、拼图或堆积木等:这些作业训练均有助于提高手眼协调能力。

(二)下肢协调训练

下肢协调训练包括轮替动作练习、整体动作练习和节律性动作练习。

1. 轮替动作练习

(1)交替屈髋、屈膝:仰卧于床上,膝关节伸直,左右侧交替屈髋至90°,逐渐加快速度(图7-21)。

(2)交替伸膝:坐于床边,小腿自然下垂,左右侧交替伸膝。

(3)坐位交替踏步:坐位时左右侧交替踏步,并逐渐加快速度。

(4)拍地练习:足跟触地,脚尖抬起作拍地动作,可以双脚同时或分别做。

2. 整体动作练习

(1)原地踏步走:踏步的同时双上肢交替摆臂,逐渐加快速度。

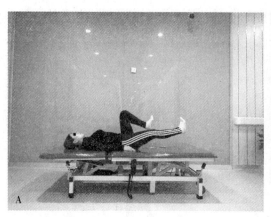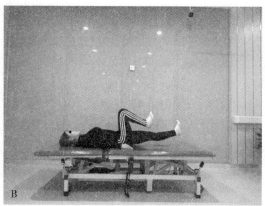

图 7-21 交替屈髋、屈膝

(2)原地高抬腿跑:高抬腿跑的同时双上肢交替摆臂,逐渐加快速度。

(3)其他:跳绳,踢毽子等。

3. 节律性动作练习 同上肢协调训练一样,下肢的轮替动作和整体动作练习过程中,也需注意节律性,先慢后快反复多次练习,逐步改善协调能力。

协调训练开始时均在睁眼的状态下进行,当功能改善后,可根据具体情况,将有些训练项目改为闭眼状态下进行,以增加训练的难度,如指鼻练习、对指练习等。

二、临床应用

(一)注意事项

在进行协调功能训练时,治疗师要明确的注意事项有:

1. 协调功能训练适用于具有协调功能障碍的患者。

2. 当患者具有严重的心律失常、心力衰竭、严重感染或严重的痉挛等,则暂不宜训练。

3. 训练前、训练中要注意协调功能评定,以了解问题所在,制订或修改训练方案。

4. 协调功能训练不是孤立进行的,要同时进行相应的肌力训练、平衡功能训练等其他训练。

(二)小脑性共济失调的训练

患者由于对运动的速度、力量和距离的控制障碍而产生辨距不良和意向性震颤,上肢较重,并有快速及轮替运动异常,大写症;在下肢则表现为行走时的酩酊步态。因此具体训练方法如下:

1. 上肢协调训练

(1)轮替动作练习:双上肢交替上举或交替摸肩上举,双上肢交替前伸、交替屈肘,前臂旋前、旋后,腕屈伸,双手交替掌心拍掌背。动作练习注意节律性,先慢后快。

(2)方向性动作练习:指鼻练习、对指练习、指敲桌面、画画、下跳棋等。动作练习注意节律性,先慢后快。

(3)手眼协调:插拔木棒、抓物训练、画画、写字、下跳棋、拼图或堆积木等。这些作业训练均有助于提高手眼协调能力。

2. 下肢协调训练

(1)轮替动作:交替屈髋、交替伸膝、坐位交替踏步、拍地练习。

(2)整体动作:原地踏步走、原地高抬腿跑、跳绳、踢毽子等。

下肢协调训练时也需注意动作的节律性,先慢后快,逐渐练习。

训练开始时在睁眼的状态下进行,功能改善后,将有些训练项目改为闭眼状态下进行,如指鼻练习、对指练习等。

3. Frenkel 体操训练 Frenkel 体操主要是利用障碍部位残存的感觉系统,特别是利用视觉、听觉和触觉的代偿来管理随意运动,逐渐增加难度,以不同的协调运动模式,改善肢体的本体感觉和共济失调。

本章小结

　　平衡功能训练是在躯干控制的基础上进行,通过徒手和借助器械的训练方法,帮助患者重新找回重心位置、保持身体稳定的过程,可以分别在不同体位下进行平衡训练,分为静态平衡、自动态平衡和他动态平衡训练,以期达到改善平衡功能,为行走做好准备。协调训练是利用残存部分的感觉系统以及利用视觉、听觉和触觉来促进随意运动的控制能力。通过轮替动作的练习和定位的方向性动作练习,改善动作的质量。平衡与协调训练是提高机体运动能力的治疗方法。学生必须在掌握平衡与协调的维持机制基础上,掌握平衡与协调训练的共同点及两者各自的侧重点。同时,根据临床实际情况,结合肌力训练、关节活动度训练手段为患者服务。

（何怀）

思考题

1. 平衡功能的维持机制有哪几个环节?
2. 当平衡发生变化时,人体是通过何种应变模式来调节的?
3. 上肢的协调训练有哪些具体方法?
4. 请叙述平衡功能训练与协调功能训练两者的共同点及侧重点。

扫一扫,测一测

思路解析

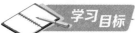

1. 掌握：有氧运动的基本概念和治疗作用；运动处方的定义和内容；有氧运动处方的基本构成及在心功能训练中的应用。

2. 熟悉：有氧运动和无氧运动的区别；有氧运动在临床慢性疾病中的应用。

3. 了解：心功能康复评定的基本方法和意义；制订运动处方的方法。

4. 明确有氧运动能力的内涵和外延，全面理解有氧运动在运动治疗中的重要作用及在临床疾病中的正确运用。

第一节　概　述

有氧运动（aerobic exercise）是人们在日常生活中最基本的运动形式之一，有氧运动能力是人们运动能力的基本体现。有氧运动时需要大量呼吸空气，对心、肺是很好的锻炼，可以增强肺活量和心脏功能。长期坚持有氧运动能增加体内血红蛋白的数量，提高机体抵抗力，增强大脑皮质的工作效率和心肺功能，增加脂肪消耗，防止动脉硬化，降低心、脑血管疾病的发病率。但是随着社会进步和人们生活水平的提高，有氧运动在日常生活中的比例逐渐下降，导致各种慢性疾病高发，严重影响人们的生活质量。有氧运动对于健康来说有不可估量的效果。坚持不懈地进行有氧运动，使身体活动起来，机体呼吸、循环、消化、神经、内分泌、肌肉骨骼、造血系统等得到自然的刺激，可促进青少年协调生长发育；可使中年人保持旺盛的精力，并发挥各器官的正常效能；可使老年人的体力衰退保持在最小限度内。因此，有氧运动既是日常运动锻炼的重要组成部分，也是患各种疾病后的重要康复手段，对增进健康、改善亚健康状态有着巨大的作用。

一、引言

1. 运动不足与疾病　由于身体活动不足导致的慢性疾病急剧上升，"运动不足"被认为是一种全球"流行病"，并且成为当下威胁大众健康的重要原因。近年来，由于运动不足，肥胖、高血压、糖尿病等一般成年人出现的慢性病逐渐低龄化。"运动不足"包括久坐习惯、机体缺乏运动，不运动或少运动。如果每周运动不足 3 次，每次运动时间不足 10min，运动强度偏低，运动时心率 <110 次 /min，则为运动不足。根据世界卫生组织估测，运动不足是世界第四大死亡风险因素。运动不足将会导致体能下降、超重或肥胖、心血管疾病、抑郁、焦虑等健康风险。目前国际上推行"运动是良药"的生活理念，运动能显著提高心肺耐力，减少体内脂肪，提高机体免疫功能和改善心理状态，可以有效缓解

轻度抑郁症。

2. 有氧运动对机体的影响　有氧运动是指那些可以训练耐力、有节奏感、促进肌肉群收缩,运动强度属于中、低等级的健身运动。其特点是节奏缓慢,简单易行、适应性强,能增强人们的体质和健康,尤其适宜中老年人参加。如果长时间进行有氧运动,可以使血液循环系统、呼吸系统得到充分的有效刺激,提高心肺功能,从而让全身各组织、器官得到良好的氧气和营养供应,维持最佳的功能状况,因此有氧运动是健身防病的法宝。虽然有氧运动是非常受人喜爱的运动,但是我们不能盲目进行,比如对心脏病患者,有氧运动对健康有诸多益处,但它是把双刃剑,方法不当也会暗藏危险,时刻不可大意。不适当的有氧运动会增加心血管疾病的复发率及死亡风险。应如何把握有氧运动的尺度,需要我们科学地根据每一位患者的身体状况,制订出合理的运动治疗方案,包括运动方式、运动时间及运动强度,并进行监护和指导,确保安全、有效的有氧运动。

二、基本概念

(一) 定义

有氧运动,又称为有氧代谢运动,是指人体在运动过程中所需的能量主要依靠细胞有氧代谢提供,运动方式为中等强度的大肌群、节律性、长时间、周期性运动,是以提高机体有氧代谢能力为目的的运动。由于有氧运动是以中等强度、长时间、长距离运动为特点,因此又称为耐力运动。

有氧运动主要依靠糖原、脂肪的有氧代谢来供能。有氧运动由于强度较低,运动时可以得到较充足的氧气供应,糖和脂肪可以完全氧化分解为二氧化碳和水并释放出大量能量,所以运动可以持续很长时间,这就是将低强度、长时间、长距离的运动称为"有氧运动"的原因。

(二) 有氧运动的基本原则

1. 循序渐进　有氧运动一定要按照循序渐进的原则逐渐增加运动量,运动强度由小变大、运动时间由短变长、动作内容由简变繁,使患者逐渐适应。这点对于老年人和平时运动量不足的人群尤其重要。

2. 因人而异　根据不同疾病、不同人群、不同训练目的制订相应的有氧运动处方。通常有氧运动处方的制订需要考虑的因素有年龄,基础疾病,运动习惯等。对于老年人和有慢性心肺疾病的患者,最好根据运动试验结果来制订有氧运动的运动处方。

3. 持之以恒　只有长期坚持有氧运动,才能使治疗效果逐步积累、显现出来,不可随意间断,以免影响治疗效果。

4. 密切监测　有氧训练过程中必须密切观察训练情况,观察有无不良反应,是否已经达到训练要求,对不能达到要求者要查明原因,调整训练计划。对于有心功能不全的患者,刚开始有氧运动最好在心电监护下进行。

(三) 常见有氧运动的运动方式

常见有氧运动的运动方式有:医疗步行、快走、慢跑、爬山、游泳、水中步行、骑自行车、跳各类健身舞、做瑜伽、跳绳、做韵律操等。不同人群对上述有氧运动的选择要根据其生理特点和病理状况确定,既要达到有氧运动的目的,也要注意安全。

(四) 中国传统医学与有氧运动

很早以前,我们的祖先就认识到运动能够强身健体,减少疾病的发生。运动健身之所以能够起到增强体质的作用,是因为运动能够促使经脉内气血畅通,使人的各个部位都得到精、气、血、津液的滋养。太极拳、八段锦、五禽戏的运动强度对心肺功能有较好的促进作用,穴位按摩、针灸、拔火罐等也有一定作用。

中国传统方法强调身心调整训练,基本锻炼方法和要领有其共同之处,注重意守、调息和动形的协调统一。重视内外和谐,气血周流,整个机体的锻炼。融导引、吐纳、武术、医理为一体,功法的运动强度与有氧运动相似,例如引导推拿、太极拳、气功、八段锦和五禽戏的强度均在 $40\% \sim 70\%$ VO_{2max},可看作有氧运动的方式,适合于大众的健康锻炼和疾病康复。

(五) 有氧运动与无氧运动

有氧运动和无氧运动,是按照运动时肌肉收缩的能量来自有氧代谢还是无氧代谢而划分的。运动中肌肉的收缩需要能量来支持。腺苷三磷酸(ATP)是肌肉活动时的唯一直接能源。但肌肉中ATP的储量较少,必须边分解边合成,才能不断满足肌肉活动的需要,使活动得以持久。ATP来源有三:一是磷酸肌酸分解放能;二是糖原酵解生能;三是糖和脂肪(还有部分蛋白质)氧化生能。

肌肉运动开始的数秒内,能量由磷酸肌酸的分解来提供,其特点是能量可快速动用,能量分解释放迅速,不需要氧,不产生乳酸,称为磷酸原系统。

运动持续时间在10s以上且强度很大时,机体所需的能量已远超出磷酸原系统所能供给的,同时机体的供氧量也远远满足不了需要。机体在缺氧情况下,运动所需ATP的能量就主要靠糖原酵解来提供。无氧酵解供能时,ATP产生速度快,不需要氧,但产生乳酸和丙酮酸等代谢产物,故称乳酸能系统。乳酸在体内积聚过多会破坏内环境的酸碱平衡,使肌肉工作能力下降,造成肌肉暂时性疲劳,这是我们运动后感到肌肉酸痛的原因。

运动持续40s以上,乳酸能系统提供的能量消耗完以后,所需要的ATP,在氧供应能满足机体需要的情况下,主要由糖、脂肪的有氧氧化来供能。有氧氧化供能称为有氧氧化系统。有氧氧化能提供大量的能量,从而能维持肌肉较长的工作时间。

对于短时间的运动(百米赛跑、跳高、跳远、举重、投掷、健美等),肌肉在很短时间内需要充足的ATP,所以此时的代谢大多是以无氧代谢为主。对于较长时间的运动(长跑、马拉松、划船、有氧操等),肌肉在较长时间内需要大量的ATP,所以这时的代谢大多是有氧代谢。在有氧代谢时,充分氧化1分子葡萄糖,能产生36个ATP的能量;而在无氧酵解时,1分子的葡萄糖仅产生2个ATP。有氧运动时葡萄糖代谢后生成水和二氧化碳,可以通过呼吸很容易地被排出体外,对人体无毒无害。由此可见,有氧代谢相比无氧酵解产生的能量较多且代谢产物无害,但有氧氧化的过程较长,需要的时间较多,在机体短时间内需要大量能量时难以满足。因此在运动中,有氧和无氧是相互制约又相互依存的关系,代谢中不可能只有"无氧代谢"而无"有氧代谢"、或者只有"有氧代谢"而无"无氧代谢",而是"有氧""无氧"同时存在,混合供能,只是以哪一个为主不同而已。

三、有氧运动的治疗作用

(一)增强心肺功能

有氧运动的最主要作用是改善心肺功能,提高全身耐力,其具体作用主要有以下几方面:

1. 有氧运动可以降低安静和运动时的心率和收缩压,从而降低心肌耗氧量。

2. 有氧运动增加血容量,改善心肌收缩力,从而提高心脏做功能力。

3. 有氧运动增强副交感神经活性,从而增加心功能储备,冠脉侧支循环和心肌血管密度。

4. 有氧运动增加内皮依赖性血管扩张,增加一氧化氮合酶的基因表达,改善纤溶系统活性,从而有利于外周血液循环。

5. 有氧运动提高肺活量,改善呼吸效率和气体交换。

6. 有氧运动改善呼吸肌耐力,使吸气和呼气功能明显改善。

(二)改善代谢,控制体重

除了增强心肺功能,有氧运动另一大重要作用就是对于物质代谢的调节作用。有氧运动可以通过胰岛素受体途径和受体后途径增强机体胰岛素的敏感性,起到调节血糖、血脂代谢的作用。这个作用也与有氧运动预防和治疗慢性心、脑血管疾病密切相关。

此外,长期坚持有氧运动者运动器官较为发达,肌肉内毛细血管密度较高而脂肪含量较少,骨密度较高。这对调节物质代谢,预防心、脑血管慢性疾病和代谢性疾病具有重要意义。因此,长期坚持有氧运动是预防和治疗糖尿病与高脂血症的重要手段。而减肥者如果在合理安排食物的同时结合有氧运动,不仅减肥能成功,并且减肥后的体重也会得到巩固。

(三)增强体质,促进健康

如上所述,有氧运动可以增强耐力,改善代谢水平。此外,有氧运动还可以促进免疫功能,降低慢性低度炎症状态,改善情绪。长期坚持有氧运动还能增加体内血红蛋白的数量,提高机体抵抗力,增强大脑皮质的工作效率,对身心健康起到促进作用。

四、有氧运动的应用

(一) 有氧运动的适应证

1. 不同年龄层次的健康人群的健身运动。

2. 各类亚健康人群的健身运动。

3. 常见可以进行有氧运动的疾病

(1)心血管疾病:稳定型心绞痛、陈旧性心肌梗死、隐性冠心病、轻至中度原发性高血压、轻度慢性充血性心力衰竭、心脏移植术后、冠状动脉腔内扩张成形术后、冠状动脉分流术后等。

(2)代谢性疾病:糖尿病、单纯性肥胖症。

(3)肺结核恢复期、胸腔手术后恢复期、慢性呼吸系统疾病:慢性阻塞性肺疾病和慢性支气管炎、肺气肿、哮喘(非发病状态)。

(4)其他慢性疾病状态:慢性肾衰竭稳定期、慢性疼痛综合征、慢性疲劳综合征、长期缺乏体力活动及长期卧床恢复期。

(二) 有氧运动的禁忌证

1. 癌症晚期及恶病质。

2. 感知、认知功能严重障碍。

3. 主观不合作或不能理解运动,精神疾病发作期间。

4. 临床上要求制动的各类患者,如脊髓损伤、颅脑外伤、骨折愈合期、手术伤口愈合阶段、严重感染期,发热、严重骨质疏松,活动时有骨折危险的患者。

5. 各种疾病急性发作期或进展期。

6. 心血管功能不稳定阶段,包括:未控制的心力衰竭或急性心衰、严重心律失常(室性或室上性心动过速、多源性室性期前收缩、快速型房颤、Ⅲ度房室传导阻滞等)、不稳定型心绞痛、增剧型心绞痛、近期心肌梗死后非稳定期、急性心包炎、心肌炎、心内膜炎、严重而未控制的高血压、急性肺动脉栓塞或肺梗死、确诊或怀疑主动脉瘤、严重主动脉瓣狭窄、血栓性脉管炎或心脏血栓。

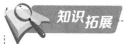知识拓展

有氧运动与乳酸

乳酸堆积会引起局部肌肉的酸痛,影响正常的运动训练安排。正常运动量不会堆积乳酸,我们身体生存所需的能量大部分来自糖分。血液按照需要把葡萄糖送至各器官燃烧以产生热量。这一过程中会产生水、二氧化碳和丙酮酸,丙酮酸和氢结合后生成乳酸。如果身体的能量代谢能正常进行,不会产生堆积,将被血液带至肝脏,进一步分解为水和二氧化碳,产生热量,疲劳就消除了。但如果运动过于剧烈或持久,或者身体分解乳酸所必需的维生素和矿物质不足,则体内的乳酸来不及被处理,造成乳酸的堆积。一般产生了乳酸堆积,如果要加速乳酸的排泄,一个是持续有氧运动,促使乳酸随着能量的代谢加速排出体外,另一个就是用热水熏蒸(如桑拿)也是可以达到加速乳酸排泄的目的。

第二节 运 动 处 方

世界卫生组织将"运动处方(exercise prescription)"概括为:对从事体育锻炼者或患者,根据医学检查资料(包括运动试验及体力测验),按其健康、体力以及心血管功能状况,结合生活环境条件和运动爱好等个体特点,用处方的形式规定适当的运动种类、时间及频率,并指出运动中的注意事项,以便有计划地经常性锻炼、达到健身或治疗疾病的目的。实践证明,按照运动处方进行科学的锻炼,既安全可靠,又有计划性,可在短期内达到健身保健和治疗疾病的双重目的。

一、基本概念

(一) 运动处方的定义

运动处方是在运动功能评定的基础上,根据患者和运动者身体的需要,按其健康、体力以及心血管功能状况,为患者和运动者提供以处方的形式规定运动种类、运动强度、运动时间及运动频率,并提出运动中的注意事项。它是指导患者和运动者有目的、有计划、科学锻炼的一种形式。

(二) 运动处方的目的

1. 增进身体健康 它包括两方面,其一是预防疾病,特别是"文明病";其二是改善身体状态,提高对环境的适应能力。

2. 提高身体功能 通过锻炼,使肌肉力量、肌肉耐力、爆发力、全身耐力、身体灵敏性、技巧性、平衡性、柔韧性等素质和运动能力加强。

3. 治疗疾病 把运动当作康复疗法的一种手段,严格地按处方进行,可以大大地提高运动中的安全感,尽可能少地出现意外危险。

(三) 运动处方的类型

1. 按照运动目的分类

(1) 治疗性运动处方:适用于某些疾病或损伤的治疗和康复,它使医疗体育更加定量化、个别对待化。例如,某人中等肥胖,体重超标 10kg,他需每天爬山 1h,在控制饮食状况下,约 16 周的时间体重可以降到标准范围,这就是治疗性运动处方。

(2) 预防性运动处方:主要用于健身防病。如人过中年,身体就开始衰退,动脉逐渐硬化。为了预防动脉硬化,运动处方规定了中等强度的有氧运动,如长距离慢跑、医疗步行、游泳等,使脂肪和胆固醇等物质不易沉积,从而达到预防动脉硬化的作用,这就是预防性运动处方。

(3) 竞技运动处方:专业运动员进行的运动处方训练,以提高专业运动成绩为目的。

2. 按照运动和锻炼的器官系统分类

(1) 心脏体疗锻炼运动处方:以提高心肺功能为主,用于冠心病、高血压、糖尿病、肥胖病等内脏器官疾病的防治、康复及健身。

(2) 运动器官体疗锻炼运动处方:以改善肢体功能为主,用于各种原因引起的运动器官功能障碍及畸形矫正等。

二、运动处方制订

(一) 运动能力的评估

个体化精确运动处方指定的前提是对于个体运动能力的准确评定。运动能力的评估一般要准确评定患者最大运动能力,应根据评定内容选择合适的评定手段。

有氧运动处方最好应根据心肺运动试验的结果去制订,尤其是对于老年人和有慢性心肺系统疾病的患者而言。一般采用 Bruce 方案的平板运动试验(详见本章第四节心功能训练中相关内容),也可以采用功率自行车运动进行运动试验。无论何种运动方式,运动试验都是采取递增强度的方式获得其最大运动能力。衡量机体最大运动能力的常用指标有最大吸氧量,最大心率,最大 MET 值,最大做功能力,运动试验耐受时间等。有氧运动处方运动强度的计算应按照运动试验中最大运动能力制订,同时综合考虑其年龄、基础疾病和既往有无习惯等因素。

(二) 运动处方的内容

一个完整、合适的运动处方应包含以下几方面的内容:运动方式,运动持续时间,运动强度,运动频率,运动程序和注意事项。

1. 运动方式 在运动处方中,为锻炼者提供最合适的运动项目关系训练的有效性和持久性。选择运动项目,要考虑运动的目的,是健身、还是治疗;要考虑运动条件,如场地器材、余暇时间、气候等;还要结合运动者的兴趣爱好等。

如有氧运动项目可以选择慢跑、快速步行、游泳、爬山、骑自行车、有氧体操等;力量运动项目包括举重、哑铃、肌力器械训练等;速度运动项目包括短跑、短距离游泳等;球类运动如篮球、足球、排球、羽毛球、网球等。

2. 运动持续时间 除去预备活动和整理活动外,运动持续时间为15~60min,一般为20~30min。运动时间长短宜与运动强度相互调节,在康复治疗中通常采用中等量的运动。例如,运动强度较大时可用缩短运动时间来调整运动量至中等;反之,如运动强度偏小,则延长运动时间,使之保持中等的运动。通常对坐位工作者,患有心脏疾病患者而症状并不明显者,第1周可在中等运动强度下运动20~30min,如能适应,经1~2周规律运动后,第3周可逐渐增至45min左右。

此外,预备活动和整理活动一般要求5min,对于年轻无基础疾病的人群,预备活动可以缩短。但是对于有高血压等心血管疾病的患者,预备活动最好5min以上。预备活动时,运动强度逐步增加以达到靶强度,而整理活动时,运动强度则从靶强度逐步降低。

3. 运动强度 运动强度(exercise intensity)是运动时的剧烈程度,是运动处方的核心部分,也是最困难和最需要控制的部分。运动强度是衡量运动量的重要指标之一,运动强度可以用心率、代谢当量(metabolic equivalent,MET)、最大吸氧量(VO_{2max})表示。

(1)心率表示运动强度:这是国际通用的方法,因为心率和运动强度之间存在着线性关系,并且是最便于检测的指标。通常把运动中允许达到的安全心率作为靶心率。常用于计算靶心率的方法有Jungman法和Karvonen法:

Jungman法公式如下:靶心率=180(170)-年龄(岁),180(170)是从大量检测结果中所获得的常数。180是指年龄较轻(60岁以下)、无明确心血管系统疾病,过去有劳动或活动习惯者。如年龄超过60岁,曾患有心血管疾病但又无条件进行心电运动试验的患者,或过去为静坐工作,且无运动或劳动习惯者,其心率数可用170减去年龄数。

而在Karvonen法中,靶心率=(220-年龄)×(70%~85%)。以青少年心率为例:120次/min以下为小强度,120~150次/min为中强度,150~180次/min或180次/min以上为大强度。

(2)代谢当量(MET)表示运动强度:代谢当量(MET)表示运动强度在康复医学中较为常用。其优点是可用于指导日常生活和各种家务劳动,如穿、脱衣服为2MET,床边坐马桶为3MET等。对日常生活活动、劳动活动、运动等的MET,WHO已出版专著备查阅,如果无此资料则需个体检测。常见活动状态的MET值见表8-1。

表8-1 各种常见活动 MET 值

活动	MET	活动	MET	活动	MET
日常生活		运动		家务劳动	
卧床休息	1	走路(慢)	2.0	用手缝纫	1
静坐	1.15	走路5km/h	3.0	扫地	1.5
静站,放松	1.4	走路6km/h	5.5	抹灰尘	2.0
进餐	1	轮椅活动	2.0	洗碗	2.0
说话(不激动)	1	划船4km/h	2.5	擦地板	4.0
脱衣服	2	自行车8.8km/h	4.5	上街采购	3.5
洗手、洗脸	2	自行车8.8km/h	11.0	擦玻璃窗	3.5
床边坐马桶	3	游泳	5.0	整理床铺	3.5
淋浴	3.5	跳舞	4.5	洗衣服	2.5
床上使用便盆	4	钓鱼	3.2		
下楼梯	4.5	打牌	2.0		
用矫形器或拐杖步行	6.5				

(3)最大吸氧量(maximum oxygen uptake,VO_{2max})表示运动强度:是西方国家比较常用的运动强度指标。根据心电运动试验结果或在运动试验中直接或间接法检测最大吸氧量的值,然后取其50%~70%的量作为运动处方适宜的强度范围。根据大量观察证实,运动强度小于70% VO_{2max}的持续运动

中乳酸不增高,血液中肾上腺素和去甲肾上腺素保持在较低水平,若大于 80% VO_{2max} 则列为大强度运动,对患有疾病者或老年人是有危险的。但若运动强度小,如小于 50% VO_{2max} 常较难起到训练效果。但是在这一强度下运动一段时间后,一些疾病的风险因素有缓解作用,因而对经常处于静坐工作的中老年人或患有心脏疾病的患者,刚开始运动时采用低强度仍有好处。

(4)自我劳累程度(the rating of perceived exertions,RPE)表示运动强度:是患者在运动时用主观感受到的疲劳程度来确定运动强度的方法,实际日常活动和运动中患者很难进行心率和代谢当量的自我监测,所以自我感觉疲劳程度的评定是比较实用、简便易行的运动强度确定方法,特别适用于家庭和社区的康复训练。

(5)下面以不同运动方式为例,分别给出不同强度运动处方的参考实例:

1)低强度有氧耐力运动处方

运动目的:增强有氧运动能力、降低心血管疾病风险、降低体重和减少体脂。

运动项目:健身走或慢跑。

运动强度:低、中,以目标心率(40%~60% 最大心率),主观身体感觉计算 RPE<12(轻度),最大摄氧量或运动测试最大功率的 40%~60%。

运动时间:10~15min。

运动频度:3~4 次 / 周。

2)中强度耐力运动处方

运动目的:增强有氧运动能力、增强循环呼吸功能,降低心血管疾病风险、减体重和降低体脂含量。

运动项目:健身走或慢跑。

运动强度:中、高,以目标心率(60%~75% 最大心率),主观身体感觉计算 RPE=12~13(中等),最大摄氧量或运动测试最大功率的 60%~75%。

运动时间:30min。

运动频度:4~5 次 / 周。

3)高强度间歇运动处方

运动目的:提高有氧和无氧运动能力、增强循环呼吸功能,降低疲劳感。

运动项目:功率车或中速跑。

运动强度:高,以目标心率(75%~90% 最大心率),主观体力感觉 RPE=14~16(重度),最大摄氧量或运动测试最大功率的 75%~90%。

运动时间:2~5min,3~6 组,每组间隔 1~2min,间隔期可以休息,也可以把强度降低(20%~30% 最大心率)。

运动频度:4~5 次 / 周。

4. 运动频率　运动频率即每周运动的次数。运动间隔时间过长或过短都会影响其效果。若每次有足够的运动量,一次训练效应可维持 2~3d,如此推算,每周练习 2~3 次即可。可是,由于患者通常每次运动量不足,而且对于无运动习惯者来说若规定每周运动 2~3 次,常常可能会中断运动。因此以坚持每天运动为宜,且要养成良好的运动习惯。但对有下肢骨关节疾病的患者,为了避免对下肢过度负荷带来的伤害,可采取隔天一次的运动为宜。

5. 运动程序　运动程序是指运动过程及运动流程,是制订运动处方的重要内容。由于运动和内脏调适能力之间存在一定的时间差(即自主神经系统支配的心肺功能不能随肌肉运动的一开始就很快适应),所以通常将运动过程分成以下 3 部分:

(1)准备活动(预备运动):每次运动前需要有个热身过程即准备活动,活动关节韧带,拉伸四肢、腰背肌肉。然后从低强度运动开始,逐渐进入适当强度的运动状态。热身,一般是指用小强度的有氧运动使自己的身体渐入佳境,体温慢慢升高,心率提高,呼吸匀速变快。血液循环逐渐加速,这样氧气和营养就会被输送到运动器官和内脏,为运动做好准备,热身活动目的的达到后的一个重要标志就是身体微微开始出汗。热身 5~10min 即可。天冷时,热身时间要长,并多穿些衣服保温。

有很多人为了节省时间,不热身就直接进入高强度的有氧训练,这样由于心血管系统和呼吸系统还都没有进入状态,体温也比较低,肌肉的柔韧性不好,就很容易造成损伤,甚至出现心脏缺血性改变或心律失常。另外热身之后再运动,感觉也会好一些,运动时间也可以更长。换句话说,不热身就运动会容易疲劳。

准备活动通常进行慢跑、呼吸练习、牵伸肌群和韧带与全身柔软体操。在预备运动中要求心率增加达 120 次/min 左右。

(2)训练运动:是运动处方的核心部分。根据运动处方内容中制订的运动项目、运动强度、运动时间、运动频率进行锻炼,最大限度地激发训练者的激情和斗志,使机体的内在功能逐步得到调整和提高。其中达到靶心率的运动时间不应少于 10min,下面以有氧训练为例,说明训练运动的具体运动方法。

1)持续训练法:通常为医疗步行、健身跑、骑自行车、滑雪、划船等,并按制订的强度持续运动(可每运动 5min 左右检测自己的脉搏,以肯定是否能达到靶心率。如未达到,即宜加快速度;如已达到,即按此速度持续进行)。如选择此种训练法,则宜选择偏小的运动强度,即 60% 或 70% ~75% VO_{2max},要求在完成运动时有劳累感,但不太严重。本法对健康人或经一定时间运动的患者比较适用。

2)间断训练法:在运动中给予一定时间的休息,可以缓解运动的刺激。这通常适用于心脏病患者,可减少发生心律失常的危险。这时的休息可以是被动休息,即完全不动,也可以是主动休息,即用其他的活动方式作为一肌群的替代。通常运动和休息之比是 1:1 或 1:1.5,因休息时间过长可能会影响训练效果。若采用此种方法训练,则运动强度可适当提高(如 75% ~80% VO_{2max}),但累计达到靶心率的时间仍不应小于 10min。

3)循环训练法:是由一组不同运动方式组成的运动套餐,通常是大肌群运动、小肌群运动、动力性运动、静力性运动互相交替,并反复依次进行。通常此法既可用于提高有氧能力,又可用于提高无氧能力;也可只进行动力性运动以发展有氧能力,只需上、下肢和躯干运动交替进行。该运动方式由于内容丰富,如功率车运动、划船器、舞蹈、上臂旋转器等,容易为患者接受和喜爱。

(3)整理运动(放松活动):运动后不能马上停止运动,而应做一些放松性的运动,以保持良好的静脉回流,维持一定的心输出量,防止出现直立性低血压或诱发心血管意外。整理运动的方法有散步、放松体操、他人或自我按摩等,放松活动时间为 5~10min。

另外,如果运动量比较大,运动的当天晚上最好做全身热疗或其他理疗,以减轻乳酸在体内的堆积,缓解肌肉酸痛症状。

6. 注意事项 每一个完整的运动处方,必须包含运动注意事项,主要说明运动时的安全问题。注意事项对于老年人和各种慢性疾病的人群尤其重要,具体内容见下文常见运动处方注意问题相关内容,结合个体差异进行表述。

附:运动处方格式

运动处方参考格式

性别:男□ 女□ 年龄:_____周岁 职业:_____ 联系地址:_____ 电话:_____

一、现有病诊断:_____ 就诊日期:_____年___月___日

1. 心电图检查:_____ 静息时心率_____次/min 血压____

2. X 线检查:肺脏_____ CT 或 B 超_____

3. 化验检查:尿常规_____ 胆固醇____mg/L 脂蛋白____mg/L 甘油三酯____mg/L

4. 运动试验:_____ 最大负荷时心率____次/min

5. 体质强壮指数:强壮、优良、中等、体弱 体形:一般、消瘦、肥胖

身高体重指数:_____

二、体力测量及身体素质测验

三、肢体围度、径度及皮褶厚度测量

四、运动处方选定

预计每日得分:_____ 每周得分:_____锻炼预计消耗能量:____kJ/d 或 kJ/周

1. 锻炼目的:_____

2. 最大有氧能力:_____MET:_____

3. 运动项目及时间分配:_____

4. 运动强度：心率控制在_____次/min，相当于最大耗氧量的_____%，

靶心率：_____次/min

5. 锻炼次数及每次持续时间：每周(天)_____次，每次____min

6. 注意事项：_____

7. 准备活动项目：_____(5~10min)；心率____次/min

8. 整理活动项目：_____(5~10min)；心率恢复时间____min

9. 运动处方注意事项：

医生签名：_____　　____年___月___日

(三) 常见运动处方注意问题

1. 重视体检　为了保证运动的安全性，参加运动前要认真地进行全面的身体检查，这一点非常重要，特别要注意心血管系统的功能检查和运动器官的检查。前者用于发现有无潜在的心功能异常，以免在运动中发生意外；后者则可发现有无肢体潜在发育异常和潜在的运动性劳损，以免由于运动方式的不适当造成伤害。如有高血压、潜在冠心病的患者应避免做剧烈运动；下肢关节有一定疾病的患者应避免做高强度下肢运动；有颈椎、腰椎疾病患者应避免做剧烈的躯干运动等。

(1) 心血管系统功能检查：通常可以采用心电运动试验法。对于 30 岁以下的运动者，如在 1 年内曾作过身体和心血管功能检查者，并未发现任何异常变化可参加运动，并可按兴趣任意选择运动项目；对于 30~49 岁的运动者，应在开始锻炼前 3 个月内进行心脏功能检查，未发现异常者方能参加运动，对参加剧烈的运动项目宜先征求医师意见；50 岁以上的人参加运动，必须在训练前的最近时间 1 个月进行心功能检查，其检查内容同上。最好从步行、快走开始，当达到一定训练水平后再转换其他项目。如果检查发现有潜在疾病，尤其是心血管病，应在医师的经常指导和监督下进行运动。

(2) 运动器官检查

首先，进行一般检查：有无踝关节的内翻或外翻，有无扁平足或弓形足，有无膝内翻或外翻，有无胫骨内旋或外旋，有无驼背或脊柱侧弯，有无骨盆过宽等。

其次，特殊检查内容有：同时测量左、右下肢的长度，其方法有从髂前上棘至内踝和从脐至内踝的长度两种测量方法。前者常用于临床，也称常规下肢长度测量法，若出现两下肢长度不等，即使是极小的差异，也会导致骶髂部劳损、下腰痛或较短一侧的大转子滑膜囊炎等；后者又称为近似下肢长度测量法，若出现二者长短不一致，常提示较短一侧有内收肌痉挛，也容易引起下腰痛。

此外，要特别注意膝关节和踝关节的检查。膝关节除一般检查外，还要注意 Q 角的大小，其测量方法是髌韧带的中线向上通过髌骨上缘的中点，和同侧髂前上棘至髌骨上缘中的连线所形成的夹角。正常应小于 20°，若大于 20° 则应考虑为异常，往往是导致膝部疼痛和髌骨劳损的原因之一。踝关节的测量是从小腿三头肌的下 1/3 中线开始，向下通过跟腱的中线，再从跟骨的中线向上引伸。正常应是两线连成一直线，倘若出现夹角，即使只有 2°~3°，也提示踝关节骨骼排列不良，或踝关节有内、外翻，易引起踝关节的劳损。

2. 循序渐进　必须遵守运动生物学原理严格制订运动量和运动程序，循序渐进地安排运动流程，否则势必会超出人体的负荷能力，会损害患者健康，甚至有发生致命的危险。目前有一种不良倾向，或是急于求成，或是互相盲目攀比，从而使运动负荷远远超过个人的承受能力。例如，老年人参加马拉松，剧烈的下肢、躯干运动必须严格制止。

3. 与规律的生活习惯相结合　运动处方的制订应与规律的生活习惯相结合，可提高训练效果。

(1) 一般来说，运动时间不受限制，但下午运动比上午好，这主要是因为上午运动时恰是去甲肾上腺素生物钟自身分泌高峰，易出现过度应激。如习惯清晨活动，则宜选择 6∶00—7∶00。

(2) 患者要尽力戒除危害身体健康的不良嗜好，一个人吸一支烟需要一个多小时才能恢复肺的功能。一次酗酒，可使心脏负荷增加到相当于进行一次马拉松比赛。因此，吸烟和酗酒对健康极为有害。为保证运动处方的效果，最好同时戒烟限酒。

(3) 要根据气温变化随时采取相应的措施。如在 28~35℃ 条件下进行运动，应多补充水分和盐分。

运动时要穿透气的衣服,并应避开炎热的中午或阳光暴晒。冬天进行训练时要注意保暖,特别注意鼻尖、耳郭和足的保暖。训练后出汗较多时要预防感冒。进行有氧训练的理想条件是气温为 4~28℃,空气湿度不高于 60%,风速不超过 7m/s。

(4)运动后大汗淋漓,不要立刻洗澡,无论冷、热水均不适宜。冷水可使外周血管突然收缩,大量血液流向内脏,增加心脏负荷;若用热水洗澡,可加快心率,也加重心脏负荷。一般应在汗已擦干、心率已恢复到安静时的心率后再行温热水淋浴。在患感冒、发热、胃肠病或其他疾病,或因睡眠不足感到疲劳时,应停止运动,待身体恢复正常后再进行,并应从较小的运动强度开始,逐渐加大负荷量。

4. 预防运动损伤 充分的准备活动和放松活动是预防发生运动性损伤和心血管意外的关键,其次就是选择适当的运动方式,作为康复训练的运动项目选择,尽量选择运动强度低、对下肢关节冲击小的项目如医疗步行、水中运动项目为宜。

不同运动方式的组合、套餐式运动对预防发生运动性损伤也起到至关重要的作用,如有氧运动与速度性运动、力量性运动、技巧性运动的组合等。例如,每周一、三、五有氧运动,周二速度性运动、周四力量性运动、周六技巧性运动。

5. 注意营养问题 在运动处方中经常会忽略运动营养问题,由于运动营养的不合理造成运动器官的生物结构出现质量问题,运动时所需的营养素供应不足导致运动功能下降、不能很好地完成运动处方中所制订的运动计划。运动营养主要注意的问题包括:

(1)能量供需应平衡:运动状态下需要能量相对较多,摄入的能量应稍高于消耗的能量,以满足运动的需要。能量的供给量适宜的同时,各种营养素的分配也必须平衡,能量物质主要以糖类为主。

(2)蛋白质供给应充足:运动状态下蛋白质的需要量要比非运动状态下要高,尤其是力量性运动、技巧性运动、球类运动,此时体内形成正氮平衡,为了满足对构成人体组织的重要成分蛋白质的需求,应供应较多的优质蛋白质,如鱼、蛋、奶、鸡、鸭等。

(3)维生素和无机盐的摄入应充分:维生素 A、维生素 D、维生素 C、维生素 B_1、维生素 B_2、维生素 B_6 和钙、铁、锌、碘等无机盐与运动的新陈代谢和生长发育密切相关,应尽量选用维生素和无机盐丰富的食物,如动物内脏、蛋类、奶类、豆类、新鲜蔬菜和水果等。

(4)食物要多样化:食物要多样化并力争色、香、味、形俱佳,以促进食欲。

(5)培养良好的饮食习惯:选择营养丰富的食物,常吃新鲜与粗加工的食物,如新鲜蔬菜、水果、鱼、肉、全麦和粗粮制品,以便获得较合适的营养素又不会增加体重。食物不要过精,粗细搭配,并应摄取易消化的食物。

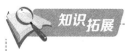

有氧训练与力量训练

同时进行有氧训练和力量训练是非常有益的科学锻炼方法,因为它可同时促进心血管健康、控制体脂、提高肌肉总量及骨密度。虽然这种双重锻炼方法早已被证明是保持体形和增长肌肉的理想方法,但是有氧训练虽然能达到消耗热量的目的,但却不能长时间地提高新陈代谢率。力量练习虽不能长时间提高心率,但它却增加了肌肉总量,从而使新陈代谢率得到提高,使人在休息时也能消耗更多的热量。这就是有氧锻炼与力量练习结合进行才是最佳减脂方法的原因。

有氧训练不失为一种有效的脂肪消耗办法,但长时间的有氧训练消耗的不仅仅是脂肪,还包括肌肉,因此有氧训练的强度一定要控制好。另外力量训练和有氧训练的顺序也需要注意,通常力量训练放在有氧训练之前,这样的训练顺序使训练效率更高,也更有利于发挥各自的训练特点。

第三节 有氧运动的临床应用

有氧运动同各种慢性疾病的发病及康复治疗密切相关。一方面,有氧运动的减少导致了各种慢性疾病如代谢性疾病、心血管疾病等的发病率增高;另一方面,各种慢性疾病的发生进一步使有氧运动能力下降。因此,有氧运动在慢性疾病的预防和治疗中具有重要意义。

一、代谢性疾病的有氧运动

(一) 有氧训练在代谢性疾病的作用

有氧运动时,体内脂肪和葡萄糖被充分利用。而长期有氧运动不仅可以改善上述物质的代谢,还可以增强机体尤其是肌肉组织的胰岛素敏感性。因此,有氧运动在代谢性疾病中具有重要意义。糖尿病,高血脂,单纯性肥胖,骨质疏松,多囊卵巢囊肿等疾病的主要康复训练手段都是有氧运动。长期坚持有氧运动在上述疾病康复治疗中意义重大。

(二) 有氧运动在代谢性疾病中的注意事项

有氧运动在代谢性疾病中应用时,一般按照每次运动靶强度持续时间较长而中、低强度的运动原则。这可能是由于高强度运动可能干扰血糖代谢,而长时间运动可以更好地调节脂肪代谢。但也有最新研究表明,高强度、短时间的运动方式也可能降低血糖。不同有氧运动处方的比较提示,每次持续时间长的有氧运动可能在调节血脂、血糖代谢和胰岛素敏感性的同时,更有利于脂肪消耗和体重控制。

另一方面,代谢性疾病患者普遍存在体重问题。因此有氧运动方式的选择应注意避免对膝关节负荷的进一步加重。此外,应避免运动损伤。糖尿病患者如发生运动损伤就容易导致持续感染。

此外,糖尿病患者进行有氧运动要重视预防低血糖的发生,不要在饥饿状态下进行有氧运动。有氧运动时注意准备一些快速升高血糖的食品,同时注意不要使刚刚注射胰岛素的肌群大量参与运动中,避免胰岛素和运动的双重效应在短时间内集中发挥。

二、心肺疾病的有氧运动

(一) 有氧运动在心肺疾病中的应用

有氧运动在心脏病患者康复治疗中意义重大。其作用包括中心效应、外周效应和预防效应 3 方面。中心效应指有氧运动对冠状动脉侧支循环生成的促进作用。外周效应指有氧运动通过改善肌肉性能,提高肌肉收缩效率和氧气利用效率,降低外周组织对血液的需求,从而减轻心脏负荷。预防效应则主要针对有氧训练对心脏病常见危险因素如高血压、高血脂、糖尿病、自主神经功能紊乱和慢性低度炎症的干预作用。有氧运动在心脏病患者中的具体应用参见本章第四节心功能训练相关内容。

肺康复的重要手段也是有氧运动,有氧运动可以优化身体其他系统的功能,从而将肺功能障碍的影响降到最低。对于步行中肌肉功能障碍为主要缺陷的患者,延迟疲劳的发生直接提高了运动耐力。此外,有氧运动通过改善外周组织尤其是肌肉对氧气的利用效率,降低了通气需求,导致特定运动水平下的呼吸变慢。由于呼气时间越长,动态过度充气就越轻,因此,患者呼吸困难的症状也可以得到缓解。

(二) 心肺疾病有氧运动注意事项

心肺疾病患者在进行有氧运动时要格外注意运动的安全性。患者本身存在心肺功能障碍,容易在运动时诱发急性症状如呼吸困难、胸闷、胸痛、心绞痛甚至急性心力衰竭等。因此,心肺疾病患者的有氧运动处方应十分重视运动量的控制。建议有慢性心肺疾病的患者在进行有氧运动前进行运动试验,通过运动试验结果制订靶强度。

此外,对于有高血压和冠心病的患者,有氧运动时应注意不要屏气,以免舒张压过分升高导致不良事件发生。

三、有氧运动在神经系统疾病中的作用

有氧运动可以改善神经系统功能,促进认知和情绪水平。在脑损伤的患者中,有氧运动可以促进神经功能恢复,因此可广泛应用于脑卒中、痴呆、抑郁等神经系统疾病。有氧运动对神经功能的促进效应可能来源于以下几方面:①有氧运动具有扩张脑动脉循环,改善神经组织缺氧状态的作用。研究

表明有氧运动后,大脑中动脉血流量明显增加。②有氧运动改善脑血管反应性的作用。脑血管反应性是指在脑部血液循环中二氧化碳含量增高时,大脑动脉血管的扩张能力。脑血管反应性的降低与抑郁、认知障碍、大脑白质病变和脑卒中的发生都有关。而有氧运动在改善脑血管反应性的同时,在上述疾病的康复过程中产生积极效应。

第四节 心功能训练

心血管疾病多伴有不同程度的心功能减退,这是由于心肌血液灌注不足,不能满足代谢需要,同时心肌负荷增大,收缩力减弱所致。通过有效的康复训练,能增加血液循环,改善心肌缺氧状态,降低心血管疾病的危险因素,增加药物治疗效果。

心功能训练是指对心血管疾病患者综合采用主动积极的身体、行为和社会活动的训练,主要以有氧运动为主,帮助缓解症状,改善心血管功能和激活心肌的侧支循环,使患者的心功能达到理想状态的康复治疗项目。

心功能康复的含义不仅包括临床症状和体征得到控制与改善,还包括患者生理功能的恢复、心理状态的健康和日常生活活动(activities of daily living, ADL)能力、社会工作等能力的提高。在拟订心功能康复训练计划前,应首先对心血管疾病患者进行客观的监测和心功能的评定,全面了解心脏功能的状况,制订适合患者特点的心功能训练项目,制订运动处方,从而安全、有效地开展心血管疾病康复治疗。

一、心功能评定

(一)临床评定

心功能的临床评定常采用超声心动图和美国纽约心脏病学会(New York Heart Association, NYHA)心功能分级法。

超声心动图不仅可直接观察心脏和大血管的结构,而且可以随着心动周期的变化推算心泵功能、收缩功能和舒张功能,其优点是无创性,可以反复测定,而且对人体无害。

NYHA心功能分级是目前最常用的分级方法,具体功能分级如下:

Ⅰ级:体力活动不受限,一般的体力活动不引起过度的乏力、心悸、气促和心绞痛。

Ⅱ级:轻度体力活动稍受限,一般的体力活动即可引起心悸、气促等症状。

Ⅲ级:体力活动明显受限,休息时尚正常,但低于日常活动量即可引起心悸、气促。

Ⅳ级:体力活动完全丧失,休息时仍有心悸、气促。

(二)康复评定

心功能的康复评定方法常采用心电运动试验和6分钟步行试验。

1. 心电运动试验　心电运动试验(electrocardiogram exercise test)是一种心脏负荷试验,通过改变运动时的速度和坡度逐级增加运动负荷量,从而增加心肌耗氧量,并对患者进行监护和心功能评定,有重要的临床价值。作为一种无创性检查手段,目前心电运动试验的临床应用已从单纯判断心肌缺血,逐渐发展到分析病情及评价疗效和预后等方面。在心血管疾病康复方面,已被广泛使用。许多学者认为试验不仅安全,而且提供了心脏功能容量的客观指标。

(1)运动试验在心血管疾病康复中的用途包括:调整住院过程中的体力活动;出院前评定;运动处方制订的依据;预告危险;用于心导管检查、药物治疗或体育疗法的筛选;确定所需运动程序;随访检查内容的一部分。

(2)运动试验的常用方法有活动平板试验和踏车运动试验。①活动平板试验:一般采用Bruce或改良的Bruce方案。②踏车运动试验方法则是从0W起始,根据患者不同体力情况,每分钟递增5~25W,转速60次/min,试验持续8~12min。

(3)心电运动试验在心功能康复中的意义:分辨功能障碍和活动限制的不同程度;分辨/找出限制运动耐力的因素;提供资料做运动处方的指引;确认是否在运动中存在心血管急性事件的危险因素;

观察患者在运动过程中全身各系统的表现;特别关注在运动中出现的缺氧、情绪、血压异常及骨骼肌疲劳情况;评估计划对于改善运动耐力和活动时出现心肌缺血情况的有效性。

(4)心电运动试验在心功能康复中的适应证:协助确诊冠心病,并对无症状者筛选有无隐性冠心病;估计冠状动脉狭窄的严重程度,筛选高危患者以便进行手术治疗;测定冠心病患者心脏功能和运动耐量,以便客观地安排患者的活动范围和劳动强度,为康复锻炼提供可靠的依据;观察冠心病患者治疗(药物或手术)的效果。

(5)心电运动试验在心功能康复中的禁忌证:大多数心血管医生应该知道,运动平板试验是具有较大危险性的试验,其急性心血管事件的发生率远高于心脏康复实施过程中的发生率,因此把握心电运动试验的禁忌证及可能出现的危险因素非常重要。

相对禁忌证:急性心肌梗死(2d以内);不稳定型心绞痛;未控制的心律失常,且引发症状或血流动力学障碍;心力衰竭失代偿;Ⅲ度房室传导阻滞;急性非心源性疾病,如感染、肾衰竭、甲状腺功能亢进;运动系统功能障碍,影响测试进行;患者不能配合。

应注意的问题:左主干狭窄或类似情况;重度狭窄性瓣膜病;电解质异常;心动过速或过缓;心房颤动且心室率未控制;未控制的高血压(收缩压>160mmHg和/或舒张压>100mmHg)。

(6)心脏病患者进行心电运动试验终止指征:出现典型心绞痛;出现明显症状和体征,如呼吸困难、面色苍白、发绀、头晕、眼花、步态不稳、运动失调、缺血性跛行;随运动而增加的下肢不适感或疼痛;出现ST段水平型或下斜型下降≥0.15mV或损伤型ST段抬高≥2.0mV;出现恶性心律失常,如室性心动过速、心室颤动、R-on-T室性期前收缩、室上性心动过速、频发多源性室性期前收缩、心房颤动等;运动中收缩压不升或降低>10mmHg;血压过高,收缩压>220mmHg;运动引起室内阻滞;患者要求结束运动。

(7)心电运动试验的操作及注意事项(以运动平板试验为例)

检查前应备齐各种急救药品和器械,注射器和静脉穿刺针、氧气、除颤器、毛巾、气管插管设备等。然后脱去上衣,处理好皮肤,在电极安放部位胸毛多者应剃除胸毛,用细纱片轻轻擦去电极安放部位的皮肤角质层,用乙醇再次擦去油脂至皮肤微红为止。安放优质电极可使运动中的干扰降至最低点。电极安放位置要准确。肢体导联可采用Mason-Likar改进肢体导联系统,该导联体系已被美国心脏病学会所承认。注意两上肢电极距离尽可能远一些,右下肢电极尽可能下移一点,胸壁$V_1 \sim V_6$导联电极位置与常规心电图检查一致。

做运动前对照12导联心电图,在无ST段急性抬高或下降、无心绞痛且血压又在正常范围内,即可开始运动试验。运动试验过程中和运动试验结束10分钟以内,临床医师和心电图技师必须在场。心电图工作者连续监护12导联心电图,每分钟记录一次12导联心电图,每2分钟测量一次血压。医师观察受试者运动过程中的姿态,指导患者尽快进入正确的运动方式。运动中如发生恶性心律失常、急性ST段抬高、ST段下降>0.20mV以上、血压下降、急性心功能不全、室性心动过速、心室颤动等危急情况,立即终止运动进行急救。发生心室颤动时,争取在2分钟内电击复律,如延误时机,必将导致患者死亡。运动过程中如发生心律失常,要连续描记心电图,直至满意为止。达到终止运动试验的标准,一般要停止运动。受试者年轻,身体素质好、平时运动量大、无缺血性胸痛又能耐受者,可继续运动,直至不能坚持为止。

结束运动试验6分钟内,要连续监测12导联心电图,每分钟记录一次12导联心电图,每2分钟测量一次血压。注意与运动有关的心脏停搏,多发生于运动结束后5分钟内。因此,要特别重视运动结束后的病情变化。停止运动6分钟,恢复至运动前的心电图,心绞痛缓解后,可结束运动试验,取下电极。之后及时发出报告,运动试验结束以后书写报告,作出运动心电图试验阳性,可疑阳性和阴性结论。阳性患者,冠心病发病率70%~80%。其他原因有高血压、肥厚型心肌病、扩张型心肌病、自主神经功能紊乱等。可疑阳性的受试者中,有冠心病、高血压、左心室肥厚、心肌病、自主神经功能紊乱等。阳性受试者中,多数见于正常人群,少数见于冠心病等。

2.6分钟步行试验 6分钟步行试验(six minutes walk test,6MWT)是让患者采用徒步运动方式,测试其在6分钟内以能承受的最快速度的行走距离,用来评价心力衰竭患者功能状态和心力衰竭严重性的一种测试方法。此方法简单,不需特殊设备,容易被患者接受,适合于年老、虚弱以及功能严重受限的慢性心衰、肺动脉高压患者,比经典、更剧烈的运动试验能更好地反映患者的日常活动量。

国外将患者6分钟步行距离(six minutes walk distance,6MWD)划为4个等级,级别越低则心肺功能越差。1级:<300m;2级:300~374.9m;3级:375~449.5m;4级:>450m。因年龄、身高、体重和性别等均能影响6MWD的结果,故目前多推荐使用6分钟步行距离绝对值变化比较。

二、康复训练方案

(一)心功能训练的基本方法

1. 运动疗法

(1)有氧运动:各种步行、慢速爬山、慢跑、跳绳、游泳、走跑交替、自行车、有氧舞蹈、健美操、不剧烈的球类活动等。

有氧运动是心功能训练最主要的方法,可以改善、提高心血管功能水平,预防心血管疾病及有利于心血管疾病的康复。

1)步行和慢跑:日常生活中的步行一般为4km/h,慢步走1~2km/h,散步3km/h,快步5km/h,疾步6km/h,慢跑(健身跑)一般8km/h,缓慢者只4~5km/h,快速者达10km/h。每分钟步行100步以上者,可以使心率达100~110次/min。慢跑虽然容易取得锻炼效果,但体育外伤较多,也曾有猝死的报道,因此对心功能有明显损害、老年人、体质较差者不宜贸然从事。慢跑者不应随意加快速度形成跑步,以免发生意外。在康复医疗机构因场地有限,可以利用活动平板进行步行锻炼。

2)骑自行车:以一般速度骑车,摄氧量很低,如3km/h仅相当于2~3MET,10km/h也只相当于3~4MET,运动强度偏低。骑车锻炼的缺点是快速骑车可能会造成交通事故且容易精神紧张,也很难保持较快车速,因此可在晨间或运动场内进行,也可以在健身会所、医院康复机构或居室内应用功率自行车进行有氧训练。

3)跳绳:虽然简便易行,但由于运动强度过大,相当于心脏功能容量9.5~12.5MET,一般认为不适于心功能异常患者。

4)游泳:是一项非常好的有氧运动,对全身关节无损伤,同时可以起到肌肤按摩作用,但对于心功能异常患者来说强度偏高,据报告为6.5~8.5MET,并且水温过低时容易引起不舒适的冷感甚或寒战,因此除体力好、原来会游泳、能在室内游泳池长期坚持的患者外,进行这项运动应进行充分的心功能评定,可以选择低速、短距离、恒温游泳池进行游泳运动。游泳前应做好准备运动,早期可以做水中步行,逐渐增加运动时间,但时间不宜过久,以防止肌肉痉挛,甚至心绞痛发作。

(2)伸展柔韧性运动:太极拳、太极扇、瑜伽、八段锦、五禽戏、韵律操、慢节奏健美操、医疗体操、各种养生气功等,适于心血管疾病的心功能康复训练。

(3)力量、抗阻运动训练:抗阻运动主要适用于心功能临床稳定的患者。对要恢复正常工作和体育活动者,康复运动训练除要改善心血管功能外,增强肌力和局部肌肉耐力也是必要的。力量训练虽然对提高 VO_{2max} 价值较小,但可增加肌力、提高运动能力,只要指导得当,对增强体质有重要意义。尽管动力性有氧训练是改善心血管耐力的重要步骤,但抗阻训练已逐渐成为动态运动程序的辅助手段。心血管功能训练中的抗阻训练特点为对抗阻力较小(多为轻至中度),运动次数较多。

1)抗阻训练原则:抗阻或力量运动训练应是低水平的抗阻训练;抗阻或力量运动训练的禁忌证患者应禁止运动。靶心率是力量运动训练强度的限制指标;力量训练处方包括3组运动,每组重复12~15次,每组运动形式间以30s运动和30s休息;冠心病患者应保持正确呼吸节奏,应避免用力屏气;急性发作至少7~8周后才能进行。

2)训练方法:最常用的抗阻训练方法为循环抗阻训练,其运动处方如下:

运动方式:上举、屈肘、伸肘、握拳、抬膝、侧举、提举、下按等动作,抗重负荷可采用弹簧、橡皮条、哑铃、沙袋、实心球和多功能肌力训练器等。

运动量:强度一般为一次最大抗阻重量的40%~50%;在10s内重复收缩8~10次为一组,5组左右为一循环,每组运动之间休息30s,一次训练重复2个循环。每周训练3次。

进度：训练开始的运动强度应偏低，适应后重量每次可增加 5% 左右。

注意事项：除了有氧训练的注意事项外，还应注意强调缓慢的全关节活动范围的抗阻运动；训练应以大肌群为主，如腿、躯干和上臂；强调在抗阻运动时使用正确的姿势和呼吸，上举时呼气，下降时吸气，不要屏住呼吸，以免使血压过度升高；为了减少过强的心血管反应，训练时应避免双侧肢体同时运动，握拳不能太紧。

2. 作业治疗　可以用模拟性作业活动以及日常生活活动来达到心功能训练的目的，这是一种非常有效、经济的方法。

研究证明，要使作业治疗达到维持或改善心肺功能水平，相当于每天每小时至少要搬起多于 10kg 重量的物体一次或整天连续搬运物体。由于当今日常生活活动和社会活动自动化程度提高，很少作业活动可达上述运动量，因此还需要进行额外的有氧训练。作业运动或作业治疗时确定运动强度主要根据心电运动试验的结果得出的 MET 值来确定。

3. 娱乐活动　包括各种棋牌类和球类活动，可以提高患者参加活动的积极性，提高训练效果；但应避免任何竞技性活动，以免产生过强的心血管应激，活动强度不应大于有氧训练的强度。

（二）临床各期冠心病患者康复训练方案

1. 住院患者运动方案（Ⅰ期）　住院患者的运动方案适用于心肌梗死后、心血管手术后、肺部疾病、周围血管疾病和其他心血管疾病的住院患者。住院患者运动方案的执行应严格选择适应证，康复治疗师与患者应该一对一进行，并应具备心电监测和抢救的条件。Ⅰ期运动方案的目的是消除由于卧床引起的生理和心理不良反应，恢复日常生活活动能力，改善心肺功能，增加关节灵活性、肌力和耐力，从而提高体能。

2. 出院患者或家庭运动方案（Ⅱ期）　Ⅱ期运动方案应从出院后 1 周开始，每周定时到就近的康复机构进行，持续 8~12 周。它是Ⅰ期运动方案的延续，多在患者出院后立即进入Ⅱ期运动方案。应当具备必要的心电监测和抢救的条件，康复治疗师和患者的比例为 1：1 到 1：5，这取决于患者的心脏功能状况。如果患者参加Ⅱ期运动方案不方便，也可在家中进行，但应定期参加Ⅱ期运动方案的评定。Ⅱ期运动方案的目的是恢复体力、指导作业活动和恢复正常的日常生活活动（ADL）能力。

Ⅱ期运动处方要根据患者的功能来制订。如 >5MET，应用心率和自觉疲劳分级来规定运动强度，运动时间从 10~15min 逐渐增加到 30~60min，每周 3~4 次。

完成Ⅱ期运动方案的条件：①患者的功能达 5MET 时，才能安全地进行 3MET 的活动。②病情稳定，表现在对运动有正常的血流动力学反应，适当的血压上升，心电图无明显变化，如缺血、传导阻滞或心律失常；心绞痛稳定或无心绞痛；安静心率 <90 次 /min，血压 <140/90mmHg。③具备完成日常生活活动或作业活动所具有的体能，如肌力、耐力和心脏功能等。④有能力维持运动处方规定的内容。

3. 社区运动方案（Ⅲ期）　参加者来自住院患者、出院后患者或从未参加过运动方案者。一般在出院后 6~12 周进行。

（1）Ⅲ期运动方案应具备的条件：临床稳定或心绞痛减轻；心律失常已得到控制；了解运动中症状反应；有自我调节能力。Ⅲ期运动方案应提供急救措施和急救队伍，工作人员和患者的比例为 1：10，逐渐减少监测。运动试验和医学评定应持续 3~6 个月，以后每年 1 次或根据需要进行。

（2）Ⅲ期运动处方：患者的运动能力 >5MET。开始的 3~6 个月，运动强度为最大功能的 50% ~80%，运动时间逐渐增加到 45min，每周 3~4 次。体能 ≥ 8MET 时，继续维持Ⅲ期运动方案，目的是终身坚持运动。

（3）完成Ⅲ期运动方案的条件：Ⅲ期运动方案持续 6~12 个月，体能达到职业活动和娱乐活动预期的目标，体能至少超过 5MET 才能安全进行日常活动；同时要求参加者有较大的功能储备能力，有能力参加需要较高代谢的活动，如职业活动和文体活动。要求对患者进行教育和危险因素的纠正，保持终身运动的习惯。

（三）病例分析

1. 病史　张某，男性，52 岁，反复胸痛 3d，加重 5h 急诊。

发现心电图:下壁心肌缺血、左室高电压;心肌损伤标志物肌钙蛋白 4.5ng/ml。入院行急诊冠脉造影:右冠状动脉 100% 闭塞,左回旋支 85% 狭窄;于右冠状动脉植入支架 1 枚。术后胸痛缓解,收入病房。既往有高血压病史 10 年,服药为复方卡托普利,血压控制情况不详。有吸烟史,每天 1 包,达 30 年。无运动习惯。患者进行运动试验结果示运动过程及恢复期均未出现动态心肌缺血改变及心律失常,因血压过高(220/75mmHg)终止试验。最大心率为 122 次 /min,最大运动负荷为 80W。

2. 诊断　冠心病,急性非 ST 段抬高型心肌梗死,心功能 I 级;高血压病 3 级,极高危组,高血压心脏病。

3. 问题　如何为该患者制订心功能康复训练方案?

4. 分析　患者第 1 周住院康复可以从发病后第 3d 开始,主要进行床边肢体主动运动。后期有氧运动处方为:

运动形式:步行或阻力踏车。

运动强度:步行速度 3.6km/h,踏车负荷:15W,靶心率:98 次 /min。

运动频率:3 次 / 周。

运动方法:热身运动,慢步走 5min;康复运动,20min 内完成 1 200m 步行距离;整理运动,减慢速度至慢步走 10min,恢复至热身前的呼吸和心率。

5. 注意事项　注意运动前血压需控制在 130/80 mmHg 以下;注意运动中和运动后血压的测定,必要时在运动康复中心进行 1~2 次的运动治疗,观察运动中的血压变化;注意运动时有否胸痛、胸闷、气急、心慌等不适,如果存在请立即停止运动,必要时与医生联系。

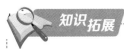
知识拓展

现代心脏康复

心脏康复是通过综合的康复医疗,包括采用主动积极的身体、心理、行为和社会活动的训练与再训练,改善心血管功能,在生理、心理、社会、职业和娱乐等方面达到较佳功能状态,使患者在身体、精神、职业和社会活动等方面恢复正常和接近正常功能。同时强调积极干预心脏病危险因素,阻止或延缓疾病的发展过程,减轻残疾和减少再次发作的危险。

现代心脏康复是一种综合性的医疗手段,包括常规心血管药物治疗、运动疗法、饮食疗法、心理治疗、物理因子治疗、传统中医治疗、社会和职业治疗等各方面,并不同于我们平常所说的"理疗"或"医疗体育运动"。确切地说,运动治疗仅是综合心脏康复的重要组成部分,心脏康复强调引导健康的生活方式和积极的生活态度,提高生活质量,最终回归正常的社会生活。心脏康复治疗是近年来的新兴交叉学科,采用的是团队协作的工作模式,需要心理、运动康复、营养、理疗、相关临床学科及社会学等多学科人员的合作,形成的康复团队对心血管病患者全程医疗关爱。

本章小结

有氧运动能力是人们运动能力的基本体现,长期坚持有氧运动可以增强心肺功能,预防和治疗各种严重影响人们生活质量的慢性疾病。学生通过本章学习,掌握有氧运动的相关基本概念和治疗作用,运动处方的定义和内容,有氧运动处方的基本构成及在心功能训练中的应用;熟悉有氧运动和无氧运动的区别,有氧运动在临床慢性疾病中的应用;了解心功能康复评定的基本方法和意义以及如何制订运动处方,全面理解有氧运动在运动治疗中的重要作用及在临床疾病中的正确运用。

(王磊)

思考题

1. 在指导心脏康复患者的心功能训练过程中,治疗师应注意哪些方面?
2. 请思考如何给予早期院外心脏康复患者设计合适的运动处方?
3. 请分析常见有氧训练方法(步行、骑自行车、游泳)的优、缺点。

扫一扫,测一测

思路解析

第九章　呼吸训练

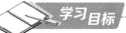 **学习目标**

1. 掌握:深呼吸技术、气道廓清技术、呼吸机训练技术、胸腔松动技术训练方法及呼吸训练适应证与治疗原则。
2. 熟悉:呼吸功能主观评定和客观评定,为患者拟订个性化的治疗计划及治疗后评估患者治疗效果。
3. 了解:呼吸肌的解剖、生理基础知识,呼吸运动的组成及呼吸训练的理论基础。
4. 运用:呼吸训练技术帮助患者进行康复训练,并能与训练对象进行良好的沟通交流。

第一节　概　　述

随着康复的全面发展,人们对生存质量提高的迫切要求,及国内、外肺康复协会积极推动肺康复的快速发展,呼吸康复的重要性逐渐得到了各临床专业认识。如重症气管切开患者,胸外科疾病术前、术后呼吸康复的教育及早期介入促进了患者的快速恢复,呼吸系统疾病如慢性阻塞性肺疾病、哮喘、肺气肿临床治疗后的呼吸训练极大提高了患者的生存质量,呼吸训练的价值得到了广泛认可。

呼吸训练主要是通过呼吸方式、呼吸肌的训练、胸腔松动训练及咳嗽训练来改善肺功能,在叙述呼吸训练方法之前,简要介绍一些呼吸训练的基本原理。

一、呼吸训练的基本原理

呼吸是通过肺泡将氧气从空气中吸入体内,而后又将二氧化碳呼出体外的过程。通气能使肺泡里的气体和静脉血之间保持一定的压力梯度,从而通过弥散维持气体交换,循环系统提供肺和组织间的这种运输功能。正常的呼吸必须具备:完整而扩张良好的胸廓;畅通的气道健全的呼吸肌;富有弹性的肺组织及与之相匹配的肺血液循环;调节灵敏的呼吸中枢与神经传导系统。任何一个环节的异常都可以导致通气或换气的功能障碍。

(一) 呼吸肌

呼吸运动的完成主要靠呼吸肌的作用,平静呼吸时,吸气是主动的,呼气是被动的,中等量呼吸肌深长快速呼吸时,呼气和吸气均有主动和辅助呼吸肌的参与。具体的呼吸肌根据其功能可分为4组:

1. 吸气主动肌　横膈肌、肋提肌、肋间外肌。

平静呼吸中吸气 1/3 由膈肌活动完成,其余通过胸廓活动完成,即通过肋提肌、肋间外肌收缩提升肋骨来完成。膈肌呼吸不是单纯通过提高分钟通气量来增加通气的,而是通过增大横膈的活动范围以及提高肺的伸缩性来增加通气。横膈活动增加1cm,可增加肺通气量250~300ml。此外,膈肌较薄,活动时耗氧少,因而呼吸效率较高,是呼吸训练的重要内容。

2. 吸气辅助肌 胸锁乳突肌、斜角肌。

在安静呼吸时不参与作用,在通气增强时,可通过升高胸骨和锁骨,抬高胸腔起作用。

3. 呼气主动肌 肋间内肌。

平静呼气时,呼气肌不参与活动,只是呼气肌的张力略微增高,即当吸气肌转入抑制、呼气肌张力增高时,呼气动作即已完成。但在做中等量运动或深长快速呼吸时,肋间内肌主动参与呼气。

4. 呼气辅助肌 腹直肌、腹内斜肌、腹外斜肌、腹横肌等。

收缩时压迫腹腔,腹压增高,间接加大胸膜腔内压,促进呼气。

(二) 呼吸运动

由呼吸肌的收缩与舒张所引起的节律性胸廓扩大和缩小称为呼吸运动,包括吸气运动和呼气运动。呼吸时,每条肋骨都有各自的运动模式,但仍有一定规律。肋骨向前方附着至胸骨(第11、12肋骨除外),向后方和椎体、椎间盘及横突形成闭锁运动链。吸气时,胸廓同时朝3个平面增大。

1. 前后径增大 胸骨及上位肋骨向前、向上移动,使得前后径增加;胸椎后伸,使得胸骨的活动范围更大。

2. 左右径增大 肋骨外侧(中段)部分上升并向外旋转,类似水桶把手的运动(bucket handle motion),使得左右径增加;低位肋骨(第8至10肋),指没有直接附着于胸骨上的肋骨,也向外张开,类似圆规运动(caliper motion),使肋骨下角增大;肋软骨连结处角度增加,使得吸气时肋骨段延长。

3. 胸廓的垂直径增大 前后径增大、膈肌收缩时,中心腱下降,类似活塞运动(piston action);肋骨上升,增加胸廓的垂直径并且提高横膈的工作效率。

当吸气结束,肌肉放松及弹性回缩的作用造成膈肌上移。肋骨恢复原来的休息位置。

(三) 胸膜腔内压分布

胸膜腔内压从平静呼吸时低于大气压6~10cmH$_2$O变化到深吸气时低于大气压50~60cmH$_2$O,这样才能完成吸气。正常人在平静状态下被动吸气时,胸膜腔内压最终降到低于大气压2cmH$_2$O的水平,而肺的弹性回缩则能使肺泡产生轻微的正压。用力呼吸时,胸膜腔内压可达50~70cmH$_2$O,肺内压也增高。

(四) 气道的力学作用

正常情况下,气道阻力很低,0.5~1.5cmH$_2$O的肺泡内压即能将肺泡内的气体以1L/s的速度排出体外。肺容量较低时,肺膨胀及低胸膜腔内压不再能保持气道开放,而使气道阻力增加。相反,在肺容量较高时,气道阻力下降。肺部疾病时,支气管平滑肌收缩,黏膜充血,腺体分泌增加使气道阻力显著增高。支气管病变时,远端气道阻力增加,减低了近端气道的压力,因而使近端气道更容易受到压迫。所以,过分用力呼气容易使气道阻力增加甚至关闭,而用较少气量呼气却能呼出更多气体。

(五) 呼吸障碍的病理生理学基础

呼吸疾病导致呼吸功能障碍是由肺通气、肺换气功能下降导致缺氧伴或不伴二氧化碳潴留。肺通气障碍常见原因有:肌肉无力或其弹性减退,或肌肉错误使用;空气流经气管、支气管时阻力增加。据此可将呼吸疾病分为限制性和阻塞性两类。

1. 限制性疾病 在任何通气量的条件下,以增加能量消耗去克服肺和胸部结构的回缩,任何会使肋—椎和胸—肋连接部僵硬,包括胸外科手术后或引起呼吸肌、腹肌或肩带肌和肺本身纤维化改变的疾病,都可以导致肺功能的限制性障碍。

肌肉或支配呼吸肌的神经失去作用也将产生同样的影响。在此情况下,所谓的限制,就是说它将没有力量去承受和抗衡肺与胸部结构的弹性回缩。

2. 阻塞性疾病 当肺扩张时,肺内的通气也随之进行。肺的大小和对气流的阻力两者之间呈一定的相互作用关系。哮喘和肺气肿的特征之一,就是由于气道狭窄使气流受到的阻力增大,即肺内压力很高使气道内阻力增高,以致在气体排空之前气流就停止了(称之为空气截流现象),肺气肿时气流阻塞现象主要表现在呼气时,哮喘则发生均匀的气流阻塞,而且在吸气时较为明显。

无论是限制性疾病还是阻塞性疾病,由于上述病理原因引起了一系列通气功能障碍,诱发呼吸功能障碍,其中膈肌疲劳又是引起呼吸衰竭的原因之一。因此在采用呼吸训练时,应注意针对病变特点进行。

(六)呼吸训练的理论基础

1. 呼吸运动在一定程度内可随意调节,因此可进行主动训练。

2. 肌肉无力可通过适度的运动练习得以改善。呼吸运动中吸气是主动的,呼气是因胸廓和肺的弹性回缩被动完成的,因此宜重点训练吸气肌,适当训练呼气肌,并注意胸腹活动的协调性。

3. 肺容量在增强呼吸肌的随意运动时可明显增加,从而改善了气体代谢。同时,通过呼吸运动可改善胸腹腔的血液循环,利于肺部及支气管炎症的吸收及肺组织的修复。

4. 胸廓的顺应性在主动训练下可有所改善,因此,也可改善肺组织的顺应性和弹性。并随着血液循环的改善,有利于肺、支气管及肺组织炎症的吸收和恢复。

5. 辅助呼吸肌在一定程度上可增加呼吸运动深度,但当使用不当时,作用反而相互抵消,增加无效耗氧量,加重呼吸困难症状。因此,训练辅助呼吸肌的正确使用也很必要。

综上所述,通过有效的呼吸训练来改善呼吸功能,提高患者肺功能和全身体能是有积极作用的。

二、呼吸训练的目标和适应证

呼吸训练是肺疾病患者整体肺功能康复方案的一个组成部分。开始训练前,治疗师必须明确呼吸训练的目标,选择呼吸训练的适应证。

(一)呼吸训练的目标

1. 改善通气。

2. 增加咳嗽的效能。

3. 改善呼吸肌的肌力、耐力及协调性。

4. 保持或改善胸廓的活动度,建立有效呼吸方式。

5. 促进放松,缓解症状。

6. 教育患者处理呼吸急促。

7. 增强患者整体的功能,改善日常活动能力,促进职业活动及休闲活动的参与。

(二)呼吸训练的适应证

1. 急、慢性肺疾病 慢性阻塞性肺疾病、肺炎、肺不张、急性呼吸窘迫、肺结核等。

2. 因手术、外伤所造成的胸部或肺部疼痛。

3. 支气管痉挛或分泌物滞留造成的继发性气道阻塞。

4. 中枢神经系统损伤后肌无力 如高位脊髓损伤,急性、慢性、进行性肌肉病变或神经病变。

5. 严重骨骼畸形 如脊柱侧弯等。

三、呼吸训练的原则和注意事项

(一)呼吸训练的原则

1. 应选择安静的环境,以使患者集中注意力。

2. 结合患者的症状及功能受限,向其解释呼吸训练的目的和基本原理。

3. 患者着宽松衣物(必要时松开紧绷的衣物),处于舒适、放松的体位。

开始,采用床头和躯干抬高接近45°的斜躺卧位。头部和躯干有支撑,髋膝屈曲,大腿下垫一枕头,腹肌放松。其他体位,如仰卧位、坐位或站立位,可根据患者情况选择一开始或进阶体位后进行。

4. 观察患者在休息及活动时自主呼吸模式,病理改变及功能障碍情况。

(1)确定患者是否有进行呼吸训练的指征。

(2)确定呼吸训练应着重放在吸气还是呼气。

(3)建立基线资料,以评估患者变化、进步及治疗的效果。

如果可以的话,教会患者放松技巧。放松上胸部、颈部、肩部,最小化辅助呼吸肌的使用。尤其注意胸锁乳突肌、上斜方肌及肩胛提肌的放松。

5. 向患者演示正确的呼吸模式 请患者在休息及活动时按正常的呼吸模式进行呼吸。

(二) 呼吸训练的注意事项

1. 不要让患者用力呼气,呼气应当是放松且轻度控制的。用力呼气会增加气道湍流,导致支气管痉挛及增加气道受限。

2. 不要让患者做过度延长的呼气,此动作有可能导致患者下次吸气时发生喘气。由此,患者的呼吸节律变得不规律且没有效率。

3. 不要让患者一开始用辅助呼吸肌及上胸部用力。建议患者在呼吸时尽量保持上胸部放松。

4. 每次深呼吸训练只让患者进行 3~4 次吸气及呼气训练,以免患者发生过度通气。

第二节 呼吸系统的功能评定

康复评定是进行有效康复治疗的保证,呼吸评定的目的在于:了解限制呼吸或者呼吸功能损伤原因;为患者拟订个性化的治疗计划;建立患者初始评定,以便评估患者治疗效果;决定停止治疗的时机。康复评定的步骤通常包括主观评定和客观评定。

一、主观评定

1. 详细阅读患者医疗记录,获得病史及诊断的相关资料,包括与呼吸系统相关的重要实验室检查数值,例如肺功能检查、影像学检查、动脉血气分析数值、支气管镜检查、痰液或细菌培养等,以了解患者目前状况。

2. 与患者或家属面谈,了解患者的主诉及就诊原因,获得职业及社会史方面的信息,例如工作需求、工作环境、影响患者健康状态的社会习惯(如吸烟、喝酒等)。

3. 评估患者居住环境与家庭照顾支持系统。

二、客观评定

(一) 生命体征与意识状态

接诊患者后,首先应评估患者的生命体征是否稳定,测量并记录患者的体温,休息时心率、血压、呼吸。另外以 Glasgow 昏迷指数评估患者意识状态,这将影响治疗师的治疗计划。

(二) 望诊

治疗师可观察患者嘴唇或指甲床附近是否呈现发绀现象,这代表缺氧情况。手指和脚趾末端若出现杵状指,则代表患者有慢性缺氧。

观察患者呼吸模式与肩颈部,可了解患者是否使用辅助肌。正常的胸廓左右径为前后径的 1.5 倍,很多慢性阻塞性肺疾病出现桶状胸,有些患者可能有漏斗胸或鸡胸等先天性胸廓变形,导致呼吸功能受影响。

通过观察,治疗师还可以看到患者是否出现鼻翼扇动等呼吸窘迫现象,或是出现异常呼吸模式。常见异常呼吸模式包括:

1. 呼吸困难(dyspnea) 患者感到呼吸短促、需费力呼吸,可用 Borg 量表评估。

2. 呼吸急促(tachypnea) 呼吸频率增加,超过 24 次 /min,通常是快、浅呼吸,潮气量减少,这经常与限制性或阻塞性肺疾病有关,且吸气时常会用到辅助肌。

3. 呼吸徐缓(bradypnea) 慢速呼吸,呼吸频率低于 12 次 /min,呼吸深度可能稍浅或正常,这可能和药物剂量过多有关。

4. 过度换气(hyperventilation) 深而快速的呼吸,潮气量及呼吸频率增加。

5. 端坐呼吸(orthopnea) 患者仰卧时呼吸困难,需端坐保持呼吸。

6. 间停呼吸(Biots breathing) 表现为有规律地呼吸几次后,突然停止一段时间,又开始呼吸。

7. 长吸式呼吸(apneustic breathing) 吸气期中呼吸停止。

8. 潮式呼吸(Cheyne-Stokes breathing) 一种特殊的呼吸模式,潮气量逐渐增加,接着逐渐减少,之后有一段时间呼吸暂停,并循环此模式。可见于严重头部受伤患者。

（三）触诊

评估胸廓运动对称性时,治疗师可用双手置于患者胸廓上以评估吸气及呼气时胸廓的扩张度。检查上叶扩张度时,治疗师面向患者,将拇指尖端置于胸骨颈静脉切迹,其余手指在锁骨上张开,请患者完全呼气后深吸气。检查中叶时,则将拇指尖端置于剑突,其余手指向侧方环绕肋骨,再一次请患者深呼吸(图 9-1A)。检查下叶扩张时,拇指尖端放在患者背部下胸椎棘突上,手指环绕肋骨,请患者深呼吸(图 9-1B)。

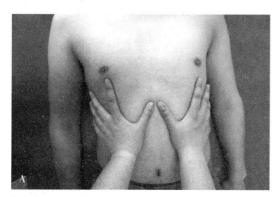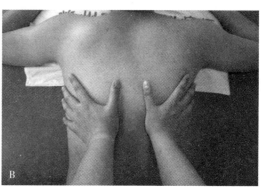

A.前面观;B.后面观。

图 9-1　胸部活动度检查

（四）听诊

听诊时要求患者从鼻吸气,然后慢慢吐出。正常呼吸音可依位置、音调及强度不同分为:气管音、支气管音、支气管肺泡音、肺泡音。这些呼吸音可能因气道完全阻塞缺乏进气而完全消失,也可能因支气管痉挛、气道崩塌或气道被分泌物塞住而变弱。常见异常呼吸音包括湿啰音、干啰音等。

听诊时治疗师要准备听诊器,听诊步骤包括:

1. 让患者以舒适、放松的姿势坐位,将听诊器直接贴于胸壁。
2. 遵循"弓"字形方向(图 9-2)将听诊器置于胸壁左、右侧部位。
3. 当治疗师将听诊器由一点移向另一点时,请患者深吸气并由口呼气。
4. 注意呼吸音的音质、强度及音调。

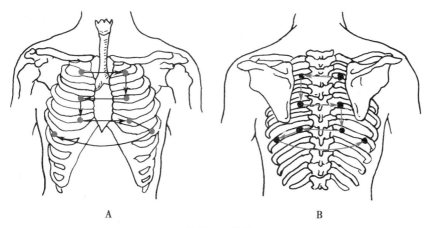

A.胸部;B.背部。

图 9-2　"弓"字听诊图

（五）痰液及咳嗽

呼吸系统疾病患者经常分泌过多痰液,因此必须仔细评估痰液状态。比如,患者是否有足够能力自己咳痰以及痰液的颜色、黏稠度和量。正常的痰液是清澈无色的,若呈现黄或绿色则表示感染,若痰中带血则称为咯血。临床上咳嗽评估主要了解患者的咳嗽力量,如果患者无法有效咳痰,则必须吸痰。

(六)呼吸肌评估

呼吸疾病患者由于不活动或使用长期类固醇,可能导致呼吸肌无力,这些肌肉无力将造成日常生活活动能力受到限制。呼吸肌的评估可用徒手肌力检查辅助肌,而整体呼吸肌肌力则以最大吸气压(maximal inspiratory pressure)和最大呼气压(maximal expiratory pressure)代表,正常值约为 $-100cmH_2O$ 和 $120cmH_2O$,这足以满足肺扩张所需。呼吸肌耐力可用简单的最大自主通气量(maximal voluntary ventilation)代表。

(七)活动能力评估

除了呼吸相关评估外,患者可能因为长期不活动,出现关节活动度受限、疼痛、肌力和耐力下降,需要使用辅助性呼吸设备,导致功能独立性下降等现象。因此除了胸腔检查之外,也必须检查活动能力。有许多测试方法可评估肺疾病患者的最大摄氧量和功能,其中6分钟步行试验被认为是评估功能能力的良好指标。

(八)肺功能评定

1. 肺活量(vital capacity,VC)　尽力吸气后缓慢而完全呼出的最大气量,是最常用的参考指标之一。肺活量常随限制性及阻塞性呼吸系统疾病严重性的增加而逐渐下降。

2. 用力肺活量(forced vital capacity,FVC)　为深吸气后以最大用力、最快速度所能呼出的最大气量。主要用于反映气道状态,一般以第一秒用力呼气量(FEV$_1$)占肺活量的百分率来表示。FEV$_1$减小说明气道阻塞,最常见的疾病是慢性阻塞性肺部疾病(COPD)。FEV$_1$占用力肺活量比值与COPD的严重程度及预后具有相关关系。

3. 其他　血气分析、动脉血氧分压、二氧化碳分压等,较多用于临床诊断。

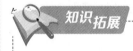

知识拓展

肺容积和肺容量

肺通气是呼吸的重要环节之一,应用肺量计进行测定,可得到肺容积曲线。所测得的肺容积及肺通气量等指标可用于评价肺通气功能。肺容积和肺容量与个人的年龄、体重、性别及体位有关,也受疾病影响。

1. 肺容积　指安静状态下,一次呼吸所出现的呼吸气量变化,不受时间限制,具有静态解剖学意义。基础肺容积彼此互不重叠,包括潮气容积(tidal volume,V$_T$)、补吸气容积(inspiratory reserve volume,IRV)、补呼气容积(expiratory reserve volume,ERV)和残气容积(residual volume,RV)。

2. 肺容量　由两个或两个以上的基础肺容积组成,包括深吸气量(inspiratory capacity,IC)、肺活量、功能残气量(functional residual capacity,FRC)和肺总量(total lung capacity,TLC)。

第三节　呼吸训练的方法

一、深呼吸技术

深呼吸训练有助于缓解和控制患者的呼吸困难症状,指导患者进行膈肌呼吸和缩唇呼吸,以增加肺通气量、通气效率和气体交换。无论指导患者进行何种呼吸训练模式,所有呼吸模式都必须深,能随意控制,而且是放松的。针对不同病情的患者应选择不同的训练方法,训练强度根据患者情况而定。

(一)膈肌呼吸(腹式呼吸)(diaphragmatic breathing)

膈肌作为主要的吸气肌,当其在吸气过程中发挥良好的功能时,肺通气具有较高的效率(氧耗低,放松呼吸)。当患者使用辅助吸气肌呼吸时,呼吸做功增加(氧耗增加),通气效率下降。膈肌呼吸一般用于增加通气、减少呼吸做功、减缓呼吸困难、使呼吸形态正常化,减少术后肺部并发症。训练步骤如下:

1. 将患者处于放松、舒适的体位,如斜躺卧位。检查患者开始的呼吸模式,是否动用辅助吸气肌(肩部及颈部肌群),指导患者放松这些肌群(如肩部画圈运动及耸肩运动)。

2. 治疗师将手置于患者腹直肌上,肋弓下缘(图9-3A)。嘱患者经鼻进行缓慢深吸气。患者需保持肩部、上胸部肌肉放松,腹部微微隆起。然后嘱患者放松,经口慢慢地呼气。

3. 请患者重复3~4次,然后放松,避免患者过度通气。

4. 如果患者吸气时使用膈肌呼吸有困难,可指导患者用鼻进行几次"嗅"的动作以激活膈肌的活动。

5. 教患者如何自我监测,将他/她的手置于上腹部,感受上腹部的活动(图9-3B)。当吸气时,患者的手应有轻微上升,呼气时下降。

6. 当患者已学会应用膈肌呼吸模式进行控制性呼吸时,需持续保持肩部放松,在各种姿势下(坐位,站位)及活动中(步行,上楼梯)练习膈肌呼吸。

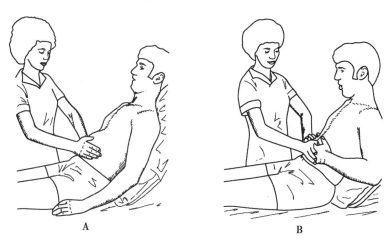

A. 治疗师引导患者进行膈肌呼吸;B. 患者双手感觉膈肌正确的呼吸活动。

图9-3 半卧位膈肌呼吸训练

(二)局部呼吸运动

局部呼吸运动又称为分节呼吸运动或胸廓扩张运动,用于增加肺部局部扩张,目标为增加肺通气、改善气体交换、协助肺泡复张、松动胸廓、增加呼吸肌的肌力、耐力和效率。因肺纤维化、疼痛、术后容易诱发防卫性肌肉收缩,导致肺扩张不全,从而出现特定肺区域换气不足的现象。因此,在特定情况下强调肺及胸壁有问题区域的扩张是非常重要的。

局部呼吸运动,使用徒手压力,作为本体感觉输入,以鼓励胸部特定区域的扩张,表9-1列出治疗师的手常放置在患者身上的部位(单手或双手)。其治疗步骤如下:

1. 患者屈膝仰卧位或坐位,治疗师将双手置于患者欲扩张肺叶对应的胸廓上(图9-4)。

2. 请患者呼气,并感受肋骨向下、向内移动时,手掌同时向下施压。

3. 在吸气前瞬间,快速向下、向内牵张胸廓,诱发肋间外肌收缩。

4. 请患者吸气时抵抗治疗师双手阻力,以扩张肋下区域,阻力宜轻微。

5. 之后患者再次呼气时,治疗师轻柔向下、向内挤压胸腔。

6. 指导患者独立使用这种方法。患者可将双手置于肋骨上(图9-5)。

7. 患者可在指示下使用自己的手、毛巾或布带,执行局部呼吸运动。患者将毛巾或布带置于治疗区域的上方,用手抓住其末端,在呼气时施加压力。当患者经鼻缓慢地深吸气时,逐渐将毛巾或布带阻力降低,调整以执行完整的活动度。患者在最大吸气时维持2~3s,然后呼气,也可借由徒手、毛巾或布带协助呼气(图9-6)。

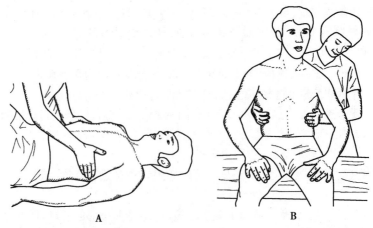

A. 仰卧位;B. 坐位。

图 9-4　局部呼吸双手准备姿势

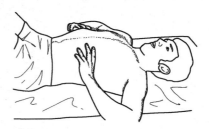

图 9-5　自我双手施压行肋骨扩张

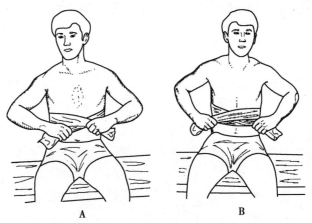

A. 吸气时施加阻力;B. 沿胸廓施压协助呼气。

图 9-6　利用布带做侧肋扩张

表 9-1　局部呼吸运动时治疗师手放置在患者身上的部位

治疗师手的位置	所强调的肺部区域
锁骨下区域	上叶
前胸中间	右中叶和舌叶
下肋骨前方	下叶基底前侧
下肋骨外侧区	下叶基底外侧
下胸后方	下叶基底后侧
后胸中间(当肩胛骨外展)	下叶上节

（三）缩唇呼吸（pursed-lip breathing）

通过半开的嘴唇（圆唇）进行适当的主动呼气，呼气压约为 5cmH$_2$O。这种方法主要是通过增加呼气时的阻力，可降低呼吸速率，增加潮气量及增强运动耐力，增加肺泡内气体排出，减少肺内残气量。其训练步骤如下：

1. 让患者处于舒适的姿势并尽可能放松。

2. 向患者解释呼气时必须放松（被动）并应避免腹肌收缩。

3. 将双手置于患者腹肌上，以监测腹肌任何的收缩动作。

4. 指导患者经鼻缓慢吸气（图 9-7A）。

5. 然后让患者轻松做出缩唇姿势（吹口哨样），同时在 4~6s 内将气体缓慢呼出（图 9-7B）。

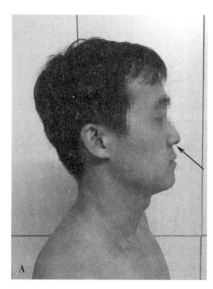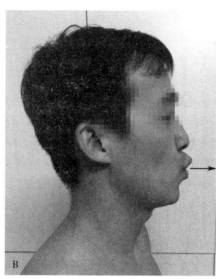

图 9-7　缩唇呼吸

（四）激励式呼吸训练器

激励式呼吸训练器是一种低阻力的训练方法，主要强调最大吸气量的维持。训练方法如下：

1. 患者取舒适体位（半坐卧位或坐位），先进行 3~4 次缓慢自然的呼吸，在第 4 次呼吸时做最大呼气。

2. 呼气后将呼吸器放入口中，经呼吸器做最大吸气并且持续吸气几秒（图 9-8）。此步骤每天可重复数次，每次 5~10 下。

3. 患者也可不使用呼吸训练器进行训练，但呼吸器可提供患者视觉或听觉的感觉反馈，增加患者的吸气深度。

4. 注意应避免任何形式的吸气肌长时间阻力训练，若患者在吸气时动用辅助呼吸肌则说明吸气肌出现疲劳。

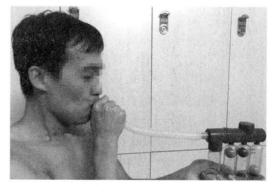

图 9-8　激励式呼吸训练器

（五）预防和缓解呼吸困难

许多慢性阻塞性肺疾病（如肺气肿及哮喘）患者都可能遭受周期性呼吸困难发作的情况，特别是在用力或接触变应原时。当患者正常的呼吸模式被打乱后，就会产生呼吸困难。指导患者如何监测呼吸困难程度及通过控制性呼吸技巧、节律性活动来预防呼吸困难的发生及加剧非常有用。

节律是指患者在进行功能性活动，如步行、上楼梯或进行工作相关的任务时，应控制在患者的通气能力范围内。虽然患者知道自身功能性活动的极限，但仍然必须知道如何识别早期的呼吸困难，然后通过停止活动及应用控制性呼吸、缩唇呼吸缓解呼吸困难。训练步骤：让患者采用放松、身体前倾的姿势（图 9-9，图 9-10）。这个姿势可刺激膈肌呼吸。

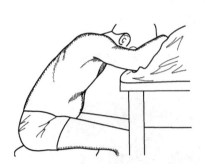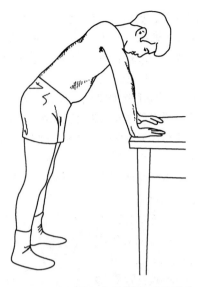

图 9-9　坐位前倾体位缓解呼吸困难　　图 9-10　站位前倾体位缓解呼吸困难

患者应遵医嘱使用气管扩张药,让患者使用缩唇呼吸控制呼吸的同时降低呼吸速率。避免用力呼气,强调患者的呼气相缓慢、放松。每次缩唇呼吸后教患者以膈肌吸气而不要使用辅助吸气肌。让患者保持此姿势并尽可能放松地继续吸气。

二、气道廓清技术

气道廓清的目标是减少气道阻塞,改善通气并优化气体交换。分泌物清除障碍可由一系列综合因素导致,包括纤毛运动受损、肺膨胀不全、肺弹性受损、胸壁活动性受损、呼吸肌无力或疲劳。这些因素可与气道分泌物的黏度增加相结合,导致气道廓清更加困难。治疗的适应证包括囊性纤维化、支气管扩张、肺不张、呼吸肌无力、机械通气、新生儿呼吸窘迫综合征及哮喘。

(一) 自主呼吸循环技术

自主呼吸循环技术(active cycle of breathing techniques,ACBT)由呼吸控制、胸廓扩张技术及用力呼气技术配合进行,组成一套动作系列,然后反复几次循环。每一个阶段,患者经鼻吸气后,再从口呼气。可结合体位引流,治疗特定的肺部区域。

1. 呼吸控制(breathing control,BC)　介于两个主动部分之间的休息间歇为呼吸控制。患者按自身的速度和深度进行潮式呼吸,并鼓励其放松上胸部和肩部,尽可能多地利用下胸部,即膈肌呼吸模式来完成呼吸。它使肺部和胸壁恢复至其静息位置。

2. 胸廓扩张训练(thoracic expiratory exercises,TEE)　一般连续做 3~4 次深吸气,强调深吸气后屏气 3~5s 或用鼻吸气,然后完成被动的呼气动作。此动作可以起到减少肺组织塌陷的作用。"屏气"可有助于气体在肺内通过旁路、侧孔间进行传导,有助于肺泡的重新开放,并协助移除和清理过量的支气管分泌物。也可在患者呼气时,在治疗区域给予叩击或振动/摇动,以协助松动分泌物。

3. 用力呼气(forced expiration technique,FET)　一开始患者做 1~2 次中等量的哈气,以松动周边气道的分泌物,接着进行呼吸控制,然后患者再进行 1 次高容量的哈气,以清除近端气道较大分泌物。持续此循环,直到患者在连续 2 次循环中,中等吸气量的哈气呈干燥且没有痰液。

应根据患者情况灵活选择 ACBT 的组合。若黏液量高,但无气道过度反应、膨胀不全或阻塞的患者,可能从简单的 ACBT 中获益,然而严重的支气管痉挛可能需要较长时间的呼吸控制,气道阻塞、膨胀不全和有些反应性气道疾病的患者,可能需要从额外呼吸控制和胸廓扩张运动中获益。

(二) 咳嗽训练

有效的咳嗽可以排出呼吸道阻塞物并保持肺部清洁,无效的咳嗽只会增加患者痛苦和消耗体力。因此,应教会患者正确的咳嗽方法,以促进分泌物排出,减少反复感染的机会。正常咳嗽包括一系列动作:深呼吸—吸气后短暂闭气—声门关闭且声带紧绷—腹肌收缩且横膈上升—使腹压增加—声门开放—瞬间爆发呼气动作。其中任何步骤出现困难都可能降低咳嗽效率。

1. 有效的咳嗽训练

(1)评估患者能否进行自发性或反射性的咳嗽。

(2)让患者处于放松、舒适姿势,坐位或身体前倾;颈部稍微屈曲。

(3)指导患者膈肌呼吸,强调深吸气。

(4)治疗师示范双重咳嗽及腹肌收缩。

(5)让患者双手置于腹部,且在呼气时做3次哈气,以感觉腹肌收缩。

(6)患者练习发"K"音以感觉声带绷紧、声门关闭及腹肌收缩。

(7)当患者将这些动作结合时,指导患者做深而放松的吸气,接着做急剧的双重咳嗽。单独呼吸时的第2个咳嗽比较有效。

(8)注意训练中不要让患者使用喘气吸进空气,因为这样使呼吸功增加,患者更容易疲劳,有增加气道阻力及乱流的倾向,导致支气管痉挛。同时,会将黏液或外来物向气道深处推进。

2. 诱发咳嗽训练

(1)手法协助咳嗽:适用于腹肌无力者(如脊髓损伤患者)。手法压迫腹部可协助产生较大的腹压,进行强有力的咳嗽。手法可由治疗师或患者自己操作。

1)治疗师协助方法

方法一(图9-11):患者取仰卧位,治疗师双手叠加置于患者上腹区,手指张开或交叉;患者尽可能深吸气后,治疗师在患者要咳嗽时向内、向上压迫腹部,将横膈往上推。

方法二(图9-12):患者坐在椅子上,身体稍前倾,治疗师站在患者身后,双手穿过患者腋下,手指交叉置于剑突下方,在患者开始咳嗽时,治疗师给予向上、向内手法压迫。

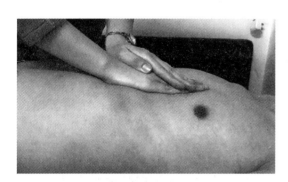
图9-11 仰卧位时治疗师施压辅助咳嗽

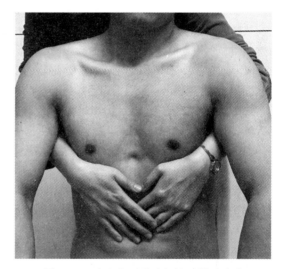
图9-12 坐立位时治疗师施压辅助咳嗽

2)患者自我操作法:手臂交叉放置于腹部或者手指交叉置于剑突下方。深吸气后,双手将腹部向内、向上推,且在想要咳嗽时身体前倾。

(2)伤口固定法:适用于手术后因伤口疼痛而咳嗽受限者。咳嗽时,患者将双手紧紧地压在伤口上,以固定疼痛部位。如果患者触及不到伤口部位,则治疗师给予协助。

(3)气雾剂吸入方法:适用于分泌物浓稠者。可用手持气雾器或超声雾化器等,产生的微粒,大的沉着于喉及上呼吸道,小的沉着于远端呼吸性支气管肺泡。气雾剂有黏液溶解剂、支气管扩张剂,也可用抗生素类,使水分充分达到气道并减少痰的黏滞性,使痰易咳出。临床上使用乙酰半胱氨酸或2%碳酸氢钠1~2ml,沙丁胺醇或氯丙那林0.2~0.5ml,每天2~4次,至少在起床或入睡时吸入。气雾剂吸入后鼓励患者咳嗽。治疗后立即进行体位引流的排痰效果更好。

注意:避免阵发性咳嗽;有脑血管破裂、栓塞或血管瘤病史者应避免用力咳嗽,最好用多次的哈气来排出分泌物。

(三) 体位引流

体位引流(postural drainage)是指通过采取各种体位(表9-2),病变部位处于高位,应用重力使液体流向低处的原理,达到消耗较少的能量就能高效地将痰液排出的目的。主要应用于痰量较多而排出困难的患者,其内容如下:

1. 适应证 适用于痰量每天多于30ml或痰量中等,不能咳出者;由于身体虚弱、高度疲劳、麻痹或有术后并发症而不能咳出肺内分泌物者;慢性阻塞性肺疾病、急性肺脓肿、支气管扩张以及急性呼吸道感染患者。

2. 禁忌证 内科或外科急症;疼痛明显或明显不合作者;有明显呼吸困难及严重心脏病者;年老体弱者慎用。

3. 治疗时机选择 餐后1h内不要直接进行体位引流,应结合气雾剂使用,选择一天中对患者最有利的时机。因为前一天夜里分泌物堆积,患者通常清晨咳痰较多。睡前进行体位引流可使肺部较干净,帮助患者容易入睡。

4. 治疗频率 视患者病情状态确定治疗次数。痰液浓稠且量多,每天2~4次,直到肺部干净为止。维持期时,每天1~2次,防止分泌物堆积。

5. 治疗前准备 患者穿轻便衣服,不必露出皮肤;准备痰杯、面巾纸、足够的枕头;向患者解释治疗方法;开始引流前,先教患者深呼吸及有效咳嗽;如果患者有大量的痰产生,则指导患者体位摆放前先咳嗽几次或先吸痰;调整好患者的导管及导线,如引流管、尿管、心电图导线等,避免影响体位摆放。

6. 治疗程序 检查患者的生命体征和呼吸音,必要时阅读胸片,评估患者以决定肺部哪一段要引流,确定引流姿势;将患者摆于正确的体位引流,尽可能让患者舒适、放松;治疗师面向患者站立,以观察其面部表情;维持每个姿势5~10min,或直到分泌物可以排出为止;引流时患者轻松呼吸,不要过度换气或呼吸困难;引流时,可同时进行叩击等手法技巧操作;如有需要,应鼓励患者做深度、急剧的双重咳嗽;如使用叩击时仍无法自动咳嗽,则指导患者做几次深呼吸,在呼气时给予振动,可诱发咳嗽;如患者体位引流10min仍未咳出分泌物,则执行下一个体位;治疗时被松动的分泌物,有时需要30~60min后才会咳出;每次引流时间不超过45min,避免患者疲劳。

7. 结束治疗 引流结束后,患者缓慢坐起并休息片刻,防止直立性低血压;告知患者即使引流时没有咳出分泌物,治疗一段时间后可能会咳出一些分泌物;评估治疗效果并记录,如分泌物的形态、颜色、质感及数量,患者对治疗的忍受程度,血压、心率、血氧饱和度等,引流部位呼吸音的改变,患者的呼吸模式,胸壁扩张的对称性。

8. 终止体位引流的指征 胸部X线片纹理清楚;患者体温正常,并维持24~48h;肺部呼吸音正常或基本正常。

表9-2 引流姿势

引流肺区	体位	图示	叩击部位
上叶 尖段 前部	后靠坐位		叩击锁骨下

引流肺区	体位	图示	叩击部位
上叶尖段后部	伏案坐位	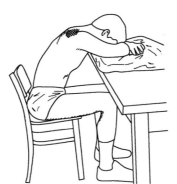	在肩胛骨上叩击
上叶前段	仰卧位,膝下垫枕	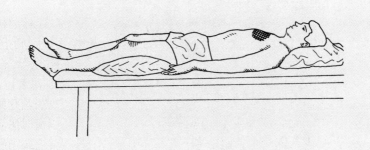	在两侧乳头或乳房上叩击
左上叶后段	右侧卧位,头和上躯干(床头)抬高30°~45°,1/4俯卧	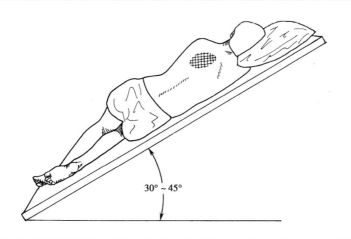	叩击直接施于左侧肩胛骨区域
右上叶后段	1/4俯卧	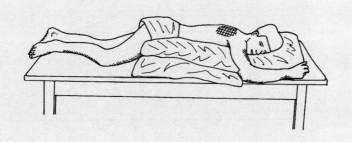	叩击直接施于右侧肩胛骨区域

续表

引流肺区	体位	图示	叩击部位
左肺舌叶	右侧 3/4 仰卧,利用枕头支持,床尾抬高 15°~30°,即头低脚高位	15°~30°	叩击于左侧乳房下方
右中叶	左侧 3/4 仰卧,利用枕头支持,床尾抬高 15°~30°,即头低脚高位	15°~30°	叩击于右侧乳房下方
下叶前底段	仰卧,膝下垫枕,床尾抬高 30°~45°,即头低脚高位	30°~45°	叩击两侧肋骨下部
下叶后底段	俯卧,垫枕于腹部下,床尾抬高 30°~45°,即头低脚高位	30°~45°	叩击两侧肋骨下部

续表

引流肺区	体位	图示	叩击部位
左下叶外侧底段	右侧卧位，床尾抬高30°~45°，即头低脚高位	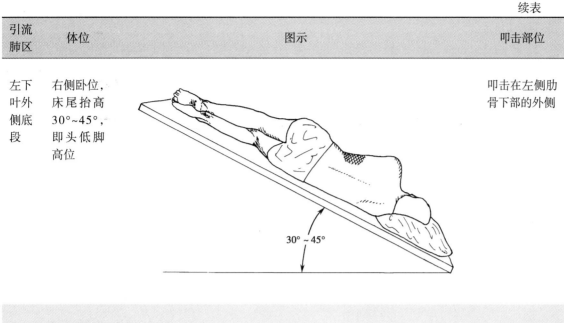	叩击在左侧肋骨下部的外侧
右下叶外侧底段	左侧卧位，床尾抬高30°~45°，即头低脚高位	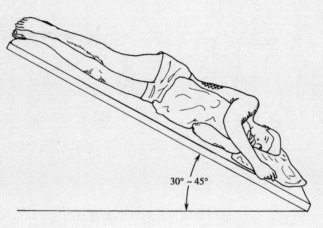	叩击在右侧肋骨下部的外侧
左右下叶上段	俯卧，垫枕于腹部下，以使背部平直	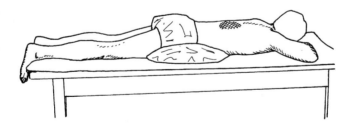	直接叩击于两侧肩胛骨下缘

（四）叩击、振动、摇动疗法

除了利用体位引流，深呼吸及有效的咳嗽以排出气道分泌物以外，许多徒手技巧可以和体位引流相结合，使得黏膜纤毛输送系统可以发挥最大的作用。常用的徒手技巧包括叩击、振动、摇动及肋骨弹跳。

1. 胸部叩击和振动（percussion and vibration）　利用叩击和振动使黏稠的痰液松动。方法：治疗师手指并拢，掌心成杯状（图9-13），运用腕部力量在引流部位胸壁上双手轮流叩击30~45s，患者可自由呼吸。叩击后手按住胸壁部加压，治疗者整个上肢用力，此

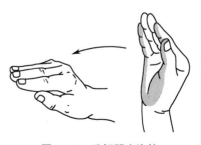

图9-13　手部叩击姿势

时嘱患者作深呼吸,在深呼气时做振动,连续做 3~5 次,再做叩击,如此重复 2~3 次,再嘱患者咳嗽以排痰(图 9-14)。

2. 摇动(shaking) 是一种较剧烈形式的振动,在患者呼气时,治疗师的手以大幅度动作造成一个间歇性的弹跳手法。治疗师双手拇指互扣,张开的手直接作用在患者皮肤上,手指包裹住胸壁,治疗师同时加压并摇动胸壁(图 9-15)。

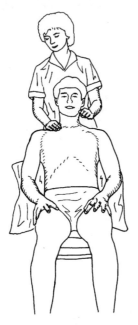
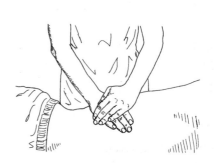

图 9-14 双手叩击进行肺 图 9-15 体位引流手部振动放置位置
叶引流

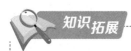

借用机械装置的气道廓清方法

1. 呼气正压(positive expiratory pressure,PEP) PEP 装置由一个面罩(或咬口)和一个连接呼气阻力器的单向活瓣组成。一个压力计用于测量压力。潮气呼吸,轻微的主动呼气通过一个阻力器在呼气中段产生 10~20cmH$_2$O 的压力以维持气道开放,肺容积的增加使得气体绕到引起小气道阻塞的分泌物之后,以协助这些分泌物的移出。可用于认知功能受损(只需要很少的注意力集中)和气管软化症(呼气过程中维持气道的开放)的患者。

2. 振荡呼气正压(oscillatory positive expiratory pressure,OPEP) OPEP 治疗装置是用一种机械的方式打断气流,和一个呼气阻力器在潮气呼吸的呼气段产生一个振荡气流。振荡气流可以降低黏液的黏弹性,更有利于黏液的排出。

3. 高频胸壁压迫(high frequency chest wall compression,HFCWC) 一个可充气的背心用于给外胸壁提供高频和小容量的呼气脉冲。短而快速的呼气脉冲(频率为 2~25Hz)会产生一个经呼吸道的负压,以松动、聚集气道分泌物和利于气道分泌物的排出。

4. 肺内叩击通气(intrapulmonary percussive ventilation,IPV) 吸气时,注入短而快速的脉冲气流,进入开放的气道以产生一个经呼吸道的正压,依赖于胸壁的弹性回缩力引起被动呼气。这种方法有利于增加纤毛的清理能力。

5. 机械辅助咳嗽(mechanical cough assist,MCA) 吸气时提供正压使潮气量有轻微的增加,接着给予负压以排出气道分泌物。经典的做法是:5 个正压(吸气)、负压(呼气)呼吸循环接着一段时间的正常呼吸或 20~30s 的通气,以避免过度通气。这个过程一直重复,直到没有其余痰液排出时停止。

三、呼吸肌训练技术

改善呼吸肌肌力和耐力的过程称为呼吸肌训练,常强调吸气肌的训练。呼吸肌训练用于治疗各种急性或慢性肺疾病患者,他们通常表现为吸气无力、萎缩或吸气肌没有效率,特别是膈肌及肋间外肌。

(一) 吸气肌训练

吸气肌训练方法中常见有 4 种形式,包括膈肌肌力训练、吸气阻力训练、激励式呼吸训练器及吸气肌耐力训练。

1. 膈肌肌力训练

(1)患者取仰卧位或头稍抬高的姿势,治疗师在患者上腹部放置适当重量的沙袋或物品(以不阻挡膈肌位移和上腹区正常鼓起为原则)。

(2)指导患者利用膈肌吸气,深吸气时保持上胸廓不动,腹部向前鼓起。

(3)当患者可保持膈肌呼吸而不引起辅助肌的运动时约 15min 时,可逐渐增加吸气阻力。

(4)徒手施加阻力也可用来增强膈肌肌力。

2. 吸气阻力训练 可使用特定的吸气阻力训练器改善吸气肌肌力和肌耐力,并减少吸气肌疲劳的发生。方法:

(1)患者手持手握式吸气阻力训练器吸气(图 9-16)。

(2)吸气肌肌力训练推荐的运动处方为训练强度为 30%~50%PI_{max},负荷渐进性增加,运动频率每周 5~7 次,每次 15min,每天 2 次,应持续训练 6~12 周。

(3)每次训练时间慢慢增加至 20~30min 以增加肌耐力,当吸气肌肌力、肌耐力改善时,可增加强度。

3. 激励式呼吸训练器 激励式呼吸训练器是一种低阻力的训练方法,主要强调最大吸气量的维持。其主要用于增加吸气容积的训练,预防术后肺泡塌陷,同时也能增强神经肌肉疾病患者无力的呼吸肌。

4. 吸气肌耐力训练 吸气肌耐力训练可用专门的设备进行,推荐使用的运动处方为训练强度为 50%~60% MVV,呼吸频率 50~60 次/min,运动频率每周 5 次,每次 30min,应持续训练 6~12 周。

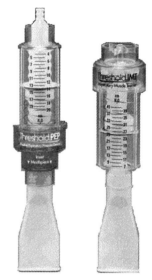

图 9-16 阈值负荷呼吸训练器

(二) 呼气肌训练

腹肌及肋间内肌是主要的呼气肌,研究表明呼气肌功能对咳嗽及发声有重要影响。通过呼气肌训练可提高咳嗽力度及声音强度。呼气肌力量训练可通过负重训练、吹蜡烛训练、吹瓶训练或使用专门的设备进行。

可通过爆发式的呼气训练和低强度腹肌收缩(类似咳嗽)及 Valsalva 动作进行训练。呼气肌训练参数可以选择高强度力量训练或中、低强度耐力训练。如可在 15%~45%PE_{max} 强度下持续训练 30min,以训练呼气肌的耐力;或在 60%PE_{max} 强度下连续做 15 个 Valsalva 动作,以提高呼气肌肌力。两种训练方式都可以通过经口的呼气阻力训练(expiratory muscle training,EMT)设备进行。

四、胸腔松动技术

胸腔松动运动是躯干或肢体的主动动作合并深呼吸所组成的运动。目标为保持或改善胸壁、躯干及肩关节的活动度,增加肺通气量,提高呼吸效能。常用胸廓松动运动包括单侧胸廓松动、上胸腔松动及胸肌牵伸、上胸腔及肩关节松动、棍棒运动、姿势纠正及徒手牵拉胸壁、躯干及肢体。

1. 单侧胸廓松动 患者取坐位,治疗师指导患者在吸气时朝紧绷侧的对侧弯曲,以拉长紧绷侧组织,并扩张此侧胸腔;然后,当患者朝紧绷侧弯曲并呼气时,将握拳的手朝向胸腔、向侧边推(图 9-17)。接着,患者举高胸腔紧绷侧的手臂过肩并朝另一侧弯曲,以利于紧绷侧组织做额外的牵张。

2. 上胸腔的松动及胸肌牵伸 患者坐在椅子上,两手在头后方交叉握住,患者深吸气时做手臂水平外展的动作(拉长胸肌),然后在呼气时将肘靠在一起且身体向前弯(图 9-18)。

3. 上胸腔及肩关节松动 患者坐在椅子上,吸气时两侧手臂高举过头(两侧肩关节屈曲 180° 且稍微外展),然后呼气时髋关节前屈,手着地(图 9-19)。

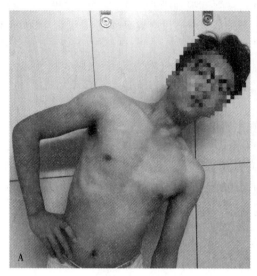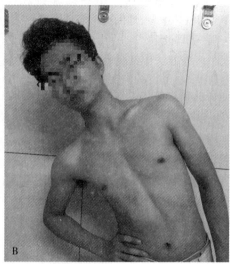

A. 吸气时向紧绷侧对侧侧屈;B. 呼气时向紧绷侧侧屈。

图 9-17 一侧胸廓松动

4. 棍棒运动 患者取仰卧位(坐位和站位均可),双手臂分开,与肩同宽,双手抓握住棍棒,肘伸直,然后患者吸气时肩关节屈曲举起棍棒至最大角度,呼气时肩关节屈曲。

5. 其他运动 包括姿势纠正,徒手牵张胸壁、躯干及肌肉等。

应用胸腔松动运动时,应首先明确治疗的部位,活动障碍或疼痛产生的原因,排除内脏疾病源性的疼痛或活动障碍,确诊是胸部骨骼肌肉问题,且是由于紧绷或者肌力不平衡、姿势异常等导致的活动受限,才可以使用胸腔松动运动进行纠正。

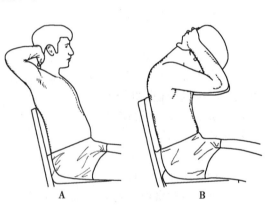

A. 吸气时牵伸胸肌;B. 呼气时双肘靠近。

图 9-18 上胸腔的松动及胸肌牵伸

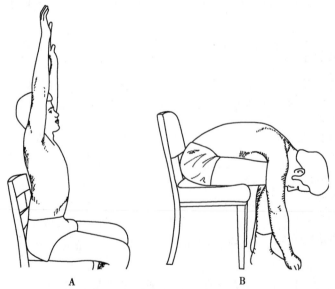

A. 吸气时,双臂抬举过头胸廓打开;B. 呼气时,双臂朝向地面靠近。

图 9-19 上胸腔及肩关节松动

五、有氧运动训练

要改善呼吸系统疾病患者的活动功能,最适当的运动是有氧运动。所有的动作都须配合呼吸,并矫正患者姿势,建立患者运动的自信心。运动时,患者的耐力不同,必要时可以间歇性训练。运动过程中,则要检测血氧饱和度,必要时给予吸氧。肩关节及躯干的主动运动对扩张胸廓、诱发深呼吸和刺激咳嗽反射都有帮助。

(一) 功能性活动训练

功能性活动训练的对象为呼吸功能不全患者,对于疾病后期、明显肌肉无力、易疲劳或严重呼吸困难患者特别重要。当疾病进展到无法持续某一运动量时,就须以功能性活动训练与体力节省为主。

1. 训练前准备　活动前应注意肺部清洁,并达到正常血氧饱和度(95%~98%)。

2. 运动训练方式　运动以功能性活动为主,如行走、上下楼梯等。

3. 训练中注意事项　允许在活动中有休息时间;监控心率、呼吸频率、血压、血氧饱和度;可配合呼吸训练设备的使用;高频率、低强度的活动比高强度的活动更能增加耐力;运动时间依据患者住院期间或家中的活动量来计划,避免过度疲劳;运动强度可用 Borg 量表评价;即使休息时不需要吸氧,但在训练中建议吸氧,这样不仅会降低呼吸困难,还会延长运动时间、提高运动强度。

4. 提高运动强度方法　减少运动间隙休息时间与频率;逐步延长运动时间;减少外力帮助及辅助具的使用;减少吸氧量。

5. 训练效果改善指标　患者活动量增加;活动中心率、呼吸频率、自觉用力程度及症状缓解;患者主诉日常生活活动能力提高。

(二) 体能促进训练

体能促进训练对象为呼吸功能不全患者,其目标为增加心肺耐力、肌力。

1. 训练方式　与有氧运动方式相同,主要是采用大肌肉活动,如快走、慢跑、骑车、上下楼梯、登山、手摇车训练、提重物训练等。

2. 训练强度　因肺部疾病可能无法做到有氧运动或达到无氧阈值,所以可根据活动能力评估结果来设定训练强度。一般为最大运动量的 50%~60%。

3. 训练时间与频率　每周 5~7 次,目标是连续活动 20min 以上。

4. 训练效果　增加运动耐受性;增加运动协调性;减少呼吸困难。

5. 训练注意事项　血中二氧化碳浓度升高时,患者应减少运动;血氧饱和度低于 90% 应停止运动;心律不齐者运动时,须监测血压、血氧饱和度、心电图;有肺动脉高压、肺源性心脏病、心力衰竭、体重下降的患者,运动时需谨慎。

本章小结

呼吸训练是肺康复方案的重要组成部分,本章描述呼吸训练的评估步骤和操作技术,主要包括深呼吸技术、气道廓清技术、呼吸机训练技术、胸腔松动技术训练方法。通过呼吸训练使患者增强呼吸肌功能,改善患者气体交换的异常状况,从而减少呼吸困难症状、减轻呼吸障碍,促进肺残存功能最大限度的利用,恢复体力和社会活动能力,从而改善生活质量,同时减少住院天数和再入院次数。患者开始训练之前,必须掌握正确的呼吸控制技术,即建立膈肌呼吸。在此基础上,进行吹笛式呼吸、局部呼吸、胸腔松动练习、呼吸肌训练、排痰训练、有氧运动等。对于慢性阻塞性肺疾病患者,主要运用呼吸控制增加呼吸效率,利用体位引流进行排痰。心肺疾病患者进行手术前,应进行体位引流、诱发咳嗽、呼吸控制等训练,并且术后在重症监护室就开始进行肺部清洁训练等治疗。神经肌肉疾病导致的呼吸功能障碍,其康复治疗重点在于建立有效呼吸模式、保护并增强受损的呼吸肌肌力、防止各种呼吸系统并发症。

(陈慧娟)

思考题

气管插管患者如何进行吸气肌训练?

扫一扫,测一测

思路解析

学习目标

1. 掌握:各种放松训练的训练方法、适应证和注意事项。
2. 熟悉:放松训练相关的概念。
3. 了解:放松训练的治疗作用。
4. 能运用各种不同的放松训练方法对痉挛、焦虑、疼痛等进行治疗。

肌肉紧张可导致疼痛或功能障碍;精神紧张可能使机体出现应激。过强的应激反应会破坏机体内在的平衡,出现相应的病理状态或疾病。而肌肉紧张和精神紧张往往又相互联系,相互影响。放松训练可以改善紧张所带来的不利影响,是一种重要的康复治疗方法。

第一节　概　述

人类利用放松训练治疗某些疾病已有很长的历史,例如我国的气功疗法、印度的瑜伽术、日本的坐禅等。在这些传统放松训练的基础上,吸收现代医学的新成果,放松训练逐步发展成肌肉松弛法和意念松弛法。另外,结合肌电生物反馈仪的使用,形成了肌电生物反馈松弛法,提高了放松的效益。这些治疗方法在康复医学中得到了广泛的应用和发展,本节主要介绍有关的概念、基本条件和治疗作用。

一、基本概念

(一) 定义

放松训练(relaxation training)又称放松疗法或松弛疗法,是通过各种固定程式的反复训练,使患者的思想、情绪及全身肌肉处于完全松弛、宁静状态的一种行为治疗方法。主要有肌肉松弛法、意念松弛法和肌电生物反馈松弛法。

(二) 训练要求

放松训练的练习者要做到心情安定,注意力集中,肌肉放松,一般要满足以下几个条件:

1. 安静环境　处于安静的环境中,闭目减少外来的分心。
2. 精神专一　要求集中注意身体感受。思想或者想象、默默地出声复读一个词、音。
3. 被动态度　当思维或者想象分心时,教导自己不理睬无关刺激而重新精神专一。
4. 减轻肌肉能力　处于一种舒适的姿势,降低肌肉紧张。
5. 有规律地进行训练。

二、治疗作用

放松训练可以使机体产生生理、生化和心理方面的变化。不仅对于一般的精神紧张、神经症有显著疗效,而且对运动障碍和某些与应激有关的身心疾病也有一定的疗效。

(一)提高运动能力作用

1. 增大肌肉收缩的力量 肌肉放松后,增加了肌肉收缩前的初长度。在一定范围内,肌肉收缩前的初长度越长,肌肉收缩力量就越强。肌肉收缩的长度是肌肉初长度的 1.2 倍时,肌肉收缩的力量最大。肌肉放松能改善肌肉协调性,动用更多数量的肌纤维参与收缩,使肌力增强。同样大小的两块肌肉,由于放松能力的强弱存在差异,可使肌力相差达 30%。

2. 提高关节的灵活性和柔韧性关节 周围肌肉的体积、弹性和伸展性是影响关节灵活性的重要因素。肌肉放松能使关节周围韧带、肌肉的伸展性得到提高,减小韧带活动的黏滞性和关节活动阻力,使关节运动范围增大,提高关节灵活性和柔韧性。

3. 加快能量合成 人体在极量运动时,ATP 的利用速度最大值可达安静时的 1 000 倍,大大超过有氧代谢合成 ATP 的最大能力,此时主要由糖酵解生成乳酸的代谢过程释放能量。影响糖酵解供能的重要因素是人体缓冲酸性产物能力的大小,肌肉放松能减小对血管的压力,使血液循环加快,更多地带走肌肉中的酸性产物,有利于通过糖酵解供能。血液循环加快后,骨骼肌的供氧量增加,也有利于通过有氧代谢提供更多的能量。

4. 减少能量消耗,提高速度耐力 肌肉放松提高了协同肌、拮抗肌配合工作的协调性,能减小内阻力,降低能量消耗,使机体储备的、有限的 ATP 得到合理利用,延长保持高速运动的能力,即提高速度耐力。

5. 有利于全身协调运动,加速运动技能形成,提高动作完成质量 通过肌肉放松训练,增强肌肉放松能力,肌肉迅速收缩和放松的转换能力增强,提高与协同肌和对抗肌的协调性;避免肌张力过高或不该收缩的肌肉收缩,减少多余动作,防止动作僵硬、不协调。在运动技能的形成过程中,缩短学习动作的泛化过程,提高动作细分能力,促进运动技能的形成,提高动作的完成质量。

(二)抗应激作用

机体在应激反应时,交感神经兴奋可提高骨骼肌张力,增强激素诸如肾上腺素、去甲肾上腺素、甲状腺素、皮质醇等的分泌,提高分解代谢,并使个体处于积极的准备状态(如觉醒、警戒、情绪反应和活动增加)。放松后,机体趋向于保持能量,副交感神经兴奋,心率减慢、血压下降、皮肤温度升高、胃肠运动和分泌功能增强等,促进合成代谢及有关激素(如胰岛素、性激素)的分泌。因此,肌肉放松练习可用于自主神经功能失调、神经症等的治疗,也可用于因精神、躯体过度应激所致的病症,如强迫症等。

(三)缓解疼痛的作用

当肌肉紧张时,其刺激就会传入脊髓,作用于突触的易化区,处在这种状态下,即使没有疼痛的刺激,也可引起疼痛。当肌肉松弛时,其刺激也被传导至脊髓,但作用于突触的抑制区,即使有疼痛的刺激也可以不引起疼痛。如果疼痛持续存在,可因继发性肌紧张,导致局部血液循环障碍,使疼痛进一步加重,进而形成恶性循环。肌肉放松后,可阻断恶性循环,以缓解疼痛,进一步消除不安,改善睡眠,调整全身状态,使病情向治愈方向发展。

三、适应证和注意事项

1. 适应证 肌张力增高性运动障碍;焦虑症、强迫症、恐怖症等神经症;失眠;疼痛;性功能障碍;高血压、冠心病、支气管哮喘、消化性溃疡等身心疾病;某些慢性病等。

2. 注意事项 放松疗法可在专业技术人员的指导下进行,也可使用录音或者 CD 进行练习。在训练过程中如出现各种异常感觉或者丧失平衡感,出现眩晕、幻觉、失眠等不良反应,应停止练习。

第二节 放松训练的方法

放松训练的方法主要有呼吸训练法、肌肉松弛法、意念松弛法和肌电生物反馈松弛法。呼吸训练法在第九章中详述,本节主要介绍后三种方法的具体训练方法。

一、肌肉松弛法

肌肉松弛法(muscle relaxation)是以肌肉调整为主,通过肌肉适当收缩和放松的练习,达到肌肉松弛的方法。常用的有对比法、交替法、下垂摆动法和放松体操。

(一) 对比法

对比法(matching type)是根据肌肉强力兴奋收缩后将使同一肌肉产生相同程度放松的原理进行的一类放松训练。此方法从肢体的远端开始训练,然后再到肢体的近端;从一侧肢体开始,再到另一侧肢体按顺序进行的放松训练。具体方法如渐进性松弛法,又称Jacobson法,即从一个肌群向另一个肌群,有意识地反复练习骨骼肌的紧张和松弛,提高肌肉的感觉,使全身肌肉逐渐进入松弛状态的训练方法。

1. 训练前的准备　①在安静、无他人干扰的环境下进行;②松解所有束缚身上的带子,包括皮带、手表、眼镜等;③可取坐或卧位,双上肢掌心向下置于两侧,与躯干稍分开,双下肢稍分开,手足不要交叉;④闭眼安静休息3~4min。

2. 各部位肌肉放松的动作要领

(1)脚趾肌肉放松:将双脚趾慢慢向上用力背屈。同时,两脚与腿部不要移动。持续约10s(可匀速慢慢默数到10),然后渐渐放松。注意体验与肌肉紧张时的不同感觉,即微微发热"麻木松软的感觉",好像"无生命似的"。20s后,做相反的动作,将双脚趾缓缓向下,用力跖屈,保持10s,然后放松。

(2)小腿肌肉放松:将双脚向上,朝膝盖方向用力弯曲,使小腿肌肉紧张。保持该姿势10s后,慢慢放松。20s后,做相反的动作。将双腿向前下方用力弯曲,保持10s,然后放松。放松时注意体验紧张是否消除。

(3)大腿肌肉放松:绷紧双腿,使双脚后跟离开地面,持续10s,然后放松。20s后,将双腿伸直、绷紧,双膝相并,就像双膝正紧紧夹住一枚硬币那样,保持10s后放松。注意体验微微发热的放松感觉。

(4)臀部肌肉放松:将双腿伸直,平放于地,用力向下压两只小腿和脚后跟,使臀部肌肉紧张。保持此姿势10s,然后放松。20s后,两臀部用力夹紧,努力提高骨盆的位置,持续10s,然后放松。可感到臀部肌肉开始发热,并有一种沉重的感觉。

(5)腹部肌肉放松:高抬双腿,以紧张腹部四周的肌肉。同时,胸部压低。保持该动作10s,然后放松。注意感觉由紧张到放松过程腹部的变化和感觉。20s后做下一个动作。

(6)胸部肌肉放松:双肩向前并拢,紧张胸部四周肌肉,体验紧张感,保持该姿势10s,然后放松。会感到胸部有一种舒适、轻松的感觉。20s后做下一动作。

(7)背部肌肉放松:向后用力弯曲背部,努力使胸部和腹部突出。使之呈桥状,保持10s,然后放松。20s后,往背后扩展双肩,使双肩尽量合拢,以紧张其上背肌肉群。保持10s后,放松。放松时应注意该部位的感觉。

(8)肩部肌肉放松:将双臂外伸,悬浮于沙发两侧扶手上,耸肩,尽力使双肩向耳朵上方提起,保持该动作约10s,然后放松。注意体验发热和沉重的放松感觉。20s后做下一个动作。

(9)双前臂肌肉放松:双手平放于沙发扶手上,掌心向上,握紧拳头,腕关节屈曲,使双手和双前臂屈肌紧张,保持10s,然后放松。20s后,掌心向下,五指伸展,腕关节背屈,使双手和双前臂伸肌紧张,保持10s,然后放松。

(10)双上臂肌肉放松:双前臂用力向上臂屈曲,使双臂的肱二头肌紧张,10s后,放松。20s后,双

181

臂向外伸直,用力收紧,以紧张上臂三角肌,持续10s,然后放松。放松时均应注意体验肌肉松弛后的感觉。

(11)颈部肌肉放松:把头用力向下弯,尽力使下颌抵住胸部,保持10s,然后放松。注意体验放松的感觉。

(12)头部肌肉放松:①紧皱额头,像生气时的动作,保持10s,然后放松。②闭上双眼,做眼球转动动作。先使两只眼球尽量向左转,保持10s后,还原,放松。再使两眼球尽量向右转。保持10s后,还原,放松。随后使眼球按顺时针方向,转动一周后放松。接着,再使眼球按逆时针方向,转动一周后放松。③皱起鼻和脸颊部肌肉,保持10s,然后放松。④紧闭双唇,使唇部肌肉紧张,保持10s,然后放松。⑤收紧下腭部肌肉,保持10s,然后放松。⑥用舌头顶住上腭,使舌头前部紧张,保持10s,然后放松。⑦做咽食动作,以紧张喉部和舌背面。注意不要完全完成咽食这个动作。保持10s,然后放松。

3. 注意事项 ①进行渐进性肌肉松弛法训练时,应注意肌肉由紧张到放松要保持适当的节奏并与呼吸相协调;②每次练习应完整,每组练习间应有一个短暂的停顿;③每天练习1~2次,每次约15min;④以上方法可对重点部位作放松,也可作全身肌肉的放松,对后者则须伸、屈肌均放松;⑤持之以恒;⑥训练后一般会感到头脑清醒、心情平静、全身舒适等,但个别练习者可能会出现肌肉局部颤动、皮肤的异常感觉,甚至眩晕、幻觉、失衡感等现象,一般认为这是正常表现。

(二)交替法

交替法(alternative method)是以收缩拮抗肌来促使原先紧张肌群松弛的训练方法。其原理是通过拮抗肌的收缩紧张,对原动肌产生相应的负诱导,使处于紧张状态的原动肌出现抑制和松弛。具体方法如下:

1. 准备 在安静、无干扰的环境中,取有利于紧张部位的拮抗肌收缩的体位,坐位或卧位均可。

2. 基本动作 缓慢且稍用力地收缩拮抗肌,尽可能放松紧缩部位,保持30s,然后放松,20s后做下一个动作。注意不可过度用力,否则会出现拮抗肌和原动肌都同时收缩和紧张的情况,达不到放松紧张部位的目的。训练按照从近端至远端的操作程序进行,各部位收缩的动作如下:

(1)肩部:肩下沉,手向脚的方向伸。

(2)手臂:向外抬起上臂,伸直肘部。

(3)手:张开手掌和手指。

(4)髋:分开双腿。

(5)膝:伸直双腿。

(6)脚:足趾向下屈曲。

(7)头:头后仰。

(8)背部:背向后压。

(9)腰部:腰向后压。

(10)下颌:不要张嘴,将下颌向下牵拉。

(11)呼吸:做"叹气"动作,感到腰部在缩小似的。

(三)下垂摆动法

将上肢或下肢均置于下垂位,作前后放松摆动,直至肢端出现明显麻胀感为止。此类摆动特别适宜于缓解强直性帕金森病。也可加0.5~1kg重量于肢体,再作摆动。本法适用于肩、髋、膝部的放松。

气功中的震颤放松法和该法相似。锻炼方法是自然站式,均匀呼吸,意想全身如网状通透,将体内病气、浊气向下抖动排出到地底下。全身震颤、抖动,重点在两手腕和两脚踝及脚跟,每次震颤2~5min,震颤频率140~160次/min。震颤后静立3~6min,根据身体状况也可适当延长时间。

(四)放松体操

对颈、肩、胸、背部的肌群有明显紧张而又无法放松者可用。在体操前进行热敷或轻柔的按摩,可提高放松效果。体操可在卧、坐、站等各种姿势下进行。要求配合呼吸,吸气时收缩肌群,呼气时放松还原。具体方法举例如下：

1. 仰卧位 ①两上肢放松置于躯体两侧,轻握拳、握拳、紧握拳,再放松(单侧、两侧交替、两侧同时);②外展两上肢,用力下压,放松(单侧、两侧交替、两侧同时);③两上肢放松置于躯体侧,手指伸展,腕用力背伸让手紧张抬起,放松放下(两侧同时);④抬起前臂,放松放下(两侧同时);⑤两上肢从体侧伸展并抬起,放松落下(单侧、两侧交替、两侧同时),注意不让上肢抬得太高,以避免其下落时引起因肘关节无力出现的防御性的弯曲反跳,这些练习以同样的方法也用于下肢;⑥稍抬起头,放松放下;⑦抬起上半身,放松,像躺下一样放下。

2. 坐位 ①向上伸展上肢,放松落下(单侧、两侧交替,两侧同时);②将腰挺起(如端坐),放松,弓腰弓背如平常坐,使全身重力向下;③两上肢伸展向上,同时挺腰,放松上肢自然落下,同时弓腰弓背(单侧、两侧交替、两侧同时);④端坐,抬头,放松坐,全身重力向下,头向前垂下;⑤端坐,抬头,高举两臂,放松全身重力向下,头向前垂下,两臂自然落下(单侧、两侧交替、两侧同时);⑥坐在椅子前端用手抓住其边缘,伸展下肢,以跟为轴,作内旋、外旋。

3. 站立位 ①直立、抬头,向前垂头放松;②上举两臂,放松落下(单侧、两侧交替、两侧同时);③上半身放松,前倾,再重新直立;④上举两臂,挺胸直立,放松两臂自然落下,同时弯腰;⑤两臂放松,随着身体转动,自然摆动。

4. 步行位 ①正步行走,伸展上肢、抬起,落下摆动(单侧、两侧交替、两侧同时);②正步行走,抬上肢,伸展不动,足尖站立、行走,上肢放松落下,重复如平时行走(单侧、两侧交替、两侧同时);③正步行走,抬上肢,伸展,上肢、上半身放松,下落,侧臂自由摆动。没有自信心的患者步行时,在放松的同时使之习惯于自然而非勉强的运动形式。

5. 四肢爬行位 应用这种姿势适合于肩、背部的松弛。

二、意念松弛法

意念松弛法(mind relaxation)是一种以意念调整为主的放松疗法,通过人的有意识的主观意志活动或自我心理锻炼,来放松精神与躯体的意念松弛法。意念的"意"是精神上、心理的;"念"是想法、念头,即是心里的想法或念头。常用的方法有气功里的放松功、瑜伽中的放松术、静思冥想放松训练、自律训练、意象训练和坐禅等。

(一)放松功

放松功是气功初学者的入门功法,可采用站位、坐位、卧位等体位进行练习。以吸气时默念"静"字,呼气时默念"松"字为引导方法,有步骤、有节奏地依次放松身体各部位,把全身调整到轻松、舒适、自然的状态。放松功锻炼方法多样,最常用的是三线放松法。

1. 体位
(1)卧位:取仰卧位,两眼微闭或凝视鼻尖,四肢稍伸展放松。
(2)坐位:可取自由倚靠坐位或端坐位,后者要求头正、肩松、腰直、髋松,两足平分与肩同宽,足踏实地。眼同卧位。
(3)站位:常取直立位或三圆式站立。直立位要求和端坐位同。三圆式则要求两臂稍前屈、外展、内旋,肘微屈,两手相对作抱球状(一圆),两臂相对呈环抱状(二圆),两膝微蹲略呈圆形(三圆)。

2. 方法 三线放松法是将身体划分成两侧、前面、后面3条线,各条线有9个放松部位和1个止息点,练功时沿此三线自上而下、依次放松的方法。呼吸要求自然呼吸,舌抵上腭,节律稍慢(约每分10次呼吸)。先注意一个部位并吸气时默念"静",呼气时默念"松",再注意下一个部位,如此反复,直至3条线上的所有部位全部放松完。每放松完一条线,即在止息点轻轻意守1~2min。

第一条线:头部两侧,颈部两侧,两肩,两上臂,两肘,两前臂,两腕,两手,十个手指。
第二条线:面部,颈前,胸部,腹部,两大腿前,两膝,两小腿,两脚,十个脚趾。
第三条线:后脑部,后颈,背部,腰部,大腿后,两膝窝,小腿后,两足跟,两跟底。

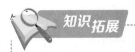

气　功

气功是一种以呼吸的调整、身体活动的调整和意识的调整（调息，调形，调心）为手段，以强身健体、防病治病为目的的一种身心锻炼方法。主要讲究调整自然之气和先天之气的关系。中国气功中先天之气被认为是循环在十二经络和奇经八脉中的元气。气功的种类繁多，主要可分为动功和静功。动功是指以身体的活动为主的气功，如导引派以动功为主，特点是强调与意气相结合的肢体操作。而静功是指身体不动，仅用意识、呼吸的自我控制来进行锻炼的气功。大多气功方法是动静相间的。气功常配合武术或静坐一起练习。中医也常通过练习气功来增进针灸疗效。

（二）瑜伽放松术

瑜伽（yoga）发源于印度，运用古老而易于掌握的技巧，改善人们生理、心理、情感和精神方面的能力，达到身体、心灵与精神和谐统一。瑜伽放松术是主动的、特意的放松。它让人有意识地运用身体和心意进入深层的放松状态。瑜伽放松术的具体方法如下：

（1）采取仰卧位，头部摆正，两腿与肩同宽，双手放在身体两侧，掌心向上，轻轻闭上双眼，用舌尖抵住上腭。

（2）将意识力集中放在呼吸上，然后开始做全身的放松动作。依次从身体的上部往下做放松，并配合主动的意念暗示。

（3）首先从头部开始，心里默念头皮放松，然后默念前额、眼眉、眉心放松，再将眼睛、眼部周围的肌肉放松，最后默念鼻、嘴唇、下颌放松。

（4）然后是让颈部、肩膀放松，肘关节、腕关节放松，让双手、手掌、两个大拇指及其他的几个手指都放松。

（5）接着继续让胸部、背部放松，腹部、腰部放松。

（6）默念髋关节、臀部放松，让大腿、小腿肌肉放松，膝关节、踝关节放松，脚背、脚底、脚跟放松，直到两脚的大脚趾和其余的脚趾全都放松。

（7）最后体会放松的感觉已经传遍了整个脊柱。感觉脊柱正在放松。

（8）保持呼吸深长缓慢，均匀顺畅，让心情也变得非常平和。

（9）感到全身每一部位放得很松，感觉眼皮已经非常沉重，已经很困了，快要睡着了，那就静静地在放松的感觉中入睡。

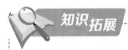

瑜　伽

瑜伽源于古印度，是古印度六大哲学派别中的一系，探寻"梵我合一"的道理与方法。而现代人所称的瑜伽则主要是一系列修身养心的方法。大约在公元前 300 年，印度的大圣哲瑜伽之祖帕坦伽利创作了《瑜伽经》，印度瑜伽在其基础上才真正成形。瑜伽是一个通过提升意识，帮助人类充分发挥潜能的体系。瑜伽姿势运用古老而易于掌握的技巧，改善人们生理、心理、情感和精神方面的能力，是一种达到身体、心灵与精神和谐统一的运动方式，包括调身的体位法、调息的呼吸法、调心的冥想法等，以达身心的合一。

（三）静思冥想放松训练

静思冥想是通过闭目守静，将意念集中到一点，在大脑里形成一个优势兴奋中心，从而抑制其他部位活动的放松训练方法。这是解除心理疲劳一种有效的方法。

静思冥想法大致可分为放松、静思、冥想、收式四个步骤。

1. 放松　坐在环境安静、温度适宜、光线柔和的房间里,双脚放在地面上,双目微闭,深吸一口气后,慢慢呼出,反复默念几次"放松",让放松感传遍全身各部位,并将这种状态保持 5min 左右。

2. 静思　充分运用想象和自我暗示能力,把自己置于某一情景。可以拿一件实物,如各种水果或球类等物体。

具体方法是:①凝视拿在手里的苹果或其他水果,仔细观察它的形状、颜色、纹理,然后用手触摸它的表面质地,再闻它的气味。②闭上眼睛,回忆苹果的形状、颜色、气味等。③排除杂念,放松肌肉,集中精力想象自己越变越小,最后钻进了苹果。然后想象,苹果里面是什么样子,它的颜色、气味如何? 再假想你尝到苹果,并记住它的味道。④现在走出了苹果的内部,记住刚才苹果里面所看到、尝到、嗅到和感觉到的一切。然后做深呼吸 5 次,慢数 5 下,睁开眼睛。会感到头脑轻松而清爽。可以早、中、晚各做一遍。

3. 冥想　冥想的要点是把心理疲劳所致的生理上的不适想象为某种实体,以自己所能接受的方式将它除掉,达到康复的目的。如当身体某部位疼痛时,可以想象为血脉不通,然后想象有一位医生正在疏通血管以及血管疏通后的情景。这就是冥想法的核心,大约需要 15min。

4. 收式　静思冥想结束之前,慢慢地睁开双眼,把注意力转移回房间里,全部过程到此结束。

在初次运用这一方法时,会产生各个环节之间脱节的现象。要坚持练习,持之以恒。静思冥想法简单易行,一天可以做 2~3 次。

（四）自律训练法

自律训练法又称自我催眠疗法(self hypnotherapy),是通过患者自己进行主观意念诱导和有序练习,达到自我催眠效果的方法。有利于患者主动地调整和恢复身心平衡,具有调整人体身心功能和自主神经系统功能的作用。

1. 具体操作步骤

(1)患者坐在柔软的沙发上或仰卧在柔软的床上。采用坐姿时,两手放在两边的扶手上,头部稍微前倾;采用仰卧时,两手放在身体两侧,两脚稍分开,双目微闭,全身肌肉放松,心情平静、安定,注意力高度集中。

(2)患者按一定的顺序进行默念形式的自我意念性练习。

2. 默念的基本指导语

(1)我的双手、双脚感到沉重。

(2)我的双手、双脚有温暖感。

(3)我的呼吸平稳而有节奏感。

(4)我的心脏有缓慢的跳动感。

(5)我的胃部有温暖的感觉。

(6)我的额部有凉爽的感觉。

(7)我的面部有凉爽感。

一边缓慢地默念语句,一边将语句的意思在自己身上应验。如当默念"呼吸平稳而有节奏感"时,真的感到自己的呼吸越来越平稳而有节奏感。此法可在家中、医院进行。每日至少 1 次,每次 15~20min,20 次为一个疗程。

（五）意象训练法

意象训练法(image training)是指通过想象轻松愉快的情境(如大海、蓝天、白云、瀑布、沙滩、青山、绿水等),达到身心放松、舒畅情绪的方法。不仅能消除身心疲劳,减轻或解除心理紧张和烦恼,而且还可以恢复精力,对开发智力也具有一定的作用。意象训练的效果取决于是否真正掌握其动作要领。

1. 动作要领　①整个过程中始终保持深、缓而均匀的呼吸。②进行逼真、生动的想象。头脑中的意象越清晰,效果就越明显。要掌握好这两条要领,必须反复练习,认真体会。

2. 治疗前的准备　在安静、无干扰的环境中,仰卧在床上,将四肢伸展、放平。闭上眼睛并配合深、缓而均匀的呼吸。

在进行意象放松训练时,可以想象某一特定的情境,也可以像旅游一样,从一个地方到另一个地方逐一想象。

3. 意象训练法的具体操作步骤

(1)闭上眼睛,全身放松,慢慢地深呼吸。同时,静静地观察头脑中闪现的每一个念头,不要去理它,任它来,由它去。

(2)开始想象具体的情景。以想象秋天的景象为例,介绍其指导语如下:

我站在高山之巅,仰望湛蓝的天宇,是那么高远,那么幽深……

天空中,行云如流水,又仿佛是一片片棉絮,从天际涌出,悠悠然从天空飘过,又消逝在无尽的远处……

重复想象上述情境。渐渐闭上眼睛,头脑中便会显现出水清沙白的海滩或秋天的景色。如果想象动态画面很吃力,也可以想象自己所喜欢的静态画面,如蓝天白云或青山绿水等。

三、肌电生物反馈松弛法

生物反馈疗法(biofeedback therapy)是用电子仪器设备,将人们正常情况下意识不到的身体功能变化(如肌电、皮温、心率、血压等)转变为可以被人感觉到的信号(如视觉或听觉信号),再让患者根据这些信号,学会控制自身不随意功能的治疗或训练方法。根据应用目的的不同,生物反馈疗法又分为松弛性生物反馈疗法和兴奋性生物反馈疗法。

肌电生物反馈松弛法是生物反馈疗法中最常用的方法。它利用特殊仪器把无法感觉到的肌电活动转变成各种能看到或听到的信号,从而让患者能客观地了解到肌肉松弛和紧张时的各种肌电活动,通过训练,找到能使电压降低的方法,从而达到肌肉松弛。

(一)设备

肌电生物反馈治疗仪,能描记并显示肌电的数值,可发出不同颜色的灯光和声音信号,并附有3个表面电极,其中2个是肌电记录电极,1个是地极。有的仪器还有供患者使用的耳机。其他用品有75%乙醇、细砂纸、导电膏、固定带等。

(二)操作步骤

1. 治疗人员检查治疗仪各开关旋钮是否在适当的位置,能否正常工作。让患者取舒适、适当的体位,充分暴露治疗部位。治疗人员用肥皂水清洁拟安放电极部位的皮肤,然后用75%乙醇脱脂(角质层厚的部位可先用细砂纸轻擦皮肤,再用75%乙醇脱脂)。在电极表面涂以导电膏并固定于治疗部位皮肤上。如治疗头痛时电极放在额部,治疗肢体瘫痪时将电极放在患肢上。通常将3个电极排成一行,将地极放在两个记录电极中间。将电极导线与治疗仪相连,患者戴耳机。

2. 将治疗仪接通电源,启动后调节旋钮测定肌电基线,显示肌电数值,发出灯光和声音信号。按治疗要求,由治疗人员或录音带的指导语引导患者学会根据视听反馈信号,通过自我控制调节肌电电压,从而使治疗部位肌肉放松或紧张。一般每次先训练5min,休息5min后再训练,反复训练4次,达到每次总共训练10~15min,肌肉收缩75~100次。

3. 治疗完毕,关闭电源。从患者身上取下电极。

4. 每日治疗训练1~3次,疗程无严格限制。进行若干次治疗后,可让患者自己默诵指导语,按照在治疗室学会的感受和自我控制技术,在家中不用治疗仪进行自我训练,每次15~20min,以强化认识和记忆,巩固和提高疗效,最后过渡到完全不用治疗仪进行自我训练治疗。

(三)注意事项

1. 治疗前要找出最合适的电极放置部位,治疗后在皮肤上做好电极放置的记号,以便再次治疗时保证疗效。

2. 治疗训练环境应安静,治疗时患者要集中注意力,仔细体会肌肉放松与紧张的感觉,注意视听信号和治疗人员或录音带的指导语。

3. 治疗中指导语的速度、音调、音量要适宜。

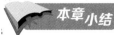

本章小结

　　放松训练是针对肌肉或精神紧张的首选方法,在紧张性身心疾病或因紧张而加重的疾病的治疗中具有重要作用。不仅可用于疾病的治疗,在日常身心保健领域亦有重要作用。熟练掌握 2~3 种放松训练方法对康复治疗人员和其他临床工作者都具有重要意义。

　　意念在大部分放松训练方法中均为关键技术,但意念对人体的作用目前仍是一个有争议的话题。虽然其被广泛地应用,但其作用机制还有待深入研究。

(何增义)

思考题

　　1. 放松训练的治疗作用有哪些?

　　2. 放松训练的方法有哪些?

　　3. 放松训练的适应证及注意事项有哪些?

扫一扫,测一测

思路解析

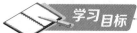

学习目标

1. 掌握:轮椅的结构组成;轮椅的操作训练方法。
2. 熟悉:选配轮椅的注意事项;轮椅在脊髓损伤、偏瘫患者康复中的应用。
3. 了解:选配轮椅的基本条件。
4. 能与患者及家属进行良好的沟通,开展健康教育,能与康复医师、康复工程师等相关医务工作人员进行专业沟通,帮助和指导患者进行轮椅训练。

许多残疾患者,因下肢丧失了运动功能而不能步行,需要依靠轮椅替代走路,轮椅即是患者的"腿"。只有了解轮椅的结构,帮助患者选配合适的轮椅,并通过轮椅训练掌握操作轮椅的技能,才能为患者独立生活、重返社会创造必要的条件。

第一节　概　述

为了避免因轮椅选配不恰当造成新的损伤或残疾,首先要了解轮椅的结构,做好轮椅的选配工作,这是充分发挥轮椅作用的前提。

一、轮椅的结构

轮椅的结构因种类不同而有所差异,这里介绍用人的力量来驱动的一般轮椅的结构,包括轮椅架、轮、制动装置、坐垫、靠背 5 部分(图 11-1)。

（一）轮椅架

普通轮椅架多为薄壁钢管做成,表面镀铬、烤漆或喷塑。高档轮椅架采用合金材料,以减轻轮椅重量。轮椅架有固定式和折叠式两种。固定式轮椅的结构简单,强度和刚度好。折叠式轮椅折起后体积小、便于携带。轮椅架上有扶手或臂托、足托和腿托、脚跟环、脚跟带、脚缓冲器、防倾倒杆等。

1. 扶手或臂托　有固定式和可拆卸式两种。可拆卸式方便使用者在轮椅与床、汽车等之间的转移。

2. 足托和腿托　腿托可为横跨两侧式或两侧分开

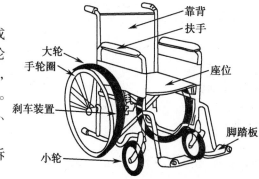

图 11-1　普通轮椅的结构

式,能摇摆到一边和可拆卸的最为理想。足托离地 5cm 以上,调节其高度时,应先降低脚托,让患者的足跟恰好离开托面,然后再上抬 1.3~1.5cm 固定。因为脚托过高,则屈髋角度变大,重量就更多地加在坐骨结节上,易引起该处的压疮。

3. 脚跟环、脚跟带、脚缓冲器　脚跟环是垂直固定于脚托后方的带子,凹面向前托住足跟,防止足跟向后滑或脱落。用于脚感觉麻痹、屈膝肌痉挛等情况,以免足跟滑落和损伤。脚跟带是将踝固定在脚托上的带子,踝有痉挛或阵挛时必须使用,以防踝脱离脚托。脚缓冲器是沿脚托外方伸出的杆,比足的长度大,一般为 30cm,有防止有感觉麻痹的足尖受外界物品撞伤的作用。

4. 防倾倒杆　当轮椅后倾过度时此杆先着地,以防止倾倒,这种现象在可倾靠背倾斜过度,或将腿和脚托抬起过度时易发生。

(二) 轮

轮椅装有 1 对大轮和 1 对小轮,每个大轮都装有手轮圈,使用者双手驱动手轮圈可使轮椅前进、后退或转向。一对前小轮可自由转动。大轮的轮胎分为充气和实心两种。

1. 手轮圈　直径一般比大车轮小 5cm,可用不锈钢、轻金属做成。手轮圈一般由患者直接推动,若功能不佳,为易于驱动,可在手轮圈表面加橡皮等以增加摩擦力,还可以沿手轮圈四周增加推动把手。推把有以下 3 种:①水平推把,用于 C_5 脊髓损伤的患者,此时肱二头肌健全,手放在推把上,靠屈肘的力量推动车前进(图 11-2A)。②垂直推把,用于类风湿关节炎肩、手关节活动受限时(图 11-2B)。③加粗推把,用于手指运动严重受限而不易握拳的患者,也适用于骨关节炎、心脏疾病或老年患者(图 11-2C)。

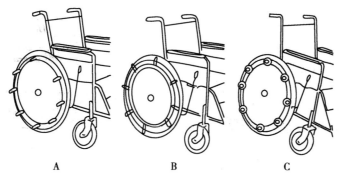

A.水平推把;B.垂直推把;C.加粗推把。

图 11-2　手轮圈上增加的推把

2. 大车轮　为主要的轮子,外面接一供手驱动的手轮圈,轮本身直径有 50.8cm、61cm、66cm 三种。

3. 轮胎　①实心轮胎:适合在平软的路面上使用,其优点是在地毯上推动较为容易,保养也简单。其缺点是在凹凸不平的路面上推动时,震动明显;用大轮平衡术上、下台阶时,因震动较大,容易损坏轮椅支架结构。②充气轮胎:适合室外应用,其优点是在凹凸不平的路面上有避震作用,较为舒适,不易损坏轮椅支架结构。其缺点是需要定期充气,轮胎容易破损,在地毯上推动较为吃力。

4. 小车轮　亦称转向轮,与转向系统相连接,决定行使方向,大多安装在轮椅的前方。直径有 12.7cm、20.3cm 等数种。直径大的小轮易于越过小的障碍物和特殊的地毯,但直径太大后使整个轮椅所占空间变大,行动不便。

(三) 制动装置

制动装置即刹车装置,双侧安装。偏瘫者只能用一只手时,可用单手刹车,也可装延长杆,操纵两侧车闸。车闸有两种:

1. 凹口式　此车闸安全可靠,但较费力。调整后在斜坡上也能刹住,若调到 1 级在平地上不能刹住则为失效。

2. 肘节式　利用杠杆原理,通过几个关节而后制动,其力学优点比凹口式刹车强,但失效较快。

(四) 坐垫

坐垫要能为乘坐者提供稳定性,舒适的感觉,并能有效减压,防止压疮的发生。

1. 要求 ①软硬要适中:过硬的坐垫会使坐骨结节过度受压,过软的坐垫会使坐骨结节的周围过度受压,时间长了,都可能导致受压部位产生压疮。②良好的均压性能:要能把身体重压点所承受的压力平均分布到较大面积处,能预防压疮的发生。③易于透气、吸湿和清洁。

2. 种类 轮椅均压坐垫有泡沫塑料型、凝胶型及充气型,以泡沫塑料型最常用。

(1)泡沫塑料坐垫:泡沫塑料坐垫是热的不良导体,会令坐处局部皮肤升温,可在制作时将其表面切割成多个小块,能改善通风,再套上透气的布料,便可达到透气、吸湿的作用。其优点是质轻价廉,缺点是遇热易解体,容易损坏,清洗不便。

(2)凝胶坐垫:由黏性凝胶制成,当受到挤压时,凝胶会随使用者的身体活动改变形状,以减少骨头突起部位的压力,有很好的均压作用。凝胶有不同的黏稠度,从外观上来看,分为流体和固态凝胶,黏性高的凝胶能提供稳固的承托;黏性低的凝胶能随就体形,但承托力弱。同时,凝胶与人体接触后温度上升缓慢,坐在上面会感觉比较凉快,但比较重。

(3)充气坐垫:由多个气囊纵横排列而成,有很好的透气性。使用前需用气泵或打气手球将气打进坐垫。注意打气量要适中,气量过大,坐垫和臀部接触面就小,力的分散作用差;气量过少,承托力小,也起不到很好的分散力作用。简便的测试方法:使用者坐在坐垫上,手掌抵住坐骨,手背刚好碰到坐垫的底部为宜。

(五)靠背

用于承托乘坐者背部,是关系安全和影响舒适度的重要因素。根据患者对躯干控制能力和活动能力的大小,可以选择不同高度的靠背。按高低程度不同,轮椅靠背分为低靠背、高靠背、高靠背加头托。

1. 低靠背 一般普通型轮椅多属此类,高度达使用者肩胛骨下方2~3cm处,能为躯干提供较好的承托,同时手臂、肩胛和躯干上半部的活动不受限制,不会阻碍使用者推动轮椅。适用于下肢残疾、偏瘫、胸以下截瘫者及行动不便的老年人。

2. 高靠背 高度超过肩胛骨下缘,甚至达到肩峰或后枕部的靠背。适用于对躯干控制能力欠佳者,如高位截瘫者及年老体弱多病者。

3. 高靠背加头托 高位脊髓损伤患者控制头颈的能力欠佳,必须用高靠背加装头托。对躯干控制不良者,靠背上还常加安全带。

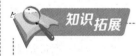

知识拓展

轮椅的分类

1. 一般轮椅 顾名思义,就是一般医疗器材行销售的轮椅,大致上就是个椅子的形状,四个轮子,后轮较大,加个手推轮,刹车也加在后轮,前轮较小,用来转向,有的轮椅后面再加个防倾轮。这种轮椅比较轻便,可以折叠收起,适用于一般情况或短期行动不便者,不适合久坐。

2. 特制轮椅 视患者情况而定,有多种不同配件,例如加强载重量,特殊坐垫或靠背,颈部支撑系统等。这种轮椅价格相对较贵,在使用上,也因配件繁多,比较麻烦,通常是用在重症或严重肢体或躯干变形者。

3. 电动轮椅 就是加上电动马达的轮椅。依操纵方式,有用摇杆的,也有用头部或吹吸系统等各式开关控制的。适用于重度瘫痪或需要较大移动距离者,这种轮椅需要患者有较好的认知能力,同时需要较大活动空间。电动轮椅还有刹车制动及喇叭,用于通知行人让路及避免交通意外。

4. 特殊用(运动用)轮椅 特殊设计的轮椅,用于从事休闲运动或竞赛。常见的有竞速或篮球、跳舞用的轮椅也很常见。一般来说,轻量化与耐用是其特点,会采用许多高科技材质。

5. 其他 例如代步车属于广义的轮椅,许多老年人都在使用。大致上分为三轮及四轮,以电动马达驱动,时速限制15km/h,以负载能力分级。

二、制订轮椅处方的具体要求

轮椅的尺寸,特别是座位宽窄、深浅与靠背的高度以及脚踏板到坐垫的距离是否合适,都会使乘坐者有关着力部位的血液循环受影响,并发生皮肤磨损,甚至压疮。此外,还要考虑患者的安全性、操作能力、轮椅的重量、使用地点、外观等问题。所以需要根据具体患者的实际情况,制订出轮椅处方,再按处方配置相适应的轮椅。

（一）轮椅处方

轮椅处方(wheelchair prescription)是康复医师、治疗师等根据患者的年龄、功能障碍情况、健康状况、职业、生活方式、使用用途等,开具出选购轮椅的处方单,包括轮椅的类型、规格、对某些部件的特殊选择和要求等。康复工程技术人员根据轮椅处方,为患者配置与之相适应的轮椅(表11-1)。

表 11-1 轮椅处方

基本信息:姓名_____ 年龄_____ 电话_____ 住址_____

临床诊断:_____

残疾诊断:_____

使用者类型:成年人_____ 未成年人_____ 儿童_____ 普通人_____ 截肢者_____

使用者体形参数:坐宽____cm 坐高____cm 坐长____cm

　　　　　　　坐位臀、足平面距离____cm 体重____kg

驱动方式:手动(双轮、单轮:左、右)

　　　　　电动(手控、颊控、颌控、气控)

车轮直径:大轮____cm 小轮____cm

轮胎:实心轮胎_____ 充气轮胎_____

座位:硬_____ 软_____ 特殊要求_____

靠背:普通_____ 高背有头枕_____ 靠背可倾斜_____

扶手:固定_____ 可拆_____ 可装小型书桌_____

脚踏板:普通固定_____ 外开式_____ 装卸式_____ 高度可调式_____

其他:_____

　　　　　　　　　　　　　　　　　　　　　　医师_____ 日期_____

（二）具体参数的确定

1. 座位宽度　一般为 40cm、46cm。测量坐下时两臀间或两股之间的距离,再加 5cm 即坐下以后两边各有 2.5cm 的空隙。座位太窄,上下轮椅比较困难,臀部及大腿组织受到压迫;座位太宽则不易坐稳,操纵轮椅不方便,双上肢易疲劳,进出大门也有困难。

2. 座位长度　一般为 41cm、43cm。测量坐下时后臀部至小腿腓肠肌之间的水平距离,将测量结果减 6.5cm。若座位太短,体重将主要落在坐骨上,易造成局部易受压过多;若座位太长会压迫腘窝部影响局部的血液循环,并易刺激该部皮肤。对大腿较短或有髋、膝屈曲挛缩的患者,则使用短座位较好。

3. 座位高度　一般为 45cm、50cm。测量坐下时足跟(或鞋跟)至腘窝的距离,再加 4cm,在放置脚踏板时,板面至少离地 5cm。座位太高,轮椅不能入桌旁;座位太低,则坐骨承受重量过大。

4. 坐垫　为了舒服和防止压疮,轮椅的椅座上应放坐垫。常见的坐垫有泡沫塑料垫(5~10cm 厚)、凝胶垫及充气垫。为防止座位下陷,可在坐垫下放一张 0.6cm 厚的胶合板。

5. 靠背高度　靠背越高,越稳定;靠背越低,上身及上肢的活动就越大。其高度的确定详见本节关于轮椅结构中的有关内容。

6. 扶手高度　坐下时,屈曲肘关节 90°,前臂平放于扶手上,测量椅面至前臂下缘的高度,加 2.5cm。适当的扶手高度有助于保持正确的身体姿势和平衡,并可使上肢放置在舒适的位置上。扶手太高,上臂被迫上抬,易感疲劳。扶手太低,则需要上身前倾才能维持平衡,不仅容易疲劳,也可能影响呼吸。

7. 轮椅其他辅助件　是为了满足特殊患者的需要而设计,如增加手柄摩擦面,车闸延伸,防震装置,扶手安装臂托,或是方便患者吃饭、写字的轮椅桌等。

三、适用范围

轮椅除了适合丧失步行能力的肢残者,还适合其他一些情况,其适用范围可以总结为以下 4 方面:

1. 步行功能减退或丧失者 如截肢,下肢骨折未愈合,截瘫,其他神经肌肉系统疾病引起双下肢麻痹,严重的下肢关节炎症或疾病等。

2. 非运动系统本身疾病,但步行对全身状态不利者 如严重的心脏疾病或其他疾病引起的全身性衰竭等。

3. 中枢神经系统疾病使独立步行有危险者 如有痴呆、单侧空间失认等智能和认知能力障碍的脑血管意外患者,颅脑损伤后有类似前述症状者,严重帕金森病或脑性瘫痪难以步行者等。

4. 高龄老人步履困难,有可能发生意外者。

四、注意事项

选配轮椅,要注意以下事项:

1. 安全性 轮椅稳定的结构和可靠的刹车是保证安全使用的首要条件,避免使用不安全的轮椅而造成新的损害,因此要选用安全、刹车可靠,大轮不能松动易脱,座位、靠背、扶手牢固,重心正确,不易倾倒的轮椅。

2. 患者的操作能力 应无智能障碍,驱车手的力量应能推动本人体重的1/30以上,两手或脚的协调亦应符合驱动的要求。

3. 轮椅的重量 最好是既结实又轻便,如完全由患者自己驱动,并有可能自己搬运时,更应选用轻型,若由辅助人员推动则重量可稍大。

4. 使用场所 室外专用者尺寸可稍大,室内、外共用或室内专用者尺寸宜稍小;住宅的宽窄、地面是否平整亦应考虑。

5. 舒适性 一般使用轮椅的患者坐在轮椅上的时间都较长,因此要考虑座位、靠背、扶手、脚托等是否合适和舒适。

6. 价格 选配轮椅时,也必须考虑患者的经济承受能力。

7. 外观设计 轮椅常常大部分时间伴随患者,不仅在室内,而且也在室外。因此外观要有一定要求,以免加重残疾者的精神压力。

第二节 训 练 方 法

轮椅训练(wheelchair training)就是让需要乘坐轮椅的人熟悉轮椅的性能,通过训练使他们运用自如地操纵轮椅,使他们感到轮椅就是身体的一部分,使轮椅能最大限度地扩大他们的活动空间,提高他们的活动能力。

一、脊髓损伤患者轮椅操作训练主要内容

完全性脊髓损伤患者主要靠轮椅实现转移,正确的轮椅操作方法是实现这一目的的前提。具体训练内容如下:

(一)正确的坐姿

训练时,让患者面对镜子,从正面、侧面两个方向观察自己的坐姿。具体要求:首先看头和颈是否正直,脊柱也要伸直,保持正常的生理曲线,骨盆的位置要端正,不要倾斜。膝关节的位置要求髌骨正向前方,不要偏向一侧,如果两膝关节向内侧靠拢(髋关节内旋),则可用支撑架将两膝撑开,保持膝关节的位置端正。两脚尖也要正对前方,使脚后跟能够接触到脚踏板。

(二)手轮圈握持的基本姿势

一般用大拇指和鱼际的部位压扶在手轮圈的正上方,示指、中指和无名指在手轮圈铁管的下方,小指辅助在旁边,虚扶在铁圈上。如果五个手指都握紧手轮圈,就会导致手腕不灵活。肘关节不要外展过大,否则会影响手腕的运动功能。

(三)刹车

刹车可以用闸刹车或用手轮圈刹车两种。

1. 用闸刹车　　上、下轮椅时和在上、下坡道想停住时,以刹住闸的方式停车,以防轮椅滑动。

2. 用手轮圈刹车　　手握在手轮圈躯干垂直线的前方,肘关节成微屈姿势,如果把手轮圈比做时钟,那么手的位置在10点位。除了用手指和鱼际握住手轮圈,还需要手腕内侧部位夹紧手轮圈的外侧。如果要在急行中急停,还需要配合躯干后伸(向前急行时)或前屈(向后急行时),以避免向前倾倒和向后翻倒。

(四) 向前驱动轮椅

1. 向前驱动轮椅的方法　　提肩、屈肘,手握在躯干垂直线靠后方位置的手轮圈上,然后伸肘,用鱼际和拇指指腹紧压手轮圈向前下方用力推动,手在手轮圈上用力的距离尽可能长一些,拇指指腹最后离开手轮圈。当手离开手轮圈后,两臂、两手要立即充分放松,并且随惯性向下后方伸直划弧摆动,然后再提肩、屈肘,握住手轮圈成为下一个动作的开始。

2. 坐位平衡好的患者驱动轮椅　　腰以下脊髓损伤的患者坐位平衡较好,所用低靠背轮椅为腰、肩的运动参与轮椅驱动提供了很好的条件。需要快速驱动轮椅时,躯干前屈,配合两臂一起向前下方用力;两手离开手轮圈后提肩、屈肘的同时,躯干随之向上抬。注意在凹凸不平的路面驱动轮椅时,速度不宜过快,躯干不宜过分前倾,以防摔倒。

3. 坐位平衡差的患者驱动轮椅　　胸段脊髓损伤的患者坐位平衡差,驱动轮椅时最好系上安全带,臀部稍向前靠,以保持坐位平衡,不能用躯干的前屈增加驱动的力量,只能靠两臂用力,两臂的动作同前。用力时重心后移,手推力不宜过大,速度不宜过快,以防前轮抬起向后翻倒。

4. 颈脊损伤者驱动轮椅　　颈4以上的脊髓损伤患者,上肢功能完全丧失,不能靠双手驱动轮椅。这里介绍颈5脊髓损伤者及颈6以下脊髓损伤患者如何靠自己的双手驱动轮椅。

(1) 颈5脊髓损伤者:肱三头肌丧失了运动功能,无法进行伸肘动作,要靠肱二头肌的屈肘运动驱动轮椅。基本方法是手戴防滑手套,改造手轮圈后,用两手掌跟夹靠在手轮圈外侧,躯干垂直线的后方部位,然后做屈肘、提肩的动作,向上提拉手轮圈进行轮椅的移动。

(2) 颈6以下脊髓损伤者:有肱三头肌的功能,可以做伸肘动作,将轮椅的手轮圈改造后,手戴防滑手套,两手的手掌跟紧靠压在手轮圈的外侧,同时两臂要向内侧夹紧(胸大肌、背阔肌用力),然后伸肘向前下方用力。

(五) 向后驱动轮椅

手握在手轮圈躯干垂直线的前方,将肘伸直,双肘轻轻地向肋部收紧,然后屈肘,两臂一起向后方用力拉至手轮圈躯干垂直线的稍后方,然后松开两手,并再一次抓握在手轮圈躯干垂直线的前方,往返重复这个动作。躯干有功能者可配合两臂进行前后运动。

(六) 轮椅转弯时身体重心的移动

轮椅在快速进行中转急弯时,需避免身体向转弯的相反方向倾斜,方法是身体的重心在转弯时要向转弯的方向倾斜。例如左转弯时,应先将躯干后仰,头、颈、肩同时向转弯的方向倾斜,然后用左手握住手轮圈的基本位置,另一手继续摇动轮椅完成转弯动作。

(七) 轮椅静止时原地转圈

使轮椅静止时原地转圈有两种方法:

1. 一只手握在手轮圈的正上方,使这个大轮成为一个固定的轴,另一只手向前推动或向后拉另一个手圈,转到想要达到的角度为止。

2. 两侧手轮分别向相反方向驱动,即一只手向前推,另一只手同时向后拉,这时身体的轴心是在臀部的垂直下方。这种转弯的方法比前一种速度快,而且转弯所用的地方也小。

(八) 轮椅快速行走时的急停

轮椅快速行走时的急停有两种情况:

1. 向前快速行走时的急停,要用两手抓握在手轮圈的正上方,躯干向后仰靠,重心后移,防止因惯性使身体向前跌倒。

2. 向后行走时的急停,要用两手抓握在手轮圈的正上方,躯干向前倾斜,防止轮椅向后翻倒。

(九) 抬前轮,用后轮保持平衡

抬前轮的目的是为了克服外出时遇到阻碍小轮前进的小沟、台坎等障碍。有两种训练方法:

1. 有人保护和指导下的训练

(1)抬前轮:手握在手轮圈躯干垂直线的前方即10点位,先向后拉至手轮圈的正上方(12点位),然后两手快速向前推动手轮圈,向后拉和向前推的两个动作之间不能有停顿,这样轮椅的前轮就会向上抬起离开地面。治疗师在后面保护,患者反复练习。

(2)保持平衡:治疗师扶住轮椅找到重心点后,轻轻扶住轮椅的手握把进行保护,当轮椅向后倒时,让他向后拉手轮圈,就可以看到轮椅向前返回到原来的位置。当轮椅前轮向下落时,让患者向前推动手轮圈,轮椅就会向后返回原来的位置。让患者反复体会用推、拉手轮圈调节身体重心,直到能独立保持平衡。

(3)非接触性保护下的练习:在非接触性保护下让患者反复练习和体会,掌握平衡要领,直到能熟练地独立完成(图11-3)。

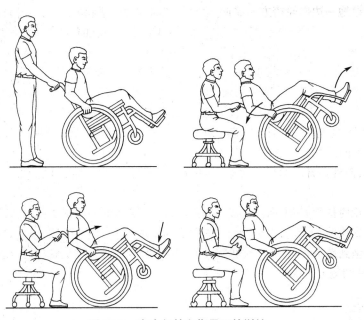

图11-3 有人保护和指导下的训练

2. 用安全装置,患者独自练习 用一根绳索穿过悬挂在高处的滑轮上,绳索的两端拴在轮椅的扶手上,要求绳索的长度使轮椅不能倒在地上。这种方法的优点是比较省人力,不足之处是患者与治疗师的交流少,完全需要患者自己进行体会,掌握技术时间长(图11-4)。

(十)轮椅翻倒时的自我保护

1. 无腹背肌功能患者的练习要领 以右手撑地动作为例,当轮椅向后翻倒不能将轮椅恢复平衡时,头向右侧扭转,左手握住轮椅的右扶手,右手向轮椅的右后方向地面做支撑的动作,这3个动作需要在很短的时间完成(图11-5A)。

2. 有腹背肌功能患者的练习要领 当轮椅向后翻倒不能将轮椅恢复平衡时,左手抓住轮椅的右扶手,头屈曲,躯干向前屈曲靠近大腿,轮椅的手握把着地,后背与头部均未接触地面(图11-5B)。

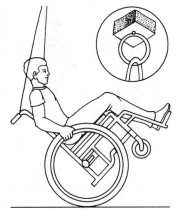

图11-4 用安全装置,患者独自练习

练习时,患者将轮椅的前轮抬起稳定住,治疗师扶住轮椅的手握把使轮椅的重心向后移,这时患者马上开始按要领做动作,治疗师扶住轮椅直到手握把接触到地面为止。练习若干次,动作熟练之后可以单独进行练习。刚开始练习时最好在体操垫上进行,以防跌伤。

(十一)轮椅向后翻倒时回到正常位

以右手支撑地面为例:

1. 轮椅倒在地面后,用左手拉住轮椅的左扶手,同时右手支撑地面使躯干离开地面。

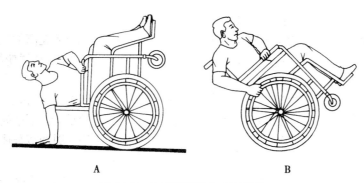

图 11-5　向后翻倒时的自我保护

2. 右手一边撑地一边向轮椅方向靠近,这时身体离地面越来越高。

3. 右手猛地推离地面,同时左手向后用力拉手轮圈,躯干向左前方用力,使轮椅向前返回,右手扶住轮椅的手轮圈,顺其惯性使躯干坐正,轮椅的前轮着地。

这种练习方法的前提是手臂的力量大,而且患者的手臂长或轮椅的座位低,手撑地时,手臂弯曲可以向上推,使轮椅返回原位。

(十二) 轮椅与地面的转移

介绍侧方、面对、背对 3 种方法供选择:

1. 从轮椅至地面的侧方下法(图 11-6)

(1)刹住车闸,向外打开脚踏板,两手撑住轮椅扶手,将臀部移向座位的左侧前沿,将两腿向右侧摆放成侧坐位。

(2)右手撑住轮椅扶手,躯干向前倾,使臀部离开座位,左手向前下方伸出支撑地面。

(3)将体重移到扶地的手上,同时用扶在扶手上的手用力推,臀部从座位上离开。

(4)慢慢屈肘坐到地上。

从地面至轮椅的侧方上法与其相反。

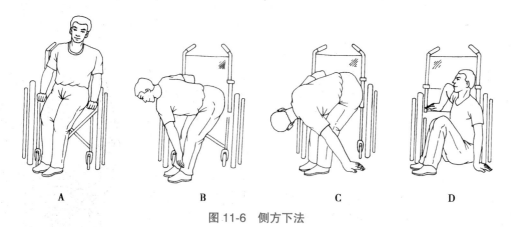

图 11-6　侧方下法

2. 从轮椅至地面的面对轮椅下法(图 11-7)

(1)刹住车闸,向外打开脚踏板,双手撑扶手,将臀部移向右侧,双腿斜向左侧成侧坐位。

(2)左手撑坐位左侧,右手撑左侧扶手,同时同力抬起臀部的同时,扭转身体 180° 转向,面对轮椅。

(3)两手抓住扶手低的部位,两膝着地成膝跪立位。

(4)一手撑地,降低重心后,另一手也撑地,调整坐姿。

从地面至轮椅的面对轮椅上法与其相反。

3. 从轮椅至地面的背对轮椅下法(图 11-8)

(1)刹住车闸,卸下轮椅扶手。

(2)用手将双足放到地板上,移开脚踏板。患者左肘支撑于轮椅靠背,右手支撑于轮椅大轮,抬起上身,左手将轮椅坐垫拉出。

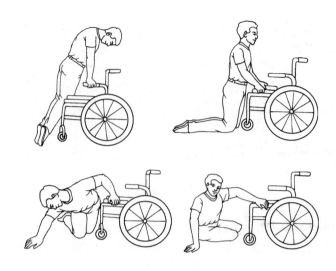

图 11-7 面对轮椅下法

(3)将膝关节伸直,将轮椅坐垫置于两前轮之间的地板上,以便患者坐于地板时起保护作用。

(4)双手支撑于轮椅坐位前方,上抬躯干,并将臀部向前滑动越过轮椅的前沿。

(5)逐渐放低重心,坐到置于地板上的轮椅坐垫上。

从地面至轮椅的背对轮椅上法与其相反。

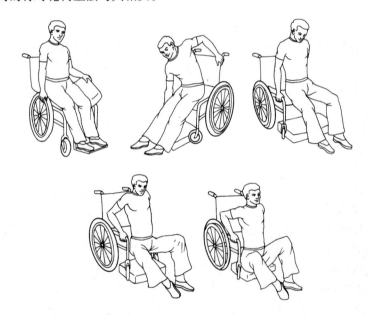

图 11-8 背对轮椅下法

(十三) 抬前轮向前行走

1. 练习方法

(1)让患者将轮椅的前轮抬起,保持好平衡。

(2)身体重心向前移,轮椅的前轮就会向地面落下,此时手握住手轮圈向前推动,身体重心后移回到稳定状态。

(3)身体重心再向前移,手握手轮圈再向前推动,形成抬着前轮连续向前行走的动作。

2. 注意事项

(1)掌握好行走的节奏,身体的起伏不要过大,向前行走时要平稳地移动,也就是前轮往下落一些就要向前推动手轮圈,手向前推动手轮圈的力量要控制好。

(2)练习之初,向前行走的速度要慢一些,待熟练之后可以逐渐提高速度。

(3)刚开始练习时,一定要有治疗师在其身后进行保护,避免发生伤害事故。当患者可以很熟练地完成这个动作时,才能让其独立进行练习。

（十四）抬前轮向前曲线走

1. S形行走　将若干个木头柱在地面摆成一条直线,每个柱子相距1m,患者将轮椅的前轮抬起后,绕着柱子成S形行走。

2. "之"字形行走　在上一个练习的基础上,可以把木头柱摆成"之"字形,这样,使轮椅抬着前轮向前绕行转弯的角度加大,难度也随之加大。

练习时,治疗师注意保护,预防摔伤。

（十五）抬前轮原地旋转

抬前轮原地旋转有两种方法:

1. 患者将轮椅的前轮抬起稳定后,用左手将同侧的大轮固定住,右手向前慢慢地推动同侧手轮圈,这样就会使轮椅形成以左轮为轴心的原地绕圈动作。掌握后,再向相反的方向进行练习。

2. 抬起前轮后,左手向后拉,右手向前推,轮椅就会较快速地,以轮椅的两轮之间为轴心的向左旋转动作。相反,如果左手向前推,右手向后拉,就会形成向右旋转的动作。

练习时,治疗师注意保护,预防摔伤。

（十六）抬前轮后退行走

患者将轮椅的前轮抬起稳定后,让其身体重心向后移动。当轮椅向后倒时,双手握住手轮圈及时地向后拉,使其恢复到平衡状态,然后身体重心再向后倒,再用手向后拉,这样就形成了向后行走的动作。

这个动作练习具有较高的难度,容易发生向后摔倒的情况,所以在做这个动作练习时一定要多加小心,注意保护,一般的情况下不必进行这个动作的练习。对于轮椅技术比较高的患者,可以进行这个练习。

（十七）前进中转弯后继续行走

驱动轮椅向前行走中进行各种角度的旋转后再继续行走。可选择行进中旋转90°、旋转180°、旋转270°和旋转360°后继续行走等练习。

在进行这4种行走练习时,可用四轮着地的方式进行练习。如果已经掌握了抬前轮的技术,则可以抬前轮进行练习。

（十八）轮椅在面积窄小的地方调整方向

先在地上画一个边长1.15m的正方形,让患者在其中进行练习,待其熟练掌握后,再在一个高度为5~10cm,边长1.15m的正方形台上进行练习。

1. 原地调整方向　患者乘坐轮椅在正方形的中央,用手握住手轮圈进行前、后、左、右细微的动作调整轮椅的方向,同时眼睛不停地观察轮椅的四个轮子是否接触到了边线,经过来回移动,将轮椅在1.15m见方的地方转弯180°或360°。

2. 抬前轮原地转圈　先抬前轮,再原地转圈。抬前轮时,向后拉、向前推手轮圈的动作要小、快速、有力,而且两个动作之间不能有一点停顿,反复练习,直至掌握在很小的范围内将前轮抬起,用两个大轮保持平衡,然后进行抬着前轮在1.15m见方的范围内进行原地旋转的练习。

（十九）轮椅横向移动

两手握住轮椅的手轮圈,身体向上用力,使轮椅的轮子离地,就像原地向上跳。如果想向右侧移动那么就向右上方用力,轮椅就会向右侧移动。

（二十）上台阶

1. 动作要领(图11-9)

(1)患者先将轮椅驱动至台阶前,轮椅的前轮距台阶10~20cm。

(2)以抬前轮行走的方法向前行走,当前轮已经在台面的上方时,将前轮放在台面上。这时轮椅的两个大轮要与台阶有一些距离。

(3)两手抓握住手轮圈与身体垂线靠前的位置,躯干前倾使身体重心向前移,两手同时向前下方用力推动手轮圈,将轮椅摇上台阶。

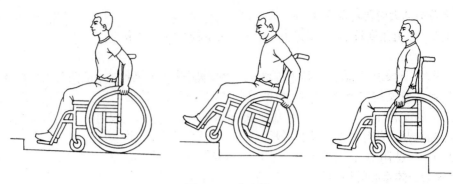

图 11-9　上台阶

2. 注意事项

(1) 练习时,应从高 5cm 的台阶开始练,逐步增加高度直至 15cm。

(2) 大轮接触到台阶前沿时,身体重心一定要向前,否则会出现向后翻倒。

(3) 练习时应有治疗师站在侧后方保护。

(二十一) 下台阶

下面介绍 3 种方法供不同情况选择:

1. **四轮着地正面下台阶**　适用于 5~8cm 的台面高度。面对下台方向,前轮在前,在下台之前先将躯干后仰,将身体重心向后移,以防身体向前倾倒,然后前轮放到台下,接着两手控制住手轮圈将两个大轮慢慢地放下。

2. **四轮着地倒退下台阶**　这种下法适用于 8cm 以上的台面高度,此时因台阶较高,如果用四轮着地正面下法,会出现踏脚板先着地而前轮未着地的情况,也因倾斜角度过大,容易发生躯干向前跌倒的危险。

方法:患者坐轮椅在台上,将轮椅的位置调整为背对下台的方向,用两个大轮先下台。在下台前,患者一定要躯干向前倾,身体重心向前移,无腹背肌功能的患者可以将躯干向前屈,靠在大腿上,然后两手抓握住手轮圈向台下慢慢地下落。直到两个大轮完全着地,再继续用手控制住手轮圈向后拉,将前轮拉放在地面并且落稳后,躯干后伸坐直(图 11-10A)。

3. **抬着前轮下台阶**　在台上将轮椅的前轮抬起,然后两手抓握住手轮圈慢慢地向前推动,控制住下落的速度将轮椅的两个大轮落在地面上,再将前轮放在地面。这种方法对轮椅操作技术要求较高,需要治疗师保护下进行练习(图 11-10B)。

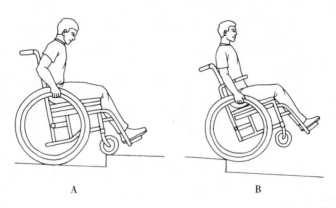

A　　　　　　　　　　　　　B

图 11-10　下台阶

(二十二) 上、下坡道

1. **上坡道**　先练习将身体重心前移(即躯干前倾),再练习躯干前倾时推动轮椅。练习时先在平地练习,熟练后再到坡道上练习。可从 5° 开始,逐渐增大坡度。此练习需要很好的上肢力量,否则不能完成。

如果需要在坡道上休息,可采用将轮椅斜靠在路边,一只大轮抵在路沿上,与道路成 45° 的位置停放,没有靠在路沿的大轮要将车闸刹住。

2. 下坡道 坡道角度较小时用四轮下法,坡道角度较大时用两轮下法。

(1)四轮下法:下坡道时,需要肩和头向后仰将重心向后移,两手轻握住手轮圈,给手轮圈均匀地施加一些阻力,使轮椅向下行走的速度降低,并匀速地向下滑行。

(2)两轮下法:患者将轮椅的前轮抬起后,两手轻握住手轮圈,给手轮圈均匀地施加一些阻力,让轮椅向下滑行的速度降低;在向下滑落的过程中要体会身体重心的移动并掌握住身体重心的平衡,只用两个大轮慢慢向下滚动下坡(图11-11)。

图 11-11 两轮下坡

(二十三) 上楼梯

以下介绍的两种方法,均需很强的上肢力量。

1. 用臀部移动上楼梯法(图11-12)

(1)从轮椅下至地面,坐到台阶上,把轮椅向后放倒在楼梯上。

(2)两手撑地,臀部向上抬移至上一个台阶,重新放好两腿的位置,拉轮椅上一个台阶,稳住轮椅向上移动一个台阶。

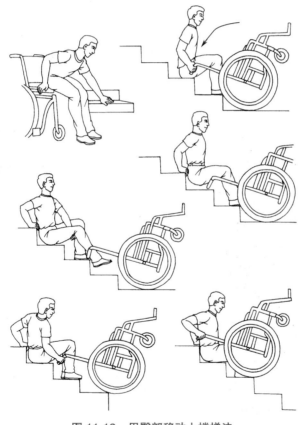

图 11-12 用臀部移动上楼梯法

2. 坐轮椅上楼梯方法(图11-13)

(1)两腿与轮椅绑在一起,抬起前轮,将轮椅慢慢向后放倒在楼梯上。

(2)身体后仰,两手撑地,向前上方用力拉动轮椅向上一个台阶。

(3)两臂无力时,将轮椅的手握把放在台阶,两手撑住台阶休息片刻,再开始向上用力上台阶。

(二十四) 下楼梯

此练习一定要有治疗师在旁边进行保护,并要求手臂力量要强。

1. 乘坐轮椅背向下楼梯 患者乘坐轮椅背向楼梯,将大轮靠近最高的台阶边缘后,用双手紧紧地拉握住楼梯的扶手,身体向前倾,慢慢地一个台阶、一个台阶地下落(图11-14)。

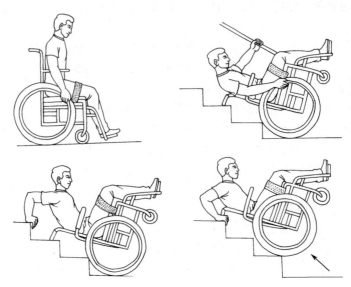

图 11-13　坐轮椅上楼梯方法

2. 抬前轮下楼梯(图11-15)

(1)在楼道平坦处将前轮抬起,面向楼梯,大轮放置在最高台阶的边缘上。

(2)一手抓握楼梯扶手,另一手抓握手轮圈,很慢地向前推动开始下台阶,要控制住轮椅下降的速度,保持住平衡。

(3)将大轮落在下一个台阶上,轮椅的两个大轮要靠在上一个台阶的边缘上,以保持平衡。

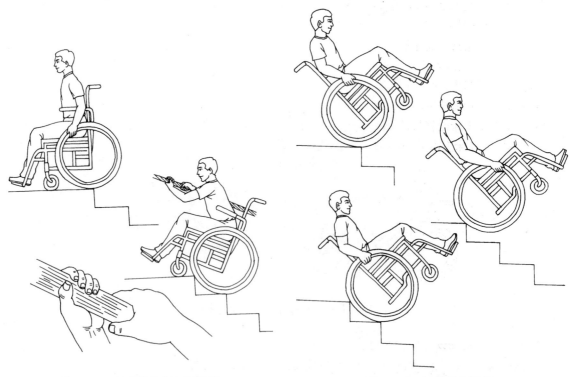

图 11-14　乘坐轮椅背向下楼梯　　　　　　图 11-15　抬前轮下楼梯

(二十五)轮椅和床之间的转移

由床到轮椅的返回过程与其相反。

1. 侧方成角转移(以左侧为例)　患者驱动轮椅从左侧尽量靠近床,与床成30°~45°角,刹住车闸,移开左侧脚踏板。患者在轮椅中先将臀部向前移动,左手支撑床面,右手支撑轮椅扶手,同时撑起臀部并向前、左侧方移动到床上(图 11-16)。

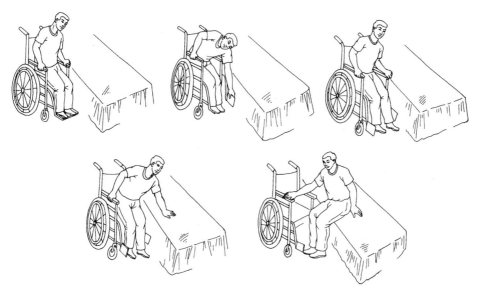

图 11-16 侧方成角转移

2. 侧方平行转移 以左侧身体靠床为例:

(1)患者驱动轮椅与床平行放置,刹住车闸。

(2)卸下近床侧扶手,将双腿抬上床。

(3)躯干向床沿方向前倾,将右腿交叉置于左腿上,应用侧方支撑移动的方法,左手支撑于床上,右手支撑于轮椅扶手上,头和躯干前屈,双手支撑抬起臀部并向床移动。

3. 正面转移(图 11-17)

(1)患者驱动轮椅正面靠近床,其间距离约为 30cm,以供抬腿之用,然后刹住车闸。

(2)将下肢抬起,放到床上。

(3)打开轮椅车闸,向前推动轮椅紧贴床沿,再关闭车闸。

(4)双手扶住轮椅扶手向上撑起,同时向前移动坐于床上,此过程中要保持头和躯干屈曲。

(5)双手支撑于床面将身体移于床上正确位置,并用上肢帮助摆正下肢的位置。

由于双腿要在床上滑动,故床垫不宜太软,必要时可临时在床上使用滑板,转移完毕后撤除。

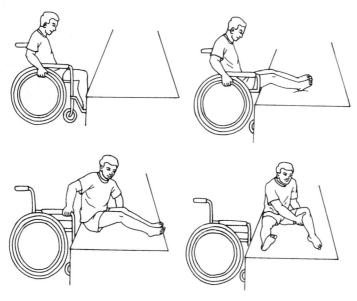

图 11-17 正面转移

4. 利用滑板的侧方平行转移

(1)患者驱动轮椅与床平行靠近,刹住车闸,卸下轮椅靠床侧扶手,将双下肢抬到床上。

(2)将滑板架在轮椅和床之间,滑板的一端插入患者臀部下。

(3)患者一手支撑于置于轮椅坐垫上的滑板一端,另一手支撑于置于床垫上的滑板一端,抬起上身,将臀部通过滑板移至床上。

(4)撤去滑板。

5. 利用滑板的后方转移　只适用于椅背可以拆卸或安装有拉链的轮椅(图11-18)。

(1)患者驱动轮椅从后方靠近床沿,刹住车闸,拉下轮椅靠背上的拉链或卸下靠背。在轮椅与床之间架上滑板,滑板的一端插入患者臀部下并固定好。

(2)患者用双手支撑于床面将身体抬起,向后移动坐于床上。

(3)再用双手将下肢抬起移至床上并摆正。

(4)撤除滑板。

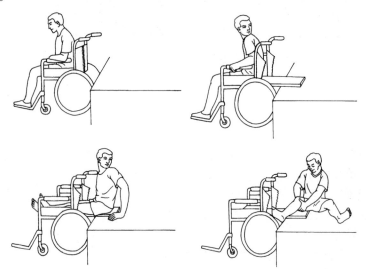

图 11-18　利用滑板的后方转移

6. 利用上方吊环的转移　以左侧身体靠床为例:

(1)患者驱动轮椅从左侧靠近床,轮椅与床平行,刹住车闸,卸下轮椅靠床侧扶手。

(2)先将双腿移到床上,再将左手伸入上方吊环,右手支撑于轮椅扶手。

(3)在右手用力撑起的同时,左手腕或前臂向下拉住吊环,臀部提起,向床上转移。

(二十六) 开、关门

患者驱动轮椅接近门有把手的一侧,一只手拉开门,另一只手推动手轮圈向前使轮椅进门;一只手推动轮椅进门,用另一只手将门关上(图11-19)。

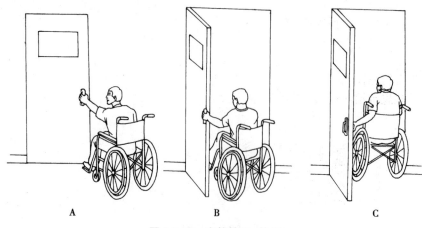

A　　　　　　　　B　　　　　　　　C

图 11-19　坐轮椅开、关门

(二十七) 通过狭窄的门廊

患者驱动轮椅面对门廊口,弯腰将脚踏板折起,然后两手用力向上撑起,臀部坐在轮椅的扶手上,面向内侧用手拉住轮椅的座位向上提起,将轮椅折叠变窄,通过拉门框和推扶墙壁通过门廊(图 11-20)。

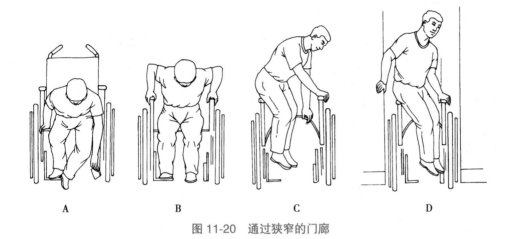

图 11-20 通过狭窄的门廊

二、偏瘫患者的轮椅驱动训练

偏瘫患者属于只有单手、单脚可用的情况。他们可选择使用普通轮椅,也可用单手操作型偏瘫轮椅或低座位的单手、单脚操作型轮椅。普通轮椅的操作用单手、单脚操作。

1. 单手、单脚操作 健脚着地,和健手配合,或进行前进、后退、控制方向等的操作。驱动轮椅前进时,用脚掌握方向,健手驱动;后退时,脚着地向前伸腿用力后蹬,驱动轮椅后退;转弯时,手、脚并用,相互配合可完成转弯。

2. 单手操作 单手操作型轮椅有两个手轮圈在同一侧,分别与两个大轮连接,可通过练习单手操作两个手轮圈,分别活动左、右车轮,实现前进、后退、转弯、刹车等操作。

本章小结

轮椅训练是借助轮椅进行患者身体功能锻炼的一种康复训练,轮椅是使病伤残者得以独立生活、重返社会的一种重要工具。通过本章学习,需掌握轮椅的结构组成、轮椅的适用范围、轮椅的操作训练方法;熟练掌握轮椅向前、向后驱动的训练方法,轮椅与地面、床面之间的转移训练方法,轮椅上、下台阶及抬前轮前行、后退、转圈等训练方法。

(何增义)

思考题

1. 截瘫患者的轮椅训练包含哪些主要训练项目?
2. 如何消除患者抬前轮训练时的恐惧心理?

扫一扫,测一测

思路解析

第十二章　体位转移训练

学习目标

1. 掌握:体位转移训练技术的基本原则、主要方法和分类。
2. 熟悉:体位转移训练技术的生物力学基础;转移前的训练准备。
3. 了解:机械搬运方法。
4. 能根据患者病情,有针对性地指导偏瘫患者和脊髓损伤患者主动完成转移活动;当主动转移活动不能完成时,能够教会患者和家属进行辅助转移活动,并能较好地运用到 ADL 中。

体位转移(postural transfer)是指人体从一种姿势转移到另一种姿势的过程,包括卧→坐→站→行走等。转移训练是指为提高患者体位转移能力而进行的训练,包括床上转移、卧坐转移、坐站转移、轮椅与床(椅)之间的转移等。

第一节　概　　述

转移训练是恢复患者生活自理能力和活动能力的前提。因此,应尽早教会患者主动地完成翻身、由卧位到坐位、由坐位到立位等转移活动。当患者不能主动完成转移活动时,则必须教会患者及家属辅助的转移方法。如辅助转移也不能完成,可以借助人工或器械被动完成转移活动。

一、生物力学基础

转移的完成应具备良好的平衡、稳定的基底面,同时转移者及被转移者能合理有效地利用运动生物力学的原理。

（一）基本概念

1. 重心　地心引力通常叫重力,重心即重力的作用点。
2. 人体重心(human gravity)　人体各组成部分所受重力的合力作用点,叫做人体重心。人体自然站立时,重心的位置一般在两髋关节连线中点、身体正中面上第 3 骶椎上缘前方 7cm 处。
3. 基底面(basal surface)　是身体的支撑点在支撑面上所围成的面积。

（二）影响平衡的因素

1. 重心的高度　转移时重心越低(靠近基底面),越稳定。因此,辅助转移时治疗师屈髋、屈膝既有利于发挥腿部力量,又有利于维持平衡。
2. 基底面的大小　支撑的基底面越大,物体就越稳定。人站立时,一定范围内双脚相隔远,则基底面积大,站得稳。双脚前后放置可增加前后稳定性,双脚左右分开可增加外侧的稳定性。辅助转移时治疗师和患者脚下所围成的面积构成了保持平衡的基底面,宽阔的基底面可增加两人的稳定性,有利于维持平衡。

3. 重力线和基底面 重力线垂直穿过重心。物体重心在基底面内,亦即重力线在基底面内,物体就稳定平衡,重力线落于基底面以外,物体就会失去平衡。转移时,身体前倾,重力线向前移动,如果落在基底面以外,人体会失去平衡。

(三)有效地利用运动生物力学的原理

1. 治疗师尽量靠近患者,双脚分别向前后或外侧分开、屈髋、屈膝、上身前倾、腰背伸直、头抬起,维持重力线于基底面范围内。

2. 治疗师双手放在患者的臀部或腰部(在患者重心附近着力是最省力的方法),用力上抬,伸膝、伸髋,治疗师应利用股四头肌的力量而不是单纯的腰背肌力量站起。

3. 旋转时用足的转动而不要用转腰来实现,同时身体要循着转移方向移动。

二、基本原则

(一)主动转移的基本原则

1. 选择适当的转移时机 太早容易失败,使患者失去信心,太晚则因依赖而失去动力。

2. 选择最安全、最容易的方法 转移的方法有很多,应用时应因人而异。

3. 选择有一定硬度的床垫和椅面。

4. 相互转移的两个平面之间的高度应尽可能相等、靠近,且稳定。

5. 应注意患者安全 尽量避免被家具或轮椅大轮、脚踏板等碰伤肢体。

(二)辅助转移的基本原则

1. 辅助者准备好必要的设施与空间,根据患者功能障碍情况选择合适的辅助转移方式。

2. 辅助者的口令应简单、明确,以便患者能正确理解和接受。

3. 辅助者必须清楚自己的体力和技能,需要相当的技巧而不是单纯依靠体力,没有把握时不要单独帮助患者转移。

4. 转移时辅助者的衣着要适当,须穿防滑的鞋子或赤脚。

5. 转移过程中,辅助者应留意患者突然或不正常的动作,以避免发生意外。

6. 随着患者功能的恢复,应逐渐减少帮助。

(三)被动转移的基本原则

1. 搬运时不能增加患者的痛苦,不能影响或加重病情。

2. 搬运过程中患者应保持开始转移的姿势,不能随便改变体位姿势。

3. 搬运过程需要两个以上治疗师,每一位都必须清楚地了解整个转移的过程及方法,并由其中一位负责喊口号,如"一、二、三,起"。特别要注意保护损伤的部位,防止在转移过程中造成二次损伤。

4. 利用机械搬运时,转移前应检查器械是否完好,准备并固定好,并保证转移空间通畅。

三、转移前的准备训练

(一)主动转移前的准备训练

1. 肌力及平衡能力的训练 主动转移需要患者具备良好的肌力及平衡能力。因此,应根据转移动作所需的能力,有针对性地对患者进行转移前的准备训练。

(1)翻身训练的准备训练:患者上肢肩胛带肌群及腹肌肌力训练。

(2)由卧位坐起的准备训练:腹肌(腹内、外斜肌)及肱三头肌肌力训练。

(3)由坐位站起的准备训练:腹肌、股四头肌、小腿肌群肌力训练及平衡训练。

(4)床与轮椅(椅)之间转移的准备训练:上肢支撑、下肢负重及平衡的训练。

2. 教会患者利用技巧转移 如利用摆动惯性、倾斜力、翻滚力以增加起身的动量。

(二)辅助转移前的准备训练

辅助转移需要患者具备一定的肌力及平衡能力,治疗师可按照主动转移前的准备训练对患者进行肌力及平衡能力训练。此外,治疗师在转移前应向患者解释转移的目的、方向、方法等,尽量取得患者的配合,并让患者排空大小便,避免在转移过程中发生大小便失禁。

(三)被动转移前的准备训练

被动转移前治疗师应与患者进行沟通,消除其紧张、对抗心理,尽量放松,积极配合转移。

第二节　主动转移

主动转移(active transfer)是指由患者独自完成、不需他人帮助的转移方法。辅助转移(assistive transfer)是指在治疗师、护理人员或家属的帮助下,通过患者主动努力而完成的转移方法,即辅助—主动转移。此节以偏瘫患者及脊髓损伤者为例,主要介绍独立及辅助下的床上转移、坐位转移及站起与坐下的训练方法。

一、偏瘫患者主动转移

(一)偏瘫患者床上转移

床上转移活动主要包括翻身、卧位平移及由卧位到坐位。

1. 翻身

(1)从仰卧位到患侧卧位:头转向患侧,患者健侧手将患侧上肢外展防止受压,健侧下肢屈曲立起;健侧肩上抬,健侧下肢用力蹬床,抬起健侧骨盆,身体完成转向患侧,最后调整卧姿(图 12-1)。治疗师可站在患者的患侧,以消除患者害怕摔下的顾虑。

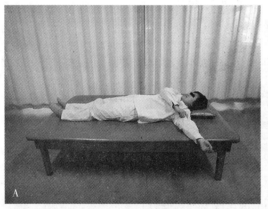
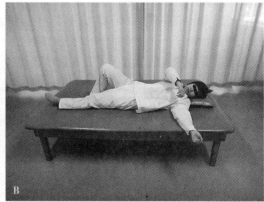
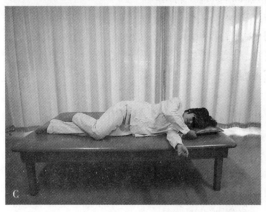
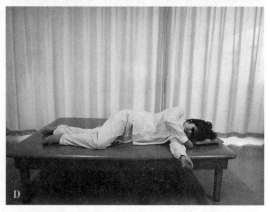

图 12-1　偏瘫患者从仰卧位到患侧卧位

(2)从仰卧位到健侧卧位:患者仰卧位,健侧足从患侧腘窝处插入,并沿患侧小腿下滑至跟腱处,使健足置于患足下方。Bobath 握手(双手十指交叉相握,患侧拇指在上),健侧上肢带动患侧上肢上举 90°,然后向左、右两侧摆动,摆动幅度逐渐加大,利用躯干的旋转和上肢摆动的惯性向健侧翻身(图 12-2)。

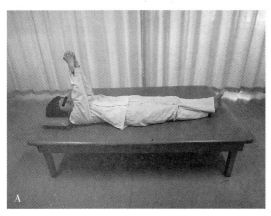
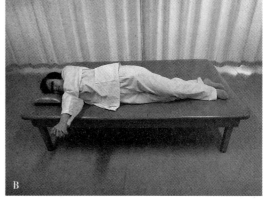

图 12-2　偏瘫患者从仰卧位到健侧卧位

（3）辅助下完成向健侧翻身：将患者患侧下肢放于健侧下肢上，由健手将患手拉向健侧。治疗师于患侧帮助抬起患者肩胛和骨盆，翻身至健侧（图 12-3）。

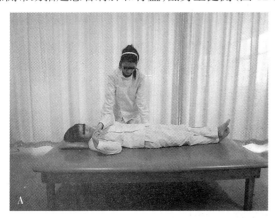
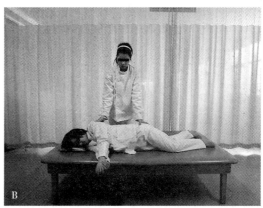

图 12-3　偏瘫患者辅助下完成向健侧翻身

2. 卧位平移

（1）左右平移（向左移）：患者仰卧位，健足置于患足下方。Bobath 握手置于胸前，利用健侧下肢将患侧下肢抬起向左移，用健足和肩支起臀部，同时将下半身向左移，臀部左移完成后再将头向左侧慢慢移。右移动作相同，方向相反，反复练习，患者可以较自如地在床上进行左右方向的移动。

（2）上下平移（向上移）：患者仰卧位，健侧下肢屈髋、屈膝，健肘稍微屈曲，以足、肘为支撑点，健足蹬床，抬起臀部同时向上移动身体。下移动作类似，但不如上移动作易完成。

3. 由卧位坐起

（1）从健侧坐起：健手握住患手，健侧下肢插到患侧下肢下面，健侧下肢将患侧下肢移至床边并垂下，身体转向健侧；健手松开患手，颈部前屈，躯干向健侧旋转；先健肘支撑后健手支撑，慢慢坐起（图 12-4）。

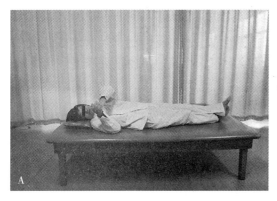
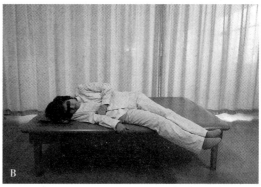

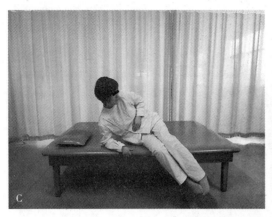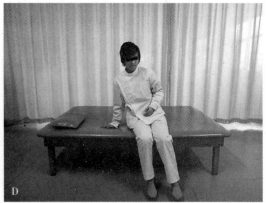

图 12-4 偏瘫患者从健侧坐起

(2) 从患侧坐起:患者患侧卧位,双腿远端垂于床边(开始时,需治疗师将患腿置于床边,并使患膝屈曲),然后健侧上肢向前横过身体,同时旋转躯干,健手在患侧推床以支撑上身,并摆动双腿,完成床边坐位。患者坐直,调整好姿势(图 12-5)。难度比从健侧坐起稍大,但对患者来说是更好的训练方法。

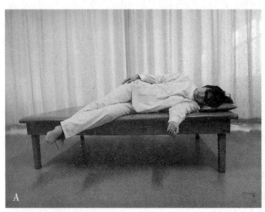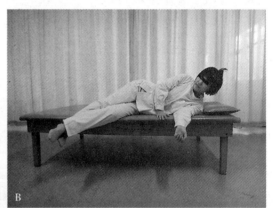

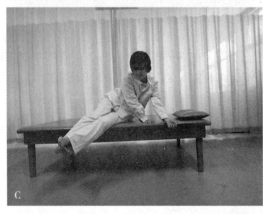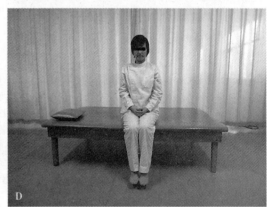

图 12-5 偏瘫患者从患侧坐起

(3) 辅助下从健侧坐起:患者仰卧位,将健侧下肢插到患侧下肢下面;治疗师将患者患侧手放到自身肩上,扶住患者的双肩;将患侧肩抬起,同时患者用健侧肘撑起上身,并且用健侧下肢带动患侧下肢至床下,伸展肘关节,坐起(图 12-6)。

(二)偏瘫患者坐位转移

偏瘫患者坐位转移主要包括床上坐位转移、轮椅与床之间转移及轮椅与椅之间的转移。

1. 床上坐位转移 根据患者健手所放位置不同,可完成坐位向前或向后的转移。

患者取坐位,双下肢屈曲,健手置于身体前方(或后方),支撑身体。健侧下肢向健手处移动。以膝为支撑点,移动臀部(图 12-7)。

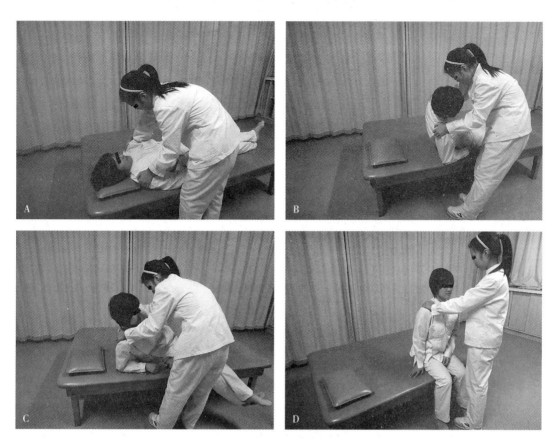

图 12-6　偏瘫患者辅助下从健侧坐起

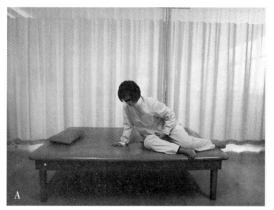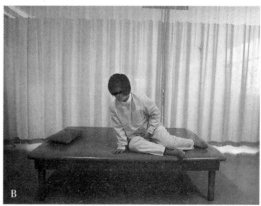

图 12-7　偏瘫患者床上坐位转移

2. 轮椅与床之间的转移

（1）独立由床向轮椅的侧方转移：治疗师推轮椅至患者健侧床沿，与床成 30°~45° 角，关闭轮椅手闸，竖起脚踏板；患者从床上起立后，用健手扶持轮椅远侧扶手，以健足为轴，身体旋转，坐在轮椅坐垫深处（图 12-8）。

（2）独立由轮椅向床的侧方转移：见第十一章轮椅训练相关内容。

（3）辅助下轮椅向床的转移：①将轮椅停在床边（患者健侧靠近床边），与床成 60° 角，关闭轮椅手闸，竖起脚踏板。②患者双足落地，两足与肩同宽，稍后于膝。③治疗师站在患者患侧前方，用自己的足和膝固定患者患侧的足和膝。④让患者躯干前倾，健手支撑床面，治疗师抓住并上提患者后腰带。⑤患者以健足为轴，治疗师使患者臀部转向床。⑥健手支撑床面，屈膝、屈髋坐下，调整坐姿（图 12-9）。

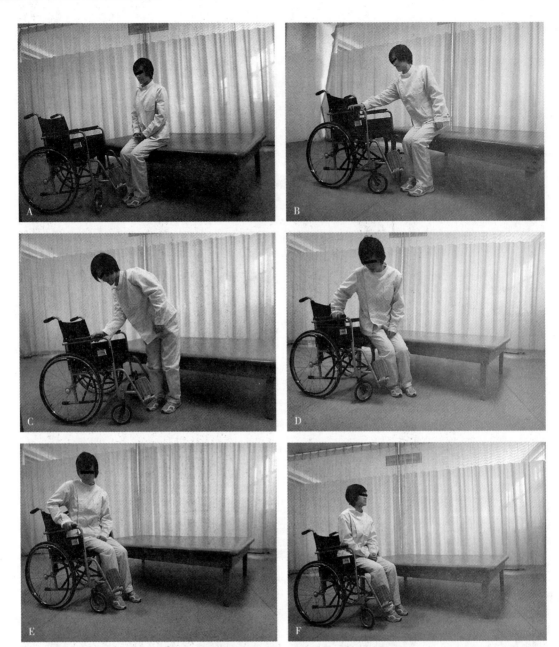

图 12-8 偏瘫患者由床向轮椅的侧方转移

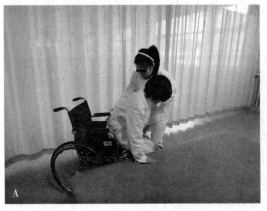
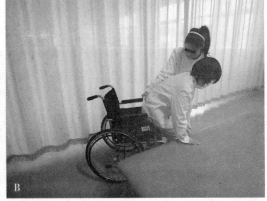

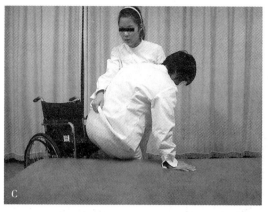

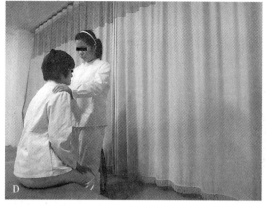

图 12-9 偏瘫患者辅助下轮椅向床的转移

（4）辅助下床向轮椅的转移：与轮椅向床的转移相反。

（三）偏瘫患者站起与坐下

偏瘫患者由坐位站起训练可按照坐位→跪立位→单膝跪立→站起的顺序进行，其中大多数患者可跨越跪立位和单膝跪立训练，由坐位直接进行站立训练。但是对于躯干肌和臀肌力较差的患者，仍需进行跪立位的训练。

1. 由跪立位站起 患者跪立位，Bobath 握手，伸直躯干，头抬起；治疗师站在患者的身后，双手分别置于患者腋下，必要时对患者骨盆予以帮助；指示患者重心转移至患侧，健侧屈髋、屈膝，向前迈一步，足平放在床面上；患者重心转移至健侧，双臂前伸，躯干前倾，重心充分前移，站起（图 12-10）。

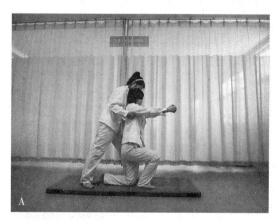

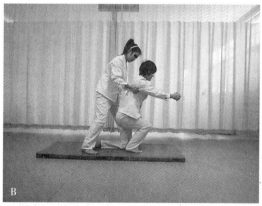

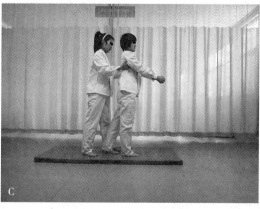

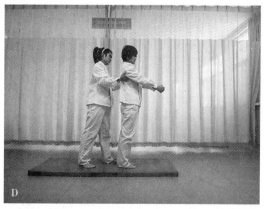

图 12-10 偏瘫患者由跪立位站起

2. 由坐位到站起 患者床边端坐位，双足平放在地面，分开与肩同宽，两足稍后于两膝；Bobath 握手，抬头，双上肢向前充分伸展。躯干前倾，使重心前移，双下肢充分负重，当双肩超过双膝位置时，臀部离开床面，伸髋、伸膝，双腿同时用力慢慢站起（图 12-11）。

211

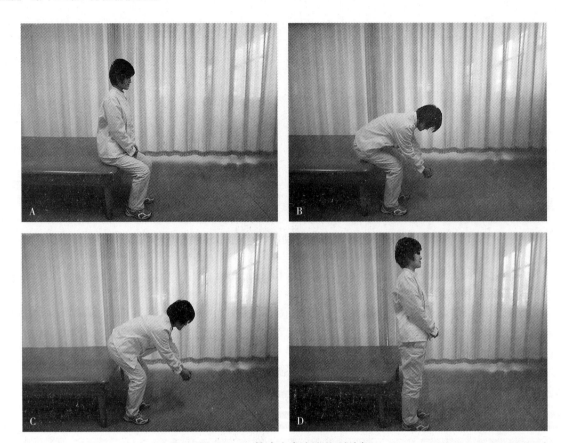

图 12-11　偏瘫患者由坐位到站起

3. 由站位到坐下　患者背向床站位,双下肢均匀负重,Bobath 握手,双臂前伸;躯干前倾,同时保持脊柱伸直,两膝前移,重心后移,屈髋、屈膝、慢慢移动臀部和髋部,坐于床上。当患者坐下时,确信患腿承受一定重量。偏瘫患者由立位到坐位时,臀部往往重重地落下,主要是因为股四头肌离心性收缩的控制较差,此动作需要在治疗师的帮助下反复练习。

4. 辅助下站起

方法一:①患者床或椅子上端坐位。双足平放在地面,分开与肩同宽,两足稍后于两膝。②Bobath 握手,抬头,双上肢向前充分伸展。治疗师坐在患者患侧,引导患者躯干充分前倾,髋关节尽量屈曲,并注意引导患者体重向患腿移动。③重心充分前移,当双肩超过双膝位置时,治疗师一手放在患膝上,沿着胫骨下推,另一手放在对侧臀部帮助抬起体重。④抬臀离开床面,伸髋、伸膝,躯干直立。起立后患者双下肢应均匀负重,治疗师可用膝夹住患膝以防"打软"(图 12-12)。

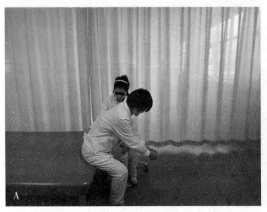
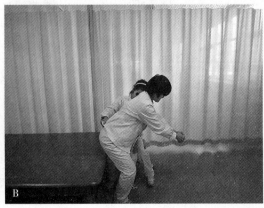

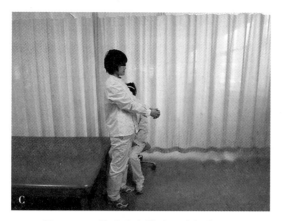

图 12-12 偏瘫患者辅助下站起方法一

方法二:患者坐在床或轮椅上,双足平放于地面,患足略在前;治疗师用膝顶住患者膝部,双手抓住患者腰部(或肩部);患者躯干前倾,重心前移;在治疗师帮助下伸髋、伸膝慢慢站起(图 12-13)。

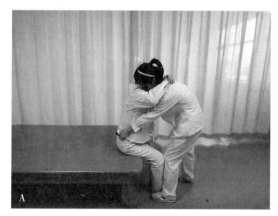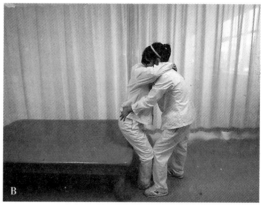

图 12-13 偏瘫患者辅助下站起方法二

二、脊髓损伤患者主动转移

(一) 脊髓损伤患者床上转移

1. 脊髓损伤平面与体位转移 脊髓损伤平面及损伤程度决定了脊髓损伤患者体位转移的能力。

(1) C_4 及 C_4 以上的完全性脊髓损伤:只能依靠被动转移技术完成体位转移。因患者呼吸肌、四肢肌、躯干肌完全瘫痪,需依赖呼吸机维持生命,这种患者生活完全不能自理。

(2) C_5 完全性脊髓损伤:患者不能独立完成翻身、坐起、从床到轮椅等各项转移活动,但可在辅助下完成上述活动,生活基本上不能自理。患者膈肌有功能,但肋间肌瘫痪,呼吸储备能力差。上肢三角肌、肱二头肌尚有功能,但缺乏伸肘功能及前臂、腕、手的所有功能,躯干和下肢完全瘫痪无功能。

(3) C_6 完全性脊髓损伤:患者生活能部分自理,可训练其床上翻身,利用上肢屈肘勾住系于头上方的吊环可以坐起。患者肋间肌受累,呼吸储备下降。上肢可屈肘、伸腕,但伸肘功能不良,不能屈腕、屈指和抓握,手功能丧失,躯干和下肢完全瘫痪。

(4) C_7 完全性脊髓损伤:患者生活基本能自理,在床上能独立完成翻身、坐起和移动轮椅上基本能独立。呼吸功能较差,上肢功能基本正常,但手的抓握、释放和灵巧度有一定障碍,不能捏,躯干和下肢瘫痪。

(5) $C_8 \sim T_2$:患者生活基本上能自理,能在床上活动和进行各种转移活动,能在轮椅上独立活动。患者上肢肘关节屈伸活动良好,C_8 以下患者腕、手功能完好,但躯干控制无力、下肢完全瘫痪、呼吸储备不足。

(6) T_3 以下完全性脊髓损伤:患者生活能自理,能够较为容易地独立完成床上翻身、坐起、床椅转

213

移等活动。患者上肢功能完全正常,呼吸正常,身体耐力增强,躯干部分麻痹或正常,下肢完全瘫痪或部分瘫痪。

2. 翻身

(1)C_6完全性损伤患者从仰卧位到俯卧位的翻身训练(向右侧翻身):患者利用上肢甩动的惯性,将头颈、肩胛带的旋转力通过躯干、骨盆传到下肢完成翻身动作。患者仰卧位,头、肩屈曲,双上肢伸展上举,向左右两侧甩动;向左侧甩动,使右上肢越过身体左侧,以获得下一步向右翻转所需的动力;再屈曲头、肩,双上肢迅速从左侧甩向右侧;借助于上肢甩动的惯性,带动躯干和下肢旋转,翻成俯卧位;将左前臂支撑于床面并承重,右肩进一步后拉,使两侧前臂同等负重(图12-14)。

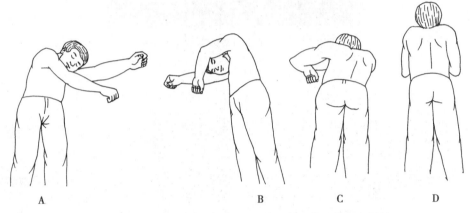

图 12-14 C_6 完全性损伤患者从仰卧位到俯卧位的翻身训练

按相反顺序完成仰卧位。$C_{7～8}$完全性损伤患者从仰卧位到俯卧位的翻身动作同上,但由于能伸肘,故较C_6损伤患者容易完成。

(2)C_6完全性损伤患者利用布带进行翻身(向右侧翻身):C_6以下完全性损伤,利用腕关节残存肌力翻身。患者仰卧位,治疗师将布带系于床架或床栏上,让患者右侧肘关节屈曲,胸部勾住布带,用力屈肘带动身体旋转。同时将左侧上肢摆向右侧。松开布袋,左上肢前伸,完成翻身动作(图12-15)。

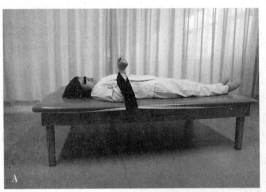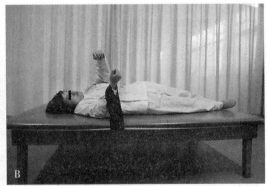

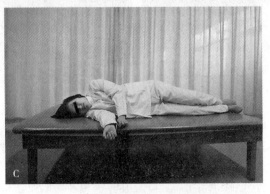

图 12-15 C_6 完全性损伤患者利用布带进行翻身

（3）胸、腰段脊髓损伤的截瘫患者的翻身：同 C$_6$ 损伤患者的翻身方法，或直接利用肘和手的支撑向一侧翻身。

3. 由卧位坐起　脊髓损伤患者坐起时，需具备躯干的柔软性和至少一侧上肢的伸展功能。因此，C$_6$ 完全性损伤患者独立坐起时需先翻身至侧卧位或俯卧位再坐起，C$_7$ 完全性损伤患者则可以直接从仰卧位坐起。

（1）C$_6$ 完全性损伤患者从卧位坐起：患者侧卧位或俯卧位，移动上躯干靠近下肢，用上侧上肢勾住膝关节，用力勾住膝关节的同时反复将另一侧肘关节屈曲、伸展，通过此动作将上躯干靠至双腿，双手置于体侧，伸展肘关节至坐位（图 12-16）。

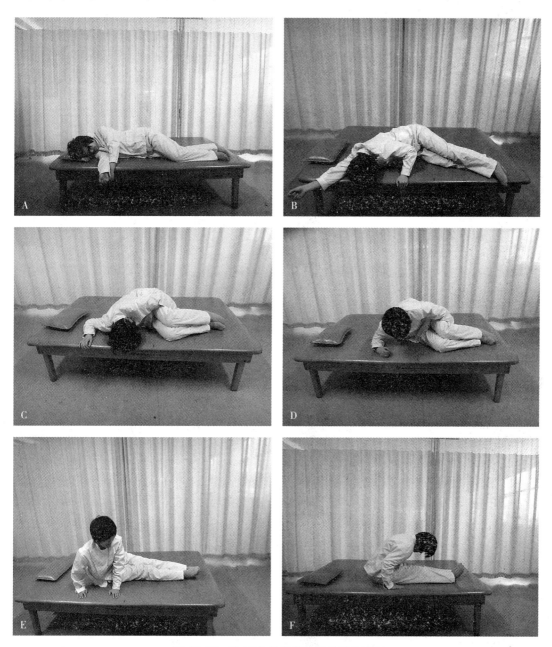

图 12-16　C$_6$ 完全性损伤患者从卧位坐起

（2）C$_6$ 完全性损伤患者利用上方吊带坐起：①患者仰卧位，治疗师将吊带悬吊于稍过中线偏向支撑侧上肢，或身体中线上方，接近剑突的位置。吊带应在患者伸展的腕部所能够到的位置。②让患者右上肢屈肘伸腕，用腕部勾住吊带。③右上肢用力拉起上半身，并依靠左肘支撑体重。④用左肘支撑体重，右上肢在外旋上举位屈曲，右腕抵住吊带。⑤用右上肢承重，左上肢在身体后侧外旋并伸肘支撑床面。⑥体重再移至左上肢,右上肢从吊带中取下,在身体后方外旋伸肘支撑于床面。⑦交替向前移动双手,直到躯干直立、上下肢承重(图 12-17)。

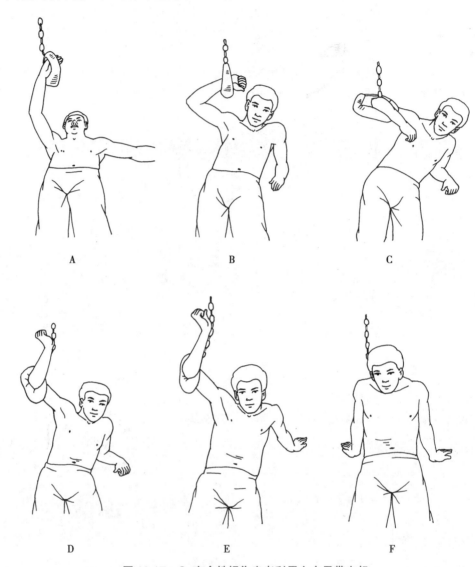

图 12-17　C$_6$ 完全性损伤患者利用上方吊带坐起

(3) C$_{7~8}$ 完全性损伤患者坐起:患者仰卧位,头和上躯干用力转向身体两侧,通过反复转动将两侧肘关节放到身后支撑上躯干,继续将头和上躯干旋转,直至两肘伸直至长坐位(图 12-18)。

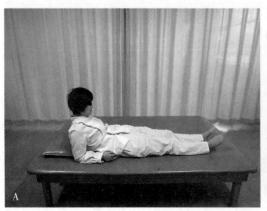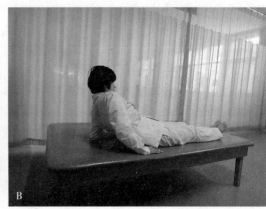

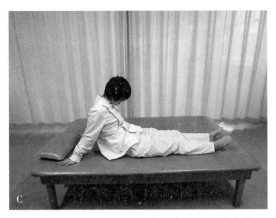

图 12-18　C$_{7\sim8}$ 完全性损伤患者从仰卧位坐起

（4）胸、腰段脊髓损伤的截瘫患者坐起（从右侧坐起）：患者仰卧位，双上肢同时用力向右侧摆动，躯干转向右侧，左手和右侧肘关节支撑床面，伸展肘关节，移动支撑手至长坐位（图 12-19）。

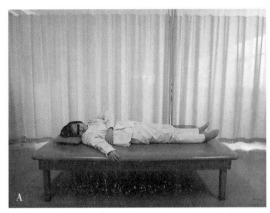
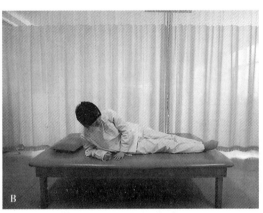
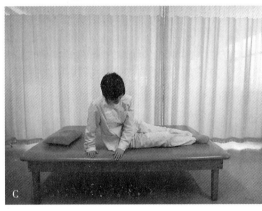
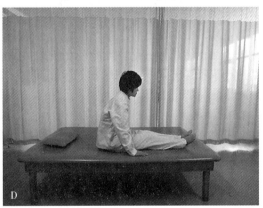

图 12-19　截瘫患者从仰卧位坐起

4. 由坐位到仰卧位

（1）C$_6$ 完全性损伤患者由坐位到仰卧位：患者坐位，头、肩向前屈曲，双手在髋后支撑。身体向右（左）肘承重。屈曲左（右）上肢，将一半体重转移至左（右）肘。保持头、肩屈曲，交替伸直上肢直到躺平。

（2）胸、腰段脊髓损伤的截瘫患者由坐位到仰卧位：与由仰卧位坐起的顺序相反。

（二）脊髓损伤患者坐位转移

长坐位（床上直腿坐位）是脊髓损伤患者在床上完成各项功能性活动的基础。截瘫患者双上肢功能正常，较易完成床上长坐位移动，而 C$_6$ 完全性脊髓损伤患者伸肘功能不良，长坐位转移较为困难。

1. 床上坐位转移

（1）坐位前方转移：患者长坐位，双下肢外旋，膝关节放松；躯干前倾，头超过膝关节，使重力线落在髋关节前方,以维持平衡;双手置于髋关节稍前一点的位置支撑,C_6 完全性脊髓损伤患者需外旋肩关节,前臂旋后,以保持肘关节稳定伸展;双手用力支撑上抬臀部,保持头、躯干向前屈曲,使臀部向前移动;屈肘坐下,反复进行完成移动(图 12-20)。

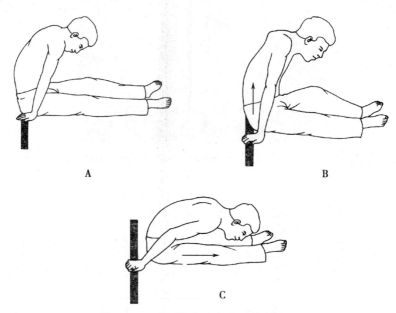

图 12-20 脊髓损伤患者坐位前方转移

(2)坐位侧方转移:患者长坐位,双手紧靠髋关节置于床面,右手放在与左手同一水平而离髋关节约 30cm 的地方,肘伸展,前臂旋后或中立位;躯干前倾使头超过膝部,上抬臀部,同时头和肩转向左侧,带动右肩向前移动、左肩向后移动;因背阔肌有神经支配,可拉动骨盆移向右手处。用上肢将双腿位置摆正。

2. 轮椅与床之间的转移

(1)由轮椅向床的正面转移:见第十一章轮椅训练有关内容。

(2)利用滑板由轮椅向床的侧方平移:见第十一章轮椅训练有关内容。

(3)利用上方吊环由轮椅向床的转移:患者驱动轮椅与床平行靠近(以右侧身体靠近床为例),刹闸,卸下轮椅靠床侧扶手;先将双腿抬到床上,再将右手伸入上方吊环,左手支撑于轮椅扶手;左手用力撑起的同时,右手腕或前臂向下拉住吊环,抬起臀部,向床上转移。

由床返回轮椅的顺序与上述方法相反。

(4)辅助下由轮椅向床的转移:此法多适用于四肢瘫患者,因为截瘫患者多能独立完成轮椅与床之间的转移。①患者坐在轮椅上,移去脚踏板,双足平放在地面;②治疗师面向患者,用自己的双足和双膝抵住患者的双足和双膝外侧,屈髋、屈膝,腰背伸直,双手抱住患者的臀部,让患者躯干前倾,将下颏抵在治疗师的一侧肩部;③可让患者双臂环抱住治疗师的颈部,或将两臂悬置于膝前;④如果患者不能将下颏抵住治疗师的肩部或超重,治疗师必须抓住患者的腰带;⑤治疗师的头转向一侧,用力将患者向上抬起,必要时治疗师一侧脚可向后迈一步以保持平衡,但应注意控制患者的膝部;⑥将患者向床边转动,使患者屈髋、屈膝,轻轻坐到床上(图 12-21)。

3. 轮椅与椅之间的转移

(1)由轮椅向椅的侧方转移:将轮椅与座椅成 60° 固定后,卸下轮椅一侧扶手,患者一手支撑在座椅远侧角,手足同时用力将臀部抬起并移至座椅,期间不必完全站立,再将双腿移到座椅正面(用手辅助或主动),并调整坐姿。

(2)由轮椅向椅的并列转移:除将轮椅与座椅并列放置外,其余均与侧方转移相似。

(3)利用滑板由轮椅向椅的转移:适用于两座椅高度不同,或两椅间有一定距离。两椅并排放着,如果使用轮椅,拆除一侧的扶手;滑板放在轮椅与座椅之间,患者坐在其中一端;将板和椅子固定住,患者横过滑板;移到目标椅子后,调整两腿,然后去掉滑板。

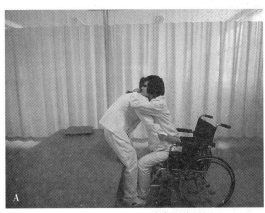
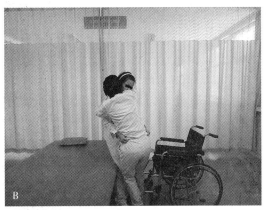
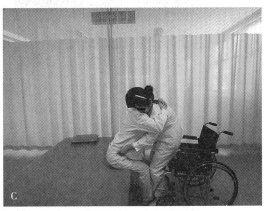

图 12-21　脊髓损伤患者辅助下由轮椅向床的转移

（4）由轮椅向椅的正面转移：将轮椅与座椅正面错位对置，轮椅的右角对座椅的右角，使两椅前沿平行，患者双手分别支撑于两椅上，躯干略前倾，手足同时用力将臀抬起移向座椅，转身，将双腿移至座椅正面，并调整坐姿。

（三）脊髓损伤患者站起与坐下

1. 截瘫佩戴矫形器站起与坐下　患者坐于轮椅前部，髋关节屈曲，躯干尽量前倾，双手握平行杠，同时用力将身体拉起，臀部向前，将髋关节处于过伸位，站起。坐下的顺序与站起的动作相反。

2. 四肢瘫患者辅助站起与坐下　患者在床边或轮椅上取端坐位。双上肢勾住治疗师颈部，治疗师双手抓住患者腰部（或托住患者的臀部）。治疗师用双膝固定患者的双膝，重心后移同时将患者臀部向前、向上，帮助患者站起（图 12-22）。坐下的顺序与站起的相反。

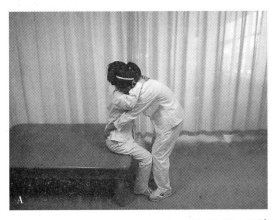
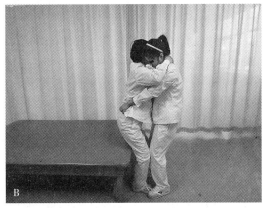

图 12-22　四肢瘫患者辅助站起

第三节　被动转移

被动转移(passive transfer)即搬运,是指患者因瘫痪程度较重而不能对抗重力完成独立转移及辅助转移时,完全由外力将患者整个抬起,从一个地方转移到另一个地方。一般分为人工搬运和机械搬运。人工搬运至少需要两人,机械搬运即借助各种器械(如升降机)进行转移。

一、人工搬运

1. 标准式或椅式搬运法　此法在搬运的整个过程可观察到患者的表情和反应,适用于胸部和上肢疼痛的患者。

(1) 治疗师握腕法:有单腕握(图 12-23A)、双腕握(图 12-23B)、指握(图 12-23C)、双手握(图 12-23D)等方法。具体搬运时由参与的两个人商定用何种握腕方法。

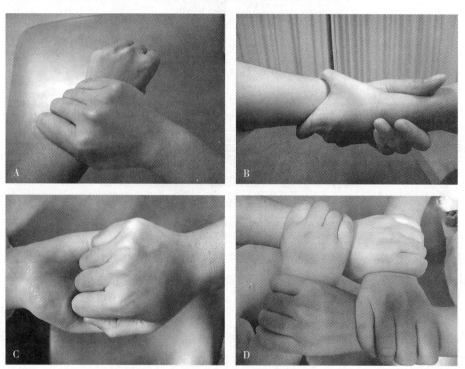

图 12-23　标准式(椅式搬运)的几种握腕法

(2)操作方法

1)患者尽量坐直,双臂向前外侧伸展。

2)两位治疗师面向患者背侧,面对面站立,尽量靠近患者,双脚前后分开,前脚向着预定方向移动,髋、膝微屈,头与腰背伸直,靠近患者侧的肩降低,抵住患者侧胸壁。

3)患者上肢落在治疗师后背上或绕着治疗师的肩部,两治疗师的一手通过患者颈后部互相握腕,承托着大腿靠近臀部部分。另一手置于患者背部,保持搬运时患者的躯干正直。

4)根据一名治疗师的口令,两人同时用下肢的力量站起将患者抬起。循着预定的方向把患者的重量由后脚移至前脚,到达目的地后缓缓放下。

2. 穿臂搬运法　此法要求患者的双臂或至少一只手臂或手掌较为强壮,适用于偏瘫、截瘫、脑瘫患者。

(1)患者直坐,双前臂在前面互握。

(2)一名治疗师站在患者后面,尽量靠近背部,治疗师两手穿过患者腋窝伸至患者胸前,分别握住者两前臂;另一治疗师站在患者的侧面,双手分别放在患者双侧大、小腿之后,由位于患者身后的治疗师下令,两人同时将患者抬起并搬到需要的位置。使用此方法,可由一人完成患者的床上转移,两人可完成患者床与椅、椅与坐厕、椅与地板等之间的转移(图 12-24)。

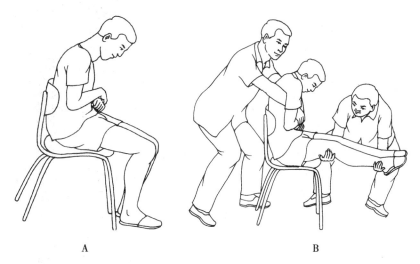

图 12-24 穿臂搬运法

二、机械搬运

机械搬运(mechanical handling)是指借助器械,如升降机来提举并转运患者的一种搬运方法。有移动式、落地式固定、上方固定式之分。这种机械装置多用于有严重残疾而无法用人力进行长期转移的患者,如高位截瘫、重度颅脑损伤患者。

1. 利用上方固定式升降机由轮椅到坐厕的转移

(1)上方固定式升降机的轨道固定于卫生间坐厕上方。治疗师将轮椅从侧面接近坐厕,刹闸,移开脚踏板,卸下近坐厕侧轮椅扶手。治疗师帮助患者脱下裤子,将坐套套于患者大腿下方,将吊带固定于升降机。

(2)治疗师操纵升降机,升起患者,沿着轨道使患者从侧方滑向坐厕正上方。

(3)治疗师操纵升降机降低患者,使其正好坐于坐厕上。

使用这种升降机安全是第一位的,安装滑轨前必须仔细评估患者的房屋结构,横梁承重量、滑轮大小、滑轨与地面的距离等必须详细计划好,加固天花板,牢牢固定滑轮运行的滑轨。此外,电动升降机在潮湿环境中使用应注意用电安全。

2. 利用移动式升降机将患者转移到浴盆

(1)治疗师将患者固定于升降机。

(2)治疗师操纵升降机,升起患者,然后移动升降机直至患者到达浴盆正上方。

(3)治疗师操纵升降机降低患者,使其进入浴盆内。具体设备操作见图 12-25。

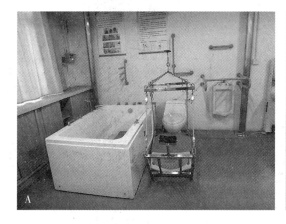
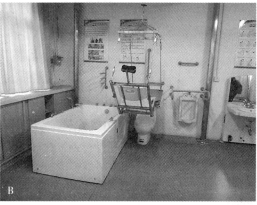

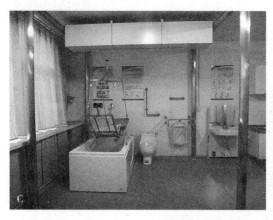
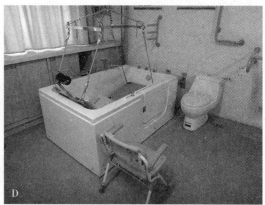

图 12-25　移动式升降机（将患者转移到浴盆）

本章小结

　　体位在临床上通常指的是根据治疗、护理和康复的需要所采取并能保持的身体姿势和位置。定期的体位转移,可促进血液循环,预防因静止卧床而引起的坠积性肺炎、压疮、肌肉萎缩、关节挛缩和深静脉血栓等并发症发生,最大限度地保持各关节活动范围。另外,根据康复训练的要求,需要有体位转移的配合,才能实现康复训练目的,因此,体位转移对于保障康复和促进康复效果具有极其重要的意义。

　　根据体位转移完成过程中主动用力程度,可将体位转移分为主动转移、辅助转移和被动转移3 种。在临床康复工作中,要明确掌握体位转移训练技术的基本原则,能根据患者病情,有针对性地指导和帮助偏瘫患者和脊髓损伤患者进行床上转移、卧坐转移、坐站转移、坐位转移的训练,从而逐步提高患者的日常生活活动能力,促进其早日回归家庭和社会。

（郝福春）

思考题

1. 如何指导一名偏瘫患者通过逐步训练,从仰卧位翻身到最终能独立站起和坐下?
2. 辅助下偏瘫患者和脊髓损伤患者进行轮椅与床之间转移有何不同?

扫一扫,测一测

思路解析

第十三章　步行功能训练

13章 PPT

学习目标

1. 掌握:步行的条件;步行训练的常用方法、适应证及注意事项。
2. 熟悉:步行周期的参数;肌肉和关节的活动情况。
3. 了解:步行功能评估的方法。
4. 能分析常见异常步态的原因,能运用步行训练的方法帮助患者重新获得正确的步行姿态及矫治异常步态。

直立行走是人区别于猿的重要标志,也是人类区别于其他动物的关键特征。步行(walking)是人类生存的基础,人类的社会活动离不开步行。许多因素都会对步行产生影响甚至造成步行功能障碍,给患者的日常生活、学习和工作带来很大的困难。所以,步行能力是患者最迫切需要恢复的功能之一。

第一节　概　　述

步行是指通过双脚的交互移动来安全、有效地转移人体的一种活动,是上肢、躯干、骨盆、下肢各关节及肌群之间协调完成的周期性运动。步行的控制十分复杂,包括中枢命令、身体平衡和协调控制,涉及下肢各关节和肌肉的协同运动,也与上肢和躯干的姿态有关,任何环节的失调都可能影响步态,造成步行障碍。

一、自然步态

步态(gait)是步行的行为特征,是一个人行走时的表现形式,又称行走模式。正常人的行走模式虽然各有特点,但并不需要特别关注。

1. 定义　人在正常的条件下移动身体,交替迈出脚步、定型的姿态称为自然步态。人在学会步行以后,首先是在父母或其他人的保护下完成步行,经过不断强化,达到自动化状态,最后形成模式化运动。

2. 步态的动力定型　皮质动力定型的形成使皮质活动变得容易和自动化,同时使皮质活动更加迅速和精确,从而减轻皮质的工作负担,使得正常人的走路不用考虑。当动力定型形成得非常巩固时,改变也是非常困难的,所以在步态训练时一旦发现错误动作,一定要及时纠正,防止错误的动力定型的形成。

3. 基本要素　合理的步行周期、步长、步宽、步频、足偏角;躯干平衡稳定;降低能量消耗及省力等。

4. 生物力学因素　具有控制人体向前运动的肌力或机械能;当足触地时能缓冲对下肢各关节的撞击力;充分的廓清;髋、膝、踝合理的关节运动等。

二、步行周期

(一) 基本概念

步行周期(gait cycle)是指完成一个完整步行过程所需要的时间,即指一侧足跟着地起至该侧足跟再次着地时所用的时间。在每个步行周期中,每一侧下肢都要经历一个与地面由接触到负重,再离地腾空向前挪动的过程,根据下肢在步行时的位置,步行周期可分为支撑相和摆动相(图 13-1)。

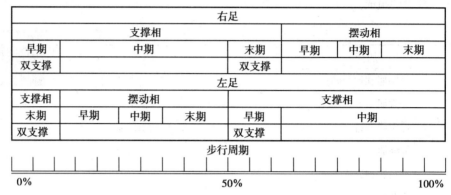

右足						
支撑相				摆动相		
早期	中期		末期	早期	中期	末期
双支撑				双支撑		
左足						
支撑相		摆动相			支撑相	
末期	早期	中期	末期	早期	中期	
双支撑				双支撑		

步行周期

0%　　　　　　　　　　　50%　　　　　　　　　　100%

图 13-1　正常步行周期示意图

1. 支撑相(stance phase)　指下肢接触地面和承受重力的时间,即指从足跟着地到足趾离地的过程,占整个步行周期的 60%。支撑相大部分时间是单足支撑,小部分时间是双足支撑。双支撑相的时间与步行速度成反比。步行障碍时往往首先表现为双支撑相时间延长,以增加步行的稳定性。支撑相分期:足跟着地、全足底着地、支撑相中期、足跟离地、足趾离地。

2. 摆动相(swing phase)　指足趾离开地面腾空向前迈步到该足再次落地之间的时间,占整个步行周期的 40%。摆动相分期:摆动初期(又称加速期)、摆动中期、摆动末期(又称减速期)。

(二) 时间、距离参数

1. 步长(step length)　是指行走时一足跟着地至对侧足跟着地的平均距离。以厘米(cm)为单位表示。步长与身高有关,身材愈高,步长愈大。自然步速时,正常人为 50~80cm,左、右步长基本相等,它反映步态的对称性与稳定性。

2. 步长时间(step time)　指一足着地至对侧足着地的平均时间。

3. 步幅(stride length)　也可称为跨步长(国内亦有人称之为复步长),是指一足着地至同一足再次着地之间的距离,以厘米(cm)为单位表示。正常人的步幅即跨步长是步长的 2 倍,为 100~160cm。

4. 步宽(gait width)　指两足跟中心点或重力点之间的水平距离,也有采用两足内侧缘或外侧缘之间的最短水平距离。左、右足分别计算,以厘米(cm)为单位表示。正常人为 5~10cm。步宽也称之为支撑基础(supporting base),反映行走时身体的稳定性。

5. 步频(cadence)　是指单位时间内行走的步数,以步数/min 表示。也可采用步频=60(s)÷步长平均时间(s)计算。由于步长时间两足不同,所以一般取其均值。亦有人按左、右步长单独计算步频,以表示两侧步长的差异。正常人平均自然步速时的步频为 95~125 步/min。步频的快慢反映了步态的节奏性。

6. 步行周期　指平均步幅时间(stride time),相当于支撑相与摆动相之和。

7. 步速(walk velocity)　是指单位时间内行走的距离,以 m/s 表示。步速=步幅÷步行周期。正常人平均自然步速约为 1.2m/s。步速与步幅和步频相关,步幅增加、步频加快、步速亦加快,反之亦然。

8. 足偏角(toe out angle)　指贯穿整个足底的中心线与前行方向之间所形成的夹角,正常人足偏角为 7°~8°,左右足分别计算。

三、肌肉和关节活动

1. 正常步行周期中肌肉活动 肌肉收缩是人体活动的动力的基础因素。步行时下肢各肌群在不同的步行周期参与工作(表 13-1),在支撑相早期主要是臀大肌、腘绳肌、股四头肌向心性收缩,胫前肌离心性收缩,控制伸髋、伸膝和足平放速度;小腿三头肌的离心性收缩主要是控制小腿前倾,对抗踝关节背屈,推动身体重心向上、向前运动;臀中肌、臀小肌等外展肌群主要在支撑相早期工作,以稳定骨盆向对侧倾斜 5°;腘绳肌主要在摆动相中期屈膝伸髋以减速,当足跟着地后与股四头肌协同工作,控制膝屈曲在 15° 以内。动态肌电图对于这些问题的鉴别起关键作用,因此动态肌电图或表面肌电图是步态分析不可缺少的组成。

表 13-1 正常步行周期中主要肌肉的作用

肌肉	步行周期
腓肠肌和比目鱼肌	支撑相中期至蹬离,首次触地
臀大肌	摆动相末期,首次触地至支撑相中期
臀中肌和臀小肌等	支撑相早期
腘绳肌	摆动相中期,首次触地至承重反应结束
髂腰肌和股内收肌	足离地至摆动相早期
股四头肌	摆动相末期,首次触地至支撑相中期 足离地至摆动相早期
胫前肌	首次触地至承重反应结束 足离地至再次首次触地

2. 正常步行周期中骨盆和下肢各关节运动时的角度变化(表 13-2)

表 13-2 正常步行周期中骨盆和下肢各关节的角度变化

步行周期	关节运动角度			
	骨盆	髋关节	膝关节	踝关节
首次着地	5° 旋前	30° 屈曲	0°	0°
承重反应	5° 旋前	30° 屈曲	0°~15° 屈曲	0°~15° 跖屈
支撑相中期	中立位	30° 屈曲 ~0°	15°~5° 屈曲	15° 跖屈 ~10° 背屈
足跟离地	5° 旋后	0°~10° 过伸展	5° 屈曲	10° 背屈 ~0°
足趾离地	5° 旋后	10° 过伸展 ~0°	5°~35° 屈曲	0°~20° 跖屈
迈步初期	5° 旋后	0°~20° 屈曲	35°~60° 屈曲	20°~10° 跖屈
迈步中期	中立位	20°~30° 屈曲	60°~30° 屈曲	10° 跖屈 ~0°
迈步末期	5° 旋前	30° 屈曲	30° 屈曲 ~0°	0°

四、步行能耗

1. 正常步行能耗 正常人以舒适的速度,即 4.5~5km/h 的速度步行时耗能不大,肌肉做功也不多,在很大程度上是利用重心的惯性前移及反复的失平衡和恢复平衡的过程向前推进。有试验表明,平地常速步行时的能耗为 0.33kJ/(min·kg)[0.8cal/(min·kg)],步速增加或步态改变时能耗增加。

2. 异常步行能耗 截瘫、偏瘫或截肢时步行能耗增加更明显。偏瘫时步行的能耗增加 65%;截瘫

225

后增加 2~4 倍；单侧膝上截肢步行时能耗增加 60%~70%，双侧膝上截肢能耗增加则为 100%；单侧膝下截肢能耗增加 10%，双侧膝下截肢能耗增加则为 40%~50%。

第二节 步行训练前准备

人的步行是在神经系统对运动系统的支配与控制下完成的高度自动化的协调、对称、均匀、稳定的运动，也是高度节约能耗的运动。

一、步行的条件

1. 肌力 肌力是完成关节运动的基础，为了保证步行周期的支撑相稳定，单侧下肢必须能够支撑体重的 3/4 以上。以 60kg 体重的正常成人为例，单腿必须能支撑 45kg 以上的体重。或者双下肢的伸肌（主要是指股四头肌、臀大肌等）肌力应达 3 级以上，才能保证另一下肢能够从容完成向前摆动的动作。

2. 平衡能力 步行时人的身体重心随着步行的速度不同，进行着复杂的加速与减速运动，为了保持平衡，人体重心必须垂直地落在支撑面的范围内，所以平衡能力是步行得以完成的基本保证。

不同的步行环境对平衡有不同的要求，在室内的步行，平衡能力只需 2 级。一旦进行室外步行，平衡能力必须达到 3 级。因为个人无法控制外在环境的变化，如路面凹凸不平、车水马龙等，所以步行者必须具有一定的抗阻和调节平衡能力，以适应环境的变化。

3. 协调能力及肌张力均衡 为了保证双下肢各关节在步行周期的各个不同时期发挥正常作用，双侧上、下肢肌肉的协调配合，特别是拮抗肌之间的肌张力和肌力的协调匹配，是完成正常步行的必备条件。

4. 感觉功能及空间认知功能 感觉是运动的基础，任何运动都是在感觉反馈的基础上进行的，特别是本体感觉直接影响步行的进行。步行中上、下肢各关节所处的位置，落步时的步幅及深浅、高低等均直接影响步行完成的质量。

5. 中枢控制 是指中枢神经系统在对多种感觉信息进行分析整合以后，下达的运动指令，任何原因导致的中枢神经系统的损伤或破坏，都会影响对步行的调控，产生异常步态，甚至造成步行障碍。

二、步行功能评定

步行功能评定常用于神经系统和骨骼运动系统的病变或损伤影响行走功能的患者，包括脑外伤、脑卒中、脊髓损伤、帕金森病、小脑疾病、脑瘫、安装假肢、髋关节置换术后、重症肌无力等。步行功能评定包括步态分析和步行能力的评定。

（一）步态分析

步态分析（gait analysis，GA）是利用力学概念和已掌握的人体解剖学、生理学知识对人体行走功能的状态进行客观的定性分析和 / 或定量分析，并为临床及康复治疗进行有益的指导和疗效评价。分析方法分为临床分析和实验室分析两方面。

1. 临床分析 包括观察法和测量法。观察法为定性分析，一般采用目测的方法获得第一手资料，然后根据经验进行分析；测量法是一种简单的定量分析方法，常用足印法测定时间参数、距离参数。

（1）观察法：是采用肉眼观察并分析步行中人体运动的形式与姿势情况。在了解病史和体格检查的基础上，对受检者进行观察，一般采用自然步态，即最省力的步行姿态。在自然步态观察的基础上，可以要求患者加快步速减少足接触面（踮足或足跟步行）或步宽（两足沿中线步行），以凸现异常；也可以通过增大接触面或给予支撑（足矫形垫或矫形器），以改善异常，协助评估。

观察顺序：①由远端至近端，即从足趾、踝关节开始，依次观察膝、髋关节、骨盆及躯干。②按步行周期的顺序观察,即从首次着地动作为起点,先观察矢状面,包括对双侧的观察,如从左侧和右侧或健侧和患侧分别进行观察。再从冠状面观察患者的行走特征。③目测观察后,就患者在负重、单腿支撑以及迈步等环节中存在的主要问题要进行总结,归纳分析出原因及后果。

注意事项:①目测观察时,不仅要观察患侧下肢,亦要观察对侧下肢;②行走时受试者衣着尽量要少,充分暴露下肢,以便准确观察步态特征;③要注意疼痛对步态的影响;④目测观察属定性分析,具有一定的局限性,必要时进一步采用定量分析。

(2)测量法(足印法):即让受试者在足底涂上白色粉末,然后在步行通道上(一般为 4~6m)行走,用秒表记录步行时间,通过足迹测量有关步行距离和时间参数,再进行运动学分析,并根据被检查者的步态特征,如步长、跨步长、步频、支撑相和迈步相等在步行周期中分别所占时间以及步行速度等。

检测程序:①在受试者足底涂上白色粉末;②受试者在行走若干步后,从一侧足跟着地时开始计时;③走完全程后于同一侧足跟着地时停止计时;④记录及计算平均步行周期时间;⑤测量行走距离;⑥测量左、右步长;⑦判断步态是否对称;⑧测量跨步长;⑨测量步宽;⑩计算步频、步行速度。

注意事项:①正式检查前,让患者试行至自然行走方式再测试;②受试者每一次行走至少要包含 6 个步行周期;③如受试者步态不稳,行走中要注意监护,防止跌倒。

2. 实验室分析 三维步态分析是现代实验室所采用的数字化、高科技的步态分析系统,集运动学分析和动力学分析于一体,是现代步态评定的必备手段。

(1)运动学分析(kinematics):是一种定量的描述性分析过程,是研究步行时肢体运动时间和空间变化规律的科学方法。

人体重心(human gravity):正常情况下,人体重心位于第 3 骶骨上缘前约 7cm 处,两髋关节的中央。直线运动时该中心是身体摆动最小的部位。

廓清机制(clearance):廓清指步行摆动相下肢适当离开地面,屈髋带动屈膝和踝关节背屈,加速下肢前向摆动,以保证肢体向前行进。骨盆稳定性参与廓清机制。支撑相也有一定的影响。

时间、距离参数测定:主要观察步态的距离和时间参数特征,如步长、步幅、步频、步速等。

节段性运动(segmental movement)测定:是指步行时关节活动角度的动态变化及其与时相之间的关系。常用的分析方式有摄像分析、三维数字化分析等。

(2)动力学分析(kinetics):是指对人的步态特征进行成因学分析,如人体的重力与地面反作用力、关节力矩、肌肉收缩力等力学分析及机械能转换与守恒等的分析;是对步行时的作用力和反作用力强度、方向及时间的研究方法。

(二) 步行能力评定

步行能力评定是一种相对精细的半定量评定,通过对步行能力进行宏观分级,大致了解患者的步行水平。

1. Hoffer 步行能力分级(表 13-3)

表 13-3 Hoffer 步行能力分级

	分级	分级标准
Ⅰ	不能步行	完全不能步行
Ⅱ	非功能性步行	用膝 - 踝 - 足矫形器(knee-ankle-foot orthosis,KAFO)或肘拐等辅助器具能在治疗室内行走,故又称治疗性步行。训练时耗能大,速度慢,距离短,无功能性价值,但有预防压疮、血液循环障碍、骨质疏松等治疗意义
Ⅲ	家庭性步行	用踝 - 足矫形器(ankle-foot orthosis,AFO)、手杖等可在室内行走自如,但不能在室外长时间行走
Ⅳ	社区性步行	用或不用踝 - 足矫形器、手杖等可在室外和所在社区内步行,并可进行散步及去公园、诊所、购物等活动,但时间不能长,如果活动超出社区范围,仍须乘坐轮椅

2. Holdden 步行功能分类（表 13-4）。

表 13-4　Holdden 步行功能分类

级别	表现
0 级：无功能	患者不能走，需要轮椅或 2 人协助才能走
Ⅰ级：需大量持续性帮助	需使用双拐或需要 1 人连续不断地搀扶才能行走及保持平衡
Ⅱ级：需少量帮助	能行走但平衡不佳，不安全，需 1 人在旁给予持续或间断的接触身体的帮助或需要使用膝 - 踝 - 足矫形器、踝 - 足矫形器、单拐、手杖等，以保持平衡和保证安全
Ⅲ级：需监护或言语指导	能行走，但不正常或不安全，需 1 人监护或用言语指导，但不接触身体
Ⅳ级：平地上独立	在平地上能独立行走，但在上下斜坡、不平的地面上行走或上下楼梯时仍有困难，需他人帮助或监护
Ⅴ级：完全独立	在任何地方都能独立行走

3. 注意事项　如果患者步行不稳，站立平衡功能障碍者及各种原因所致的关节不稳、检查不配合、下肢骨折未愈合者均要注意保护，防止跌倒和继发性损伤。

第三节　步　行　训　练

步行训练是针对患者疾病的特点，利用各种康复手段，最大限度地帮助患者提高步行能力，矫治异常步态，促进患者独立转移，提高生活质量，早日回归家庭和社会的训练方法之一。

一、常用措施

主要采取综合性措施：包括步行基础训练、辅助具使用、手术治疗、药物和理疗。

1. 基础训练　主要针对关节挛缩、肌肉软弱无力、关节活动度受限、平衡协调障碍等进行训练。而对于中枢性损伤引起的偏瘫步态、共济失调步态等，则应以步态矫治即矫治异常步行模式为主。

2. 辅助具使用　对两腿长度不一，可用垫高鞋矫正；而对于关节挛缩畸形或肌肉软弱无力，造成下肢支撑障碍的患者，可配以适当的矫形器或辅助具，如 AFO、KAFO 等及各种拐杖、助行推车等。

3. 手术治疗　对严重的关节挛缩、关节畸形患者，可进行关节松解、肌腱延长、截骨矫形等手术；对某些肌性异常可做肌肉移位术或重建手术，对某些严重的内收肌痉挛者，行选择性脊神经根切断等手术。

4. 药物　主要是对症用药，针对患者存在的痉挛、疼痛、认知功能障碍，配合给予中枢性解痉药、止痛药和促进脑代谢，改善脑循环及认知类药物等；对疼痛步态、慌张步态，应先控制基础病，再结合步态训练方可有效。

5. 理疗　功能性电刺激，针对各种软弱肌肉或痉挛肌的拮抗肌所进行的训练，通过刺激达到提高肌力和缓解痉挛的目的。

二、步行训练方法

步行训练方法包括早期基础训练、步行分解训练、减重支撑训练、下肢机器人步行训练、室内步行训练和社区性步行训练。

（一）基础训练

步行基础训练包括体位适应性训练、核心控制训练、肌力训练、关节活动度训练、平衡训练、协调训练、感觉训练等。步行训练前进行必要的评估，掌握患者的一般情况，再进行针对性的适应性训练，包括心肺功能、关节、肌肉等适应性训练。

1. 体位适应性训练　对有步行障碍的患者来说，无论是因疾病或是外伤，大多经历了较长的卧床期,特别是年老体弱的患者。如突然从卧位站起,很容易发生直立性低血压反应,轻者出现头晕、恶心、血压下降、面色苍白、出冷汗、心动过速、脉搏变弱等,严重者导致休克。为预防突然体位变化造成的反应,应先进行站起适应性训练。开始先将床头摇起30°,进行靠坐训练,并维持15~30min,观察患者的反应,2~3d 未有明显异常反应者即可增加摇起的角度,一般每次增加15° 左右,逐渐将床摇至90°。如患者在坐起时感觉头晕、心率加快、面色苍白等反应时应立即将床摇平,以防止直立性低血压。对一般情况良好的患者,可直接利用直立床,调整起立的角度,帮助患者达到站立状态。

2. 核心控制训练　核心部位是指脊柱、骨盆和髋构成的复合系统。核心控制训练的目的是提升核心控制能力,也称核心稳定性。核心稳定性是人体在运动过程中通过核心部位的稳定为四肢肌肉的发力建立支点,为上、下肢力量的传递创造条件,从而为身体重心的稳定和移动提供力量的能力。它有利于预防脊柱弯曲以及在脊柱受到干扰失衡后恢复平衡。核心稳定性的优劣取决于位于核心部位的肌肉、韧带和结缔组织的力量以及它们之间能否相互协调运动。

核心控制训练的作用:①稳定脊柱、骨盆;②提高身体的控制力和平衡力;③提高运动时由核心向四肢及其他肌群的能量输出;④提高上下肢和动作间的协调工作效率;⑤预防运动中的损伤;⑥降低能量消耗;⑦提高身体的变向和位移速度。

核心控制训练的原则:由稳定到非稳定;由静态到动态;由助力到抗阻;先内后外、先小后大、先稳定后运动。

大多数脑损伤患者的躯干及骨盆控制能力减弱,直接制约了患者的运动及平衡协调能力。由于脑损伤患者四肢表现最直观和充分,因此康复训练多注重肢体异常姿势的纠正,常忽视了核心肌群的控制训练。脑损伤患者的康复首先应该加强骨盆的稳定控制,强化髋带肌群肌力的训练,在此基础上再进行步行训练,会取得比较好的效果,脑损伤患者的核心稳定主要是打破异常的姿势及运动模式、提高肌力、抑制异常的肌张力和促进正常运动模式的出现。

(1)头颈控制训练:脑损伤患者头颈部控制能力差,多与异常的反射及颈部肌肉、躯干肌肉肌张力异常相关,同时也与颈部肌群无力和肌肉力量不平衡相关。训练时需根据患者的功能状况,制订治疗计划。常用的方法:

1)仰卧位下头颈后伸训练:患者仰卧时,令其头部用力下压枕头,并保持10s 以上,治疗师的手可放至枕头下,以感受患者头部用力下压的程度,连续做5~10 次。

2)肘支撑位下的抬头控制训练(图 13-2A):治疗师在诱导患者肘支撑抬头时可在臀部给予轻轻向下的一个压力,在抑制异常的姿势下,训练头的上抬及左右旋转的活动,为进一步提高患者的稳定控制,可进行手膝位四点支撑抬头训练(图 13-2B),也可在患者前上方放置色彩鲜艳的玩具来诱导患者头部的运动。

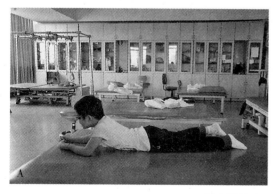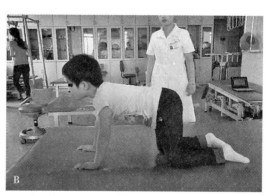

A. 肘支撑抬头;B. 手膝支撑抬头。

图 13-2　肘 / 手膝支撑抬头

(2)"桥式运动"和垫上训练:目的是训练腰背肌和提高骨盆的控制能力,诱发下肢分离运动,缓解躯干及下肢的痉挛,提高患者卧床时的生活自理能力。应鼓励患者在病情稳定后尽早进行桥式运动(图 13-3)。垫上训练还包括床上翻身和床上移动及独立坐起,并指导患者主动变换体位和进行床上转移。

（3）俯卧核心稳定悬吊训练（图13-4）：利用悬吊装置将患者在俯卧位条件下吊起，治疗师用手托患者腹部向上，把腰椎由腰前凸顶到轻度后凸位置，让患者尽量维持。此时患者竖脊肌无法发力，就不会对腰椎（主要是腰椎间盘）产生过大的压力，同时此位置椎管变宽。有些慢性腰痛患者主要表现为竖脊肌持续紧张，可用3对弹性吊带将患者完全吊起来，在这个位置上，由于所有可借力的吊带都是不固定、不稳定的，外层肌肉（长、纵形跨越多个关节，力量大，远离关节）无从发力，只能由内层肌肉和腹肌发力，所以也是一个很好的训练方法。

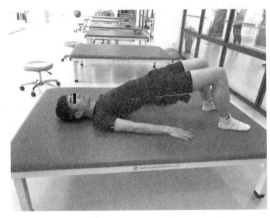

图 13-3　桥式运动

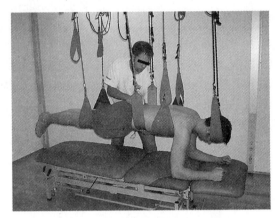

图 13-4　俯卧核心稳定悬吊训练

3. 肌力训练　患者长期卧床，导致身体软弱无力，在下床活动接受行走训练之前，首先要对上肢、躯干、下肢的肌肉力量及关节活动范围进行评定，在此基础上进行肌力训练。

（1）上肢主要肌群力量的训练：对于需要借助助行器行走和轮椅转移的患者，重点提高肩带肌、肘伸肌、腕伸肌的肌力。可借助沙袋、哑铃、弹力带等训练。

（2）下肢主要肌群力量的训练：如跪位起立训练、侧踢腿、后踢腿训练、屈伸膝训练等。臀大肌、臀中肌和股四头肌等，都是训练的重点。若患者下肢截肢，则可指导其进行残端肌群和腹部肌肉力量的训练。

4. 关节活动度训练　主要是预防关节挛缩和肌肉萎缩。

（1）对病情稳定者：神志清醒的患者，应鼓励患者自己在床上进行各种运动，如健手带患手进行助力上举运动，呼吸练习，下肢屈伸训练等。

（2）对不能主动完成运动的患者：适当给予被动运动，包括肩、肘、腕、指关节、髋、膝、踝关节与足趾关节等，各关节所有轴位均应进行活动，并注意早期在进行肩关节被动运动时，一定要先进行肩胛—胸壁关节的滑动，在无痛的前提下再进行肩关节各轴位的活动，每个动作重复3~5次为宜。

（3）对中枢性损伤造成的肢体痉挛患者：在关节活动度训练中，结合神经生理学技术，抑制痉挛，重点对下肢的内收肌、腘绳肌、小腿三头肌和大腿内收肌群等进行牵伸训练（图13-5）。

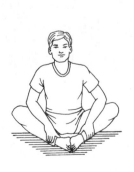

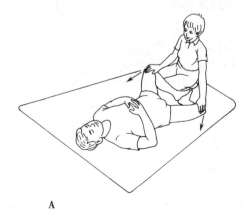

A

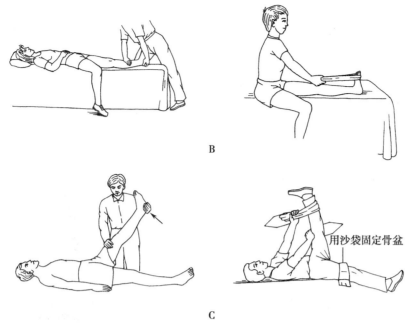

图 13-5 下肢肌肉牵伸

关节活动度的训练和肌力训练,两者相辅相成,相互影响,因此在进行关节活动度训练时,一定要注意结合上、下肢肌力的训练,如哑铃操、踏车等。

5. 平衡训练 在患者躯干控制训练的基础上进行,平衡训练实际上就是帮助患者重新找回重心位置,并保持身体稳定的训练方法。包括坐位平衡和站位平衡训练(详见本书第七章)。

(1)基础站位平衡训练方法

1)Ⅰ级平衡训练:指不受外力和无身体动作的前提下保持独立站立姿势的训练,患者用下肢支撑体重保持站立位,必要时治疗者可用双膝控制患者下肢,或使用支架帮助固定膝关节。开始时两足间距较大,以扩大支撑面提高稳定性;在能够独立站立后逐步缩小两足间距,以减小支撑面,增加难度。

2)Ⅱ级平衡训练:指患者可以在站立姿势下,独立完成身体重心转移、躯干屈曲、伸展、左右倾斜及旋转运动,并保持平衡的训练。开始时由治疗者双手固定患者髋部,协助完成重心转移和躯体活动,逐步过渡到由患者独立完成在平行杠内保持站立姿势和双下肢的重心转移训练。①平衡板上的自动态平衡训练:患者可在肋木或双杠内立于平衡板上,治疗人员双手置于患者的骨盆上,调整患者的站立姿势(图13-6),然后用双足缓慢地摇动平衡板以破坏身体的平衡,诱发患者头部及躯干的调整反应。患者与平行杠呈垂直位(即旋转90°),站立于平衡板上,治疗人员双手协助控制患者骨盆,缓慢摇动平衡板,诱发患者头部及躯干向中线调整及一侧上肢外展的调整反应。注意将平衡板置于平行杠内;平衡板摇摆的速度要缓慢,减少患者精神紧张。②大球或滚筒上的训练:患者双手分开,与肩同宽,抓握体操棒,治疗人员与患者手重叠协助握棒动作,并使腕关节保持背伸位。患者用患侧下肢单腿站立,健侧足轻踏于大球球体,治疗人员用脚将大球前后滚动,患者下肢随之运动,但不得出现阻碍大球滚动的动作。健侧下肢支撑体重,患足置于大球上,随大球的滚动完成屈伸运动。注意患者膝关节不应出现过伸;健侧下肢支撑时,要防止患侧髋关节出现内收和骨盆向健侧偏歪的代偿动作;治疗人员应始终给予协助,固定患者双手及体操棒。

3)Ⅲ级平衡训练:指在站立姿势下抵抗外力保持身体平衡的训练。患者可以采用抛接球包括转体抛接球(图13-7)、踢球、突然向不同方向推患者的训练等。训练中特别注意安全保护。

(2)针对运动系统疾病的平衡训练方法

1)躯干的平衡训练:主要是针对下腰痛等脊柱疾病。下腰痛患者的平衡问题为姿势摆动过多,平衡反应差,平衡调整策略发生改变(在平衡活动中常以髋和下腰为支点保持直立姿势,而非正常人以踝为支点)。躯干的平衡训练以本体感觉训练为主要内容。开始时可在坐位进行,通过上肢在矢状面的运动稳定其屈、伸肌力量,改变运动至对角线方向增加水平面上的稳定;以后可坐于治疗球上

231

（图 13-8），进一步增加训练难度，要求患者在上、下肢发生运动前更多地采用躯干活动的策略控制平衡；逐渐可进展至站立位，包括站在滚筒上（双足或单足），在稳定站立练习时，通过躯干直立位下髋的运动完成侧向及物，在控制性活动时，应用髋的运动结合脊柱的旋转（其中主要是利用胸椎旋转而非腰椎旋转）。

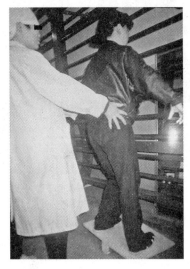

图 13-6 自动态平衡训练

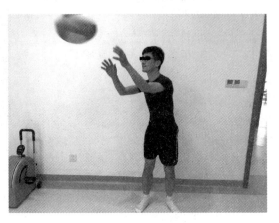

图 13-7 转体抛接球

2）髋的平衡训练：主要针对预防老年人失衡跌倒所导致的髋部骨折。训练不采用跨步和保护性伸展反应，而以预防跌倒为主要内容。具体训练为：单腿站立平衡；单腿站立同时头部旋转；单腿站立同时上肢完成矢状面、额面和水平面运动；单腿站立，上肢、头部和眼同时运动；单腿站立，躯干向对侧屈曲和旋转（同侧手够及同侧内踝）；单腿站立，躯干向同侧伸展和旋转（同侧手向前方、侧方及头后部及物）等。同时从稳定支持面渐进至不稳定支持面（图 13-9），以增加练习难度。

3）踝的平衡训练：主要针对踝关节扭伤及其邻近肌肉的拉伤。以恢复本体感觉为主要内容。具体练

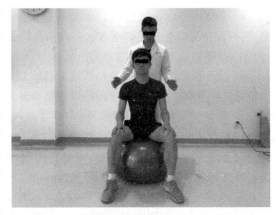

图 13-8 坐于治疗球上

习为：睁眼，患侧下肢单腿平地站立 30s；闭眼，患侧下肢单腿平地站立 30s；睁眼，患侧下肢单腿站立于枕头或充气软垫上；闭眼，患侧下肢单腿站立于枕头或充气软垫上。此外，也可采用患侧下肢单腿站立时健侧下肢晃动的方法（先屈曲、伸展，后外展、内收；逐渐增加晃动的速度和范围）。

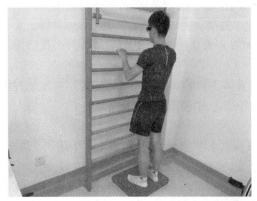

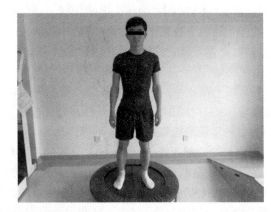

图 13-9 不稳定支撑面平衡训练

(3)针对平衡反应的训练:即建立相对于支持面变化而控制重心的平衡调节反应的训练,如:站立时的踝调节反应和髋调节反应、在支撑面变化时诱发平衡调节反应、重心移至支撑面之外的跨步反应和保护性伸展反应(图13-10)等。

1)感觉反馈(即力线调整)训练:目的是通过皮肤及本体感觉的训练,帮助患者建立最基础的姿势位置,以适应各种活动的完成;以最少的肌肉活动保持良好姿势,最大程度地建立稳定。治疗人员用言语和徒手提示患者发现与保持恰当的直立位置。患者可以睁眼或闭眼。具体训练方法:①患者站立于镜子前,利用镜子的视觉反馈,尽量让患者保持垂直站立的状态;也可在此基础上完成各种拿起物件等动作,使身体重心移动,然后再回到直立位置。②患者背墙站立(或坐位),由墙提供躯体感觉反馈,墙上与墙面垂直的木钉和木棒可进一步增加反馈程度,以使患者保持直立位置。③利用运动和力量反馈装置进行姿势力线

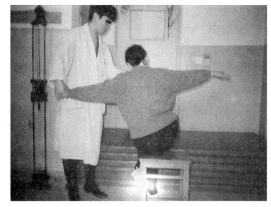

图13-10　诱发保护性伸展反应

和承重分布状态的训练,一般采用静态平衡仪训练,也可简单地利用两个体重秤进行。

2)姿势反射训练:目的是帮助患者建立多关节协调运动,有效地应答坐位和站立位时的姿势要求;其中包括恢复平衡稳定和建立平衡反应两方面。常用方法:建立踝平衡反应、髋平衡反应、跨步反应。①建立踝平衡反应方法:在患者具有充分的踝关节活动度和力量的基础上进行。患者在自我进行小范围向前、向后、向侧方的摆动中保持身体直立,且不屈髋、屈膝。这一训练也可在静态平衡仪上训练。若患者稳定性差或恐惧跌倒,可在平行杠内或靠墙、墙角(前置桌椅)等增加安全性的条件下进行。若患者平衡功能有所增强,可通过双髋或双肩小范围的干扰活动进一步促进踝的调节。②建立髋平衡反应方法:通过应用较踝策略更大的、但又不发生跨步的移动方式进行。此时可应用可脱卸的蚌壳式石膏或踝矫形器限制踝的运动;加大难度的训练如窄条上站立、足跟/足趾站立或改良的单腿站立等应用髋策略稳定的各种平衡训练练习。③建立跨步反应的方法:告诉患者该训练的目的是通过跨步预防跌倒。通过跨步避免跌倒时,需要瞬间单腿保持上体重量而不倾倒的能力。训练时,治疗人员一手扶握患者足趾部(另一手扶持对侧髋部),抬起患者足趾,将患者身体重量转移到对侧,然后快速地将重心移至非承重侧;进一步可徒手将其足抬起,然后放下并令其快速转移重心。

3)加强前庭功能的平衡训练方法:双足尽可能并拢,必要时双手或单手扶墙保持平衡,然后左右转头;单手或双手不扶墙站立,时间逐渐延长并仍保持平衡,双足尽可能再并拢;患者练习在行走过程中转头,必要时他人给予帮助。

4)患者双足分立,与肩同宽,直视前方目标,通过逐渐缩短双足间距离至1/2足长使支持面基底变窄。在进行这一训练时,双眼先断续闭目,然后闭目时间逐渐延长;与此同时,上肢位置变化顺序为前臂先伸展,然后放置体侧,再交叉于胸前,以此增加训练难度;在进行下一个难度训练前,每一体位至少保持15s。训练时间共为5~15min。

5)患者站立于软垫上。可从站立于硬地板开始,逐渐过渡到在薄地毯、薄枕头或沙发垫上站立。

6)患者在行走中转圈训练。从转大圈开始,逐渐缩小转圈半径,顺时针、逆时针两个方向均应训练。

7)前庭损害时,平衡训练可采用诱发眩晕的体位或运动的方法进行,5次一组,2~3组/d,练习自然渐增;从相对简单的训练(如坐位水平的头部运动等)逐渐过渡到相对复杂、困难的训练(如行走过程中的水平转头运动等)。

(4)注意事项

1)平衡训练前,要求患者学会放松,减少紧张或恐惧心理;若存在肌肉痉挛问题,应先设法缓解。

2)加强安全措施。应选择与患者平衡功能水平相当的训练,一般初始时应选择相对较低水平的训练,逐渐从简单向复杂过渡。训练环境中应去除障碍物和提供附加稳定的措施(保护腰带、治疗人

员的辅助、平行杠等)。加强患者安全教育,特别要注意患者穿软底、平跟、合脚的鞋。

3)对于由于肌肉骨骼损害或神经肌肉损害所致的平衡功能障碍,应注意加强损害水平的康复治疗。如:肌肉骨骼损害应采用温热疗法、超声波、按摩、生物反馈、被动关节活动度训练等方法,改善关节活动度和肌肉柔韧性。神经肌肉损害应采用渐进抗阻训练、等速训练、PNF技术等增强肌力;感觉刺激技术、按摩震颤器、神经生理学治疗技术等改善肌张力。结合这些治疗,才可能获得真正的平衡功能效果。

4)有认知损害的患者应对平衡训练方法进行改良。方法有:使训练目的变为患者可以理解的;训练方法更符合患者现状,治疗更具目的性;鼓励患者完成连续的训练;应用简洁、清晰的指导提示;改善患者注意力,减少周围环境的非相关刺激,尽量使患者注意力集中;加强训练中的安全防护和监督,尤其在训练的早期;训练难度的进展宜慢,并在进展过程中逐渐增强患者解决问题的能力。

5)平衡训练首先应保持头和躯干的稳定。动态平衡训练时,他人施加的外力不应过强,仅需诱发姿势反射即可。若训练中发生头晕、头痛或恶心症状时,应减少运动量或暂停训练。

6. 协调训练 协调训练是指恢复平稳、准确、高效的运动能力的锻炼方法,即利用残存部分的感觉系统以及利用视觉、听觉和触觉来促进随意运动的控制能力。上肢、下肢、躯干各部分的训练,应分别在卧位、坐位、站立位、步行中和增加负荷的步行中进行。具体方法:

(1)无论症状轻重,患者均应从卧位训练开始,待熟练后再在坐位、站立位、步行中进行训练。先睁眼练习后闭眼训练。

(2)从简单的单侧动作开始,逐步过渡到比较复杂的动作。最初几天的简单运动为上肢、下肢和头部单一轴心方向的运动,然后逐渐过渡到多轴心方向;复杂的动作包括:双侧上肢(或下肢)同时动作、上下肢同时动作、上下肢交替动作、两侧肢体做互不相关的动作等。

(3)可先做容易完成的大范围、快速的动作,熟练后再做小范围、缓慢动作的训练。动作重复3~4次。

(4)上肢和手的协调训练应从动作的正确性、反应速度快慢、动作节律性等方面进行;下肢协调训练主要采用下肢各方向的运动和各种正确的行走步态训练。

(5)两侧轻重不等的残疾者,先从轻侧开始;两侧残疾程度相同者,原则上先从右侧开始。

(6)注意事项:练习完成后要用与训练相等的时间进行休息;所有训练要在可动范围内进行,并应注意保护。

7. 感觉训练 感觉功能直接影响步行功能的恢复,应重视感觉功能的训练。常用的方法有:各种皮肤感觉的刺激,脚踏踩不同质地的物品,如踏踩鹅卵石地面;冷热水交替浸泡、垂直叩击足底;脚底震动等增加本体感觉等。

8. 疼痛的处理 疼痛不仅影响功能,同时也影响人的情绪,因此要重视对疼痛的处理,可根据患者的具体情况给予温热疗法、冷疗法、各种手法治疗等,必要时配合药物控制,有明确痛点者亦可考虑局部封闭治疗。

(二) 步行分解训练

根据步行周期的特点,结合多年临床工作经验,按照由易到难,由简单到复杂的原则,将偏瘫患者的步行训练分为6个基本步骤:

1. 单腿负重 负重是指肢体能够承受身体的重量而受力的状态,当患者的下肢关节、骨骼及肌肉足以承受身体的重量时,即可进行负重训练。

负重程度分为:①零负重,即患肢不承受任何身体的重量,呈完全不受力状态。②部分负重,即患肢仅承受身体部分的重量,呈部分受力状态,通常遵医嘱,确定体重的百分比加诸于患肢。③全负重,是指肢体能完全承受身体全部的重量,此为行走训练必备的功能状态。

单腿负重主要是提高下肢的支撑能力,促进机体平衡稳定。方法:令患者立于肋木前,一腿置于肋木上,另一腿站立负重,并根据患者情况,选择负重程度(图13-11)。一般单腿站立可从持

组图:下肢
协调训练

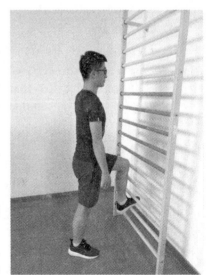
图 13-11 单腿负重

续 1min 开始,逐渐延长单腿站立的时间,且站立时最好不要用手扶持。

2. 靠墙伸髋→离墙站立 主要是提高伸髋肌力,促进髋部和躯干控制,打破下肢步行时的连带运动,建立随意控制的步行模式。方法:令患者背靠墙站立,脚跟离开墙 20cm 以上,然后向前挺髋,使背及臀部离开墙,仅以头肩撑墙(图 13-12),保持 10s,最后头肩用力向前,使身体全部离开墙而站稳。一般重复 10 次。

3. 患腿上、下台阶 主要目的是强化下肢肌力,促进下肢拮抗肌协调收缩,利于摆动相顺利完成屈髋、屈膝、迈步。方法:肌力较差的腿先上楼梯,另一腿先下楼梯,或将肌力较差的腿直接置于台阶上,让另一腿连续上、下台阶,最好在靠墙伸髋的条件下练习患腿上、下台阶(图 13-13)。一般 10~20 次 / 组,重复 3~5 组。

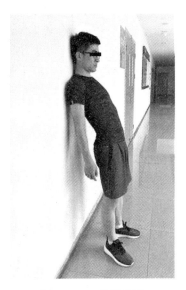

图 13-12 靠墙伸髋

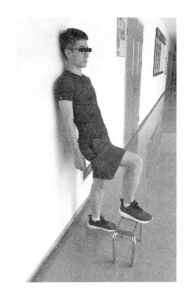

图 13-13 患腿上、下台阶

4. 患腿支撑伸髋站立,健腿跨越障碍 主要目的是强化髋部和膝部控制,提高下肢支撑能力,抑制痉挛,打破协同运动模式,促进正确的步行模式的建立。方法:背靠墙站立,脚跟离墙 20cm,使髋向前挺出,同时健腿跨越障碍(图 13-14)。一般 10~20 次 / 组,重复 3~5 组。注意健腿跨越障碍时,患髋必须保持充分伸展状态,不可后缩。

5. 靠墙伸髋踏步 主要目的是在强化髋部控制的基础上,强化双下肢的协调运动,促进下肢精细运动的分离,提高步行能力。方法:背靠墙站立,脚跟离墙 20cm,向前挺髋(图 13-15),同时做交替踏步的动作。

6. 侧方迈步、原地迈步 目的是使患者学会正确的重心转换,建立正常的步行模式,为独立步行做好准备。方法:选择在平行杠内或靠墙进行训练,其一端放置一面矫正镜,使患者能够看到自己的姿势、步态,以便及时矫正。现以左侧步行训练为例,令患者背靠墙或肋木,先将身体重心移至右腿,左脚提起向左侧方迈一步,再将身体重心移至左腿,右脚跟上放置于左脚内侧,如此往复(图 13-16),左右侧向交替进行移重心和迈步训练。当患者能够顺利完成左右重心转移后,即可进行前后原地迈步训练(图 13-17)。

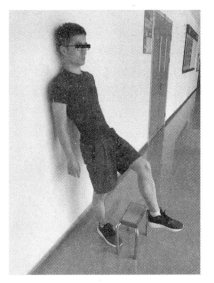

图 13-14 患腿支撑伸髋站立,
健腿跨越障碍

组图:上、下台阶训练

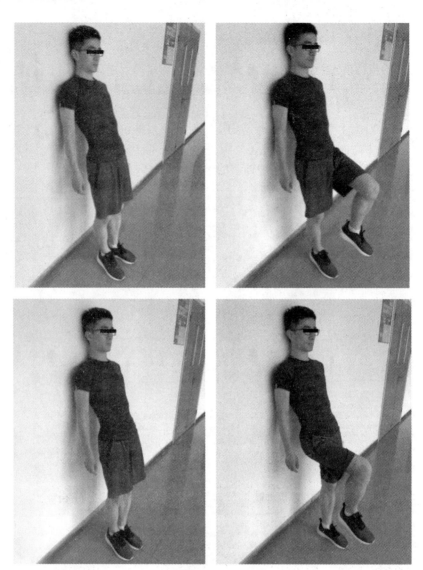

图 13-15　靠墙伸髋踏步

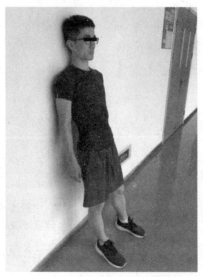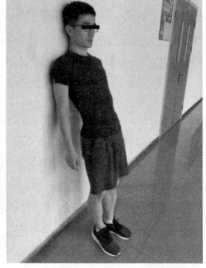

图 13-16　侧方迈步

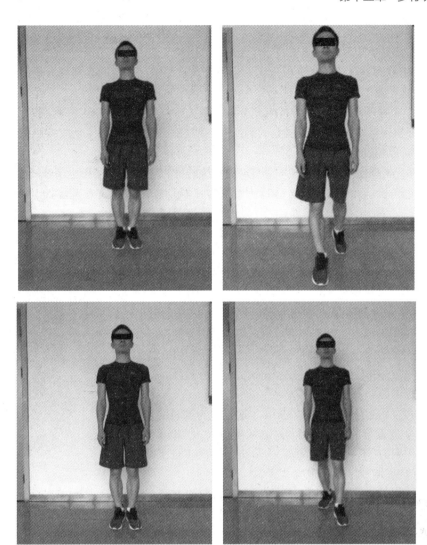

图 13-17 原地迈步

（三）减重支撑步行训练

传统的步行训练和治疗存在许多需要解决的问题,如患者早期不能站立,使得站立和步行治疗困难;治疗时需要治疗师和患者之间一对一的密切配合;患者因不具备步行的基本条件,对步行的心理压力(恐惧、担心)较大;步行的安全性较低且易形成异常步态;异常步态的矫正难度大;患者体力不支;缺少有效步行训练的动力设备等。随着临床发展的需要,现代康复生物工程学迅速发展,从 20 世纪 50 年代开始,悬吊治疗应用于临床。目前,许多国家(如美国、加拿大、英国、日本等)都使用这种设备。近年来,康复机器人也已介入临床,成为当今国际上的又一大研究热点。

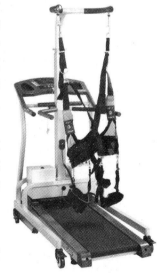

减重支撑步行训练(body weight support gait training)又称部分重量支撑(partial body weight support,PBWS)步行训练,是指通过器械悬吊的方式将患者身体的重量部分向上吊起,使患者步行时下肢的负担减轻,以帮助患者进行步行训练、平衡训练,提高患者日常生活活动能力,帮助患者早日回归家庭和社会。如果配合运动平板(treadmill)进行训练,效果更好。

1. 组成 减重步行训练系统由减重悬吊系统和步行系统两部分组成(图 13-18)。

部分减重支撑训练系统:减重控制台,控制电动升降杆的升降;减重范围为体重的0%(完全负重)~100%(完全不负重),调整下肢负重的情况;

图 13-18 减重步行系统组成

身体固定带紧缚于患者腰臀部;固定带的两端对称固定在悬吊支撑架上。

步行系统主要是指电动活动平板即步行器系统,以利于进行步行及耐力训练。训练时可以根据患者的需要,采用地面行走或活动平板行走。悬吊带通常固定在患者的腰部和大腿部,着力点一般在腰部和大腿,不宜在腋下或会阴部。

2. 禁忌证 脊柱不稳定;下肢骨折未充分愈合或关节损伤处于不稳定阶段;患者不能主动配合;运动时诱发过分肌肉痉挛;直立性低血压;严重骨质疏松症;慎用于下肢主动收缩肌肌力小于 2 级,没有配置矫形器者,以免发生关节损伤。

3. 操作程序 常规操作:向患者说明悬挂减重训练的目的、过程和患者配合事项;检查悬挂减重机电动或手动升降装置,确认处于正常状态;如果使用活动平板训练,必须使平板速度处于最慢(最好为静止状态);确定悬吊带无损伤,各个连接部件无松动或损伤;给患者佩戴悬吊带,注意所有连接部位牢靠;将患者送到减重悬臂下,连接悬吊带;采用电动或手动方式,通过减重悬臂将患者的悬吊带上拉;根据患者能够主动或在协助下向前迈步的情况,确定减重程度;让患者站在训练场地或活动平板上,保持身体稳定 2~3min,使患者适应直立体位;开启平板活动开关或从患者站立的地面,由患者主动或辅助的方式向前迈步(图13-19);活动平板的速度逐步加快到患者可以适应的最快节奏;达到训练时间后逐步减速,最后停止;准备好坐椅或轮椅,逐步降低悬吊带,让患者坐下;解除悬吊带;关机,让患者休息 3~5min,完成治疗过程。

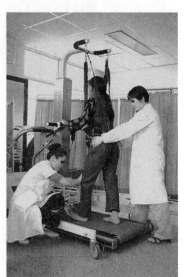

图 13-19 减重步行训练

4. 常用治疗参数

(1)减重程度:一般为体重的 0%~30%。这是因为这时的步态参数最接近于完全负重下的步态参数,如果减重过大,患者就将失去足够的地面反作用力,不利于推进他们的步行。每次步行所减的重量可根据患者情况,调节减重的程度。

(2)减重步行速度:因平板的起始速度不同,目前没有统一的规定,可根据患者的具体情况设定。近年的一些研究建议,只有以接近正常的步速训练中枢性损伤患者,才能最大程度地增加患者的活动能力。

(3)训练时间:30~60min/ 次,可分为 3~4 节,每节时间不超过 15min,各节之间适当休息。严重患者每节时间可以缩短到 3~5min,休息 5min,对每次减重较多的患者,训练的时间可 <15min。

(4)训练频率:门诊治疗不低于 3~5 次 / 周,住院 3~5 次 / 周。

(5)疗程:8~12 周。

(6)减重作业活动训练(图 13-20)、减重坐位平衡训练(图 13-21)、减重站位平衡训练(图 13-22)、减重转移训练(图 13-23)等的基本方式同上。

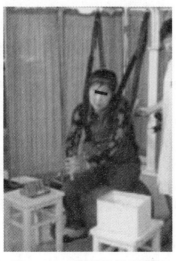

图 13-20 减重作业活动训练

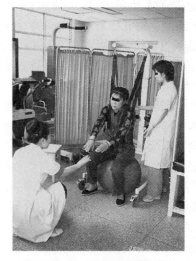

图 13-21 减重坐位平衡训练

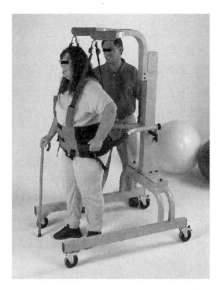
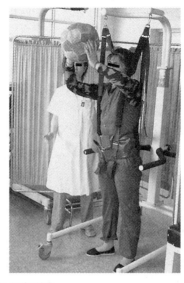

图 13-22　减重站位平衡训练

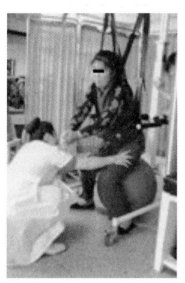
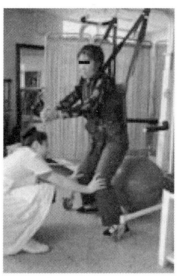
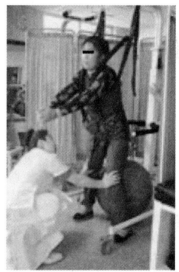

图 13-23　减重转移训练

5. 注意事项

(1)悬吊固定带要适当,不能诱发患者痉挛。也要注意避免局部过分压力而导致压疮。男性患者特别注意吊带不能压迫睾丸。悬吊重量不能落在腋下,以免造成臂丛神经损伤。吊带一般也不宜固定在大腿,以免影响步态。

(2)减重程度要适当,一般减重不超过体重的 30%~40%。过分减重将导致身体摆动幅度增大,下肢本体感觉反馈传入减少。而减重不足将导致患者步行困难。

(3)悬吊装置必须可靠,避免吊带松动或滑脱而导致患者跌倒。

(4)训练过程中必须有医务人员在场进行指导和保护。

(5)避免活动平板起始速度过快或加速过快,造成危险。

(6)步行时患者可以佩戴矫形器。

(四)下肢机器人步行训练

康复机器人是目前国际上研究的一大热点。目的旨在利用机器人的原理,辅助或者替代患者的功能运动,或者进行远程康复训练。这是康复工程与康复医疗结合最紧密的部分之一。可穿戴式机器人的研制和模拟生物反馈环境在脑卒中患者康复中的应用,已进入临床使用。美国麻省理工学院的 Krebs HI 教授报道了对 100 例住院患者进行了对照研究,结果证实机器人组比常规康复组的功能恢复显著提高。可穿戴式下肢机器人装置有 3 个活动自由度：髋、膝、踝均可完成屈伸运动（图 13-24）。

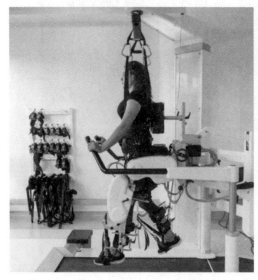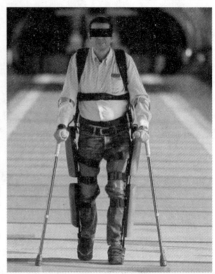

图 13-24 可穿戴式下肢外置助力运动装置

（五）室内步行训练

室内步行训练包括治疗性步行和家庭性步行。在完成基础步行训练特别是髋、膝、踝关节控制能力训练后，对以上关节控制肌的肌力仍然达不到 3 级以上水平者，为了保证步行的稳定、安全，可使用适当的支具，患者首先在平行杠内练习站立和行走，包括三点步、四点步、二点步，并逐渐过渡到助行器或拐杖行走。注意耐力训练，待耐力增强以后可以练习跨越障碍，上、下台阶，摔倒及摔倒后起立训练等。为社区性步行做好准备。

1. 平行杠内训练 行走训练自平行杠内训练开始（图 13-25）。由于平行杠结构稳固，扶手的高度和平行杠的宽窄度均可调整，给患者一种安全感，因此很适于患者进行站立训练、平衡训练及负重训练等。

站立训练以每次 10~20min 开始，依患者体能状况改善而逐渐增加。平衡训练是使患者通过学习，重新找回身体保持稳定的重心位置。

2. 助行器步行训练 各类助行器（图 13-26）的结构、种类和适应证参见有关章节。助行器可移动、携带，适宜在医院和家中使用。助行器适用于初期的行走训练，为准备使用拐杖或手杖前的训练；也适用于下肢无力但无双腿瘫痪者、股骨颈骨折或股骨头无

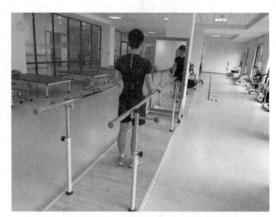

图 13-25 平行杆内站立训练

菌性坏死者、一侧偏瘫或截肢患者；对于行动迟缓的老年人或有平衡问题的患者，助行器亦可作为永久性的依靠。助行器仅适宜在平地使用。

助行器辅助行走的操作方法为，用双手分别握住助行器两侧的扶手，提起助行器使之向前移动 20~30cm 后，迈出患侧下肢，再移动健侧下肢跟进，如此反复前进。

3. 腋拐步行训练 包括拖地步行（又称蹭步）、摆至步、摆过步、四点步行、两点步行、三点步行。

（1）拖地步行：将左拐向前方伸出，再伸右拐，或双拐同时向前方伸出，身体前倾，重量由腋拐支撑，双足同时向前拖移至拐脚附近（图 13-27）。

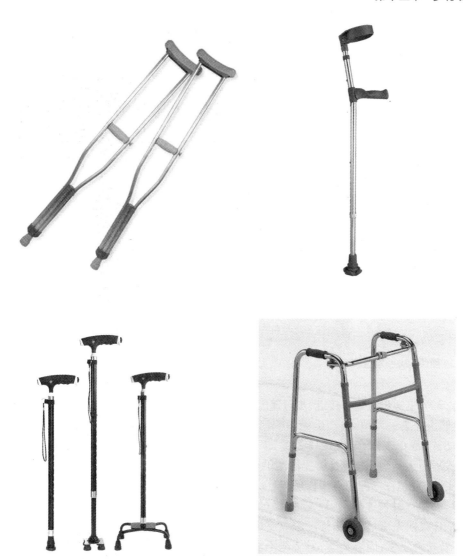

图 13-26　常用助行器

(2)摆至步:移动速度较快,采用此种步行方式可减少腰部及髋部肌群的用力。双侧拐杖同时向前方伸出,患者身体重心前移,利用上肢支撑力使双足离地,下肢同时摆动,双足在拐脚附近着地(图13-28)。此种步行方式适用于双下肢完全瘫痪而使下肢无法交替移动的患者。

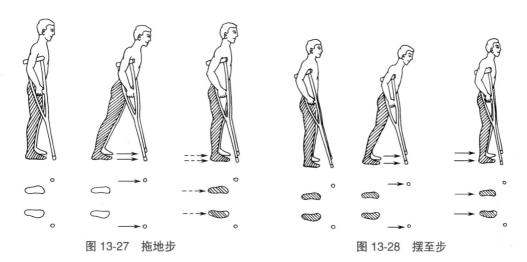

图 13-27　拖地步　　　　　　　　　图 13-28　摆至步

(3)摆过步:拄拐步行中最快速的移动方式。双侧拐同时向前方伸出,患者用手支撑,使身体重心前移,利用上肢支撑力使双足离地,下肢向前摆动,双足落在拐杖着地点连线的前方位置(图13-29)。开始训练时容易出现膝关节屈曲,躯干前屈而跌倒,应加强保护。适用于路面宽阔,行人较少的场合,也适用于双下肢完全瘫痪,上肢肌力强壮的患者。

(4)四点步行:是一种稳定性好、安全而缓慢的步行方式。每次仅移动一个点,始终保持四个点在地面,即左拐→右足→右拐→左足,如此反复进行(图13-30)。步行环境与摆至步相同,步行方式适用于骨盆上提肌肌力较好的双下肢运动障碍者;老人或下肢无力者。

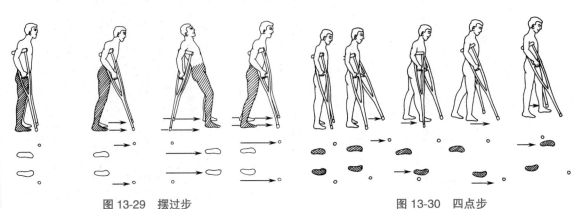

图 13-29 摆过步   图 13-30 四点步

(5)两点步行:与正常步态基本接近、步行速度较快。一侧拐杖与对侧足同时伸出为第一着地点,然后另一侧拐杖与相对的另一侧足再向前伸出作为第二着地点(图13-31)。步行环境与摆过步相同。步行方式适用于一侧下肢疼痛需要借助于拐杖减轻其负重,以减少疼痛的刺激;或是在掌握四点步行后练习。

(6)三点步行:是一种快速移动、稳定性良好的步态;患侧下肢和双拐同时伸出,双拐先落地,健侧待三个点支撑后再向前迈出;适用于一侧下肢功能正常,能够负重,另一侧不能负重的患者,如一侧下肢骨折,脊髓灰质炎(小儿麻痹症)后一侧下肢麻痹等患者。

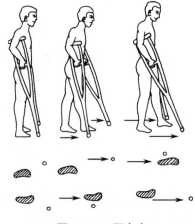

图 13-31 两点步

4. 手杖步行训练　包括三点步行、两点步行。

(1)三点步行:患者使用手杖时先伸出手杖,再迈患侧足,最后迈健侧足的步行方式(图13-32)。此种步行方式因迈健侧足时有手杖和患足两点起支撑作用,因此稳定性较好,除一些下肢运动障碍的患者常采用外,大部分偏瘫患者习惯采用此种步态。根据患者的基本情况,练习时按健侧足迈步的大小,又可分为后型,并列型和前型3种。

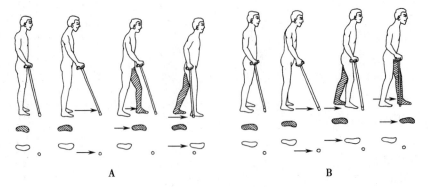

A   B

图 13-32 手杖三点步

笔记

(2)两点步行:手杖和患足同时伸出并支撑体重,再迈出健足。手杖与患足作为一点,健侧足作为一点,交替支撑体重,称为两点步行(图 13-33)。此种步行速度快,有较好的实用价值,当患者具有一定的平衡功能或是较好地掌握三点步行后,可进行两点步行练习。

5. 驱动轮椅训练　轮椅对于步行功能丧失者来说是一种重要的代步工具,使他们借助轮椅仍然能够参加各种社会活动及娱乐活动,真正地参与社会。轮椅有依靠人力驱动的普通轮椅、依靠电力驱动的电动轮椅以及专为残疾运动员设计的竞技用轮椅。普通轮椅的使用训练主要包括平地前进驱动训练、方向转换和旋转训练、抬前轮训练(图 13-34)。

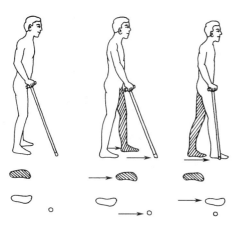
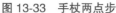

图 13-33　手杖两点步

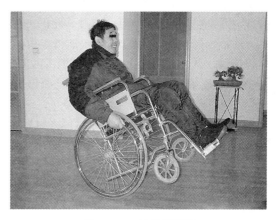

图 13-34　抬前轮训练

6. 注意事项

(1)注意安全:行走训练时,要提供安全、无障碍的环境及减少不必要的困扰;衣着长度不可及地,以防绊倒;穿着合适的鞋及袜,鞋带须系牢,不可赤足练习行走。

(2)选择辅助具:要借助辅助具行走时,选择适当的行走辅助具和行走步态。

(3)高度调整:要根据患者的身高和手臂长度,帮助患者选择高度和长度适合的助行架、腋拐或手杖。腋拐的腋托高度是从患者的腋前襞到足外侧 15cm 处地面的距离或腋前襞垂直到地面的距离再加 5cm,把手高度为伸腕握住把手时,肘部呈 30° 屈曲,或手柄与股骨大转子持平(图 13-35)。手杖的手柄高度与腋拐的手柄高度相同,平股骨大转子。

(4)防止臂丛神经损伤:如使用腋拐,嘱患者通过把手负重而不是靠腋托,以防伤及臂丛神经,腋托应抵在侧胸壁上;使用手杖时,把手的开口应向后;使用四脚拐时,间距大的两脚在外,间距小的两脚靠近身体,以利于稳定支撑。

(5)拐杖的选择:当患侧下肢支撑力 <50% 时,不宜使用单腋拐;患侧下肢支撑力 <90% 时,不宜使用手杖;双下肢支撑力总和 <100% 时,不宜使用助行架。

(六) 社区性步行训练

当患者具有室内安全步行能力后,为提高耐力和步行的实际应用能力,做好患者出院前的准备,使患者能早日回归家庭和社会,提高患者的生活质量,应鼓励患者进行社区步行训练。社区性步行训练是指患者可借助 AFO、手杖等,独立地完成在社区内步行,包括过马路、超市购物(上、下自动扶梯)、乘坐交通工具等。

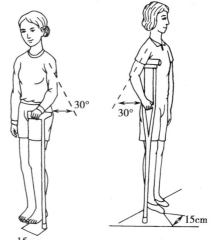

图 13-35　拐杖的高度

1. 环境适应性训练　又称脱敏步行训练。患者在刚进入社区步行时,往往较紧张,特别是中枢神经损伤的患者,最怕在步行时遇见熟人,越紧张越抬不了步,可采用脱敏训练:

(1)在治疗师的指导和专人保护下,先在室外,限于院内或小区内开始步行训练,逐渐延长步行距离。

(2)当患者一次独立稳定的步行距离达到100m以上,治疗师应指导患者学习听口令随时停止步行,再听口令开始迈步行走。还可以学习边走路,边说话,逐渐指导患者学习边行走边与别人打招呼,从而消除患者步行时的紧张状态。

(3)带领患者到院外或小区外进行步行训练,以提高患者实际步行的应用能力。在训练时要求患者严格在人行道上行走,而不应在慢车道上步行,决不允许在快车道上步行,以防意外发生。步行时应有一人在患者的外侧伴行,以控制和减少危险因素的影响。

2. 过马路 当患者能够独立安全地进行一般的路面步行,即通常城市的马路两边的人行道上步行时,治疗师应指导患者学习正确过马路的方法。让患者在步行时先加强步行速度的训练,可在跑步机上进行步行速度的训练,学会快速行走后,当患者的步行速度能达到3.6km/h时,可带患者开始过马路训练。开始时由两人分别站于患者两侧,保护患者完成过街,必要时要持特制的交通指示牌,以提醒过往车辆和行人避让。注意过马路训练必须选在人行横道线处进行,严格执行交通规则,确保安全。

3. 超市购物 患者具有一定的步行能力以后,为适应和满足日常生活的需要,患者要学会独立购物,所以患者要学会独立地上、下自动扶梯。

(1)不用手杖的患者上、下自动扶梯方法:首次带患者上扶梯时,应有两人保护,一人先退上扶梯,一手拉住患者的腰带;患者一手扶住自动扶梯的扶手,健腿先上楼梯,患腿再跟上;另一人双手稳住患者的骨盆,帮助患者顺利上楼梯。如此多次训练,使患者逐渐适应并掌握上、下自动扶梯的方法。

(2)对使用手杖的患者上、下自动扶梯方法:在上下扶梯时应先将手杖固定好,应指导患者将手杖的手柄处加一带,利于挂在手臂上,或指导患者将手杖插入腰间皮带上,余步骤同(1)。

4. 乘坐交通工具 患者要能真正回归社会,还要学会正确使用交通工具。

(1)上、下出租车:患者入坐出租车以后排座为宜。进入出租车时,应以健手拉开车门,然后背对车门,臀部先入坐车座上,调整坐稳后,再将双腿移入车内;下车时,先将脚移出车外,落地踏实,然后头部再移出车外,最后手扶车身站起,关门站稳后安全离开快车道,走上人行道。

(2)乘坐中巴车或公共汽车:开始应由治疗师指导下完成,要有家属陪同。上车时家属先上车,一手拉住患者的腰带,帮助将患者往车上拉;患者一手拉住车门把手,健腿先上车,患腿再跟上;治疗师双手固定患者的骨盆,同时用力将患者往上推,帮助患者完成上车。下车时家属先下,一手拉住腰带以保护患者;治疗师同样固定骨盆,帮助控制患者的重心,以防失控摔倒;患者应患腿先下,落地踏实站稳,然后健腿再下车,注意站稳;最后是治疗师下车。

5. 注意事项
(1)注意安全,严格遵守交通规则。
(2)专人保护,治疗师应站在患者的患侧,提高患者的安全感,利于消除紧张情绪。
(3)患者必须具有他动态平衡能力。
(4)遵循循序渐进的原则,逐步延长步行的距离和速度。
(5)先选择较平整的路面行走,逐渐过渡到较复杂的路面行走。
(6)所有实用技术的应用,应先在治疗室内进行模拟训练,待熟练后再到实际环境中训练,以逐步适应。

第四节 常见异常步态的矫治训练

步行训练是患者和家属最关心的项目之一,患者也常因疾病的影响或急切期待提高步行能力,而忽视了基础训练,诱发并强化了反向负荷动作,形成了各种异常步态。治疗师因严格按照患者的病情,在认真评价的基础上,制订切实可行的步行训练计划,帮助患者提高步行能力。

一、异常步态的病因

1. 骨关节因素 由于运动损伤、骨关节疾病、先天畸形、截肢、手术等造成的躯干、骨盆、髋、膝、踝、足静态畸形和两下肢长度不一致。疼痛和关节松弛等也对步态产生明显影响。

2. 神经肌肉因素　中枢神经损伤,包括脑卒中、脑外伤、脊髓损伤和疾病、脑瘫、帕金森病等造成的痉挛步态、偏瘫步态、剪刀步态、共济失调步态、蹒跚步态等。原发性原因主要是肌肉张力失衡和肌肉痉挛;继发性因素包括关节和肌腱挛缩畸形、肌肉萎缩、代偿性步态改变等;外周神经损伤包括神经丛损伤、神经干损伤、外周神经病变等导致的特定肌肉无力性步态等;儿童患者可伴有继发性骨骼发育异常。

二、常见异常步态及其矫治方法

步行周期中任何环节的改变,都可能导致步态异常,甚至引起病理步态,从而影响人们正常的工作、学习和生活。

(一) 异常步态分类

1. 基础分类

(1)支撑相障碍:下肢支撑相的活动属于闭链运动,足、踝、膝、髋、骨盆、躯干、上肢、颈、头均参与步行姿势。闭链系统的任何改变都将引起整个运动链的改变,远端承重轴(踝关节)对整体姿态的影响最大。①支撑面异常:足内翻、足外翻、单纯踝内翻和踝内翻伴足内翻、单纯踝外翻和踝外翻伴足外翻、足趾屈曲、趾背伸;②肢体不稳:由于肌力障碍或关节畸形导致支撑相踝过分背屈、膝关节屈曲或过伸、膝内翻或外翻、髋关节内收或屈曲,致使肢体不稳;③躯干不稳:一般为髋、膝、踝关节异常导致的代偿性改变。

(2)摆动相障碍:摆动相属于开链运动,各关节可以有孤立的姿势改变,但是往往引起对侧下肢姿态发生代偿性改变;近端轴(髋关节)的影响最大。①肢体廓清障碍:垂足、膝僵硬、髋关节屈曲受限、髋关节内收受限;②肢体行进障碍:膝僵硬、髋关节屈曲受限或对侧髋关节后伸受限、髋关节内收。

2. 按疾病原因分类

(1)中枢性疾病:失用性步态、失调性步态、偏瘫步态、脑瘫步态、帕金森病步态、截瘫步态等。

(2)末梢性疾病:脊髓灰质炎步态、末梢性麻痹步态等。

(3)运动系统疾病:长短腿步态、假肢步态、助行器辅助步态、关节疾病步态等。

3. 按肌紧张异常分类

(1)肌张力增高:痉挛性步态、僵硬步态等。

(2)肌张力低下:迟缓性步态等。

4. 按步行异常类型分类

(1)中枢型异常:画圈步态、尖足步态、剪刀步态、慌张步态。

(2)末梢型异常:足下垂步态、跛行步态等。

5. 按畸形类型分类　通常需借助诊断性阻滞来鉴别。诊断性阻滞指为了鉴别步态异常,而对靶肌肉进行的诊断性注射麻醉剂,以鉴别动态畸形和静态畸形。通过诊断性阻滞,可以明确步态异常的肌肉因素,从而确定治疗方针,指导康复训练。

(1)动态畸形:指伴随运动而出现的肌肉痉挛或张力过高导致肌肉控制失平衡,使关节活动受限,诊断性阻滞可明显改善关节活动功能。

(2)静态畸形:指骨骼畸形以及关节或肌肉挛缩导致的关节活动受限,诊断性阻滞后关节活动度没有增加。

(二) 临床常见异常步态及常用矫治训练方法

异常步态的矫治是一个较为复杂而困难的问题,所以训练前首先要进行全面的步态分析,找出步态异常的原因和机制,采取有针对性的措施来帮助改善步态。

1. 剪刀步态　多见于内收肌高度痉挛、髋外展肌肌力相对或绝对不足的脑瘫、脑卒中后偏瘫、截瘫等。

矫治方法:①手法牵伸内收肌(见图13-5);②对顽固性痉挛,手法牵伸效果不理想,可考虑神经肌肉阻滞治疗;如为全身性肌张力增高,可给予口服中枢性解痉药;③强化拮抗肌即臀中肌的肌力训练;④温热敷或冷敷;⑤采用神经生理学治疗技术的抑制手法抑制内收肌痉挛,易化臀中肌,促进两者协同运动;⑥步行训练时要有足够的步宽,如在地上画两条平行直线,训练患者两脚踏线步行;⑦严重者可行选择性脊神经根切断术。

2. 偏瘫步态　即典型的划圈步态,表现为下肢伸肌张力过高,廓清不充分,左、右骨盆高低不对称。其典型特征为患侧膝关节因僵硬而于摆动相时活动范围减小、患侧足下垂内翻,迈步时患侧肩关节下降、骨盆代偿性抬高、髋关节外展、外旋,膝关节不能屈曲而通过身体带动骨盆向前摆动,使患侧下肢经外侧划一个半圆弧而向前迈出,故又称为划圈步态。

矫治方法:①手法牵张股四头肌、腘绳肌、小腿三头肌、内收肌等;②半桥运动等躯干肌肌力训练;③强化步行分解训练;④靠墙蹲马步训练;⑤退步上、下台阶训练以及侧方上、下台阶训练;⑥膝关节屈伸控制性训练等。

3. 足下垂步态　足下垂指摆动相踝关节背屈不足,常与足内翻或外翻同时存在,可导致廓清障碍。代偿机制包括:摆动相增加同侧屈髋、屈膝,下肢划圈行进,躯干向对侧倾斜。常见病因是胫前肌无活动或活动时相异常。单纯的足下垂主要见于脊髓损伤、脊髓灰质炎和外周神经损伤。

矫治方法:①胫前肌肌力训练;坐位、站位勾脚尖练习,根据患者情况,脚背上可放置沙袋以抗阻训练;②对足下垂严重的患者有条件者可给予踝-足矫形器(AFO);③对中枢性损伤所致的足下垂及合并有足内翻的患者,除上述训练外,可配合站斜板(图13-36)牵伸小腿三头肌及胫后肌、功能性电刺激(FES)或肌电触发功能性电刺激等,以抑制小腿三头肌张力,提高胫前肌的肌力和运动控制能力。对因局部小腿三头肌张力过高的患者,有条件者可行局部肌肉神经阻滞,以帮助缓解痉挛。

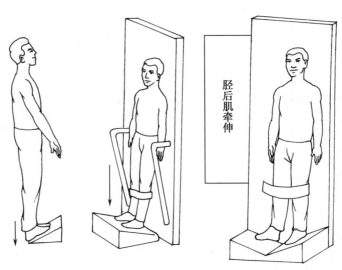

图13-36　站位牵伸小腿三头肌及胫后肌

4. 膝塌陷　小腿三头肌(比目鱼肌为主)无力时,胫骨在支撑相中期和后期向前行进过分,导致踝关节不稳或膝塌陷步态,即支撑相膝关节过早屈曲,同时伴有对侧步长缩短,同侧足推进延迟,如果患者采用增加股四头肌收缩的方式避免膝关节过早屈曲并稳定膝关节,将导致同侧膝关节在支撑相末期屈曲延迟,最终导致伸膝肌过用综合征。在不能维持膝关节稳定时往往使用上肢支持膝关节,以进行代偿。相关肌肉包括:腓肠肌-比目鱼肌和股四头肌。股四头肌肌电活动可延长和过度活跃。

矫治方法:①对腘绳肌痉挛导致的伸膝障碍,首先可行站斜板和手法牵伸训练、功能性电刺激(FES)或肌电触发功能性电刺激等,以抑制腘绳肌张力,同时强化小腿三头肌肌力训练,如踮脚步行、前脚掌踏楼梯上下训练等;②对痉挛严重的,有条件者可行局部肌肉神经阻滞,必要时有条件者可给予伸膝矫形器以辅助治疗;③加强拮抗肌股四头肌肌力训练,如靠墙马步蹲、功率自行车训练、登山器踏踩训练、直腿抬高训练、上下楼梯训练等。

5. 膝过伸　膝过伸很常见,一般是代偿性改变,多见于支撑相早期。一侧膝关节无力可导致对侧代偿膝过伸;小腿三头肌痉挛或挛缩导致膝过伸;膝塌陷步态时采用膝过伸代偿;股四头肌肌力不足或支撑相伸膝肌痉挛;躯干前屈时重力线落在膝关节中心前方,促使膝关节后伸以保持平衡等。

矫治方法:①股四头肌牵伸训练(图13-37);②股四头肌肌力训练,方法同上;③膝关节控制训练

（图13-38）；④臀大肌肌力训练；⑤步行分解训练。

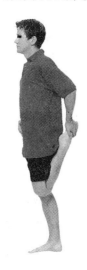
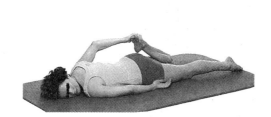

图 13-37 股四头肌牵伸

6. 臀大肌步态 臀大肌是主要的伸髋及脊柱稳定肌。在足触地时控制重力中心向前。肌力下降时其作用改由韧带支持及棘旁肌代偿，导致在支撑相早期臀部突然后退，中期腰部前凸，以保持重力线在髋关节之后。臀大肌无力的步行特征表现为仰胸、挺腰、凸肚，腘绳肌可以部分代偿臀大肌，但是外周神经损伤时，腘绳肌与臀大肌的神经支配往往同时损害。

矫治方法：臀大肌肌力训练如伸膝后踢腿、抗阻后踢腿；俯卧背飞；靠墙伸髋踏步；倒退步行，随患者能力的提高，可在活动平板上训练退步走，并可逐步增加坡度和速度等。

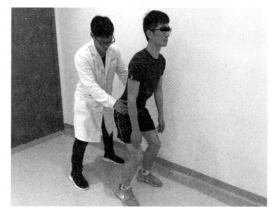

图 13-38 膝关节控制训练

7. 臀中肌步态 一侧臀中肌无力时，不能有效维持髋关节的侧向稳定性，髋关节向患侧凸，患者肩和腰出现代偿性侧弯，使重力线通过髋关节的外侧，依靠内收肌来保持侧方稳定。患者在支撑相早期和中期骨盆向患侧下移超过5°，造成患侧下肢相对过长，所以在摆动相膝关节和踝关节屈曲增加，以保证地面廓清。典型双侧臀中肌无力的步态特征：步行时上身左右交替摇摆，形如鸭子走路，故又称为鸭步。

矫治方法：①侧踢腿；②侧方上下楼梯训练，如为一侧肌无力，训练时采用患侧腿先上楼梯，健侧腿先下楼梯的方法；③提降骨盆训练（图13-39）；④站立位姿势调整训练，应在矫正镜前训练调整姿势，包括单腿站立时，躯干保持稳定不许动；⑤侧方迈步（横行）步行训练，开始横行训练时，可让患者背靠墙走，以增加安全性，随患者能力的提高，可上活动平板上训练横行，并可逐步增加坡度和速度。

本章小结

步行是人类主要的移动方式，一旦行走能力受损，就会对日常生活造成极大的不便、甚至依赖他人。姿态的稳定是正常步行的重要基础，它与生物力学、动作控制、感觉整合等因素有关，具体包括关节活动度、肌力、肌张力、软组织柔韧度、平衡、协调、本体感觉、中枢神经功能等。康复治疗师必须深入了解正常步行功能，能够分析异常步态原因，进而有针对性地进行治疗，如肌力训练、核心稳定训练、关节活动度训练、平衡训练、协调训练、感觉训练、分解训练、减重训练、机器人训练等，最终为患者恢复正常步行功能服务。

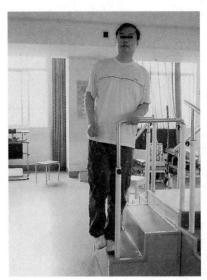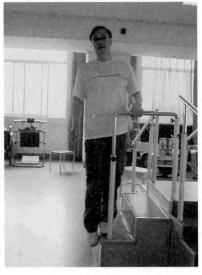

图 13-39　提降骨盆训练

（王翔　王小兵）

思考题

　　患者,陈某,男性,63 岁,右侧脑出血术后 2 个月。患者左侧肢体偏瘫,左上肢肌力 4 级,左下肢肌力 3 级,步行时划圈步态明显。作为康复治疗师,应如何改善该患者步态?

扫一扫,测一测　　　　　　　　　　　思路解析

第十四章 水中运动

14章 PPT

学习目标

1. 掌握：水中运动的定义、分类、治疗作用和训练内容。
2. 熟悉：水中运动的机理、设备和注意事项。
3. 了解：水中运动的临床应用和国内、外现状。
4. 具有康复治疗整体思路，能比较规范地开展水中运动的各项训练和治疗活动；能使用和管理水中运动的器械和设备，能合理安排与管理治疗区的环境，保证水中运动的科学和安全。
5. 能与患者及家属进行沟通，开展相关健康教育；能与康复治疗团队人员进行专业交流和协作开展工作。

近年来随着康复医学的飞速发展，水中运动疗法的应用和设备的发展较快，在康复机构中得到普遍认同，尤其在专科康复医院、儿童康复中心、养老机构、疗养机构和亚健康机构得到重视。它可以单独应用，也可以结合其他康复治疗方法共同应用，同时可以伴随其他水中物理疗法，如沐浴疗法、矿泉疗法、药浴、温热疗法和海水疗法等产生联合效应。

水中运动不同的功效，不仅可用于多种疾病的治疗，亦可用于缓解躯体及精神上的压力。常用于治疗如关节功能障碍、肢体弛缓性瘫痪、骨折后遗症、软组织损伤以及其他一些运动功能障碍性疾病。

第一节 概　　述

水中运动疗法（underwater exercise therapy）是指利用水的特性使患者在水中进行运动训练，以缓解患者症状或改善功能的一种治疗方法。它是水疗法中最常用的一种疗法，与地面上所采用的运动疗法相比，既有相似，又有不同，这是由两种媒质的物理性质差异所决定的。水中运动治疗具有多种作用因素，对神经、肌肉、骨骼损伤及烧伤康复期等患者，均可极大地缓解各种症状或改善运动功能，具有其独特的治疗作用。

一、水中运动的机理

水中运动的主要机理是其充分利用了水的物理效应和化学刺激原理产生治疗效应，物理效应包括机械力刺激（水浮力、水静压、水流、涡流和水射流）、温度效应。

（一）水浮力效应

根据阿基米德原理，水浮力是人在水中时水作用于人体的与重力方向相反的力，水浮力的大小相当于人体排开的同体积水的重量。所以，人在水中要受到两个相互对抗、大小相等、方向相反的力，一

笔记

个是人体重力,作用于人体的重心,另一个是浮力,作用于浮力的中心。水浮力中心与重心处于非同一垂直线上时,身体由于两个力的作用而发生旋转,直至达到平衡状态。利用这一原理,可在水中运动时训练患者的平衡、协调能力。

人在水中运动训练时,可利用水的浮力和流体抵抗特性治疗疾病。人体比重为1.04,在水中运动时因浮力作用可使身体负荷减轻,如体重60kg的人,在水中的体重负荷可变为6.8kg左右,因此在水中步行、做起立等支持体重动作时疼痛减轻,行动变得容易。人体在水中随着水深度的增加(即人体入水部分的增大)而体重减轻。利用此特点可调节肢体运动训练时的负荷大小来进行肢体运动训练。

水中运动可治疗各类下肢关节炎引起的疼痛及下肢外伤所致的疼痛,尤其跟骨骨折时的步行训练更为适应。另外,对于下肢肌力低下的患者,在陆地上行走困难时,可改做水中运动训练,往往能达到意想不到的效果。如果在温水、温泉中进行水中运动,与温热的作用相辅相成,效果更好。利用水的流体抵抗作用和阻力作用,可进行肢体的抗阻运动训练。

训练时水深应以不超过乳头部为宜,因为水过深,如浸及颈部时,浮力大,作用于人体使人站不稳(失去平衡),反而使步行运动更加困难,影响水中运动训练的进行。

(二)水静压效应

水在静止的条件下,水分子给身体表面施加的压力称为水静压。一般情况下,水静压的大小随水的密度和患者身体在水中深度而增加。在同样的深度,海水的压力则大于水静压。

当人体进入水池的瞬间,马上就能感知水静压的存在和一种压迫感。胸部是对水静压变化最为敏感的区域,原因是水静压能影响肺扩张,从而影响呼吸的感受。因此,一般认为肺活量低于1 500ml的患者不宜进入水池行水中运动训练。水静压作用于人体时,来自所有方向的压力均相等。水静压随水的深度增加而增加,如果在水面下利用这一增大的水静压来进行适当的运动,则有助于患肢肿胀的消退,还可以促进静脉回流,可对淋巴淤积、水肿、肢体肿胀有良好的作用。

水静压可引起膈肌上升及吸气运动受限,导致呼吸面积缩小而肺活量减少;同时也可使心脏增大,肺面积与心脏的比例减少,全身浴时心脏与肺的比例可增加40%之多,因而对呼吸功能、肺循环功能产生影响,有时会产生不适的感觉,这些情况在水中运动训练时要予以充分注意和思想准备。

(三)水流、涡流和水射流效应

水的流动谓之水流。在水中运动时,水流可成为患者的助力或阻力。涡流是通过人工调节浴盆内设置的喷嘴方向所形成的旋转水流。水射流则是通过水枪喷嘴射出的高压水流,应用2~3个大气压的定向水流射向人体,有很大的机械性刺激和按摩作用。能帮助患者扩张血管,刺激神经兴奋性,放松肌肉,恢复关节功能。适用于运动性损伤、肢体瘫痪、脑瘫、脑外伤和神经性疾病。

(四)温度效应

温度对机体的生命活动影响很大,温度的变化可引起不同的机体反应。人体对寒冷刺激的反应迅速、激烈、如电击,而对温热刺激反应则较为缓慢,作用的面积愈大,刺激愈强。根据刺激温度不同,分为温水浴、热水浴、不感温水浴、冷水浴、凉水浴。温水浴与热水浴可使血管扩张、充血,促进血液循环和新陈代谢,降低神经的兴奋性,能有效缓解痉挛状态和疼痛。热水浴还有明显的发汗作用。不感温水浴的镇静作用明显。冷水浴、凉水浴可使血管收缩、神经兴奋性增高,肌张力提高。

(五)化学效应

水是一种很好的溶剂,可溶解多种化学物质,通过水中溶解的化学药物进行治疗,既可使药物直接作用于全身皮肤,又避免了药物对胃肠道的刺激。所以在施行水疗和水中运动时,可以加入各种矿物盐类、药物和气体,这些化学物质的刺激能使机体获得特殊的反应而提高疗效,如结合水的温度效应,效果还会更佳。

二、水中运动的分类

(一)辅助运动

利用水的浮力,可有效减轻体重,当肢体或躯干沿浮力的方向进行运动时,浮力将对运动起助力作用。这样,平时在空气中抬不起来或不易移动的肢体,在水中就可以活动,提高运动功能。

（二）支托运动

当肢体浮起在水面做水平运动时,肢体则受到向上的浮力支撑,其受重力下垂的力被抵消,由于不必对抗重力,肢体沿水平方向的活动容易得多。这不仅有助于肢体活动,而且在支托情况下是评价关节运动能力的一个有用肢位,因为这时候能观察到在重力作用消失或减小的情况下肢体可能达到的实际活动范围,此时,肢体的运动对关节损伤几乎为零,可以有效保护关节不受运动性损伤。

（三）抗阻运动

肢体的运动方向与浮力的方向相反时,浮力就成为肢体活动的一种阻力,这时肌肉的活动就相当于抗阻运动。其阻力是与运动方向相反的浮力,通过增加运动速率或在肢体上附加一些添加物增大肢体的面积,可以增大阻力,因此可根据病情需要给予不同的阻力,以达到不同抗阻运动训练的目的。

第二节 治 疗 作 用

水中运动的作用有:温度刺激、机械刺激和化学刺激。人体对温度刺激的反应受多种因素影响。水与人体作用面积的皮肤温度相差越大,刺激越突然,反应也越强烈。全身浸浴时,人体受到水静压的作用,可使血液重新分布;借助水的浮力,使运动功能障碍者在水中进行辅助性或阻抗性等各种运动锻炼,能提高人的运动能力;水流或水射流的冲击,能起到按摩作用。在水中锻炼时如投放各种矿物盐类,能得到天然矿泉的功效。同时,在水中运动是非常愉悦的活动。所有这些作用,说明了水中运动独具的特色。

一、水的特性对水中运动疗法的影响

水中运动疗法的目的与陆地运动疗法基本相同,由于加入了水的因素,其优越性发生了很大的变化,利用水的特性来帮助运动,有着意想不到的治疗效果。

（一）利用浮力和流体抵抗作用

浮力可减轻身体重量,帮助肢体运动功能障碍患者实施主动行走;流体抵抗可成为患者水中站立行走的阻力,可用于训练患者抗阻的主动运动。

（二）运动方向影响训练方式

根据患者在水中运动方向,浮力可以是助力,也可以是阻力,从而决定了训练方式,也影响了训练效果。例如,患者从水底向水面垂直向上运动,浮力是助力,该训练是辅助主动运动;反之快速地垂直向下运动,则成为了抵抗主动运动。

（三）利用温热的刺激因素

水中运动训练患者可利用水的温热和热传导效应,对患者实施镇痛、软化组织挛缩、缓解痉挛等作用。对运动后的酸痛(乳酸堆积)是一种较好的放松活动,可减少疼痛发生,减轻疼痛的程度。

（四）对心肺功能的影响

水中运动训练本身是以有氧训练为主的锻炼方式,因此能增加患者心肺功能负担,对有心功能问题的患者,在应用时要慎重。全身温水浴时,心肺负担增大约 1.5 倍,因此全身衰弱和心肺功能低下患者不宜采用。

（五）训练中保持身体的稳定

水中训练时受浮力的影响,患者身体在水中不稳定。因此在训练时,治疗师要注意让患者保持身体的稳定,一方面防止意外的发生(如摔倒、呛水等),另一方面可充分利用这一特点训练患者的平衡能力,会取得满意的治疗效果。

二、水中运动疗法对人体的作用

水中运动疗法对人体的作用是以水这个媒介物作为一种外因刺激来进行的,并通过神经体液的调节机制,引起人体内器官功能变化,达到康复目的。水中运动疗法对人体的作用由 3 个因素决定:即机械、温度及化学的刺激作用。

（一）机械作用

在水治疗法中，几乎没有一种水治疗法不包含机械的刺激作用，只是在刺激的量上有大小的区别。其主要作用包括以下三方面：

1. 浮力作用 根据浮力原理，身体浸入水中的部分将减轻重量，此重量等于该部分体积所排出水的重量。人体全没在水中失去的重量约等于体重的 9/10，这在医疗上具有重要意义：可以使病态关节容易活动，因为借助水的浮力进行水中体操活动，肌肉所需要的力量较在空气中要小得多。

2. 静水压力作用 在普通盆浴时，静水压力为 $40\sim60g/cm^2$。这种静水压力有一定的临床意义，它可压迫胸部、腹部，使呼吸有某种困难的感觉，从而使患者不得不用力呼吸来代偿，从而加强了呼吸运动。同时，静水压力还作用于血液循环，压迫体表的血管和淋巴管，使体液回流量增加，引起体内的体液再分配。

3. 水流冲击作用 $2\sim3$ 个大气压的定向水流冲击人体，即应用直喷浴、针状浴，对皮肤和浅层肌肉具有强大的机械刺激，此种刺激作用较水温度作用强。尽管使用的水温很低，仍可见到明显的血管扩张和引起神经系统的兴奋作用。在水疗法的应用中，为了加强机械刺激作用，常常要把水温度降低一些，这是因为冷水水流冲击机械刺激对周围血管有扩张作用。

（二）温度作用

在水中运动治疗时，水的温度作用于人体，引起人体相应的功能变化。温度的变化可引起机体不同的反应。温热与寒冷刺激可使人体产生性质完全不同的反应，对寒冷刺激的反应为迅速、激烈、如电击式；而对温热刺激的反应则较为缓慢、不强烈和逐渐感到温热。人和恒温的高级动物，耐受温度的变动范围十分有限，如人的体温降至 25℃ 以下或升至 43℃ 以上时，则要危及生命。

临床上常以水的温度不同分为不同的水浴疗法。大致情况是：冷水浴 15~28℃；凉水浴 28~33℃；不感温水浴 34~36℃；温水浴 37~38℃；热水浴 39~45℃。通常水治疗温度常用 39~45℃，人体可以承受的水治疗温度在 55℃ 左右。人体温度刺激的反应程度取决于下列因素：

1. 水温与体温差距愈大，反应愈强。

2. 作用的面积愈大，刺激愈强。

3. 温度刺激的突然程度。

4. 作用的持续时间与一定限度的反应程度成正比；但持续作用时间过长，反应便要发生质的变化。如寒冷刺激，短时间为兴奋，长时间可导致麻痹。

5. 重复应用，则反应减弱。因此在重复使用水疗时，为获得足够的反应，必须逐渐增加刺激强度。比如冷水与温水之间的交替刺激，俗称"冰火"刺激。

6. 机体本身的反应能力，如有些人对水温特别敏感。

（三）化学作用

在水疗法中，即使采用淡水浴，实际上也有微量矿物质的化学刺激作用，因为在淡水中也溶有少量的盐类物质。由于水能溶解各种矿物盐类、液体及微量气体，所以在施行水疗时，可以加入各种矿物盐类、药物和气体。这些化学物质的刺激可加强水疗法的作用，并能使机体获得特殊的反应而提高疗效。

（四）水疗法对各系统的影响

1. 对心血管系统的影响 水疗法对心血管系统的影响取决于水的温度、持续作用时间以及它的刺激强度。

当对心脏部位实行冷敷时，心搏次数减少、收缩力量增强、脉搏有力、血压下降；心脏部位施行热敷时，心搏加快，也可增加心肌张力，但温度超过 39℃ 或作用时间延长时，心肌张力减低，甚至发生心脏扩大。

施行全身冷水浴时，初期毛细血管收缩、心搏加速、血压上升；但不久又出现血管扩张、心搏变慢、血压降低，可减轻心脏负担。因此，寒冷能提高心肌能力，使心搏变慢，改善心肌营养的作用。

在 37~39℃ 水浴时，周围血管扩张、脉搏增快、血压下降，造成体内血液再分配，这种再分配在治疗上有一定意义。但是，当这种再分配发生急剧改变时，则会出现一些脑血液循环障碍的症状，如面色改变、头晕、头痛、耳鸣、眼花、恶心等症状。在施行水疗法时应该尽量避免发生这样的情况，这种反应常见于体质较弱、贫血或有高血压、脑充血的倾向者。

在40℃以上的热水浴时,血压出现波动,开始上升,继之下降,然后再上升。最初的反应是由于高温下血管发生痉挛;第2阶段是因血管扩张;最后是对心脏的适应功能提出了新的要求。这种心脏适应功能,在健康人和心脏代偿能力佳的人身上表现明显,因此,人们认为40℃以上热水浴能增加心脏的负担。不感温水浴对于心血管系统的影响不大。

2. 对呼吸系统的影响　水疗对呼吸次数和深度的影响是通过神经性反射来进行的。瞬间的冷刺激使吸气加深,甚至有短暂的呼吸停止和深吸气,温度越低,刺激越突然,呼吸停止得越快、越急剧。随后,从一系列深呼吸运动变为呼吸节律更快、更深。

如受到热刺激时,所见到的情况与冷刺激一样,但不十分急剧,表现为呼吸节律变快,而且较为浅表。长时间的温水浴使呼吸减慢。呼吸加快是由于糖和脂肪代谢的增加、二氧化碳累积的结果。

3. 对皮肤的影响　在水疗法中皮肤是第一个接受刺激的器官。皮肤有很丰富的血管、神经末梢。当皮肤毛细血管扩张时,可以容纳全身血液的1/3,因而皮肤血管的一张一缩,对体内血液的分布状况将产生很大的影响。皮肤还分布有大量的脊髓神经和自主神经系统的神经末梢,它们同中枢、内脏有密切的联系。通过对这些末梢神经的刺激,可以影响到中枢神经和内脏器官的功能。如手浴能影响胸腔脏器;足浴能影响脑血液循环;坐浴能影响盆腔器官等。

皮肤在热代谢过程中起着很大的作用,它占全部散热的60%~80%。皮肤受到温度、机械和化学的刺激作用,除了引起体温调节、新陈代谢、心血管和呼吸系统变化外,还可影响到内分泌、免疫功能等。

4. 对肌肉系统的影响　施以不感温水作用,亦无明显影响;用40~45℃热水袋热敷15min,则肌肉疲劳可以恢复。

一般认为短时间冷刺激,可提高肌肉应激能力,增加肌力,减少疲劳,伴有机械作用时尤其如此;但长时间作用,则引起组织内温度降低,肌肉发生僵直,造成运动困难。

温热作用可以解除肌肉痉挛,提高肌肉工作能力,减轻疲劳,故温热水浴常配合按摩和体疗用来治疗运动器官疾病。在热作用下,肌肉内血管扩张、血氧增加和代谢加速,因而温热有利于肌肉疲劳的消除。

短促的温度刺激使胃肠道平滑肌的蠕动增强;长时间作用则使蠕动减弱和肌张力下降。因此,温热则有缓解和消除胃肠道痉挛的作用。

5. 对新陈代谢的影响　新陈代谢与体温有着密切的关系。当体温升高和氧化过程加速的情况下,基础代谢率增高;组织温度降低时,基础代谢则降低。冷水浴主要作用于脂肪代谢、气体代谢及血液循环,促进营养物质的吸收。温水浴能在某种程度上降低代谢过程。过度的热水浴、蒸汽浴(桑拿)或干空气浴,能使糖类及蛋白的燃烧加速。大量出汗后,造成体内脱水及丧失部分矿物盐类。

6. 对神经系统的影响　全身水疗法对神经系统的影响因温度不同而有差异。皮肤有丰富的感受器,温度刺激引起周围神经和中枢神经的反应。适当的冷水浴能兴奋神经,民间常用冷水喷洒头和面部,以帮助昏迷患者苏醒。多次施行不感温水浴,能使从周围到大脑皮质的冲动减少,神经兴奋性降低,加强大脑皮质抑制功能,故起到镇静催眠的作用。40℃以上热水浴,先是兴奋继而疲劳、软弱、欲睡。因此,温、热水洗澡有催眠作用。

7. 对血液成分的影响　全身水疗法能引起血液的质量变化。比重、黏稠度增加,血红蛋白增加14%,红细胞增加百万以上,白细胞计数也有所增高。这种反应的发生有时迟缓,有时迅速。一般认为这种血液成分的变化,不是绝对的数量增加,而是血液分布状态改变的结果,是因为水疗时储血器官的储存血液进入了血液循环所致。

8. 对泌尿系统的影响　温热刺激能引起肾血管扩张而增加利尿;冷的刺激则使尿量减少。但在实际工作中,热水浴由于大量出汗,排尿量反而减少;冷水浴时出汗少,使排尿量反而相对增多。

9. 对汗腺分泌的影响　在热水浴作用下,汗腺分泌增加,排出大量汗液,有害代谢产物及毒素也随之排出。由于液体丧失、血液浓缩、组织内的水分进入血管,所以它能促进渗出液的吸收;但大量出汗以后也丢失较多氯化钠,使身体有虚弱的感觉。因此水疗时如出汗过多,应补给盐水以补偿损耗。

第三节 训 练 方 法

一、设备与用具

简单的水疗可以在基层医疗单位甚至患者家中进行,一些较复杂的专业水疗,不仅需要充足的水疗训练空间,而且需要专业的设备和水疗治疗师。应该说,一间现代化水疗康复训练室的投资是比较大的,设备较完善的水疗训练室应配置下列设施和设备:

(一) 水疗训练场地的布局

设计上要符合无障碍通道的要求,考虑到楼板的承重条件,最好选择一楼作水疗室,场地内应放置不同的水疗设备,可同时做不同的水中运动项目(图 14-1)。

(二) 淋浴室

淋浴室的面积为 25~30m²,房间高度 3m,每个淋浴设置占 3~4m²,可以是开放式,也可以是闭合式。

(三) 功能淋浴池

有多种能产生不同机械效果的喷头,如高压水柱状、雾样、雨样、针状、周身、上行(坐浴或卧浴)和可以活动的直喷头,喷头压力可以调整(图 14-2)。

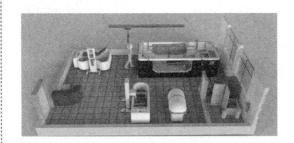

图 14-1 水疗室布局图

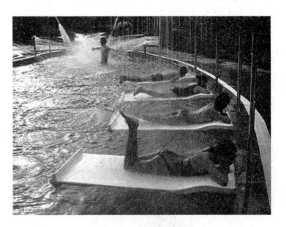

图 14-2 功能淋浴池

(四) 盆浴室

一般要求与淋浴室分开来设置。盆浴室根据康复机构的条件和水疗训练的要求,可分为步行水疗槽 A(图 14-3)、步行水疗槽 B(图 14-4)、多功能康复水疗槽(图 14-5)、水疗池(图 14-6)。

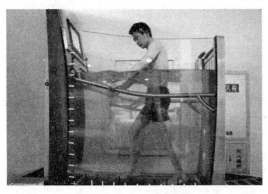

图 14-3 步行水疗槽 A

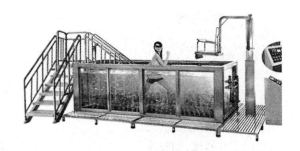

图 14-4 步行水疗槽 B

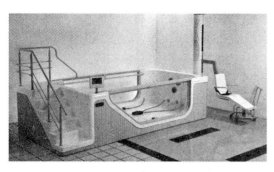

图 14-5 多功能康复水疗槽

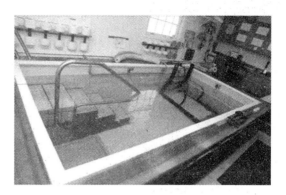

图 14-6 水疗池

(五) 运动治疗池

在医疗机构中建造的治疗池,形式多种多样,其大小则根据治疗患者人数多少来进行设计。一般而言,每天治疗 40 名患者的水池面积不小于 3m×10m;治疗 90~100 名患者的浴池不小于 6m×19m。治疗池一端深 1m,另一端深 1.4m。儿童用治疗池多采用圆形,深度为 0.6~1.05m(图 14-7)。

运动治疗池可配备辅助设备:

1. 电动悬吊装置 以转移患者出入治疗池,有担架式、坐位式及轮椅式,悬吊装置要求操作简便,启动灵活,安全可靠(图 14-8)。

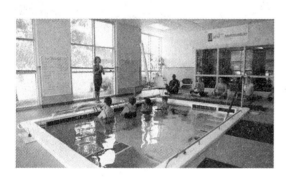

图 14-7 运动治疗池

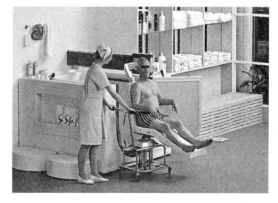

图 14-8 水疗患者悬吊装置

2. 治疗床或椅 为患者提供在水中的固定位置,这种床和椅子要求有足够的重量,而且要防锈。

3. 步行训练用双杠 其规格与地面上的相同。

4. 漂浮物 用于支撑患者头颈部或肢体,或作为在水中进行抗阻力运动以及促进运动的辅助工具。

5. 水过滤与消毒装置 水中运动池应安装过滤、循环和消毒装置。

二、训练内容

(一) 水中固定体位训练

治疗师通过器械或特别的固定装置使患者的肢体固定。采用的方法有:患者躺在水中治疗床或治疗托板上;坐在水中的椅(凳)子上;抓住栏杆、池边或池中固定器材如平行杠等物体;必要时可用带子将患者加以固定,固定之后进行相应训练。

(二) 利用器械辅助训练

利用某些器械,如胶皮手掌或脚掌,可增加水的阻力;利用水中步行训练平行杠,训练患者站立平衡和行走;利用水中肋木可训练患者肩和肘关节活动功能;利用水球做游戏训练臂的推力等,这些内容比地面上运动更为有效。

（三）水中步行训练

水是非常良好的步行训练可利用的介质,在陆地上进行步行训练之前通常可先在水中练习。如果患者平衡功能好,在水中步行时,因有水的帮助,较在地面上容易。训练方法是:让患者在水中站立在平行杠内,水面达颈部,双手抓住平衡杠练习行走。在水中身体的重量比地面上轻,因而大大减低下肢承受的身体重量,即使对于肌力比较弱的患者,也有可能支撑起身体行走。对于负重关节有疼痛的骨性关节病患者或下肢骨折恢复期患者,训练时均会发现其在水中站立和行走较在地面上容易得多,而且感到舒适或疼痛明显减轻。

有条件可进行多功能康复水疗槽训练,治疗师可用康复水疗槽上的可视窗指导和观察患者的训练。

（四）水中平衡训练

让患者站在平行杠内,水深以患者能站稳为准,然后治疗师从不同方向推水作浪或用水流冲击患者身体,使身体保持平衡(图14-9)。

（五）水中协调性训练

水中最好的协调性训练就是游泳。开始可先让患者在一个固定位置进行原地游泳动作,以后逐渐过渡到患者能借助救生装置或完全独立地进行游泳运动。

（六）救生圈训练法

救生圈训练法,亦称 Bad Ragaz 训练法,它从瑞士 Bad Ragaz 地区兴起。这种方法的要点,是把浮力作为支撑力量来帮助训练(图14-10)。

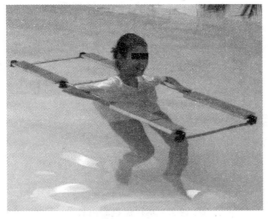

图14-9 水中平衡训练

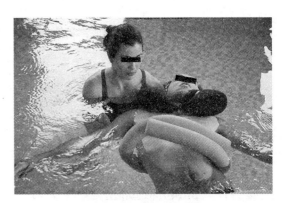

图14-10 救生圈训练法

患者在进行训练时,不需抓扶手或者靠水中固定物体支托,而是靠救生圈的浮力支撑进行运动。患者靠救生圈支撑浮于水中,并处在一种动态的平衡状态,对于肢体残疾或肌肉痉挛的患者来说,身体有可能失去平衡,或在水中处于一种很不稳定的状态,治疗师必须强烈意识到这个问题,竭力减少患者在水中训练的恐惧和焦虑感,以防发生意外。训练方法如下:

1. 肩关节训练 患者仰卧位(可佩戴救生圈使身体浮起),右上肢尽量舒适外展,肘关节、腕关节和手指伸展。治疗师位于患者右上方,将右手放在患者的手掌部,令患者握手;左手放于患者右肩背部扶托患者,再让患者上肢主动内收,使上肢靠近躯干,治疗师身体应保持稳定,患者重复进行上肢弧形运动。患者左上肢训练同上,只是治疗师的位置和操作做相应的调整。

2. 上肢训练 患者俯卧位,由躯干圈和双踝关节周围的小浮圈支托。有时也可以使用颈圈,但它会妨碍肩部运动。治疗师面向患者,站在其左边头侧。患者左肩屈曲(抬高),治疗师将左手放在患者的左手掌中,令患者保持肘关节伸展,握紧治疗师的手并拉向外下方。与此同时,患者右手划水,身体在水中向前移动。当运动达到最大限度时,其左肩向前超过治疗师左肩的位置(注意肘关节在整个运动过程中必须保持伸展)。必要时治疗师可用右手诱导患者进行水中的运动。

3. 躯干部的训练 患者仰卧位,由颈圈和躯干圈支托。治疗师在患者足侧,背靠池壁站立,尽可能使自己的身体保持稳定,然后治疗师双手握住患者的双足背部,令患者将足上抬屈髋,将双膝转向右方,并抬头看足。当达到充分屈曲后,治疗师将双足放于水中,双手握住患者足背部,令患者将双膝再转向左方,头部后仰。达到最大伸展后再重复屈曲,稍停顿后再改变旋转方向,即患者躯干屈曲时,膝部转向右方,伸展时则转向左方。

4. 髋关节训练 治疗师站在患者的足端,双手握住患者足跟后外侧。患者取仰卧位,双膝关节伸展,髋关节外旋。令患者双足跟向下外方用力蹬。治疗师对这一运动施加阻抗,并将双手向下方和侧方移动。当患者在水中向治疗师靠近时,躯干向后仰,训练髋关节屈伸。

5. 下肢训练 患者仰卧位,治疗师站于患者足侧,将右手放于患者左足跖侧,用力将足拉向下方,使髋关节呈伸展、外展和内旋位。左手放在患者右足背侧,首先指示患者左下肢向下外方用力,并克服治疗师的阻力保持这一肢位。在保持左下肢等长运动的同时,令患者右下肢髋关节屈曲、内收和外旋,膝屈曲,足背伸内翻,运动达终点时,放松下肢,然后返回至起始位,反复进行这一运动。固定侧的下肢可以在屈曲或伸展共同运动中进行等长收缩运动。

(七)水中运动浴槽

水中运动浴槽是为了进行简单水中运动疗法而制造、供个人全身使用、各种形状的(如葫芦状)金属制浴槽,称多功能蝶形水疗槽(图14-11)。它的特点是治疗师站于池边不必下水,方便对患者进行浴槽中的治疗操作。身体活动不便的患者可以通过手动、电动、油压升降机等方法进入浴槽。除此以外,浴槽还装配有多种附属装置,可产生气泡和涡流,因此还具有水中按摩、喷浴的优点。

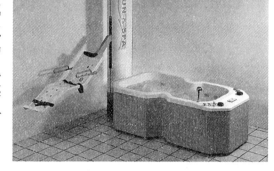

图 14-11 多功能蝶形水疗槽

三、临床应用与注意事项

(一)临床应用

1. 骨折后遗症 骨折后如不及早进行功能训练,肢体的功能往往不能得到满意恢复,但早期训练时患者常常害怕肢体活动或负重时疼痛而影响训练的进行。这时候可以利用水的温度和浮力来克服。

(1)下肢骨折:在外固定去除伤口愈合后,即可考虑进入池中进行水中训练。主要方法:

1)训练下肢负重:患者水平卧位,用漂浮物托起,膝屈曲,脚向池边,用足推池边将整个身体推向池中心,再由工作人员将患者送回池边,重复这种活动。适应后改为垂直站立体位,起初水要深,其目的是加大浮力以减轻体重对肢体的压力。步行训练可在平行杠中进行,适应后逐步降低水平面,通过训练,让下肢逐渐承担体重,慢慢过渡到在地面上进行训练。

2)活动僵硬的关节:在温水的温度作用下,减轻了肌肉和关节周围其他软组织的紧张。在固定患者身体位置后,由治疗师对关节进行被动的 ROM 训练,或用漂浮物沿增大 ROM 的方向牵引。

3)增强肌力:下肢经常训练的重点是股四头肌和伸髋肌,在水中治疗床上俯卧屈膝,然后伸膝,由于伸膝对抗浮力,故可加强股四头肌肌力。至于伸髋肌的训练,可仰卧水面,头、腰和患足均用漂浮物支持,让患者伸髋、使下肢抵抗浮力做抗阻训练。但必须配合陆地上训练,上述训练早期在水中进行,后期应在陆地上进行。

(2)上肢骨折:前臂和腕的骨折很少用水中运动治疗,肱骨骨折常引起肩关节活动功能障碍,水中运动就是很好的训练方法,尤其肱骨外科颈的嵌顿骨折。上肩部骨折几天后,即可安排患者开始水中运动,利用水温和漂浮物支撑,让患者开始进行活动。

(3)椎体骨折:椎体楔形骨折无脊髓损伤亦无脊柱不稳定者,卧床 1~4 周后,可在水池中进行活动和加强腰背肌肌力的练习,鼓励患者在不痛的范围内尽量活动。

2. 骨关节炎

(1)缓解疼痛和肌肉痉挛:在水池中轻柔、有节律地缓慢活动可使痉挛肌肉松弛。关节活动应在无痛的范围之内进行,对髋关节训练而言,游泳圈法极为有用,患者借助游泳圈漂浮于水面做各种水中运动。

(2)牵张挛缩的软组织:需用连续恒定的力并用漂浮物进行被动牵引。

(3)加强弱的肌群训练:水中运动适用于在陆地上活动有困难或不适的情况,可使弱的肌群进行抗浮力训练,引起等长性收缩,增强肌力。例如需训练伸肌时,将患者放在仰卧支托物上,在足下放一大的游泳圈,让患者伸直腿,并将圈压入水中。

(4)步行训练:髋膝骨关节炎的患者在陆地上行走时,由于充分负重而往往有疼痛和不适,在池中由于浮力抵消了部分体重,关节的负荷减轻,因而不再有症状。

3. 不完全性脊髓损伤 低位不完全性脊髓损伤(spinal cord injury,SCI)患者适合水中运动疗法。此法不仅影响患者的心理,而且可缓解患者肌肉痉挛、增进 ROM、提高肌力及促进肢体运动功能。对不完全性 SCI 患者,开始训练时不应加重痉挛。一般认为侧位较好。若训练髋肌宜使膝屈曲,以免诱发伸直痉挛。患者身体要用游泳圈或漂浮物稳定地托起,任何突然的运动或他人的撞碰均可诱发痉挛。

4. 脑卒中偏瘫 脑出血发病后 3 周,脑梗死发病后 1 周,只要病情稳定,即可进行水疗。脑卒中偏瘫水疗的目的在于调节机体功能,改善肢体血液循环,借助浮力进行关节运动。但在水中患者难以维持平衡,不当用力易出现共同运动;在患者周围,因任何原因产生的涡流均可导致患者失去平衡;再者,因在水中往往无坚实的支托,故很难抑制病理的共同运动模式。因此患者多在水中平衡训练较好以后,再进行下一步训练。

5. 颅脑外伤偏瘫 情况与脑卒中偏瘫相似,尤对躯干肌张力高者有效,任何肌群力弱也有益处,但不能让患者用力,以免引起痉挛。

6.肌营养不良 治疗目的主要在于改善肌肉血液循环,减轻软组织挛缩,延缓和重建运动功能,促进患者身心康复。患者可以在水中进行他们在陆地上无法进行的活动,浴后患者如有疲劳感,则应停止训练。

7. 小儿脑瘫 多数儿童喜欢在水中嬉戏,借此特点可利用水中运动来训练脑瘫小儿。由于水具有向上的浮力作用,使肢体运动困难的脑瘫儿在水中的活动变得轻松容易,所以水疗为多数脑瘫儿童所喜爱。

(1)治疗目的:缓解肢体痉挛;克服肢体运动障碍,改善运动功能;纠正运动姿势异常,提高平衡协调能力;软化挛缩组织,增大关节活动范围;增强肌力训练;提高步行能力。

(2)主要训练方法

1)对小儿进行各关节的被动、主动关节活动训练,可利用浮力和水中训练用品做助力或阻力活动。

2)扶持水池中固定物,进行站立及行走训练,应当注意纠正患儿的异常姿势。

3)水中游泳:水中游泳是一项运动娱乐活动,又是一项患儿喜欢、接受而又有效的训练方法,有条件的地方可酌情采用。开始时,首先教会患儿仰泳或仰浮,以及教导患儿能从任意位置变为仰浮位,因为这是患儿在水中最安全、最有利的位置,对不会游泳的患儿可配用救生圈保护。

训练时,室内最适温度为 19~24℃;水温 33~37℃,要求恒温;训练 10~30min,并可视小儿身体耐受情况,适当调整训练时间。

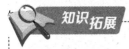

知识拓展

婴幼儿水中运动

婴幼儿水中运动是儿童康复和儿童保健机构的常设项目,普遍受到家长的欢迎。常用的设备是多功能儿童水疗槽,在水疗槽两侧预设两个可视式水底视窗,家长和治疗师能全方位看到孩子在水中的活动情况。水槽中有气泡浴、漩涡浴和恒温系统。婴幼儿水中运动的作用:

1. 能促使胎便早排出,减轻生理性黄疸,促进婴幼儿消化功能。

2. 增强婴幼儿的心肺功能和免疫功能。

3. 促进婴幼儿运动器官和内脏器官的发育。

4. 帮助孩子确立正确的步态,提高行走能力。

（二）注意事项

1. 充分了解患者 包括患者身体一般状况、疾病的诊断与评定、心肺功能、运动功能、感觉功能、并发症、皮肤是否损伤、是否有二便失禁、是否有传染病、是否有水中运动禁忌证等。患者肺活量 <1 500ml 时不宜在深水中进行水中运动。

2. 治疗时间的选择 水中运动疗法应在餐后 1~2h 进行。

3. 注意预防眼、耳疾病 浴水消毒不充分，易引起流行性角（结）膜炎等感染性疾病；使用氯制剂消毒药，因其刺激性较强，也会引起角（结）膜炎。如果池中的水浸入到鼻腔内，因水消毒不充分或消毒剂的刺激，可引起黏膜发炎。对于鼻窦炎患者，要预防中耳炎的发生。

4. 运动强度的控制 水中运动的强度与陆地相比，在水中运动时的心率稍慢，因此不能用陆地上的心率强度计算公式来指导水中运动的强度。水中运动应用下列公式计算运动强度：

水中靶心率 = 陆地上靶心率 -（12~15），年轻者按 12 计，年长者按 15 计。

5. 调节水温 运动池训练温度以 36~38℃ 为宜。

6. 训练时间及次数 根据疾病种类及患者个体情况，灵活掌握。一般每次 10~15min，如果患者体弱，可缩短时间，或者将 15min 总训练时间分为 5min、5min、5min 分段训练。训练次数最少 1~2 次 / 周，身体强者可达 6 次 / 周。

7. 浴后休息 浴后最好在池旁休息室内卧位休息 30~60min，以利体力恢复。

四、水中运动的现状和展望

国内水中运动在康复医学发达地区的康复医院、疗养院和亚健康康复机构（如各类温泉、水疗中心）开展得比较好。随着康复医学的迅猛发展和医疗改革的深入推进，水中运动的康复治疗项目会搭上康复医学的快车逐步完善和发展。水中运动康复训练会越来越受到康复患者和家属的欢迎。

本章小结

水中运动是运动治疗技术中比较有特色且正在发展的项目之一。深入理解水中运动的概念，掌握其治疗目的、治疗作用，对于指导康复临床开展水中运动、提高水中运动的疗效有重要意义。水中运动需要必要的场地和设备，有很多训练方法，并且在不断完善和发展。临床上要根据患者的功能状况和康复机构水疗设施的条件，因地制宜、有目的、有针对性地选择适合患者的水中运动治疗方案，以获得比较理想的治疗效果，同时要避免有的患者入水运动，保证治疗的安全性。

（梁少杰）

思考题

1. 简述水中运动中水的特性对康复治疗的作用。

2. 水中运动对运动系统有哪些影响？

3. 水中运动的训练内容有哪些？

扫一扫，测一测

思路解析

第十五章　医疗体操

学习目标

1. 掌握：医疗体操的编操原则；常用体操的练习方法。
2. 熟悉：医疗体操的特点及作用。
3. 了解：常用的传统医疗体操。
4. 运用医疗体操帮助患者进行康复训练，并能与训练对象进行良好的沟通交流。

　　医疗体操，又称体育疗法或医疗运动疗法，是体育运动的一个组成部分，也是一种应用运动来健身治病的方法。早在古时，人们在同大自然作斗争的过程中，就逐渐积累了用运动手段防治疾病的经验，如五禽戏、八段锦、太极拳等。现代体育形式按其目的和任务来分，可分为健身类、健美类、娱乐类和竞技类。其中健身类可达健身、康复或预防与治疗疾病等目的，遂称之为医疗体操。医疗体操历来是体操中的一部分，也是医疗体育的重要内容。

第一节　概　　述

　　医疗体操（medical gymnastics）是以预防治疗疾病，促进功能康复为目的，根据疾病特点、损伤范围、损伤程度、全身功能水平、个性特点及不同时期治疗目标而专门编排的体操运动及功能练习。医疗体操是康复治疗的重要范畴之一，对运动损伤、手术后、偏瘫患者等的运动功能恢复具有良好的作用，也可用于某些脏器疾病如冠心病、阻塞性肺气肿等的康复治疗。

一、特点及分类

（一）医疗体操的特点

　　医疗体操与其他康复方法相比有以下的特点：

　　1. 选择性强　由于医疗体操是按照伤病情况编排的体操动作及功能练习，故可针对不同情况编排，使其作用到全身、某一关节或某一肌群。选择不同的准备姿势、活动部位、运动方向、运动幅度、运动速度、动作要求以及肌肉收缩程度等可收到不同的效果，因而可以针对不同的患者制订不同的方案。

　　2. 动作简单易学、容易控制和掌握运动量　医疗体操动作编排都比较简单，可通过不同的运动强度、动作幅度、持续时间、重复次数等，较准确地控制医疗体操的运动量。

　　3. 适应性广　按不同的方法编排的医疗体操，可分别达到发展肌肉力量、耐力、关节活动度、速度、协调、平衡等不同身体素质，适应康复锻炼的不同目的。

4. 提高患者的情绪　通过不同的医疗体操,采用多元化的练习,达到相同的康复锻炼目的。这将有利于提高患者的情绪,取得更好的锻炼效果。

5. 强调个性化　患者存在个体差异,治疗目的也会有所不同,因此医疗体操会因患者的个体情况进行编排,自由选择体位,便于操作。

6. 局部运动与整体运动结合　医疗体操可调动全身的关节、肌肉等组织的锻炼,因此,除了促进患部的康复,还可以提高全身的身体素质。

7. 预防作用　医疗体操可以极大程度地矫正不良姿势和习惯,从而达到预防疾病的目的。

(二) 医疗体操的分类

医疗体操根据其锻炼形式,可分为主动医疗体操、助力性医疗体操、抗阻性医疗体操;根据是否使用器械,可分为徒手医疗体操和器械医疗体操;根据治疗目的,可分为矫正性医疗体操、协调性医疗体操、平衡医疗体操及呼吸体操;根据患者训练体位,可分为卧位医疗体操、坐位医疗体操、站立位医疗体操。

二、医疗体操的适应证和禁忌证

(一) 医疗体操的适应证

针对患者有一定治疗作用的体操,原则上无禁忌证时都是适应证,在临床较有实际意义的适应证有:

1. 内脏疾病　高血压、冠心病、慢性阻塞性肺部疾病、内脏下垂等。

2. 代谢障碍疾病　糖尿病、肥胖等。

3. 神经系统疾病　偏瘫、截瘫等。

4. 运动系统疾病　骨折、腰腿痛、颈椎病、肩周炎、脊柱侧弯和足弓塌陷等。

5. 妇产科　产后等。

(二) 医疗体操的禁忌证

1. 各种疾病的急性期和有明显炎症的患者。

2. 有大出血倾向和神志不清,不配合运动治疗的患者。

3. 未能控制的心力衰竭或急性心力衰竭患者。

4. 运动会导致的神经肌肉疾病,骨骼、肌肉疾病或风湿性疾病的恶化期。

5. 明显的骨关节功能性障碍,运动严重受限或可能由于运动而使之病变恶化者。

三、医疗体操的编排

(一) 医疗体操的基本要素和程序安排

医疗体操的基本要素包括:预备姿势、运动范围、运动速度、重复次数、用力程度、动作准确性、情绪因素。

医疗体操的程序(组成)分成准备、基本和结束 3 部分:

1. 准备部分　主要目的为集中注意力,使机体逐渐适应增加的运动量。常用方法有调整呼吸,四肢、躯干的简单活动。

2. 基本部分　主要部分,是体操的精华所在,要体现治疗的特点和重点,活动量稍大。方法为各种徒手、器械操。

3. 结束部分　使患者逐步从动态恢复到平静状态。常用方法有放松、呼吸、步态等。

(二) 医疗体操具备要点

1. 重点作用部位易选择。

2. 运动量易掌握。

3. 方法多样,易掌握。

4. 易于提高功能。

(三) 编操的步骤

按照医疗体操的程序编排预备姿势、具体动作及做法和注意点等。

（四）编操的原则

1. 循序渐进，使机体对运动负荷逐步产生适应，预防不良反应。采用综合措施调整运动量，运动量一般宜由小逐渐加大，再逐渐恢复到小运动量。每套操通常以 6~8 节为宜，每节的重复次数视患者体力程度而定。一般完成一套操 10~20min 为小运动量；25~30min 为中运动量；>35min 为大运动量；时间最长不应超过 1h。在治疗中根据练操者的整体情况，应及时调整运动量，可通过调整其运动的姿势，是卧位训练或坐位训练还是站立位训练，改变运动量的大小；可通过对动作的幅度、重复次数、行进速度、休息次数等调整运动量的强度；还可通过对动作完成的要求及器械的使用，改变动作的复杂性和用力程度等调整运动量的大小。

2. 重点突出，兼顾全身活动，重点操占全部的 1/2~2/3。

3. 活动量不应过分集中于某一部位，一般从远端到近端；重点操与全身操要交替进行，局部与全身相结合、各组肌群交替运动。

4. 每套操包括准备、基本、结束 3 部分，每一疗程包括准备阶段，基本阶段，巩固阶段。

5. 制订个性化体操，便于执行及长期坚持，除依据练操者病情，尚需考虑其年龄、性别、运动爱好及兴趣等。如老年人宜慢速，采用民族形式的拳操较易被接受；年轻人可以力量性练习；年幼者增加模仿性动作；女性多运用柔软性、舞蹈性运动。

6. 个别训练与集体训练相结合，并注意调整患者的情绪。

（五）编操的专有体操动作

1. 举　即由低到高，如前平举到前上举。

2. 屈　即以关节为中心，两端肢体成一角度。

3. 伸　即由屈曲到伸直。

4. 振动　即无一定方位，有弹性的摆动。

5. 转　即围绕轴心的运动。

6. 绕环　即四肢、小关节的旋转，躯干的旋转称回旋。

7. 立　直立、开立、出立（前/后立）。

8. 箭步　一腿膝屈曲 90°，另一腿伸直。

9. 蹲　半蹲、全蹲。

10. 卧位　仰卧、俯卧、侧卧。

11. 跪　单腿跪、双腿跪、长腿跪。

12. 撑　即用手臂支撑身体部分重量的动作，有单、双手撑。

另外，踢腿、拍手、提肩、耸肩等亦是体操中常见的动作。

四、医疗体操带操原则与方法

（一）医疗体操带操原则

1. 带操者态度亲切和善；口令准确规范。

2. 将每套操的原则和每节操的动作要领讲解清楚，并做好示范和分解动作，易于练操者掌握。

3. 可个别和分组带操，便于提高兴趣，相互关心辅导。

4. 注意治疗中各种反应、疗效，随时调整。

5. 重病患者、新患者、老年患者需特别关照。

（二）医疗体操带操具体方法

1. 动作要领讲解正确、清楚、生动、逼真、形象，动作要有简单易记的名称。

2. 示范在前，动作准确，先做 4~8 拍，说明要点，分解动作，宜进行镜面示范，以保持动作方向与练操者一致，便于其模仿、记忆。

3. 及时矫正练操者错误的动作，动作的准确性与疗效直接相关，带操者矫正/患者相互矫正。

4. 带操者口令的喊法　先喊本节动作名称，"预备起、1-2-3-4……"，每节最后要喊"停"字。

5. 带操者思想要集中，情绪要饱满，口令快慢根据体操的要领而定，以达到治疗作用为前提。

五、医疗体操操练的注意事项

1. 穿戴 练操者穿着宽松、舒适、透气的衣服,不宜过多,最好能穿着运动鞋或软底鞋。

2. 循序渐进训练 根据医疗体操训练方案规定内容,逐步实施训练,并注意了解患者的反应,切忌急于求成,超负荷训练。

3. 持之以恒训练 由于人体各种功能改善都有一个由量变到质变的过程,需要不断进行量的累积,然后产生质变。运动能使人体各种功能产生适应性改变,并在一定运动强度的刺激下超量恢复,这种超量恢复就是质变的基础。因此,医疗体操必须持之以恒,才能获得理想的效果。

4. 动作规范到位 带操者在指导练操者进行医疗体操锻炼时,除将动作要领、动作要求讲解清楚外,还要做全面的正确示范,以确保患者的动作规范到位。

5. 注重训练的全面性和有趣性 医疗体操为了产生明显的训练疗效,必须要进行综合训练。人是一个整体,编制训练方案如果只注意局部某一肢体或某种方式的运动,既动作单一又容易产生疲劳;相反,多样化、全面性的医疗体操训练,既不产生局部疲劳,又可以起到人体功能相协调,促进和提高训练兴趣的效果。

6. 做好观察记录,定期复查,评定疗效,并根据情况调整训练方案。

第二节 常用医疗体操

一、颈椎操

颈椎操是针对颈肩部退行性改变和颈椎病而进行防治的一套专门的医疗体操。颈肩部退行性改变,最主要、最直接的因素是颈椎长时间处于屈曲位或某些特定体位,尤其长期低头伏案工作,不仅使颈椎间盘内的压力增高,而且也使颈部肌肉长期处于非协调受力状态,颈后部肌肉和韧带易受牵拉劳损,椎体前缘相互磨损、增生,再加上扭转、侧屈过度,更进一步导致损伤,易于发生颈椎病或退行性改变。

(一) 颈椎操的作用

1. 颈椎操通过颈部各方向的放松性运动,活跃颈椎区域的血液循环,消除淤血水肿,同时适度牵伸长期处于同一位置的肌肉与韧带,放松痉挛的肌肉,调节颈椎的应力,从而减轻症状。

2. 加强颈肩部肌群的肌肉力量,增强其对疲劳的耐受能力,平衡两侧颈肩部的肌力,改善颈椎的稳定性,以巩固治疗效果,预防发作。

(二) 适应证和禁忌证

1. 适应证 各型颈椎病症状基本缓解或呈慢性状态时;注意椎动脉型颈椎病做颈部旋转运动时应缓慢轻柔,适当控制旋转的幅度。

2. 禁忌证 颈椎病急性发作期;有较明显或进行性脊髓受压的症状时。

(三) 内容及主要练习方法

1. 主要内容 这套体操包括颈部的各向运动,但不做后仰运动(图 15-1 A~C);图 15-1 H~J 是利用自我对抗练习的等长肌肉练习来增强颈部屈、伸肌群的力量;还有较多的肩带运动以放松颈肩部的肌肉,可同时防治易与颈椎病伴行发生的肩周炎。

2. 主要练习方法 各个动作宜放松,平稳而有节律地进行,活动度尽可能达到最大。一般从 5~10 次开始,逐步增加到 20 次,练习后应感到轻松舒适为宜,如出现疼痛或眩晕,常提示动作速度过快或幅度过大,可适当减慢速度,减小幅度;如感觉明显不适时需停止操练。在进行图 15-1 H~J 的颈肌等长练习时,需平稳地用力并持续 6s,然后再平稳地放松,重复 5~10 次即可。

第一节 左右摆动。准备姿势:双手叉腰(图 15-1A),1、2 颈项向左侧屈;3、4 颈项向右侧屈。

注意头部侧屈时使耳贴于肩,停留片刻后,头部返回中位。头部摆动时吸气,回到中位时呼气,做操时双肩、颈部要尽量放松,动作以慢而稳为佳。

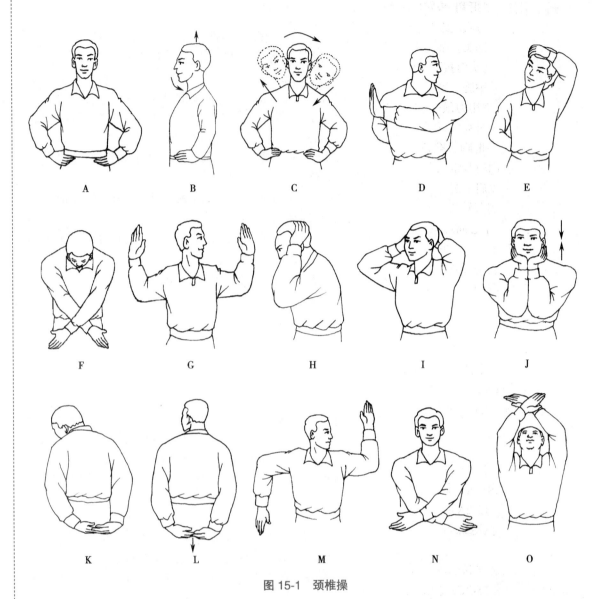

图 15-1　颈椎操

　　第二节　左右旋转。准备姿势同前,1、2 颈项向左旋转;3、4 颈项向右旋转。

　　注意头部转向左侧,同时吸气,让右侧颈部伸直后,停留片刻,再缓慢转向右侧,同时呼气,让左侧颈部伸直后,停留片刻。

　　第三节　提肩缩颈。准备姿势同前,1、2 提肩缩颈(图 15-1B);3、4 压肩伸颈。

　　双肩慢慢提起,颈部尽量往下缩,停留片刻后,双肩慢慢放松地放下,头颈自然伸出,还原自然,然后再将双肩用力往下沉,头颈部向上拔伸,停留片刻后,双肩放松,并自然呼气。注意在缩伸颈的同时要慢慢吸气,停留时要憋气,松肩时要尽量使肩、颈部放松。

　　第四节　头部环绕。准备姿势同前,1、2、3、4 颈项向左前右绕环至还原(图 15-1C);5、6、7、8 向相反方向绕环。

　　第五节　转头推手。准备姿势同前,1 头尽力向左转,左手经体前用力向右上方推伸,右手经背后用力向左推伸(图 15-1D),2 还原;3、4 同 1、2,方向相反。

　　注意旋转时吸气,还原时呼气。同时尽量使肩、颈放松。

　　第六节　摆头摸耳。准备姿势同前,1 颈项向左侧弯,左手经头顶上方触右耳(图 15-1E),2 还原;3、4 同 1、2,方向相反。

　　注意侧弯时吸气,还原时呼气。同时尽量使肩、颈放松。

第七节 举臂转颈。准备姿势同前,1 低头含胸,两臂左手在上在胸前交叉(图 15-1F)。2 两臂肘屈曲外旋,同时尽量挺胸,头转向左侧,目视左手(图 15-1G)。

注意低头含胸时吸气缩肩,挺胸时呼气并下沉肩膀。

第八节 对抗仰头。准备姿势:两手手指交叉抱于脑后,颈稍内收屈曲(图 15-1H),头用力地后伸,两手则用力向前,与头对抗但不形成后仰(图 15-1I);坚持 6s 后放松,再进行下一次练习,重复 5~10 次。

第九节 托颌举腮。准备姿势:两肘屈曲夹紧,两手掌相对托住下颌(图 15-1J),用力低头,使下颌下压内收,同时手掌用力顶住,不使下颌向下,坚持 6s 后放松,再进行下一次练习,重复 5~10 次。

注意下颌下压时吸气,放松时呼气。

第十节 背手挺胸。准备姿势:低头含胸,两手手指交叉在背后,肘半屈,手心向上(图 15-1K),1 挺胸,用力伸肘,同时翻掌向下,后颈部向上伸(图 15-1L),2 还原至准备姿势,3、4 同 1、2。

注意挺胸时双肩下沉,同时吸气,还原时呼气。

第十一节 摆臂转头。准备姿势:双手叉腰,1 左肩向外旋转至前臂垂直,掌心向前;右肩向内旋转至右手在背后,手心向后,眼视在上的左手(图 15-1M),2 还原至准备姿势,3、4 同 1、2,方向相反。

注意动作时吸气,还原时呼气。

第十二节 大拜环绕。准备姿势:两臂半屈在体前交叉(图 15-1N),1 两臂在交叉下上举到头上,抬头,眼视双手(图 15-1O);2 两臂分开,经体侧下降回到准备姿势,3、4 同 1、2。

二、脊柱侧弯矫正操

脊柱侧弯是指脊柱额状面上的异常,是向侧方的弯曲,又称脊柱侧凸。脊柱侧弯有的是 C 形,如脊柱全右或全左侧凸;有的是 S 形,如胸右、腰左或胸左、腰右等。矫正体操是治疗脊柱侧弯的重要方法之一,主要通过选择性增强维持脊柱姿势的肌肉,凸侧的骶脊肌、腹肌、腰大肌和腰方肌等,以调整脊柱两侧的肌力平衡;同时牵伸凹侧挛缩的有关肌肉和韧带等软组织,从而起到对侧弯的矫正作用。

(一) 脊柱全右凸矫正体操

1. 具体动作(图 15-2)

第一节 挺胸运动。仰卧位,左手尽力向上伸,右手尽力向下伸。挺胸,抬起肩背,吸气,放下呼气,动作缓慢平稳(图 15-2A)。

第二节 右抬腿练习。仰卧位,左手尽力向上伸,右手尽力向下伸。右腿伸直抬高,放下(图 15-2B)。

第三节 右腿半桥运动。仰卧位,左手尽力向上伸,右手尽力向下伸。右下肢屈曲,足踩床面,抬起胸腰和臀部(图 15-2C),吸气;放下,呼气。

第四节 左侧卧抬胸—头。左侧卧,抬起头、肩和上胸部(图 15-2D),吸气;放下,呼气。

第五节 左侧卧抬右腿。左侧卧,右腿伸直抬起(图 15-2E),吸气;放下,呼气。

第六节 俯卧抬胸—头。俯卧位,抬起头肩,上胸和左手(图 15-2F),吸气;放下,呼气。

第七节 俯卧后伸右腿。俯卧,左手向上,右手向下伸,右腿直腿抬高(图 15-2G)。

第八节 俯卧抬臂伸腿。俯卧位,抬起头、肩、上胸和左手,同时右腿伸直抬起(图 15-2H),吸气;放下,呼气。

2. 注意事项

(1)脊柱侧弯的矫正操,一般对凸侧进行肌肉的增强训练,对凹侧进行肌腱与韧带等软组织的牵伸;故对脊柱全右凸者,将其左上肢用力向上伸举,右上肢尽力向下伸。如患者为全左凸,则务必将以上动作的左、右方向完全颠倒过来,宜右上肢用力向上伸举。

(2)整套操的运动量可以通过以下步骤进行调节:每节操的重复次数从 10 次逐渐增加至 30 次;第四、五节(图 15-2D、图 15-2E)练习时须坚持 30s,重复 1~2 次即可;后可通过在右腿上绑上一定重量的沙袋进行负重训练,增加其运动量;第四节(图 15-2D)、第六节(图 15-2F)、第八节(图 15-2H)可通过左手持沙袋进行运动量的调整。

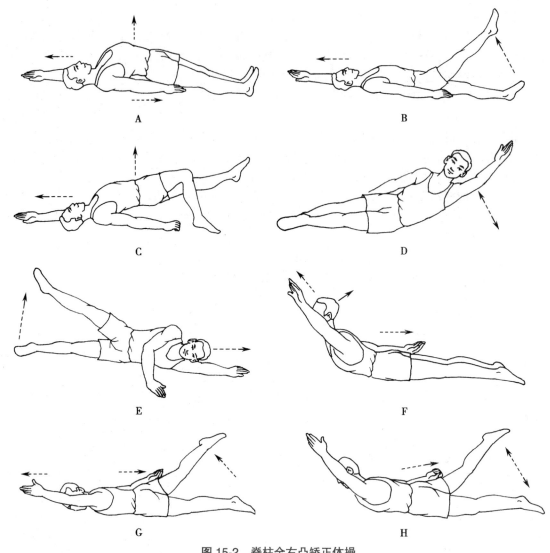

图 15-2 脊柱全右凸矫正体操

(二) 脊柱 S 形侧凸(胸右腰左)矫正操

1. 具体动作(图 15-3)

第一节 挺胸运动。仰卧位,左手向上,右手向下伸展,挺起胸部及肩部(图 15-3A),放下。

第二节 左抬腿练习。仰卧位,左手向上,右手向下伸展,左腿伸直抬高(图 15-3B),放下。

第三节 左半桥运动。仰卧位,左手向上,右手向下伸展,左腿屈曲,足踩床面,抬起腰、臀及右腿(图 15-3C)。

第四节 左侧卧抬胸—头。左侧卧位,腰下垫小枕,抬起头、肩和左手(图 15-3D)。

第五节 右侧卧垫胸左抬腿。右侧卧位,胸下垫小枕,抬起左腿(图 15-3E),放下。

第六节 俯卧抬左臂—胸—头。俯卧,左手向上,右手向下伸,抬起头、肩、左手和上胸(图 15-3F)。

第七节 俯卧后伸左腿。俯卧,左手向上,右手向下伸,左腿直腿抬高(图 15-3G)。

第八节 俯卧抬左臂后伸腿。俯卧,左手向上,右手向下伸,抬起头、肩、左手及上胸,同时抬起左腿(图 15-3H)。

第九节 肘膝位抬头—手。俯卧位,肘膝着地,抬起头及左手(图 15-3I)。

第十节 腕膝位后抬右腿。俯卧位,腕膝着地,右腿伸直抬起(图 15-3J)。

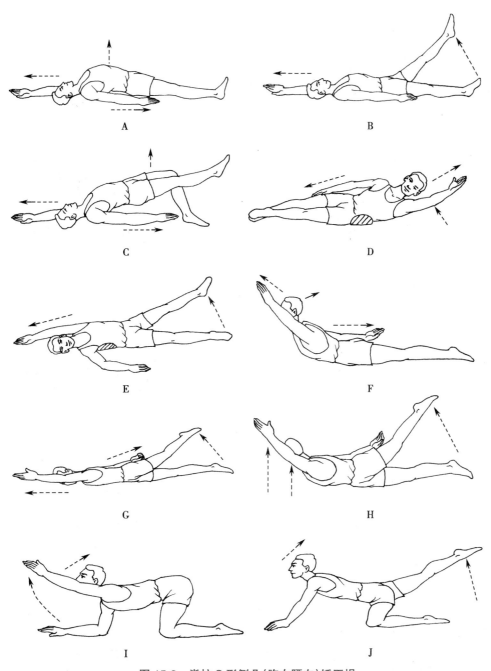

图 15-3　脊柱 S 形侧凸（胸右腰左）矫正操

2. 注意事项　胸左腰右的患者必须把练习中的左、右方向完全颠倒过来进行。其余注意事项同脊柱全右凸矫正操。

三、腰椎前凸矫正操

正常的腰椎有向前的生理前凸,对维持脊柱的生理曲线和人体平衡、姿势起着重要的作用。而腰椎前凸症则超出了腰椎生理前凸的角度,同时伴有骶椎向后翘、胸椎向后仰,又称为凹背,常见于长期穿高跟鞋的女性或肥胖型身材者与长期坐姿不良者。腰椎前凸的矫正医疗体操主要是通过增强腹部和臀肌肌肉力量,牵伸腰骶区的肌肉和韧带,从而减小骨盆前倾角和腰骶角,增加稳定性,减小和矫正前凸。图 15-4 的 Williams 体操是较典型的腰椎前凸矫正操。

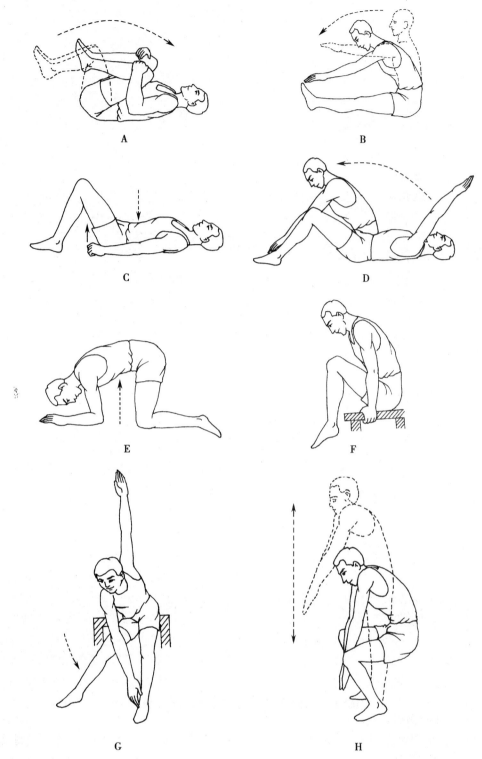

图 15-4 腰椎前凸矫正操

第一节 把双膝拉向腋下（图 15-4A）。

第二节 摸脚尖（图 15-4B）。

第三节 把腰部用力向下压（图 15-4C）。

第四节 仰卧起坐，两腿半屈（图 15-4D）。

第五节 腰背用力向上弓起（图 15-4E）。

第六节 两膝屈曲提起（图 15-4F）。

第七节 两腿伸直，分开摸对侧足尖（图 15-4G）。

第八节 下蹲起立,腰背微屈,两手不动(图 15-4H)。

四、下腰痛的医疗体操

下腰痛患者常有躯干肌的减弱,疼痛与肌力弱可能互为因果,使疼痛迁延难愈,故躯干肌肉训练应为治疗下腰痛及防止其反复发作的重要环节。与下腰痛直接相关的躯干肌肉,主要是使腰椎屈曲与减少腰椎生理前凸的腹肌和使腰椎伸展与增加腰椎生理前凸的腰背伸肌群。腰背肌的锻炼可以有效地减少脊柱的负荷,增强脊柱稳定性,保护脊柱免受损伤,从而降低下腰痛的可能性。疼痛还会让患者在主观上限制自身腰椎活动,长时间的制动会降低腰背活动度,加速脊柱的退变,因此,除了肌肉的锻炼,患者还需要进行增加腰背活动度的锻炼。

(一) 增强腰背肌肉医疗体操

1. 具体动作(图 15-5)

第一节 挺胸:挺起胸部和肩部,吸气;放下,呼气(图 15-5A)。

第二节 单抬腿:膝部伸直,轮流抬起一腿和放下(图 15-5B)。

第三节 "半桥":两腿屈曲下,抬起臀部同时,挺胸挺腰(图 15-5C),吸气;放下,呼气。

第四节 双抬腿:两腿伸直并拢抬起(图 15-5D),吸气;放下时,呼气(30° 锻炼下腹部,60° 锻炼上腹部)。

第五节 "全桥":双腿伸直并拢,抬起臀部,挺腰(图 15-5E),吸气;放下,呼气。

第六节 仰卧起坐:自仰卧位抬头或坐起,手触足尖(图 15-5F)。

第七节 侧卧抬腿:侧卧,一腿伸直尽量抬高(图 15-5G),先向左侧卧再向右侧卧。

第八节 小俯卧撑:俯卧位下用双臂撑起上身,抬头,臀部不离床面(图 15-5H)。

第九节 俯卧抬腿:俯卧,两腿伸直(图 15-5I),轮流抬高。

第十节 "燕式":俯卧,抬起上身两臂及两腿,膝伸直(图 15-5J)。

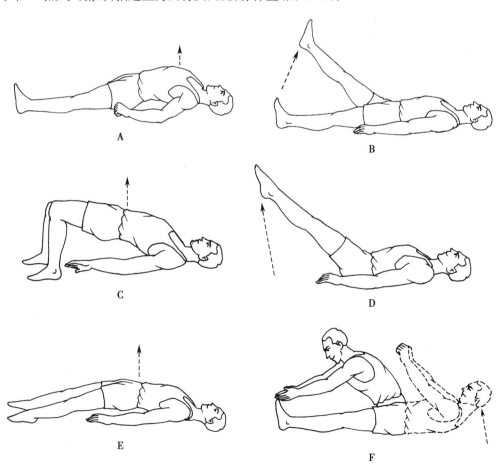

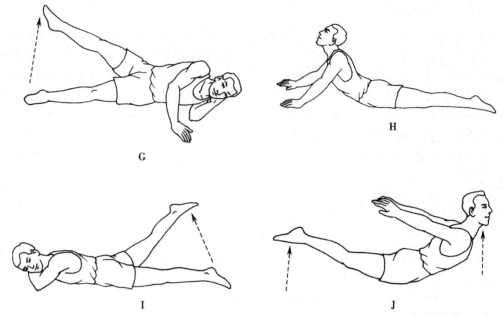

图 15-5 增强腰背肌肉医疗体操

2. 注意事项

(1) 所有动作要平稳、缓慢,配合深呼吸,用力时吸气,还原或放松时呼气。每个动作坚持停留片刻后再还原。

(2) 一般每天练习 1 次。

(3) 运动量可视体力逐渐增加至 20 次。

(二) 增加腰背活动度的医疗体操(图 15-6)

第一节 上肢运动:双手前平举、上举、侧平举,放下(图 15-6A)。

第二节 屈伸运动:双手叉腰,先弓背后挺胸,弓背时两肘向前(图 15-6B),挺胸时肘向后(图 15-6C)。

第三节 转体:准备姿势:双手叉腰(图 15-6D),右手经前方、侧方向后斜上举(图 15-6E)。目视右手向右旋腰。还原两侧轮流。

第四节 侧弯运动:双手叉腰,向右弯腰,右手垂直下伸,左手沿胸壁向上滑移(图 15-6F);还原,两侧轮流。

第五节 抱膝:两手侧平举,手心向上挺腰(图 15-6G),弯腰抱住左小腿拉向胸部(图 15-6H);还原,两侧轮流。

第六节 弯腰转体:两手侧平举,两腿伸直分开(图 15-6I),弯腰以右手触左足,左手右上举(图 15-6J);还原,两侧轮流。

第七节 磨腰:双手叉腰,1、2、3、4 依次向左、右、右前方弯腰(图 15-6K),5、6、7、8 方向相反。

第八节 放松:腰微屈,两手在身前交叉(图 15-6L),两手上举过头,同时抬头吸气见(图 15-6M),两手分开,放下同时弯腰呼气。

五、平足矫正体操

足在人体负重、平衡和弹跳中发挥重要作用,其结构美在人体美中起很重要的作用。如足弓高度低于正常范围,足底印迹检查可见最窄处的宽度增大,与相应的足印空白处的宽度之比为(1~2):1 或更大,称为扁平足。扁平足者其足部的固有肌受到的压力比正常足大,故步行时更容易产生疲劳感。平足矫正体操可以增加对足跗间关节的稳定作用和提高足纵弓,进而可以改善步行时足易疲劳的状况。

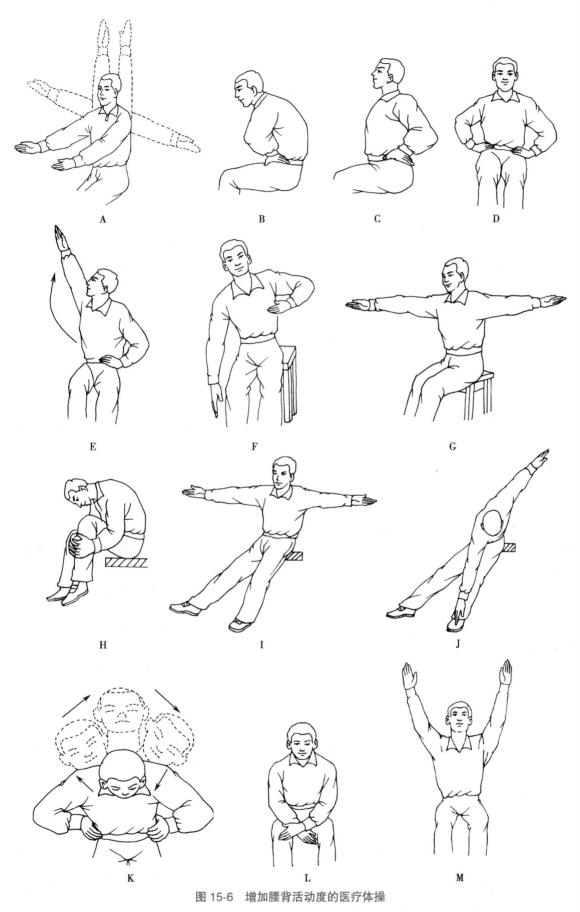

图 15-6 增加腰背活动度的医疗体操

1. 具体动作

准备姿势:两足稍分开,互相平行,手扶椅背。

第一节 用力弓起足背(图 15-7A),3~4s 放下,重复 10~30 次。

第二节 弓起足背站立,身体前倾,重心前移,维持至足部有明显疲劳感觉,重复 1~2 次。

第三节 两足内翻,用足外侧缘站立,同时足趾屈曲(图 15-7B),3~4s 放下,重复 10~30 次。

第四节 两足内翻,用足外侧缘站立,维持至足部有明显疲劳感,重复 1~2 次。

第五节 足趾用力,提起足跟和足掌(图 15-7C),3~4s 放下,重复 10~30 次。

第六节 足趾用力,用足趾站立至有明显疲劳感觉,重复 1~2 次。

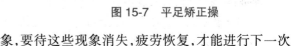
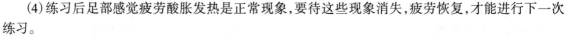

A   B   C

图 15-7 平足矫正操

第七节 用足外侧缘走(图 15-7B),2~3min。

第八节 用足趾行走(图 15-7C),2~3min。

2. 注意事项

(1)第一、三、四节动作应平稳有力。

(2)第二、五、六节后各休息片刻。

(3)一般每日或隔日练习 1 次,要长期坚持。

(4)练习后足部感觉疲劳酸胀发热是正常现象,要待这些现象消失,疲劳恢复,才能进行下一次练习。

(5)如果疼痛肿胀持续加重,应暂停练习。

六、肺气肿呼吸体操

呼吸操可以帮助恢复因肺气肿而减弱、有效的腹式呼吸,并改善呼吸功能;消除支气管腔内分泌物,减少引起支气管炎症或刺激的因素,保持呼吸道卫生;帮助提高心功能和全身体力,尽可能地恢复活动能力。

1. 具体动作

准备练习 腹式呼吸练习,肩胸放松,肚腹扇风,呼深吸轻,平稳从容,口呼鼻吸,自然轻松(图 15-8A,图 15-8B)。

第一节 自然呼吸

预备:两手放在腿上,肩臂放松(图 15-8C)。

(1)两臂缓缓抬起与肩平,稍挺腰,吸气(图 15-8D)。

(2)两臂徐徐放下,腰放松,呼气。

第二节 挤胸呼吸

预备:两臂屈曲交叉,两肘贴胸前(图 15-8E)。

(1)呼气时低头松腰,两臂自然挤压下胸(图 15-8F)。

(2)吸气时缓缓挺腰,回到预备姿势。

第三节 侧弯运动

预备:两手叉腰,拇指向后(图 15-8G)。

(1)向左弯腰,左臂下伸,右肩上抬,呼气(图 15-8H)。

(2)还原,吸气,两侧轮流。

第四节 压腹呼吸

预备:自然站立,两手叉腰,拇指在后(图 15-8I)。

(1)呼气时,主动收腹,两手四指加压于腹,同时两肘关节向前靠拢,以约束胸部(图 15-8J)。

(2)吸气时,两肩向后扩胸,以增加肋骨活动幅度。

第五节 转体运动

预备:两手叉腰,拇指向后(图 15-8K)。

(1)向左转体,右手向左推出,呼气(图 15-8L)。

(2)还原,吸气,左右轮流。

第六节 抱膝运动

预备:两臂半屈,抬起与肩平,稍挺腰(图15-8M)。

(1)呼气时左腿屈曲,两手抱小腿,使膝贴近胸部(图15-8N)。

(2)还原时吸气,左右轮流。

第七节 转体弯腰

预备:坐凳子前缘,两腿伸直分开,两手侧举,手心向上(图15-8O)。

(1)挺胸吸气,弯腰转体,右手伸向左足(图15-8P)。

(2)呼气,左右轮流。

第八节 折体呼吸

预备:两臂半屈,抬起与肩平,稍挺胸(图15-8Q)。

(1)呼气并弯腰至胸部贴近大腿,两手环抱大腿(图15-8R)。

(2)吸气时缓缓回到预备姿势。

第九节 抬腿运动

预备:坐凳子前缘,两膝伸直(图15-8S)。

(1)身体稍后仰,左腿伸直尽量抬高,呼气(图15-8T)。

(2)放下,吸气,左右轮流。

第十节 挥臂呼吸

预备:两手在腹前交叉,腰部放松(图15-8U)。

(1)两手上举到头上,抬头看手,吸气(图15-8V)。

(2)两臂分开经两侧放回腹前,呼气。

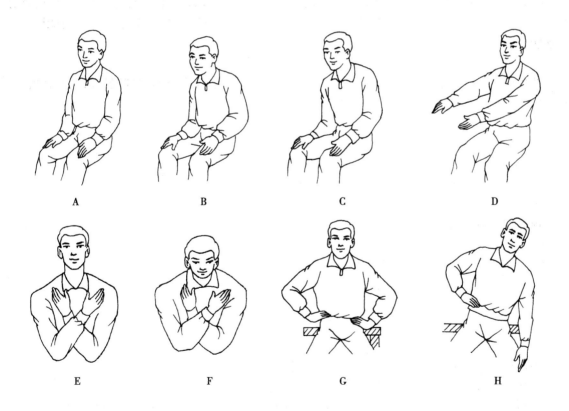

A	B	C	D
E	F	G	H

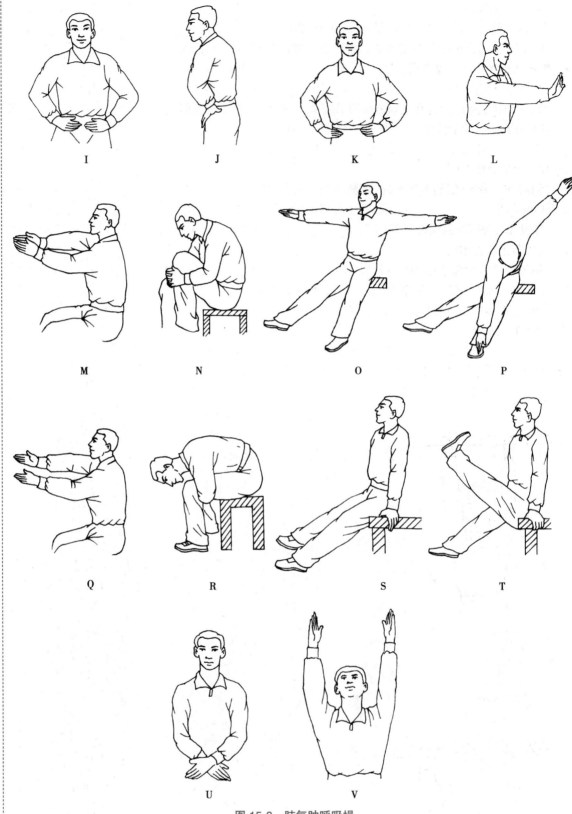

图 15-8 肺气肿呼吸操

2. 注意事项

（1）所有动作配合深呼吸完成。鼻吸、口呼，吸、呼比可由 1∶2 逐渐延长至 1∶4 为宜。

（2）脊髓损伤患者注意根据损伤平面有选择地进行动作练习。可根据患者情况自行添加设计相关阶段性动作。

七、肩周炎医疗体操

肩周炎医疗体操主要对肩周炎患者肩关节活动度及肩部肌群肌力进行训练,从而达到缓解肩部疼痛,改善肩关节活动度及增强肌力的作用。

1. 具体方法

第一节 棍棒练习:利用体操棒,做上举、侧举、上提、下压、后举、旋转的动作(图15-9A至图15-9F),每组动作20次。

第二节 爬梯练习:站立位,健侧手叉腰,患侧手顺着肩梯,向前上爬、向侧上爬(图15-9G,图15-9H),每组动作10次。

第三节 滑车练习:利用滑轮,双侧轮流做屈伸、外展内收、旋前旋后(图15-9I至图15-9K),每组动作30~40次。

第四节 搁臂练习:站立位,患侧手臂搁在木板上,健侧手叉腰,做下蹲、弯腰动作(图15-9L,图15-9M),每组动作10次。

第五节 肩外旋牵伸:仰卧位,在床头加一滑轮,肘屈曲,固定患侧腕关节,滑轮另一侧加沙袋做肩外旋牵伸(图15-9N),每次牵伸10~15min。

第六节 肩内旋牵伸:仰卧位,肘屈曲,手心朝下,肩和前臂放沙袋做肩内旋牵伸(图15-9O),每次牵伸10~15min。

第七节 摆臂放松练习:站立位稍弯腰,双手持适当重量的哑铃,肘伸直,前后、左右摆臂(图15-9P,图15-9Q),每组动作20次。

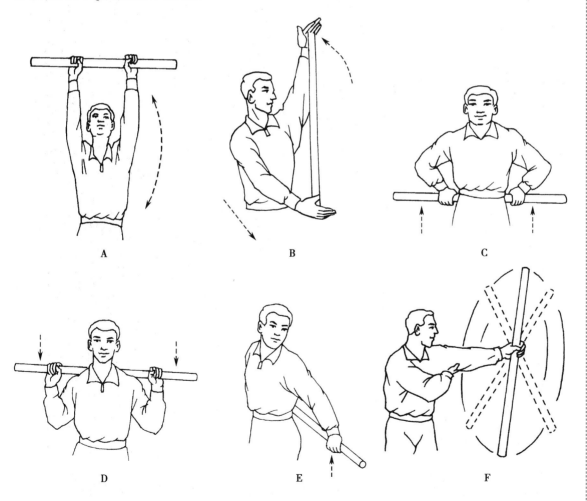

A   B   C

D   E   F

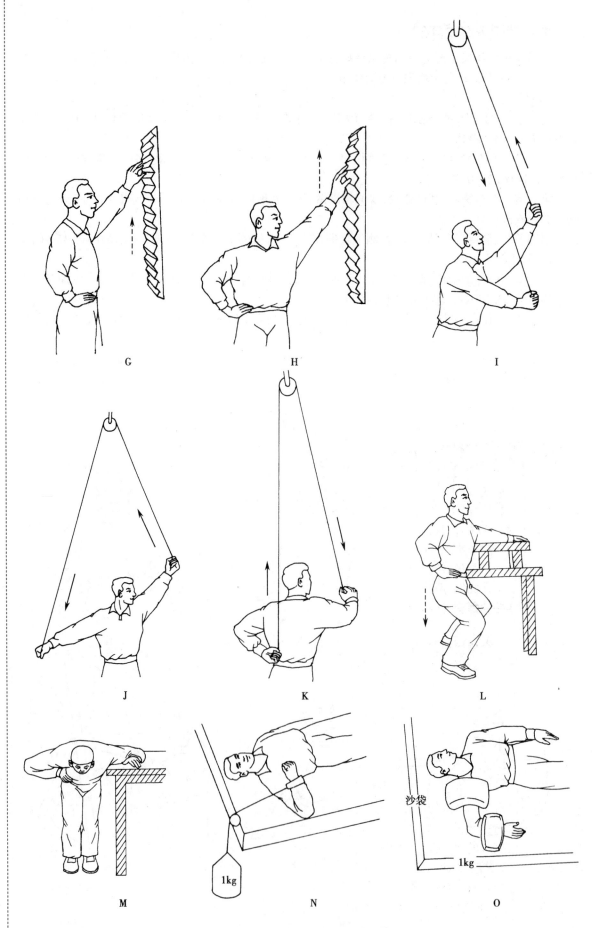

G

H

I

J

K

L

M

N

1kg

O

沙袋

1kg

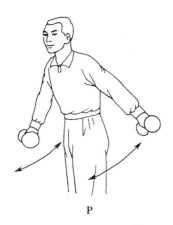
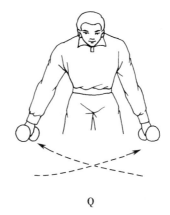

P　　　　　　　　　　　　　　Q

图 15-9　肩关节医疗体操

2. 注意事项

（1）无论是 ROM 训练还是肌力训练，都要遵循无痛原则。

（2）急性期患者主要以被动运动为主，慢性期则主要以主动运动为主，一般肌力训练和 ROM 训练一起进行。

（3）运动量要遵循循序渐进的原则。

八、内脏下垂医疗体操

内脏下垂的医疗体操以锻炼腹肌为主，但要避免剧烈活动，尤其是跳跃运动，不要长时间站立。

第一节　腹式呼吸：口呼鼻吸，呼时收腹，吸时鼓腹。

第二节　半仰卧起坐：抬起上体至半卧姿势，两臂前平举，呼气，躺下，吸气。

第三节　单抬腿：两腿伸直，轮流抬起和放下。

第四节　挺胸：头和两肘支撑床面，抬起胸和肩部，臀部不动。

第五节　转体：仰卧，两臂侧平举，轮流向一侧，转体同时一臂经体前摆至对侧击掌。

第六节　双抬腿：两腿并拢，伸直上举到垂直位，呼气，放下，吸气。

第七节　半桥运动：两腿屈曲，足踩床面，抬起臀部腰部，同时收紧肛门，吸气，放下呼气。

第八节　仰卧起坐：两臂举向头侧，掌心向上，坐起尽量以手抵足尖。

第九节　举腿侧倒：两腿伸直上举至和地面垂直，并拢向左侧倒，还原后向右侧倒。

第十节　抬腿剪交：两腿伸直抬起约30°，然后左右分开，两腿伸直在空中交叉，首先右腿在上，后左腿在上。

第十一节　全桥运动：头、两肘、两足撑地，抬起臀、胸及肩部，吸气，放下，呼气，放松。

第十二节　"蹬自行车"：两腿抬起交替屈曲，模仿蹬自行车动作。

第三节　常用的传统医疗体操

一、五禽戏

五禽戏是由汉代名医华佗发明的，但也有人认为华佗是五禽戏的整理改编者，在汉代以前已经有许多类似的健身法。最早记载了"五禽戏"名目的是南北朝陶弘景的《养性延命录》。还有人认为五禽戏是由华佗模仿虎、鹿、熊、猿、鹤 5 种动物的动作创编的一套防病、治病的医疗气功。它是一种"外动内静""动中求静""动静兼备"、有刚有柔、刚柔并济、练内练外、内外兼练的仿生功法。现代医学研究也证明，作为一种医疗体操，五禽戏不仅使人体的肌肉和关节得以舒展，而且有益于提高肺与心脏功能，改善心肌供氧量，提高心排血量，促进组织器官的正常发育。

（一）虎戏

脚后跟靠拢成立正姿势,两臂自然下垂,两眼平视前方。

1. 左式

(1)两腿屈膝下蹲,重心移至右腿,左脚虚步,脚掌点地、靠于右脚内踝处,同时两掌握拳提至腰两侧,拳心向上,眼看左前方。

(2)左脚向左前方斜进一步,右脚随之跟进半步,重心坐于右腿,左脚掌虚步点地,同时两拳沿胸部上抬,拳心向后,抬至口前两拳相对翻转变掌向前按出,高与胸齐,掌心向前,两掌虎口相对,眼看左手。

2. 右式

(1)左脚向前迈出半步,右脚随之跟至左脚内踝处,重心坐于左腿,右脚掌虚步点地,两腿屈膝,同时两掌变拳撤至腰两侧,拳心向上,眼看右前方。

(2)与左式(2)同,唯左右相反。如此反复左右虎扑,次数不限。

（二）鹿戏

身体自然直立,两臂自然下垂,两眼平视前方。

1. 左式

(1)右腿屈膝,身体后坐,左腿前伸,左膝微屈,左脚虚踏;左手前伸,左臂微屈,左手掌心向右,右手置于左肘内侧,右手掌心向左。

(2)两臂在身前同时逆时针方向旋转,左手绕环较右手大些,同时要注意腰胯、尾骶部的逆时针方向旋转,久而久之,过渡到以腰胯、尾骶部的旋转带动两臂的旋转。

2. 右式动作与左式相同,唯方向左右相反,绕环旋转方向亦有顺逆不同。

（三）熊戏

身体自然站立,两脚平行分开与肩同宽,双臂自然下垂,两眼平视前方。先右腿屈膝,身体微向右转,同时右肩向前下晃动、右臂亦随之下沉,左肩则向外舒展,左臂微屈上提。然后左腿屈膝,其余动作与上左右相反。如此反复晃动,次数不限。

（四）猿戏

脚跟靠拢成立正姿势,两臂自然下垂,两眼平视前方。

1. 左式

(1)两腿屈膝,左脚向前轻灵迈出,同时左手沿胸前至口平处向前如取物样探出,将达终点时,手掌撮拢成钩手,手腕自然下垂。

(2)右脚向前轻灵迈出,左脚随至右脚内踝处,脚掌虚步点地,同时右手沿胸前至口平处时向前如取物样探出,将达终点时,手掌撮拢成钩手,左手同时收至左肋下。

(3)左脚向后退步,右脚随之退至左脚内踝处,脚掌虚步点地,同时左手沿胸前至口平处向前如取物样探出,最终成为钩手,右手同时收回至右肋下。

2. 右式动作与左式相同,唯左右相反。

（五）鸟戏

两脚平行站立,两臂自然下垂,两眼平视前方。

1. 左式

(1)左脚向前迈进一步,右脚随之跟进半步,脚尖虚点地,同时两臂慢慢从身前抬起,掌心向上,与肩平时两臂向左右侧方举起,随之深吸气。

(2)右脚前进与左脚相并,两臂自侧方下落,掌心向下,同时下蹲,两臂在膝下相交,掌心向上,随之深呼气。

2. 右式同左式,唯左右相反。

（六）训练要点

1. 全身放松 练功时仅肌肉要放松,神经精神也要放松。要求松中有紧,柔中有刚,切不可用僵劲。只有放松使出来的劲才会柔中有刚,才使动作柔和连贯,不致僵硬。

2. 意守丹田 即排除杂念,用意想着脐下小腹部,有助于形成腹式呼吸,做到上虚下实,即胸虚腹实,使呼吸加深,增强内脏器官功能,使血液循环旺盛。身体下部充实,有助于克服中老年人常易发生的头重脚轻和上盛下虚的病象。此外做到上虚下实,动作才能达到轻巧灵便、行动自如。

3. 呼吸均匀　练功前,先做几次深呼吸,调匀呼吸。练功当中,呼吸要自然平稳,最好用鼻呼吸,也可口鼻并用。但不可张口喘粗气,而要悠悠吸气,轻轻呼气,做起动作来会自然形成腹式呼吸,使运动幅度加大,腹肌收缩有力,对内脏器官都有好处。

4. 动作象形　练五禽戏做到动作外形神气都要像五禽。如练虎戏时,要表现出威猛的神态,目光炯炯,摇头摆尾,扑按搏斗等,有助于强壮体力。练鹿戏时,要仿效鹿那样心静体松,姿势舒展,要把鹿的探身、仰脖、缩颈、奔跑、回首等神态表现出来。鹿戏有助于舒展筋骨。练熊戏时,要像熊那样浑厚沉稳,表现出撼运、抗靠、步行时的神态。熊外似笨重,走路软塌塌,实际上在沉稳之中又富有轻灵。练猿戏时,要仿效猿猴那样敏捷好动,要表现出纵山跳涧、攀树蹬枝、摘桃献果的神态。猿戏有助于发展灵活性。练鸟戏要表现出亮翅、轻翔、落雁、独立等动作神态。鸟戏有助于增强肺呼吸功能,调达气血,疏通经络。

二、太极拳

太极拳是中国武术的一种,归类为内家拳,1949 年后被原国家体育运动委员会统一改编,作为强身健体之体操运动、表演、体育比赛用途。太极拳动作呈弧形,连贯而圆活,结合了古代的导引术和吐纳术,是吸取了古典哲学和传统中医理论而形成的一种内外兼练、柔和、缓慢、轻灵的拳术。现代研究发现其对老年人的平衡功能具有较好作用。本文主要介绍的是 24 式简化太极拳。

1. 起势
(1) 左脚分开半步。
(2) 两手慢慢前平举,与肩同高。
(3) 屈腿下蹲,两手下落按到腹前。

2. 左右野马分鬃
(1) ①转腰抱手收脚,两手上下合抱;②转身上步;③弓步分手,指尖与眼同高。
(2) ①转腰撇脚;②抱手收脚,上手高与肩平,下手与腹平;③转腰上步,向前迈出一步;④弓步分手,前手心斜向上与肩平,后手按在胯侧,手心向下。
(3) ①转腰撇脚;②抱手收脚;③转腰上步,脚跟轻轻落地;④弓步分手,眼睛注视前手的指尖。

3. 白鹤亮翅
(1) 向前抱手后脚跟半步,脚掌落地。
(2) 重心后移,坐腿转腰分手。
(3) 转向前方虚步亮掌,前脚脚掌虚点地面。

4. 左右搂膝拗步
(1) ①右手前摆;②两手交叉抡摆,腰向右转前脚收回,手摆向侧后方;③上步屈臂收手到肩上;④弓步搂手推掌。
(2) ①轻轻地转腰撇脚;②摆手收脚,眼看后手与头同高;③上步屈臂收手到肩上耳旁;④弓步搂推,指尖与眼同高,推到中间轴线上。
(3) ①转腰撇脚;②摆手收脚;③上步屈臂;④弓步搂推。

5. 手挥琵琶
(1) 后脚跟近半步。
(2) 重心后移,两手交错交换。
(3) 虚步合手,两手成侧立掌。

6. 左右倒卷肱
(1) ①撒手转腰翻掌;②提脚退步屈臂收手;③坐腿虚步推掌。
(2) ①撒手转腰翻掌;②屈臂转腰提脚退步;③坐腿虚步推掌。
(3) 动作同(1)。
(4) 动作同(2)。

7. 左揽雀尾

(1) 转腰分手。

(2) 抱手收脚,支撑困难时可脚尖点地。

(3) 转腰向前上步,脚跟先落地。

(4) 弓步掤手。

(5) 转腰摆臂两手送到前边去翻转,手心相对。

(6) 坐腿转腰后捋,两手摆到身体侧后方。

(7) 转身搭手仍转向正前方,右手心贴在腕关节内侧。

(8) 弓步前挤,两手两臂撑圆。

(9) 坐腿引手。

(10) 弓步前按,腕与肩高。

8. 右揽雀尾

(1) 转身扣脚分手。

(2) 坐腿抱球收脚。

(3) 转身上步。

(4) 弓步掤手。

(5) 转腰摆臂两手送到前方,翻转相对。

(6) 坐腿转腰向下向后捋。

(7) 转腰两手合在胸前正向前方。

(8) 弓步前挤。

(9) 分手坐腿后引手,也叫后掤。

(10) 弓步向前推按。

9. 单鞭

(1) 坐腿转身扣脚左云手。

(2) 坐腿转腰向右云手。

(3) 翻掌勾手收脚,勾尖向下,左手掌心向内。

(4) 转身上步。

(5) 弓腿翻掌推掌。

10. 云手

(1) 坐腿转腰,左手下落向右云摆画弧,勾手分开。

(2) 转腰向左移动重心,两手交叉向左画弧摆动,到左侧以后翻掌收脚并步。

(3) 向右转两手交叉向右摆动,到右侧翻掌出脚开步。

(4) 转腰向左云,到左侧以后翻掌收脚并步。

(5) 转腰右云,翻掌出脚开步。

(6) 转腰左云,翻掌收脚并步,并步相距 20cm。

11. 单鞭

(1) 转腰右云。

(2) 翻掌勾手提起左脚跟。

(3) 转身出脚上步。

(4) 弓步翻掌前推。

12. 高探马

(1) 跟步翻掌,两手心向上。

(2) 坐腿屈臂收手。

(3) 虚步推掌,左手收到腹前。

13. 右蹬脚

(1) 穿掌活步,脚尖脚跟向左侧移动。

(2)落脚弓腿分手。

(3)抱手收脚。

(4)蹬脚分手,方向右前方30°。

14.　双风贯耳

(1)收脚并手两手翻转向上。

(2)落脚收手,握拳。

(3)弓步贯拳,弓腿和贯拳的方向右前方30°。

15.　转身左蹬脚

(1)左转身分手扣脚,眼看左手。

(2)抱手收脚,重心后坐。

(3)分手蹬脚,方向左前方30°。

16.　左下势独立

(1)收脚摆手提勾。

(2)出脚落手。

(3)仆步穿掌。

(4)弓腿挑手。

(5)独立挑掌,膝关节和肘关节上下相对,小腿自然下垂,脚尖脚面展平。

17.　右下势独立

(1)落脚转身,摆手提勾。

(2)右腿向右侧伸出,右手微下沉。

(3)仆步右穿掌,掌指向右侧,虎口向上,掌心向前。

(4)弓腿挑掌起身,前脚尖外撇后脚尖内扣,重心前移,后手勾尖转向上。

(5)独立挑掌,左手左腿一起向前上方提起,手是侧立掌,脚尖斜向下,右手按在体侧。

18.　左右穿梭

(1)①向前落脚,脚跟着地,脚尖外撇;②抱手收脚;③向右前方上步脚跟落地两手分开;④弓步架推掌,方向右前方30°,右手举架在头的前上方。

(2)①撇脚落手转腰;②抱手收脚;③上步挫手;④弓步架推掌,方向左前方30°。

19.　海底针

(1)跟半步落在中轴线上。

(2)坐腿转腰,提掌成倒掌,提到肩上耳旁,左手落到腹前。

(3)左脚前移半步成虚步,右掌向前下插掌,上体略向前倾。

20.　闪通臂

(1)上体立直提手收脚。

(2)上步翻掌。

(3)弓步推掌。

21.　转身搬拦捶

(1)转身扣脚摆手。

(2)坐腿握拳,右拳停在腹前,拳心向下。

(3)摆脚搬拳,搬到身前拳心向上,左掌按在体侧。

(4)转身收脚,摆手收拳。

(5)上步拦掌,拳收到腰间。

(6)弓步打拳,拳心向左,拳眼向上。

22.　如封似闭

(1)穿手翻掌,翻转向上。

(2)坐腿收引。

(3)弓步前按。

23. 十字手

(1)转身扣脚。

(2)弓步分手。

(3)交叉搭手。

(4)收脚合抱。

24. 收式

(1)翻掌分手。

(2)垂臂落手。

(3)并步还原。

诀曰:膝直膀伸,推手至地;瞪目昂头,凝神一志;起而顿足,二十一次;左右伸肱,以七为志;更作坐功,盘膝垂眦;口注于心,息调于鼻;定静乃起,厥功维备。

本章小结

医疗体操是一类应用运动来健身治病的方法,可有效改善或维持关节活动范围和提高机体的运动能力,并可以改善日常生活活动能力。学生必须在掌握医疗体操概念、特点及应用的基础上,依据医疗体操的编操原则,来理解和运用不同的医疗体操进行康复治疗。同时,根据临床实际情况,结合关节松动技术、肌力训练等其他训练手段为患者服务。

(朱玉连)

思考题

1. 腰椎间盘突出的医疗体操应该嘱咐患者哪些注意事项?

2. 对乳腺癌早期术后关节活动受限、疼痛的患者,应如何制订一套医疗体操方案?

扫一扫,测一测

思路解析

第十六章　Bobath 技术

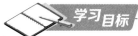学习目标

1. 掌握：Bobath 技术的基本理论和治疗原则。
2. 熟悉：Bobath 技术对小儿脑性瘫痪和脑卒中偏瘫的治疗方法。
3. 了解：Bobath 技术的发展简史及最新的发展动态。
4. 能应用 Bobath 基本技术针对性地治疗偏瘫患者及不同类型的脑瘫患儿。
5. 具有与脑瘫患儿和偏瘫患者良好的沟通能力以及团队协作精神。

Bobath 技术又称神经发育疗法（neurodevelopmental therapy，NDT），是 20 世纪 40 年代由英国物理治疗师 Berta Bobath 和她的丈夫 Karel Bobath 在实践中共同探讨、创立的一种整体性治疗技术，适用于中枢神经系统损伤引起的运动功能障碍的康复治疗。目前，临床上主要应用于脑瘫患儿和偏瘫患者的治疗训练。

第一节　理 论 基 础

Bobath 以现代神经科学和康复科学为理论基础，它通过对每一位中枢神经系统疾病患者的病例进行学习、评价、治疗及演示来验证假设的过程。Bobath 方法对中枢神经损伤的各年龄段患者均适用，是对由于中枢神经系统损伤所引起的姿势紧张、运动功能障碍的患者，进行评价和解决问题的方法，是将运动学习理论作为实践性的概念，对运动的感觉的再学习过程。其治疗目标是通过促进姿势控制和改善选择运动，从而最大限度地引出功能。

2006 年，英国 Bobath 讲师协会对 Bobath 理论基础做了如下解释："Bobath 理论是以运动控制为核心的系统性疗法为基础，为临床实践提供了理论框架。Bobath 密切关注神经生理学、骨骼肌与运动学等领域里的最新研究，发展具有专业性和独特性的评价治疗法"。这种整体性治疗技术在经历了几十年的发展后，今天已经以新的运动控制和运动学习理论模型为指导，Bobath 的理论框架将随着运动科学知识的更新而不断丰富和发展。

一、基本理念

国际 Bobath 治疗指导者协会（International Bobath Instructors Training Association，IBITA）指出："Bobath 理论是针对中枢神经系统损伤引起的功能、运动和姿势控制障碍的患者进行逐案评价与治疗的一种问题解决方法。治疗目标为通过治疗师与患者之间的沟通互动，以促进技术改善姿势控制与

选择运动,最大限度地引导出功能。"

2008 年,IBITA 的第三代领导人玛格丽特·梅斯对 Bobath 理论的核心总结为以下 5 点:

1. Bobath 疗法主要作为中枢神经系统功能障碍所导致的脑瘫与脑卒中患者的治疗方法发展至今。

2. 虽然应修正异常且不规则的协调运动模式,控制不必要的动作与运动,但是决不能因此而牺牲患者参与个人日常生活的权利。

3. 通过促进技术来获得日常活动中所需的正常且最适宜的肌肉活动,只有正常的选择性运动,才能减少因异常的不规律状态所导致的影响;为了控制痉挛产生的过度肌紧张状态,患者应配合治疗师积极地参与治疗。

4. 治疗不仅需要考虑运动方面的问题,也要考虑到患者的感觉、知觉以及适应环境的动作;治疗涉及多个知识领域,需要多角度、多方位的治疗手段。

5. 治疗也是一种管理,所有的治疗都应向有助于日常生活活动的方向而努力(24h 管理的概念)。

以上 5 项基本原则作为整体性治疗方针,即新 Bobath 的核心理念,已经在世界各地密不可分地被应用于实践当中,其理念会一直延伸下去。

二、发展动态

(一) 引入临床推理与个案学习

今后的 Bobath 概念及神经康复是与脑科学、神经生理学、运动学习理论、系统理论等科学应用于临床中并共同发展的。这种发展依赖在团队中引入临床推理与临床实践。要解决患者步行时下肢及上肢和手功能障碍等主要问题,要求治疗师在现场对患者进行深入观察,需要研发并普及诱导姿势控制的稳定性及引出四肢分离运动的精细治疗手技。

(二) 先行性姿势调整功能在临床中的应用

Bobath 理论提到:掌握中枢神经系统疾病患者的核心是调整存在的姿势肌张力。姿势肌张力是由抗重力肌活动去对抗重力并维持身体于垂直的能力。肌张力是一块肌肉被牵长时的阻力。姿势肌张力反映了人与环境课题联系时脑的易变性,也是脑可塑性的重要因素。Bobath 理论强调先行姿势调整功能(anticipatory postural adjustments,APA)、反馈、前馈、核心稳定、核心控制等功能。

(三) 感觉的选择性导入与复合导入

目前 Bobath 治疗中,在本体感觉基础上调整功能运动已逐渐成为主流。实际治疗时选择给予患者感觉信息的方式非常重要。迟缓的上、下肢运动调整需施加感觉信息的刺激时,由感觉内反馈主流的本体感觉刺激输入而提高姿势肌张力。摩擦触觉从脊髓丘脑束到达躯体感觉区,形成手指肌群运动。

姿势控制也是通过桥网状脊髓束得到骨盆及躯干的抗重力姿势发挥的基本作用。为达到平衡,由内脏为主的重量觉和前庭系统也联合发挥作用。

在脑卒中后遗症患者治疗中,感觉方面调整以本体感觉系统为主,以姿势控制为核心。治疗中应注意考虑到感觉方式感觉导入,复合导入及导入顺序来进行。

(四) 系统理论与学习理论的应用

学习现代 Bobath 概念时,应注意运动控制中的系统理论与运动学习理论的实际应用。在此基础上与患者及家属共同分担主要功能障碍问题,帮助患者主动参加。治疗师设定患者关注的目标,制订个体治疗计划。有必要时进行 24h 管理与治疗。

(五) 功能性人类运动

治疗师为完成治疗,可在正常人之间体会功能性人类运动致全身性姿势控制。治疗师重新体会立体平衡、步行、坐位至仰卧位过程、端坐位至站立过程、上肢及手够取等姿势控制,可形成高效姿势及运动构成因素的训练。

第二节　基本技术

Bobath 治疗技术对缓解痉挛、改善异常的运动模式和促进患者的主动运动等有明显的实用价值。其主要治疗技术归纳为以下几方面：

一、关键点或关键区域的控制

新 Bobath 技术关键点的定义为在调整姿势张力的同时，可促进更正常的姿势反应及运动的身体部分。关键点（key points）与关键区（key areas）是同义词。其控制手法是指治疗师运用手法控制患者的身体，阻止患者的异常肌张力和异常运动模式，激活或引入正常的运动模式的方法。治疗师通过对患者关键点或关键区域的控制，努力使其身体建立并保持正常的对线关系；减轻或消除异常肌张力和异常的运动模式；对患侧躯干和肢体肌群进行正常模式的再教育；促使脑卒中患者出现主动的运动模式。

新 Bobath 技术对于关键点有进一步的深入研究。以前强调关键点控制，现在强调躯干姿势控制；以前强调特殊关键点的操作，现在认为躯干上的任何一点都可以是关键点，只要该部位影响了姿势控制；中央控制点，是位于我们胸骨中段中想象出的点，通常也是我们肩胛带和骨盆带之间相对旋转的一个中点，大概相当于胸椎的 7、8、9 节段；过去的 Bobath 训练和新 Bobath 技术真正的理念没有变，还是需要注意关键点的控制，关键点通常是本体感觉集中的部位；骨盆是一个关键点，在 Bobath 中骨盆是指下腰段，而不是仅仅指骶髂关节；骶髂关节是指多裂肌的起点，也是脊柱抗重力伸展的起点，但是引导这个起点确实为头部，激活这个起点来自不稳定的支撑面。

Bobath 认为：正常运动的感觉体验是学习新运动模式的基础，也有助于抑制患者的异常运动模式。治疗师手法引导，协助患者完成正常的运动，使患者重新体验和学习正常运动的感觉，这种感觉将成为训练的基础。良好的手法可以大大提高治疗的效果，手法中我们需要注意以下 4 点：①节奏要缓慢，使患者有时间去理解正在进行的运动并考虑应如何作出反应。②在应用手法的过程中，治疗师应通过观察肌张力的变化和患者有无出现主动运动来判断肌肉活动是否正常。③强而有力的手法用于延长痉挛肌的长度（缓解痉挛）；轻柔的手法用引导患者躯干或肢体以正常的模式进行运动，使患者体会正常运动的感觉，诱发出主动反应。④当出现主动反应时，治疗师应逐渐减少控制，通过反复实践，最终重获正常的运动模式。

（一）躯干中心部的关键点

躯干中心部的关键点（central key points of control，CKP）大致在第 8 胸椎上下及其高度的胸廓所在面。保持下部躯干持续动态稳定。治疗目标是以下躯干持续同时活动为基础改善上部躯干，尤其是胸廓的节段运动。

CKP 适合从坐位向立位过渡的姿势调整的对线准备，较近端及远端四肢关键点易于对全身有较大影响。易于从一个姿势调整过渡至下一个姿势调整。

具体操作方法：

1. "∞"弧形运动　患者坐位，治疗师在患者身后，治疗师用自己的胸腹部顶住患者的后背，两者间可放一软垫缓冲。治疗师双手放在胸骨柄的中下段，交替把患者向左右和上下缓慢拉动，做出"∞"柔和的弧形运动（图 16-1），重复数次，缓解躯干肌张力。

2. 胸部挺起、下压治疗　患者可取坐位或站立位。治疗师面对患者或站在患者背后，一手放在胸骨中下端，一手放在背部相应水平。操作时，让患者身体放松，放在胸骨上的手向后推，放在背部的手向前推，两手一推一松，患者相应地塌胸、挺胸，重复数次，可降低肌张力（图 16-2）。

（二）近端部的关键点

近端部的关键点（proximity key points of control，PKP），相当于头颈部、肩胛带、上臂、骨盆、大腿，在寻求近端部的稳定时使用。头颈部、上臂、躯干这 3 个关键点，在步行运动中对保证下肢平衡都非常重要。

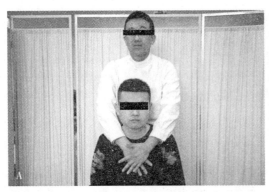
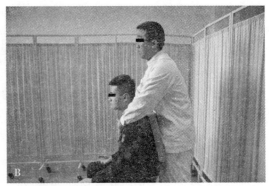

A. 正面观；B. 侧面观。

图 16-1 "∞"弧形运动

视频：躯干中心部的关键点的控制

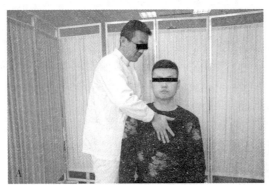
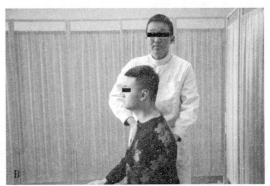

A. 正面观；B. 侧面观。

图 16-2 交替胸部挺起、下压练习

　　保持肩胛带向前伸则全身屈曲占优势，能抑制头向后方过伸的全身伸展模式。诱导上肢伸展状态向前伸出，可促通肩胛带向前方突出。如果肩胛带处于回缩位，全身伸展模式占优势，可以抑制因头前屈而致的全身屈曲模式，而促进抗重力伸展活动。

　　坐位骨盆后仰时，上半身屈曲位占优势，下肢伸展位占优势。骨盆前倾坐位时上半身伸展占优势，下半身屈曲占优势。站位时成后仰姿势，全身伸展模式（图 16-3）；站位时成前倾姿势，全身屈曲模式（图 16-4）。

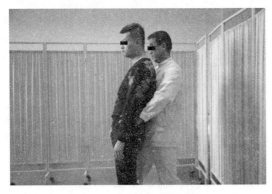
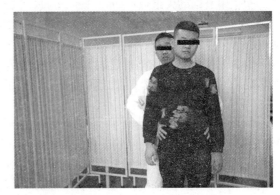

图 16-3 站位时成后仰姿势 　　　　　　　　　　　图 16-4 站位时成前倾姿势

（三）远端部的关键点

　　远端部的关键点（distal key points of control，DKP），相当于手、前臂、足、小腿。尤其是手掌、手指、足底存在许多感觉器官，故在调整对线时，在 DKP 进行导入各种感觉的治疗。

使用 DKP 时需要同时确认肩胛带及髋关节周围等四肢近端部的动态稳定性。治疗师使用患者的手足 DKP 可提高近端部肩胛带及髋关节周围的同时活动的稳定性,是四肢在空间保持稳定的自律反应。

控制拇指可缓解手部的痉挛,治疗师一手握住患手拇指,注意向鱼际施加压力,使其呈外展、伸展位,另一手握住其余四指,持续牵拉片刻可缓解手指痉挛(图 16-5)。将踝关节处于背屈及外展位,能缓解下肢伸肌痉挛,包括踝关节的跖屈、内翻(图 16-6)。

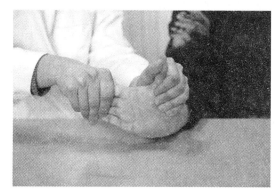
图 16-5　手的屈肌张力高的控制

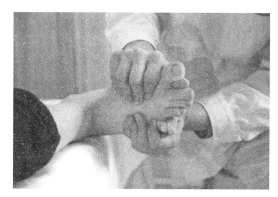
图 16-6　足的伸肌张力高的控制

(四)调整肌纤维提高肌肉活动

新 Bobath 技术关键点一个非常重要的作用就是调整好肌纤维抗重力方向的走行,也就是放好肌纤维的位置,在此基础上引入运动则更易于肌肉活动。治疗师应熟知肌肉和皮肤都是感觉器官,应用自己的手法在关键点,对因迟缓被重力牵拉的肌纤维予以重新调整排列,使肌梭处于易启动状态。

二、姿势控制与运动控制

人类以正常姿势控制为背景控制着运动,从而完成功能活动。特别是在追求上、下肢的运动功能时,脑的特异性就成为了治疗课题。为了恢复特定功能及活动,要给患者引入合适且个体化的刺激及感觉信息并进行反复练习。

(一)影响姿势运动控制的 3 个因素

在脑卒中后遗症等成人中枢神经系统疾病患者的治疗中,影响姿势及运动控制有几个因素:个人,环境,课题。

每位患者的损伤都有所不同,从脑卒中的损伤部位、范围、年龄来看,年纪越轻,可塑性神经肌肉就越强。环境在临床中,指患者的居住环境、工作环境、治疗环境等。治疗师根据环境,为患者寻求个别照顾与支持。课题是治疗师在个人和环境的基础上,根据每个患者的潜在能力及包围患者的环境去设计一个达到现实的具体短期目标。

(二)姿势控制

Bobath 非常重视患者的姿势控制。形成抗重力姿势,强调与支撑面的关系,调整质量中心且维持稳定平衡的能力。为了适应运动进行中的姿势而保持身体于抗重力位,在空间调整身体的位置。

(三)姿势控制与核心控制

核心控制是姿势控制作用的一部分,构成姿势控制的核心因素。核心是腰腹部 - 骨盆 - 髋关节的复合体,重心位置所在部位,也是所有运动开始的部位。

核心稳定是腰腹部(下躯干)的稳定性,脑卒中患者的桥网状脊髓束不活跃,则骨盆及躯干易于屈曲塌陷,抗重力伸展能力差。多裂肌是作用于单一关节的短肌肉,可调整脊柱的活动,是使更长多关节肌有效活动的姿势肌。核心的上部结构是膈肌,可与盆底肌及腹肌同时提高腹腔内压、增加躯干稳定性。腹横肌收缩可提高腹腔内压与胸腰筋膜的张力;腹横肌负责四肢运动前的腰椎稳定。

视频:呼吸训练

笔记

有关核心稳定的研究,目前在腰痛治疗和运动医学专业均已进行了较深入的研究。脑卒中后遗症患者步行及上肢及手治疗背景的姿势控制治疗是不可缺少的因素,患者多由于迟缓致弱化。在脑卒中后遗症患者的物理治疗中,同时应致力于核心控制的恢复。

三、促通

Bobath 的治疗目标是由促通改善姿势控制及选择运动,最大限度地引出中枢神经系统疾病患者的潜在能力。国际 Bobath 治疗指导者协会将促通定义为:促通是患者主动学习的过程,可使其功能性运动更容易进行。促通是为了易于开始并完成功能课题,从而战胜惯性而促进主动学习的过程。

(一) 促通功能动作

为改善患者的步行、上肢及手功能、进食吞咽、日常生活活动等功能动作,治疗师就患者功能性运动的构成因素,通过活用脑可塑性试达到功能重组,进而进行促通。

(二) 重复

促通的目的在于更容易获得及重新学习功能动作。通过每个促通手法操作更易于练习的结果是患者能主动地自我再调整功能,重复是非常必要的。

治疗师观察患者进行运动情况及反馈情况,了解运动模式、运动范围、速度、方向、运动的脉络,并在此过程中也帮助恢复认知功能。

第三节　小儿脑性瘫痪的治疗

从神经发育学的角度分析,Bobath 认为脑瘫患儿存在着运动发育的未成熟性和异常性,应该按照儿童生长发育的规律,从多方面着手,提倡早期治疗。Bobath 认为脑瘫患儿和正常小儿明显不同,存在着精细运动和随意运动等多方面障碍,表现出异常动作和各种异常姿势。这种异常不仅是运动功能障碍,还有语言、性格、视觉、听觉、智力等多方面程度不同的障碍,这些障碍常重复出现。这种在一个脑瘫患儿身上同时存在着两种以上障碍的情况,称为脑损伤综合征。在治疗脑瘫时也发现,随着运动功能的改善,其他伴随障碍也有不同程度的改善,因此 Bobath 认为治疗脑瘫必须从多方面着手,按照小儿生长发育的规律进行治疗。

一、痉挛型

痉挛型儿童肌张力过高,严重限制患儿的主动运动。特别是重度痉挛的儿童,其身体近端的张力往往大于远端的肌张力,应以减轻躯干、骨盆以及肩胛带的张力为主要目标,然后再进行恢复功能的其他练习。

(一) 治疗原则

运用与痉挛模式相反的运动模式进行治疗,并利用关键点的控制促进动作过程的掌握。

(二) 治疗措施

1. 通过姿势或体位抑止痉挛

(1)婴儿仰卧位,通过重力促使身体伸展。

(2)扶抱侧躺患儿(图 16-7),弯曲侧被伸展,治疗师用手将患儿的双下肢分开,促使其外展、外旋并伸展。

(3)伸展痉挛模式的患儿,可以利用关键点,使双下肢屈曲,治疗师的上肢放在患儿腋下,有利于肩外展。

2. 在功能活动中控制痉挛

(1)吃饭或坐位游戏时,治疗师用两膝夹住患儿,使患儿的髋和膝关节保持轻微屈曲。并用手按住患儿的胸骨关键点,减轻患儿颈部的紧张(图 16-8)。

(2)患儿俯卧在治疗师的腿上轻轻活动膝部,减轻屈肌痉挛。

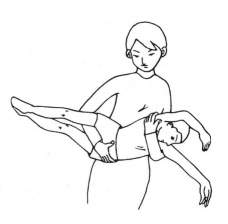

图 16-7　扶抱侧躺患儿

从肩胛带及骨盆这些关键点开始,转动患儿的身体,促使患儿抬头及主动伸展全身。用治疗师的前臂压住患儿的躯干,用手来外展并外旋患儿肢体。

3. 体验运动的正常感觉　治疗中和日常生活中采用RIP或TIP对抗痉挛模式,在坐、站位或其他活动中,适时地提供瘫痪侧手臂及下肢负重的机会。通过肢体负重不仅可以减轻痉挛,而且能很好地体验运动感觉,为其他动作环节做好准备。患儿俯卧,手按其骨盆处,左右轻轻摇动,利用脊柱这个关键点减轻痉挛。也可以通过俯卧在滚筒上运动减轻痉挛。

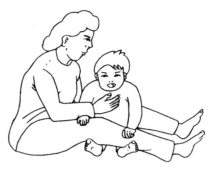

图16-8　喂饭或游戏时的坐姿

Bobath提出,为了纠正异常运动姿势,必须先切断异常运动的短路循环,激活开放正常运动的神经传导通路,前者为抑制异常姿势反射,后者为促通正常姿势反射。对婴幼儿的脑瘫,只要关闭异常姿势运动的短路循环,就有可能自然激活在种系发生中早就存在的正常运动姿势,所以Bobath强调早期治疗脑瘫。从以上观点出发,对重度痉挛型脑瘫纠正异常姿势时,对伸肌群痉挛,要采取使髋关节屈曲,膝关节屈曲;对屈肌痉挛,要采取外展、外旋髋关节,背屈踝关节,这种方法就是反射性抑制姿势。这样激活开放了原来就存在的正常运动感觉刺激传导通路,起到了促通的作用,并切断了末梢神经的刺激在低级中枢形成短路循环。用这种手段关闭短路,开放向高级中枢的正常传导通路,促通高级中枢的运动姿势,Bobath将此称为控制短路。

二、手足徐动型

手足徐动的患儿移动方式通常是仰躺在地板上,双臂外展、外旋,用完全伸展模式及蹬腿的力量移动身体。要改善其头部和躯干的控制力,促进手的功能恢复,就要帮助患儿从地板上站起来,再调整姿势,让身体负重。

(一) 治疗原则

做小范围有控制的活动;提供固定的机会;鼓励中线活动,包括手和头的控制;提供负重(站、坐)的机会。

(二) 治疗性活动

1. 四肢或躯干负重

(1)给肢体或躯干加压:可以增强张力,并促使患儿更好地控制姿势,同时学习如何活动。如果患儿被支撑着坐起来,并且通过手臂负重能挺起头,这时可以练习用两手抓住杯子,并把杯子送到嘴边,或者被别人扶着站起来,两腿均匀负重(图16-9)。

(2)迈步训练:迈步时,必须保证其身体与地面垂直,头在身体的中轴线上。克服患儿用非对称性紧张性颈反射的模式行走(图16-10)。

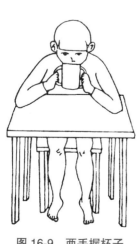

图16-9　两手握杯子
喝水

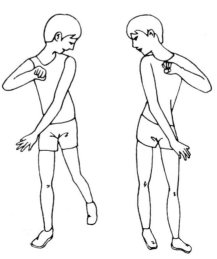

图16-10　转头迈步,会增加患儿身体
的不对称

2. 给予合适的支撑　手足徐动的患儿若上肢被支撑,就比较容易站立,并且迈步。训练时,要保持其身体与地面垂直,并且要保持两条腿均匀负重。只有这样,练习走路才会有效果(图 16-11 至图 16-14)。

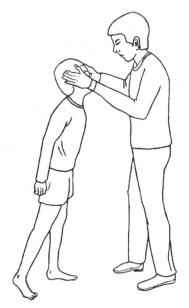

图 16-11　扶正患儿头部

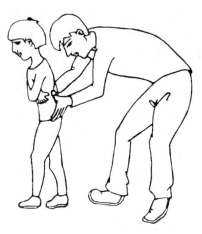

图 16-12　抑制上肢非自主性动作

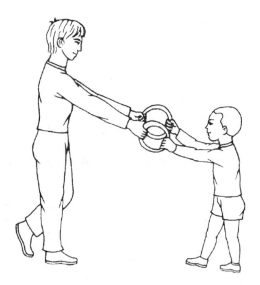

图 16-13　双手拉环

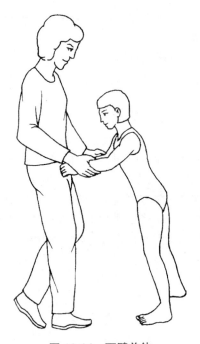

图 16-14　两臂前伸

3. 鼓励中线位活动　促使患儿伸手并抓住物体是治疗手足徐动型脑瘫的另一个基本要素。

(1)扶住站立是最好的姿势,坐在凳子上,让髋关节保持屈曲也是一个促进中线活动的姿势。

(2)患儿两手抓木棒,促进腕关节背屈,两臂前伸,治疗师上下左右活动他手中的木棒,让患儿体验用不同方向握住物体的运动感觉。在练习过程中,治疗师要看着患儿的眼睛并和他说话,保持其中线定位。

(3)治疗师让患儿俯卧在高度不同的两腿上,这时患儿就不是水平俯卧,重力的影响较小,可以促使患儿抬起头和主动伸展身体,并且保持几秒的伸展。随着患儿抗重力伸展能力的增强,可以慢慢地降低角度,让患儿的身体更接近和地面平行。

(4)治疗师用手按住患儿的骨盆、肩膀或躯干以保持身体中心的稳定和垂直,促使患儿有目的地运动手和腿。

三、共济失调型

肌张力低下和协调性差是共济失调患儿的基本表现。如穿衣服或用勺子吃饭时,握不住勺子及身体摔倒等。

(一)治疗原则

通过负重给关节施压控制姿势张力。鼓励患儿保持姿势,即从一种姿势变换成另一种姿势,尽量促使患儿以身体为轴心旋转。促进平衡和自我保护反应能力。

(二)治疗性活动

为了防止患儿经常摔倒,让他体验在重力环境下恢复平衡的运动感觉。可以把患儿放成一种容易摔倒的姿势,用这种姿势促使他逐渐适应这种不平衡的感觉。

1. 促进上肢负重　患儿四肢着地,治疗师抬起两腿,双臂负重,进行手推车式行走,促使上肢抗重力伸展,不要以身体为轴心转动身体。

2. 在功能活动中练习平衡反应　穿衣、脱衣也是治疗的一个重要组成部分。从坐位到站位,抬起一条腿,将双臂举过头顶等。

四、软瘫型

如果患儿肌张力持续过低,容易出现学习障碍,很难用手拿住东西。治疗的主要目标是尽可能活动。

(一)治疗原则

努力促进持续性共同收缩;促进患儿对抗重力的能力;用多种姿势让四肢负重;利用发声和笑声促进张力增高;保持姿势,给患儿反应的时间;让患儿有运动感觉体验。

(二)治疗性活动

给低龄患儿做治疗,在刺激关键点时,避免引发痉挛。低龄患儿的张力过低会逐步演变成张力过高或张力波动。通过关节施压及适度刺激,促使张力增强,目标是使患儿挺直头和躯干。让患儿的身体与地面垂直,上下跳跃,然后站立,两手从患儿的肩颈处开始,轻轻往下拍打。如果患儿能够保持直立姿势,把手松开,即使是很短时间,然后继续拍打。

五、混合型

混合型是指患儿同时伴有几种类型的临床表现。治疗的指导原则是发现问题及时治疗,尤其要注意患儿是如何代偿运动功能不足的。例如,手足徐动患儿不能控制躯干的稳定,随着时间的推移,很可能会出现屈肌痉挛,因为他们用腿来固定身体。共济失调患儿起身站立时也会痉挛,他们可能用这种姿势站立,即把髋关节内收并内旋,这样可以使身体稳定,但同时也会导致髋关节的主动伸展不足。

如果患儿的张力过低,应给予足够的刺激,促进其抗重力保持姿势的能力。如果发现非随意性运动,要提高头和躯干的控制力,促进其对称性和中线定位能力。如果发现身体痉挛,通过控制关键点以及 TIP 的作用,促进其肌张力正常,使患儿能够独立完成有功能意义的活动。

Bobath 认为,治疗师要根据不同患儿的不同情况区别对待,选择适当的反射性抑制姿势,选择不同的刺激及适当的力量向中枢传导。只靠反射性抑制姿势是不够的,必须在反射性抑制的同时促通正常姿势,这样才能向中枢神经传导适当的刺激,Bobath 称此为"伴有促通的抑制疗法"。

第四节　脑卒中患者的治疗

患者在脑卒中后出现上运动神经元综合征的多种症状,身体功能及认知功能等下降使日常生活难以自理。Bobath 通过观察脑卒中偏瘫患者,发现异常的肌张力可以通过抑制与促通的手法得到调节,并通过实践认识到运动感觉对脑卒中恢复起着重要作用。

一、核心控制

(一) 核心控制的重要性

Bobath 一直强调在针对上、下肢进行治疗之前,需要躯干、骨盆处充分建立起抗重力性的姿势控制。核心控制(core control)主要是在躯干深部的多裂肌、腹横肌、膈和盆底肌同时发挥作用的基础上形成的功能,腰大肌后部纤维等也参与其中。改善立位和坐位的姿势控制,对瘫痪侧和非瘫痪侧上肢的够取范围都会明显增加,明显提高如厕动作中的穿脱裤子等日常生活活动的效率。保持坐位平衡、立位平衡的良好姿势控制能力,是上肢、手功能改善及下肢步行的重要基础。

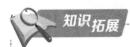

核心控制

核心控制是姿势控制作用的一部分,构成姿势控制的核心因素。核心控制是腰腹部 - 骨盆 - 髋关节的复合体,重心位置所在的部位,也是所有运动开始的部位。

核心控制狭义上是指躯干深部肌的多裂肌、腹横肌、盆底肌、膈这 4 个要素构成的协同运动,还可加上腰大肌后部纤维。这些肌群受皮质神经支配较少而对姿势肌群的神经支配(postural innervation)高度发达。桥网状脊髓束不产生活动,则这些肌群就不能持续收缩,躯干弯曲且无力,难以完成抗重力伸展方向的姿势运动。

Bobath 治疗指导者 Graham(2009)将核心控制定义为:针对破坏稳定性的力量,为了进行高效运动而预先或反应时进行的多关节力学连锁(multi-joint kinetic chain)中的一个要素,即全身性多关节连锁进行姿势控制的核心部分。

(二) 核心控制的训练

1. **呼吸训练**　最好的核心控制治疗方法是呼吸训练,特别是一些急性期的患者。患者仰卧,屈髋、屈膝,双足与髋同宽,脚掌平放在治疗床上,膝盖夹住(抑制髋外旋)。一名治疗师帮助患者双上肢上举与躯干垂直,另一名治疗师将手放在患者腹部,嘱患者做缓慢深呼吸,吸气鼓腹,呼气收腹(图 16-15)。

2. **骨盆控制和躯干旋转训练**　3 把椅子并排放置,患者坐在中间,Bobath 握手向前下方伸展,躯干向前屈曲,受累侧下肢充分负重,治疗师帮助患者抬起臀部,旋转躯干,缓慢将臀部移到一侧的椅子上。特别注意的是,治疗师应站立在受累侧,并且用自己的脚和膝盖分别顶住患者的脚和髌骨,严防患者摔倒。

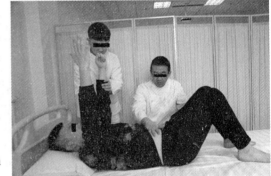

图 16-15　偏瘫患者的呼吸训练

3. **站起训练**　患者坐位,双足与髋同宽,Bobath 握手尽量向前方伸展,躯干前倾,抬头,目视前方。治疗师站在受累侧,用脚和膝盖顶住患者的患脚正前方和髌骨,一手放在患者后背(不接触),防止向后摔倒;另一只手达患者双眼水平高度,让患者伸臂触碰治疗师的手。当患者的鼻尖超过足尖时,让患者伸髋、伸膝,然后慢慢站起。座位高度可由高向低逐渐增加难度(图 16-16)。

4. **坐下训练**　与站起训练动作顺序基本相反,只是治疗师要特别叮嘱患者必须先蹲,快接近平面时才可以有向后的力慢慢坐下。治疗师可在受累侧臀部施加一些辅助力量,防止患者突然跌落到椅子上。当臀部接近椅子时再让患者抬起臀部,反复数次,再坐下。

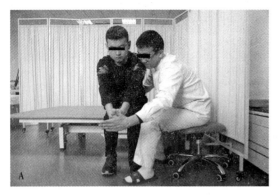
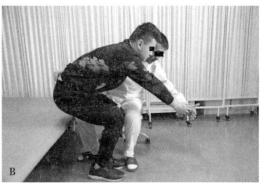

视频：坐起训练

A. 正面观；B. 侧面观。
图 16-16　站起训练

二、脑卒中患者的步行训练

步行是脑卒中患者最希望达到的目标之一，恢复步行在康复治疗上有重要作用。若仅促进了患者以定型的偏瘫步行模式再加上手杖完成步行，则没有任何治疗目的。为实现实用步行，探讨治疗师如何分析才能更好地引出患者的潜在能力，拟从直立双脚步行、系统控制、治疗三方面来论述。

（一）直立双脚步行

Lovejoy 认为从进化论需重视以下内容：

1. 一侧支撑期中为了骨盆稳定的外展控制　支撑下肢足部的外侧小趾外展肌与髋关节外展肌的活动性均很重要。

2. 腰椎前弯发育与重心的位置变化　重心位置升高、支撑面变窄是取得平衡的重要机制。

3. 接触地面　足跟着地时，臀大肌负责躯干伸展控制作用。

（二）系统控制

系统控制要从以下 3 个系统考虑步行：①对移动有贡献的脊髓系统；②肌肉、关节等的反馈系统；③控制移动的上级中枢系统。

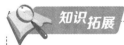 知识拓展

Bobath 对步行姿势控制的新认识

关于人类两足步行（bipedal walking）的姿势运动控制，需要从 3 方面进行讨论。它需要上位中枢发出的下行性控制机制、被称为中枢模式发生器（central pattern generator，CPG）的脊髓内步行自动控制机制，以及来自末梢的浅、深感觉的向心性系统发挥作用。以上 3 点也是康复治疗师对患者确定治疗方案的原则。激活步行 CPG 需要活化基础性自动控制，最终促进有节奏的双下肢交替运动；减少皮质的参与，特别是要抑制视觉代偿，就需要设定丰富的来自本体感觉的输入。然后，通过诱导一侧下肢的髋、膝关节屈曲、伸展等圆滑的随意运动，并逐步过渡为节律性运动，则有可能激活四肢的 CPG。

物理治疗师在进行脑卒中后遗症患者的步行治疗时，如何对上述控制机制进行评定，并将其灵活应用于治疗中也成为重要的课题。作为物理治疗师的 Berta Bobath 不断地在强调"评定与治疗的一体化"，评定患者在治疗过程中的反应，设定新的治疗计划的过程应周而复始不间断地进行。

1. 对移动有贡献的脊髓系统　脊髓中存在模式步行发生器，由脊髓中间神经元网络所构成，形成步行节奏。这些由步行诱发区（中脑步行诱发区、下丘脑步行诱发区、小脑步行诱发区）来的信号所诱发，由脊髓步行模式发生器所驱动。

2. 肌肉、关节等的反馈系统　基本上由 CPG 形成节奏模式，这由向心性输入而变化。此时重要

 笔记

的是由肌肉、关节等本体感觉来的信息自动调节步行,由皮肤等外感受器来的信息来调节步行修正是否起作用,这在治疗上很重要。

皮质脊髓系统障碍可引起足部内部肌弱化,妨碍选择性足趾运动。临床中,小趾外展肌弱化可妨碍侧方移动时姿势控制及外翻背屈下的迈步开始。

3. 控制移动的上级中枢系统　中枢神经系统中,目前确定的有中脑步行诱发区、下丘脑步行诱发区、小脑步行诱发区。

新 Bobath 技术认为小脑运动调节中运动感觉的反馈很重要。即步行运动的信息主要是由脊髓小脑束本体感觉来的信息传递至小脑、由步行中适应机制(反馈控制)调整时机等。

(三) 治疗

患者表现为瘫痪侧下肢抗重力伸展活动弱化,足部活动性下降。足部与全身肌肉活动的选择性运动与姿势稳定相关。尤其是小趾外展肌在负重移动时,足部的稳定及支撑终期至摆动初期背屈运动很重要。

1. 促进躯干伸展　患者站立,双脚与髋同宽。治疗师调整患者下肢力线,使其足跟位于髋关节下方成直立双足位。此时为了抑制躯干屈曲代偿,另一名治疗师面对患者,帮助患者上举上肢,从而维持躯干伸展(图 16-17)。两位治疗师帮助患者双足跟离地,促进其核心控制,诱导腓肠肌抗重力伸展(图 16-18)。患者前方的治疗师帮助患者维持稳定,另一治疗师手法将患者腓肠肌留在上方,嘱患者轻轻双足跟着地,促通比目鱼肌离心性收缩而并拢足跟,促通踝策略(图 16-19)。

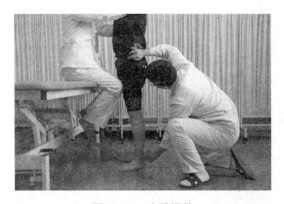

图 16-17　力线调整

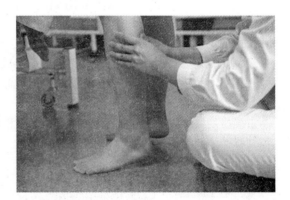

图 16-18　诱导腓肠肌抗重力伸展

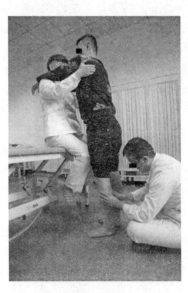

图 16-19　促通比目鱼肌离心收缩

2. 促进下肢活动性　面对患者的治疗师继续帮助患者保持平衡;另一治疗师在患者躯干伸展状态下促通骨盆前后倾选择运动,抑制屈髋策略,进一步促通核心控制(图 16-20)。两位治疗师配合,前方的治疗师用腿保护患者的大腿,另一名治疗师帮助患者保持骨盆后倾,嘱患者缓慢屈膝,训练股四头肌与腘绳肌同时收缩(图 16-21)。下肢离心性收缩,躯干保持伸展,屈膝可充分促进背屈运动。二位治疗师继续合作,嘱患者缓慢坐下,促进腘绳肌拉长(图 16-22)。

视频:促进下肢活动性训练

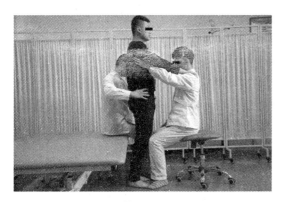

图 16-20　核心控制下促通骨盆后倾

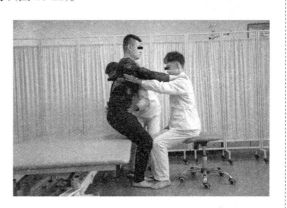

图 16-21　训练股四头肌与腘绳肌同时离心收缩

3. 感觉和运动的促进　患者仰卧位,治疗师可由家属或者助手帮助下,修正并保持大腿与下肢的对线,然后拉长屈曲的瘫痪侧下肢(图 16-23)。治疗师牵张患足的足底筋膜,进而增大患足支撑期的支撑面积(图 16-24)。诱导出小趾外展肌的活动,这样可以改善足底肌肉的弹性情况,扩大距小腿关节的背屈(图 16-25)。治疗师一只手捏住患者的小脚趾,用力方向为向外、向上,另一手指轻触患膝外侧,嘱患者同时做屈髋、屈膝、背屈动作,达到屈髋 90° 后,嘱患者慢慢将下肢伸直,加强髋关节稳定和促进膝关节的伸展(图 16-26)。帮助患者完成单桥运动,伸髋动作将促进从腘绳肌近端的发力,同时对足底输入压力信息(图 16-27)。

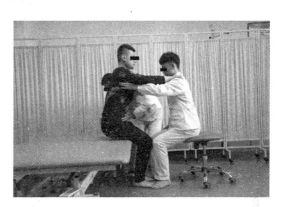

图 16-22　促进腘绳肌拉长

4. 促通小腿三头肌　患者直立位,治疗师将其肩胛带调整在内收下降位,将瘫痪侧下肢置于后方,治疗师手法将腓肠肌外侧部维持于上方。嘱患者足跟缓慢触地,此时促通比目鱼肌离心性收缩,反复进行,促进小腿三头肌活动性;然后进行后方步行,激活支撑期,帮助向摆动期转换,促通上肢摆动(图 16-28)。

视频:促进膝关节伸展

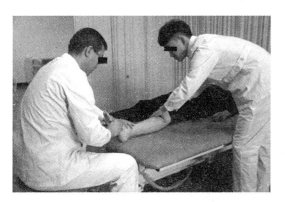

图 16-23　修正并保持大腿与下肢的对线

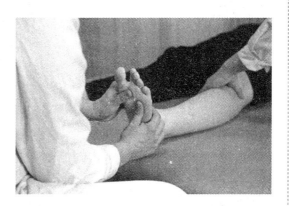

图 16-24　牵张足底筋膜

笔记

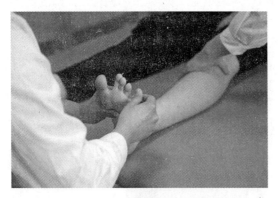

图 16-25　诱导出小趾外展肌

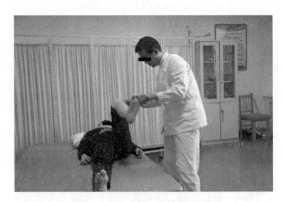

图 16-26　促进膝关节伸展

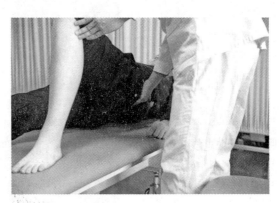

图 16-27　单桥运动

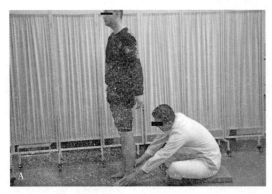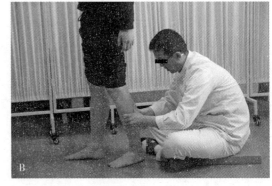

A. 准备姿势;B. 激活支撑期。

图 16-28　促通小腿三头肌

5. 上下阶梯的训练　遵循"健侧下肢先上,患侧下肢先下"的原则。

(1)上阶梯训练:治疗师站在患者身后,一手控制患侧膝部,另一手扶持腰部,将重心转移到患侧,让健腿上台阶,然后重心前移,辅助患侧下肢屈髋、屈膝抬起患足,迈上台阶(图 16-29)。

(2)下阶梯训练:治疗师位于患者身后,一手控制患侧膝部,辅助膝关节屈曲向下迈步,另一手置于健侧腰部,帮助身体向前移动重心,同时保持患侧膝关节伸展支撑体重,让健侧下肢向下迈步(图 16-30)。

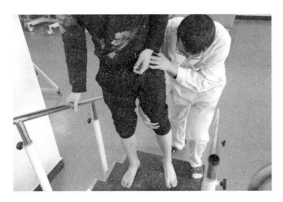

图 16-29　上阶梯训练

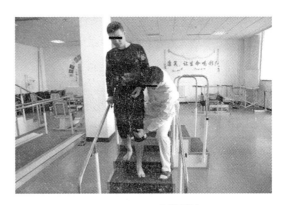

图 16-30　下阶梯训练

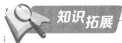

代偿性使用手杖

患者过早使用手杖及矫正器会引起过多代偿运动,会限制生活能力。

代偿性使用手杖:支撑时,稳定极限偏于非瘫痪侧足部,瘫痪侧下肢负重减少;非瘫痪侧上肢过多使用可引起联合反应;下肢的对线不良,合适的肌肉活动会引起膝痛;引起非瘫痪侧手精细运动减少及肩痛。

使用固定性强下肢矫正器:由于足部传来的感觉信息减少致支撑期平衡能力减少;小腿肌及足部内部肌肌活动减少致肌的非神经性变化;关节活动范围(ROM)减少。

在充分考虑优、缺点的基础上,选择手杖和矫形器的使用,并在治疗过程中注意再评定。

三、脑卒中患者上肢和手功能的训练

脑卒中后遗症患者瘫痪侧上肢和手的治疗与姿势控制关系密切,治疗时间要比治疗步行功能长,随着表现改变,后期可有功能改善。治疗师应有共同的治疗观念来开展对瘫痪侧上肢、手的治疗,也要对患者及家属的 24h 管理予以支持。

(一)上肢和手的作用

上肢和手的功能是与触觉及视觉整合的,尤其对环境的探索及适应上表现出重要的功能。在上肢够取运动与手的操作运动前,脑会基于觉醒与注意力注视目标的位置、距离、大小、形态、重量、质地、温度、颜色等进行预测,并自动与过去的学习记忆进行比对,再由这些项目表现出实际有的重复性质。

(二)上肢和手与姿势的关系

脑卒中后遗症患者在立位及步行中表现出弛缓及核心控制差带来的不稳定时,易出现上肢及手屈肌挛缩加强的联合反应。瘫痪侧上肢、手易受联合反应影响,多加重变形挛缩。故治疗瘫痪侧上肢及手的前提是必须改善姿势控制。

(三)上肢的够取运动

1. 够取运动的前馈与反馈　够取运动由两个环节构成。第一步是起初判定目标距离,然后沿轨道启动上肢及手的前馈运动动作;第二步是进行握持及抓握前最后调整的缓慢够取运动,主要接受较多小脑的反馈。

2. 够取运动与手掌、指掌的定位　首先稳定的肩胛带保证够取运动,再决定手指张开程度并过渡向实际对象物体的抓握及握持运动。皮质脊髓侧束对手掌的塑形有很大影响,够取运动全程中均需调整手的形状以适合目标的接触。

3. 够取运动与作用肌群　治疗师是通过肌肉的信息输入诱导够取运动产生的。正常人的够取运动刚刚发生时动作较快,故这时要求快诱导的治疗。运动过程中加速、减速的调整,是由三角肌后部纤维、肱三头肌、腕关节背屈肌联合完成的。

(四) 脑卒中后瘫痪侧上肢及手实际治疗

在肩胛带稳定状态下选择进行肘及腕关节伸展、手的抓握功能,这是人类上肢及手运动的特征。对患者加强核心控制和调节躯干稳定性后进行上肢及手的治疗。

1. 躯干及肩胛骨促通 患者端坐位,由治疗师站在患侧,通过胸廓向其对侧坐骨结节方向发力,自动移动负重,激活患侧前锯肌、腹外斜肌及肋间肌,促通患侧躯干上下左右连接的姿势运动(图16-31)。通过两侧肩胛骨生理性内收获得肩胛带稳定性,从而减轻瘫痪侧肩胛带上肢的重量,促进躯干对称性抗重力伸展运动。由两侧肩胛骨生理性内收,激活前锯肌、腹外斜肌及肋间肌,促通肩胛骨稳定(图 16-32)。

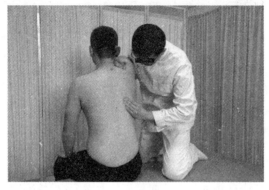

图 16-31 促通患侧躯干

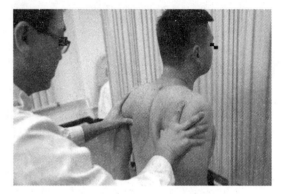

图 16-32 生理性内收,加强肩胛骨稳定性

患者端坐位,双上肢置于后方。治疗师辅助患者使其胸廓做前后缓慢的细微节段运动。在此过程中,加强前锯肌与菱形肌的协调运动,大大提高瘫痪侧肩胛骨稳定性(图16-33)。患者双上肢上举位,治疗师向左右诱导盆骨与胸廓引起胸廓节段运动,提高肩胛骨周围肌群的同时活动能力,获得肩胛骨动态稳定性(图 16-34)。

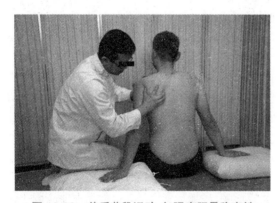

图 16-33 前后节段运动,加强肩胛骨稳定性

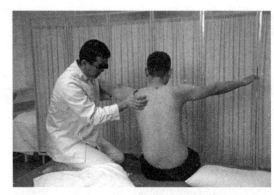

图 16-34 加强肩胛骨动态稳定性训练

2. 肩胛带、肘和腕的促通 患者立位,患侧上肢支持在前方桌子上,反复进行健侧上肢上举,引起患侧肩胛带内收及前方牵引而提高肩胛骨的稳定性。治疗师帮助患者进行肘关节的屈伸运动(图16-35)。

患者仰卧位,治疗师诱导患侧上肢自律运动使上肢留在空间的"滞空"练习。为获得肩胛带同时活动上肢成上举位,使上肢留在空间再向上下左右跟随(图16-36)。然后进行屈肘运动,注意保持在矢状面进行,这样不会增加肩内旋。注意保持肩胛骨的稳定,治疗师帮助患者主动进行肘屈和伸肘运动(图16-37)。

笔记

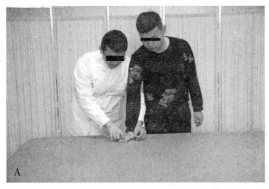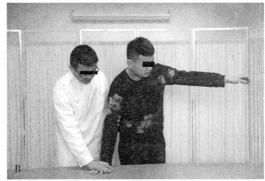

A. 准备动作；B. 活动非瘫痪侧上肢。

图 16-35　肩胛带及肘的促通立位

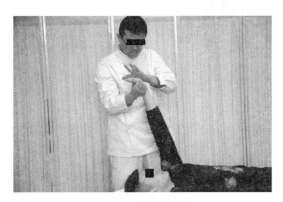

图 16-36　"滞空"练习

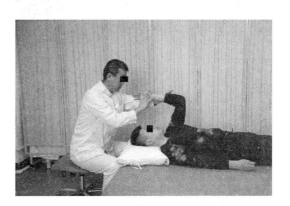

图 16-37　屈肘和伸肘运动

旋前、旋后的训练：患者前臂取中立位，治疗师一只手的示指或中指按住患手的豌豆骨，可以减少过度尺屈，同时用另一只手促进肱桡肌收缩。此项治疗能够提高附着在前臂骨间膜上的前臂屈肌群的弹性（图 16-38）。利用枕头面可诱导腕关节背屈运动（图 16-39）。

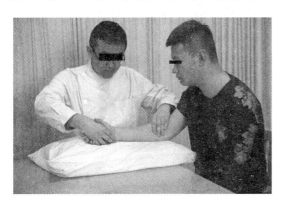

图 16-38　旋前、旋后的训练

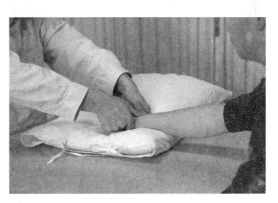

图 16-39　诱导腕关节背屈运动

视频：屈肘
和伸肘运动

视频：对掌
功能的训练

3. 手的促通　对掌功能的训练：腕关节的位置接近于旋后位，将小鱼际维持在抗重力位的同时，旋转第 1 掌骨，促进对掌功能。同样也促进了小指的对掌运动，并提高了 2~5 指掌骨间的弹性（图 16-40）。

患者在核心稳定下进行动作，治疗师向患者发出指令，"张手""伸臂""抓握"，患者配合。治疗师特别注意诱导患者腕关节背屈运动，产生半自动、半随意的运动。将拇指与手掌朝向水瓶的握持面，并可调整手指张开来练习手指的定位（图 16-41）。

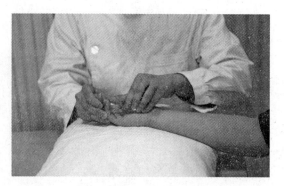

图 16-40　对掌功能的训练

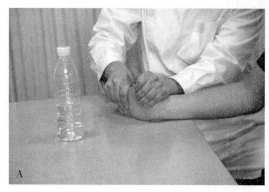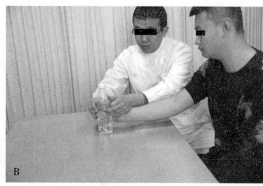

A. 选定目标，张手练习；B. 选定目标，伸臂、抓握。

图 16-41　手抓握练习

准备好治疗的基本起始动作"手接触指向反应"。利用桌子边，进行相对拇指的其余 4 个手指的选择性外展运动，即利用桌子边练习手掌的张开模式（图 16-42）。

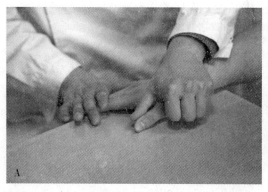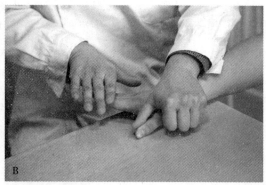

A. 准动作；B. 张开练习。

图 16-42　手的伸展练习

首先用去除笔芯的笔或尖一些的橡皮，在小指外展肌及拇指外展肌等手部肌及其皮肤上施加强大压力以降低阈值。之后，治疗师帮助患者在保持手中立位的条件下手指打开，通过铅笔在小指外侧滚动运动，激活小鱼际尤其是小指外展肌。小指易于外展开后，拇指易于张开（图 16-43）。

治疗师帮助瘫痪侧示指单独的伸展位下内收外展运动练习（图 16-44）。帮助患者示指独自进行整体的屈伸练习（图 16-45）。其后以示指末端为关键点，

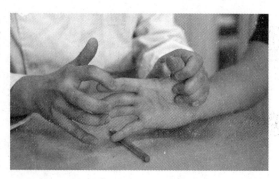

图 16-43　激活小指外展肌

在空间做指向练习。示指滞空易激活三角肌。手的灵活运动要求患者持续集中注意力。

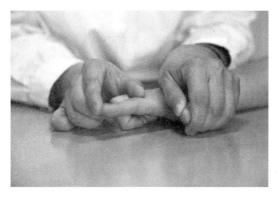

图 16-44　示指伸展位下内收和外展运动的练习

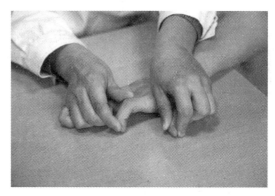

图 16-45　示指的屈伸运动练习

本章小结

　　首先,Bobath 技术强调运动感觉的上行性输入。患者都有不同的感觉障碍,治疗师应理解来自躯体远端的信息是从哪里、哪个感受器输入,经哪个路径上行,再使用促进手法,这就需要我们具有非常扎实的神经解剖学知识。

　　其次,Bobath 技术认为治疗师需要给患者输入正确的身体图式。身体图式是为了姿势控制,将感觉输入及自己的运动予以比较解释,以校正肌肉活动的模式。中枢神经将其知觉到的内容形成运动感觉的指令予以下传。身体图式根据来自肌梭的不断变化的感觉输入形成姿势调节的基础,主要记忆在顶叶,且不断更新。

　　再次,Bobath 技术的核心控制理念,也包括了下行性神经传导系统的知识。Bobath 技术认为无论上肢还是下肢的运动,都必须首先获得运动中稳定的姿势与核心控制。所以,治疗师要根据患者的具体情况来调整其坐位和站立的姿势控制。Bobath 治疗大师 Graham(2009)将核心控制定义为:针对破坏稳定性的力量,为了进行高效运动而预先或反应时进行的多关节力学连锁中的一个要素,即全身性多关节连锁进行姿势控制的核心部分。

　　最后,如果患者治疗的效果不错,治疗师还要促进其皮质脊髓束的功能训练。皮质脊髓侧束在手的感觉输入调整中起作用。在步行的开始及停止、改变速度、行走于凹凸路面、奔跑时,皮质脊髓束对下肢的支配作用较强。根据此传导通路的特点,在强调随意性运动的治疗中,应注意避免因过多努力导致患者出现联合反应而使其痉挛增强。

(张震)

思考题

　　患者,男,68 岁,右脑干脑梗死 8 个月,患者上肢肌力 3 级,下肢肌力 4 级,肌张力 2 级。意识清醒,不能坐稳。请运用 Bobath 技术对此偏瘫患者进行治疗。

扫一扫,测一测

思路解析

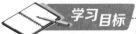

1. 掌握：Brunnstrom 偏瘫运动功能恢复阶段的特点；Brunnstrom 技术的基本治疗方法及治疗原则。

2. 熟悉：联合反应、共同运动的概念，共同运动的模式；联合反应、原始反射的类型。

3. 了解：Brunnstrom 的发展历史及理论基础。

4. 能运用 Brunnstrom 技术对偏瘫、脑瘫等运动功能障碍的患者进行康复评定和治疗。学习临床康复思维和整体康复理念，具备与患者及家属进行沟通和开展健康教育的能力。

Brunnstrom 技术由瑞典物理治疗师 Signe Brunnstrom 于 20 世纪 50 年代提出，1961 年开始应用并推广。Brunnstrom 通过对偏瘫患者运动功能恢复的详细观察，提出了著名的偏瘫恢复六阶段理论，并利用这一理论创立了一套治疗脑损伤运动功能障碍的方法。

第一节　理　论　基　础

在正常运动发育过程中，脊髓和脑干水平的反射因高位中枢的抑制而不被释放出来。脑卒中发生后，高位中枢失去了对低位中枢的控制，出现了人体发育初期才具有的运动模式。Brunnstrom 认为脊髓和脑干水平的原始反射和异常的运动模式是偏瘫患者恢复正常的随意运动必须经历的阶段，是偏瘫患者运动功能恢复的必然过程，在恢复早期加以利用，让患者看到自己瘫痪的肢体仍可运动，可刺激患者康复和主动参与的欲望，之后达到共同运动向分离运动发展的目标，最终出现随意的分离运动（凡是打破共同运动模式的运动都可称为分离运动）。

一、治疗原则

Brunnstrom 疗法强调在偏瘫的恢复早期，应用联合反应、紧张性颈反射、紧张性迷路反射、皮肤及本体刺激引出刻板的共同动作，然后在治疗师的指导下并结合主观努力，产生出一种半随意的共同动作，共同动作逐渐地被修正和抑制，分离为较单一的动作，最终出现随意的分离运动。

二、偏瘫患者的异常运动模式

偏瘫患者在恢复过程中常见的异常运动模式主要包括联合反应、共同运动、原始反射和交互抑制。

(一) 联合反应

联合反应(associated reaction)是颅脑损伤后出现的一种非随意性的运动或反射性的肌张力增高的表现。当患者健侧肢体用力过度时,患侧肢体会出现相应的动作。联合反应是不随意志控制的异常反应,伴随着痉挛出现。

1. 联合反应的特点

(1)联合反应的出现与健侧的运动强度有关:健侧抗阻越大,患侧的联合反应越明显,肌张力增高的现象可持续到刺激解除之后的一段时间,但程度逐渐降低。

(2)联合反应与痉挛的程度有关:痉挛的程度越高,联合反应越有力、越持久,一般比健侧持续的时间更长。

(3)联合反应引出的患侧运动模式是原始的共同运动模式。

2. 联合反应的类型 联合反应可分为对称性联合反应、非对称性联合反应及同侧性联合反应(表17-1)。对称性联合反应是指患侧所出现的运动反应与正常侧的运动类型相同;非对称性联合反应是指患侧所出现的运动反应与正常侧的运动类型相反。

表 17-1 联合反应的类型

类型	部位	诱发方法	患侧肢体反应
对称性联合反应	上肢	健侧抗阻或用力屈曲	患侧屈曲
		健侧抗阻或用力伸展	患侧伸展
		健侧抗阻或用力内收	患侧内收
		健侧紧握拳	患侧抓握反应
	下肢	健侧抗阻或用力内收、外展	患侧内收或外展
非对称性联合反应	下肢	健侧抗阻或用力屈曲	患侧伸展
		健侧抗阻或用力伸展	患侧屈曲
同侧性联合反应		患侧下肢抗阻或用力屈曲	患侧上肢屈曲

3. 雷米斯特(Raimiste)反应 在仰卧位,健侧下肢外展或内收时,患侧下肢出现相同动作的联合反应称为 Raimiste 反应。Brunnstrom 发现偏瘫患者胸大肌的双侧反应与 Raimiste 的内收现象有相似的特点,即健侧上肢内收,患侧上肢也相应地内收,称为类似 Raimiste 反应,属于联合反应。

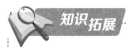

联 合 运 动

联合运动是与联合反应完全不同的概念。联合反应是病理性的,联合运动可见于健康人。联合运动通常在要加强身体其他部位的运动精确性或非常用力时才出现,此时两侧肢体相同的运动是伴随着随意运动的正常的无意识的姿势调整。如打羽毛球、网球或乒乓球时非握拍手的动作。

(二) 共同运动

共同运动(synergic movement)是脑卒中后患侧肢体出现一种不可控制的特定运动模式,当患者活动患侧肢体某一关节时,不能做单个关节的运动,相邻的关节甚至整个肢体都出现一种不可控制的活动。共同运动是由意志诱发而又不随意志改变的一种固定运动模式,在上肢和下肢均可表现为屈曲模式或伸展模式(表17-2),在用力时表现得更为明显。

表 17-2　共同运动模式

	部位	屈曲模式	伸展模式
上肢	肩胛骨	回缩、上提	伸展、前伸
	肩关节	后伸、外展、外旋	前屈、内收、内旋
	肘关节	屈曲	伸展
	前臂	旋后(有时旋前)	旋前
	腕关节	屈曲	伸展
	手指	屈曲	屈曲
下肢	骨盆	上提、后缩	
	髋关节	屈曲、外展、外旋	伸展、内收、内旋
	膝关节	屈曲	伸展
	踝关节	背屈、外翻	跖屈、内翻
	足趾	背屈	跖屈

（三）原始反射

新生儿出生后具备许多运动反射，随着婴儿神经的发育，大部分原始反射在 1 岁以后消失。当脑部受损后，这些反射会再次出现，称为病理反射。

1. 同侧屈伸反射　是同侧肢体的单侧性反应。例如：刺激上肢近端伸肌产生的冲动能引起同侧下肢伸肌收缩，或者刺激上肢近端屈肌可以引起同侧下肢屈曲反射。

2. 交互性伸肌反射　交互性伸肌反射是刺激足底时，对侧下肢先屈曲后伸展的一种反射。

3. 紧张性颈反射（tonic neck reflex，TNR）　紧张性颈反射是由于颈关节和肌肉受到牵拉所引起的一种本体反射，其发生取决于颈的运动和位置，包括对称性和非对称性两种。

（1）对称性紧张性颈反射（symmetrical tonic neck reflex，STNR）：对称性紧张性颈反射表现为，颈前屈时，两上肢屈曲和两下肢伸展；颈后伸时，两上肢伸展和两下肢屈曲。如反射较弱，可不出现肢体运动而仅有肌张力变化。

（2）非对称性紧张性颈反射（asymmetrical tonic neck reflex，ATNR）：身体不动，颈部扭转，面朝向侧的上、下肢呈伸肌优势，肢体容易伸展；对侧呈屈肌优势，肢体容易屈曲。如反射较弱，可不出现肢体运动而仅有肌张力变化。

4. 紧张性迷路反射（tonic labyrinthine reflex，TLR）　迷路反射又称前庭反射，由于头部在空间位置的不同，致使内耳的传入冲动变化，而调整躯体肌紧张性的反射，该反射称为紧张性迷路反射。表现为仰卧位时伸肌张力高，四肢容易伸展，俯卧位时屈肌张力高，四肢容易屈曲。

5. 紧张性腰反射（tonic lumbar reflex）　紧张性腰反射是随着骨盆的变化、躯干位置的改变发生的，躯干的旋转、侧屈、前屈、后伸对四肢肌肉的紧张性有相应的影响。腰向右侧旋转时，右上肢屈曲，右下肢伸展；腰向左侧旋转时，右上肢伸展，右下肢屈曲。

6. 阳性支持反射（positive support reflection）　延髓动物的一只足底及跖趾关节接触地面时，通过刺激本体感受器，而立即引起整个下肢呈强直状态，称为阳性支持反射。

（四）交互抑制

交互抑制（reciprocal inhibition）是指当支配一肌肉的运动神经元受到传入冲动的兴奋时，支配其拮抗肌的神经元则受到这种冲动的抑制，即当某一肢体的伸肌收缩时，同肢的屈肌则松弛，反之亦然。

三、中枢神经系统损伤后的恢复阶段

Brunnstrom 通过对偏瘫患者长期、细致的观察，结合大量文献，提出了脑损伤后运动功能恢复过程的理论，并成为对此类患者功能评定的理论基础。Brunnstrom 将脑卒中等中枢神经系统损伤后的偏瘫恢复过程分成 6 个阶段（表 17-3），其 6 个阶段中偏瘫的运动功能恢复有不同的特点（表 17-4）。偏

瘫恢复过程因人而异,恢复进程或快或慢,也可能停止在某一阶段不再进展。

表 17-3　中枢神经系统损伤后运动功能恢复阶段

阶段	特点
第Ⅰ阶段	弛缓期,急性期发作后,患肢处于软瘫状态,没有任何运动
第Ⅱ阶段	痉挛阶段,随着恢复的开始,患肢出现联合反应、共同运动,痉挛出现
第Ⅲ阶段	共同运动阶段,痉挛加重,出现随意运动,共同运动贯穿始终且达到高峰
第Ⅳ阶段	部分分离运动阶段,共同运动模式逐渐减弱,出现部分分离运动的组合,痉挛开始减弱
第Ⅴ阶段	分离运动阶段,进一步脱离共同运动模式,出现难度较大的分离运动的组合,痉挛继续减弱
第Ⅵ阶段	正常阶段,痉挛消失,每个关节可完成随意的运动,协调性与速度均接近正常

偏瘫患者的恢复过程不是直线性的,而是经历了运动模式质变的过程,即从没有任何运动→联合反应、共同运动、原始反射→分离运动→随意运动。

表 17-4　Brunnstrom 偏瘫运动功能恢复阶段的特点

部位	阶段	特点
上肢	第Ⅰ阶段	弛缓,没有任何运动
	第Ⅱ阶段	开始出现痉挛、联合反应及轻微的屈曲共同运动
	第Ⅲ阶段	屈肌共同运动模式达到高峰,能进行伸肌共同运动
	第Ⅳ阶段	异常运动开始减弱,开始出现部分分离运动
		(1)手背可触及后腰部
		(2)肩 0°,肘屈曲 90°,前臂旋前、旋后
		(3)肩前屈 90°,肘伸直
	第Ⅴ阶段	出现难度较大的分离运动
		(1)肩外展 90°,肘伸直
		(2)肩前屈 30°~90°,肘伸直,前臂旋前、旋后
		(3)肘伸直,前臂中立位,肩关节能前屈 180°
	第Ⅵ阶段	动作正常或接近正常,快速动作不灵活
手	第Ⅰ阶段	弛缓,无任何运动
	第Ⅱ阶段	稍出现手指的联合屈曲
	第Ⅲ阶段	能充分联合屈曲,但不能联合伸展
	第Ⅳ阶段	异常运动开始减弱,开始出现部分分离运动
		(1)能侧方抓握及松开拇指
		(2)手指可随意做小范围伸展
	第Ⅴ阶段	出现难度较大的分离运动
		(1)能抓握圆柱状、球状物体,完成第三指对指
		(2)手指可一起伸开,但不能做单个手指伸
		(3)指伸展位外展
	第Ⅵ阶段	能进行各种抓握动作,但速度和准确性稍差

续表

部位	阶段	特点
下肢	第Ⅰ阶段	弛缓,无任何运动
	第Ⅱ阶段	出现极少的随意运动
	第Ⅲ阶段	坐位、立位时有髋、膝、足的屈曲
	第Ⅳ阶段	出现部分分离运动
		(1)坐位,可屈膝90°以上,脚可向后滑动
		(2)坐位,足跟触地,踝可背屈
		(3)坐位,膝关节可伸展
	第Ⅴ阶段	出现分离运动
		(1)坐位,膝关节伸展,踝关节可背屈,髋可内旋
		(2)立位,膝关节伸展,踝关节可背屈
		(3)立位,髋伸展位能屈膝
	第Ⅵ阶段	动作正常或接近正常
		(1)立位,小腿能内旋、外旋,伴有足内翻、外翻
		(2)立位,髋能外展并能超过骨盆上提范围

第二节　基本技术

Brunnstrom 疗法早期多利用粗大的运动模式、原始反射、皮肤及本体刺激引出患者的运动反应,之后再从中引导、分离出正常的运动成分,最终脱离异常的运动模式,渐渐向正常、功能性模式过渡。为引出运动反应,多利用肢体的共同运动、联合反应、原始反射、交互抑制,为增强治疗作用,还要利用皮肤及本体刺激。

一、治疗技术

(一) 利用粗大的运动模式

1. 利用联合反应　如早期偏瘫患者,为引起患侧上肢的屈曲或伸展,可让患者健侧上肢抗阻屈曲或伸展;为引起患侧下肢的屈曲或伸展,可让健侧下肢抗阻伸展或屈曲;如利用同侧性联合反应时,为引起患侧下肢屈曲,可让患侧上肢屈曲;为引起患侧上肢伸展,可让患侧下肢伸展。

2. 利用共同运动　如患者不能随意地上提肩胛带,可让患者颈部向患侧侧屈或刺激患者斜方肌上部的皮肤,可诱发该侧上肢的屈肌共同运动,引起肩胛骨的抬高。如患者不能伸肘,可让患者取仰卧位或坐位,健侧上肢伸向斜前方,治疗师指示患者健侧上肢内收,同时在其上肢内侧施加阻力,反复练习,可诱发患侧上肢的伸肌共同运动,从而引起伸肘的动作。

(二) 利用原始反射

中枢神经系统损伤后,大部分在脑发育未成熟时才有的原始反射重新出现,如能适当地利用这些反射,则可以促进损伤后的康复。

1. 利用对称性紧张性颈反射　训练患者步行时,指示患者抬头,利用此反射可缓解下肢伸肌张力增高的现象。

2. 利用非对称性紧张性颈反射　想促进患侧肘关节伸展,可指示患者将头转向患侧。

3. 利用紧张性迷路反射　患者坐位时伸肘困难,可利用此反射,指示患者改为仰卧位。

4. 利用紧张性腰反射　让患者将躯干转向正常侧,可促进患侧肘关节伸展。

5. 利用阳性支持反射　在训练患者步行时,治疗师可指示患者先将患膝轻度屈曲,髋关节放松,然后将髋部向前摆动,使足的外侧及足跟先着地,以预防下肢伸肌痉挛的出现。

6. 利用同侧屈伸反射　刺激上肢近端伸肌可引起同侧下肢伸展的倾向;相反,刺激上肢近端的屈肌可引起同侧下肢屈曲的倾向。

7. 利用交互性伸肌反射　患者患侧下肢伸肌痉挛,治疗师可刺激健侧足底,利用此反射可引起患侧下肢屈曲以缓解伸肌痉挛的症状。

(三)利用交互抑制

患者上肢肱二头肌痉挛,伸肘困难,利用交互抑制原理,治疗师可让患者对抗阻力屈肘,当感觉到患者肌力达到最大时,让患者伸展肘关节。

二、训练方法

(一)上肢

上肢的训练首先主要是利用原始反射、联合反应及相应的刺激引出屈肌、伸肌的共同运动,接着抑制共同运动,促进分离运动的出现,最终对患者进行上肢协调性、灵活性及耐力的训练,尽量使上肢能够完成有功能的动作。

1. Ⅰ～Ⅲ阶段的训练方法

(1)屈肌共同运动的引出:患者仰卧位,嘱患者健侧上肢屈肘,在屈肘过程中治疗师施加阻力,由于健肢的过度用力,患侧上肢也可出现屈肘动作。若让患者面向健侧,由于非对称性紧张性颈反射的影响,可进一步强化屈肘的动作(图17-1)。通过牵拉患侧的近端引起上肢的屈曲反应;也可轻叩斜方肌、肱二头肌引起上肢屈肌的共同运动。

(2)伸肌共同运动的引出:患者仰卧位,嘱患者健侧上肢伸直,治疗师抵抗健侧上肢伸展动作,通过联合反应引导患侧上肢伸展,如让患者的头转向患侧,由于非对称性紧张性颈反射的影响,可进一步加强伸展运动(图17-2)。也可轻叩胸大肌、肱三头肌引起上肢伸肌共同运动。

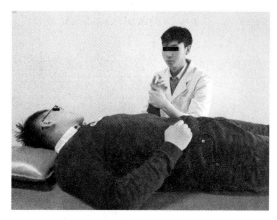
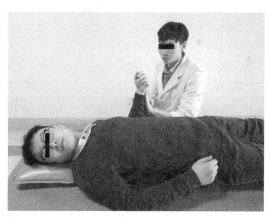

图 17-1　上肢屈肌共同运动的引出　　　　图 17-2　上肢伸肌共同运动的引出

视频:上肢屈肌共同运动的引出

视频:上肢伸肌共同运动的引出

(3)双侧抗阻划船样动作:它利用来自健侧肢体和躯干的本体冲动的促进效应,来促进患肢的屈伸和脑卒中后患者难以进行的推、拉或往复运动的出现。患者与治疗师相对而坐,相互交叉前臂并握手做类似划船时推拉双桨的动作,向前推时前臂旋前,往回拉时前臂旋后(图17-3)。治疗师在健侧施加阻力以引导患侧用力。

(4)利用类似 Raimiste 反应引起患侧胸大肌联合反应促进伸肘:适用于患者无伸肘运动时。患者取坐位,治疗师站在其面前,用手将患者双上肢托于前平举位,让患者尽量内旋肩关节,嘱患者用力内收健侧上臂,治疗师在健侧上臂内侧向外施加阻力,由于 Raimiste 反应,患侧胸大肌可出现反应,患侧上臂亦内收(图17-4)。在伸肌的共同运动中,肩和肘的运动紧密相连,当胸大肌收缩时肱三头肌也可收缩,故可促进患侧伸肘。

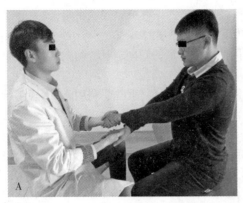
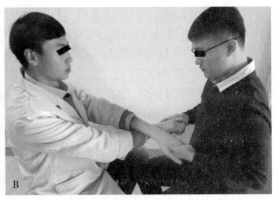

图 17-3 双侧抗阻划船样动作

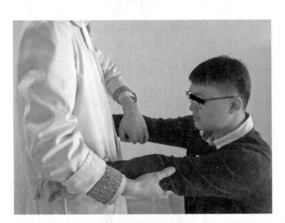

图 17-4 患侧胸大肌联合反应

(5)利用挤腰动作进一步促进伸肘:在肱三头肌有收缩之后,嘱患者伸肘,前臂尽量旋前,用两手腕背部挤压治疗师的腰(图 17-5)。

(6)半随意伸肘:在患者能完成挤腰动作后,嘱其肩关节前屈 30°~45°,半随意地伸肘(图 17-6)。

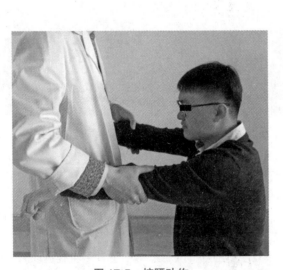

图 17-5 挤腰动作

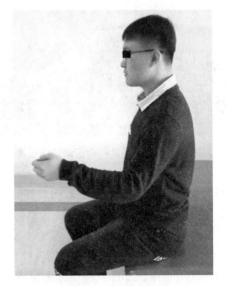

图 17-6 半随意伸肘

2. Ⅳ~Ⅴ阶段的训练方法

(1)Ⅳ阶段的训练

1)患者取坐位,患手手背接触至后腰部,让患者用患手手背推摩同侧斜腹部,逐步移向后背中央

（图 17-7）。此动作能使胸大肌的作用从伸肌的共同运动模式中分离出来，而且在沐浴、从后裤袋中取钱等日常生活活动中也起重要作用。当患者出现此动作时，可让患者患手从患侧取一物体，经背后传递给健手。

2）肩 0°，肘关节屈曲 90°，前臂旋前、旋后：让患者患侧肘关节屈曲 90°，将肘紧压在身体一侧，手掌做向下、向上翻转的动作（图 17-8）。此动作若不能摆脱屈肌共同运动模式，肘关节屈曲时肩关节可能出现外展；若不能摆脱伸肌共同运动模式，前臂旋前时，肘关节会出现伸展。

3）肩关节屈曲 90°，肘关节伸展，上肢前平举：让患者前屈肩关节，逐渐接近 90°，可同时在三角肌前、中叩打以促进肩关节屈曲，前臂举起后，叩打或擦刷肱三头肌肌腹可促进肘的充分伸展（图 17-9）。此动作若不能摆脱屈肌共同运动模式，会出现肩关节的外展、肘关节的屈曲；若不能摆脱伸肌共同运动模式，因胸大肌的牵制，肩关节屈曲达不到 90°。

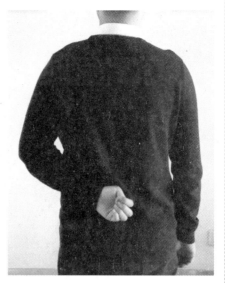

图 17-7　患者手背触后腰

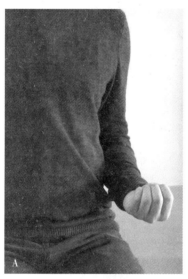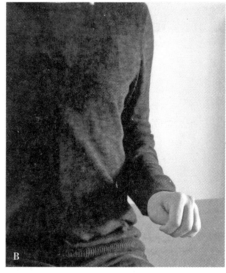

图 17-8　肩 0°，肘关节屈曲 90°，前臂旋前旋后

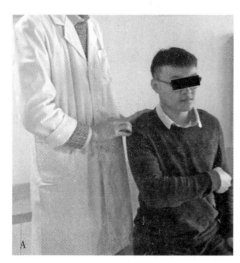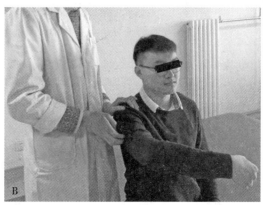

图 17-9　上肢前平举

4)肩关节屈曲,肘关节伸展,前臂旋前、旋后:在上一个动作的基础上,让患者做手掌向下、向上翻转的动作(图 17-10)。旋前是伸肌共同运动模式的成分,旋后是屈肌共同运动模式的成分,因此伸肘旋前是破坏屈肌共同运动,伸肘旋后是破坏伸肌共同运动。

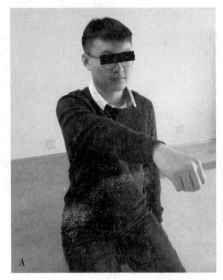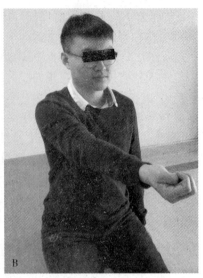

图 17-10 肩前屈 90°,肘 0°,前臂旋前、旋后

(2)Ⅴ阶段的训练

1)肩关节外展 90°,肘关节伸展(图 17-11):此动作结合伸肘、前臂旋前的伸肌共同运动成分和肩关节外展的屈肌共同运动成分,应该在脱离屈肌、伸肌两种共同运动模式后才能较好地完成。

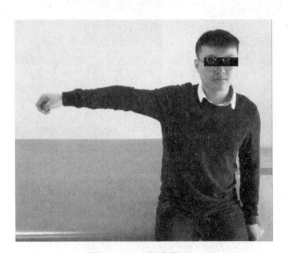

图 17-11 肩外展 90°

2)肩关节外展 90°,肘关节伸展,前臂旋前、旋后(图 17-11,图 17-12):在上述动作基础上,做手掌向下、向上翻转的动作。

3)肘关节伸展,前臂中立位,上肢上举过头(图 17-13)。

患者的分离运动往往受共同运动模式的限制而难以完成,训练时可从被动运动开始,逐渐过渡到主动运动,一旦诱发出正确的运动,要不断地重复,还应将这种运动与有目的的运动结合,融入功能活动训练中。如为修正上肢屈曲的共同运动,可让患者屈肘时将肘紧压在身体一侧(抑制肩关节外展),由被动运动→辅助主动运动→主动运动,完成患手摸嘴、对侧肩、前额、耳朵、健侧肘等动作。当能主动完成上述动作时,应尽早地与有目的的运动相结合,如将摸嘴变成拿杯子喝水,将摸头变成用木梳梳头,将摸对侧肩变成从对侧肩上取物等。

如为修正前述的划船训练,可在伸肌共同运动过程中加入屈肌运动成分,屈肌共同运动过程中加入伸肌运动成分,即在推时加入肩外展,在拉时加入肩内收,使运动从共同运动模式中摆脱出来。

3. Ⅵ阶段的训练　此阶段主要是按正常的活动方式来完成各种日常生活活动,注重上肢协调性、灵活性及耐力的训练,尽量使上肢完成有功能的动作。

(二) 手

手与整个上肢功能有密切关系,并起着重要作用,故单独介绍。手的康复训练贯穿于上肢恢复的各阶段,训练的最初目标是手指的共同屈伸,接着进一步完善各手指的屈伸功能,最终目标是增加手的实用性。

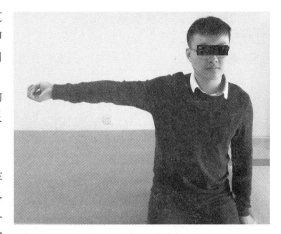

图 17-12　肩外展 90°,肘 0°,前臂旋后

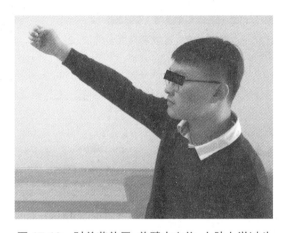

图 17-13　肘关节伸展,前臂中立位,上肢上举过头

1. Ⅰ～Ⅲ阶段的训练方法

(1)诱发抓握:当患手不能随意进行抓握时,可通过屈曲共同运动的近端牵引来诱发抓握。当偏瘫患者上肢近端出现共同运动,治疗师对屈肌的收缩给予适当抵抗,此时患侧腕关节出现屈曲,同时手指屈肌群也会反射性地收缩,这种反应称为近端牵引。此反应在痉挛出现后很容易引出。训练时,治疗师一手抵抗上肢近端屈肌的收缩,另一手固定患侧腕关节于伸展位,同时指示患者握拳,在反射和随意运动相互刺激作用下,可完成手指的同时屈曲。

(2)诱发手指联合伸展

1)治疗师用一手拇指使患者患侧拇指处于外展位,其余四指紧压患手的鱼际,同时将前臂被动旋后,另一手固定肘关节,停留数秒,痉挛的手指可自动伸展(图 17-14)。

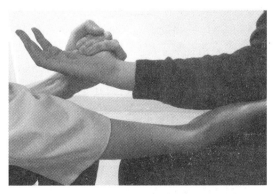

图 17-14　诱发手指联合伸展(1)

2）治疗师一手托住患侧上肢，另一手从患者肘关节伸肌群起始部开始，快速向患侧指尖部擦刷，当治疗师的手擦刷到患者手背时，稍向下压并加速，到患者手指处时，减轻向下的压力，迅速离开患者手指（图 17-15）。

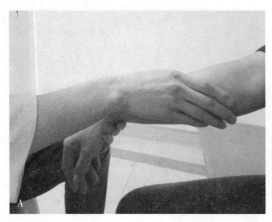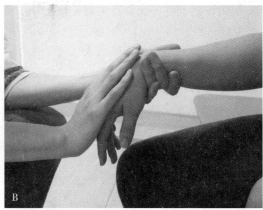

图 17-15　诱发手指联合伸展（2）

（3）手指的半随意性伸展（图 17-16）：治疗师站在患者身后，固定患者前臂近端，使上肢上举过头，嘱患者尽力伸展手指，如患者将前臂完全旋前，可促进手的伸展，尤其是无名指和小指的伸展，前臂旋后则促进拇指和示指的伸展。

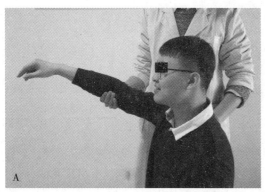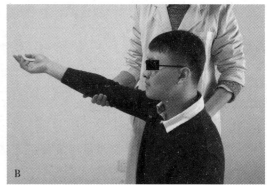

图 17-16　手指的半随意性伸展

（4）练习伸腕抓握（图 17-17）：正常的抓握常在伸腕情况下完成，但偏瘫患者常出现屈腕抓握的异常模式，因此有必要对患者进行伸腕抓握的训练。训练时治疗师将患者的肘和腕支托在伸展位，叩击腕关节伸肌近端的同时嘱患者进行手指抓握训练，即一边叩击一边嘱患者"抓握""停止抓握"，反复进行。

2. Ⅳ~Ⅴ阶段的训练方法

（1）拇指分离运动（图 17-18）：拇指分离动作是横向抓握所必需的条件，是手功能的基础。当手指屈肌张力降低，能达到半随意全指伸展运动后，将患手放在膝关节上，尺侧在下方，练习拇指与示指分离。如患者不能独立完成，治疗师可对拇长展肌和拇短伸肌肌腱做轻叩和擦刷，或让患者双手拇指相对，用健侧拇指辅助患手拇指旋转。通过运动感觉和视觉刺激可共同易化拇指的分离运动。

（2）横向抓握（图 17-19）：患者只要拇指能按压、能与示指分离，就可完成横向抓握，此动作是手功能尚未达到较好水平前的一种抓握动作。训练时指示患者从较小的物品开始，用拇指指间关节与示指桡侧面对合。如能熟练地完成横向抓握，就可以完成日常生活中大部分动作，当需双手配合时，可用健手做复杂动作，患手辅助。如洗餐具，可用患手拇指固定，健手刷洗。

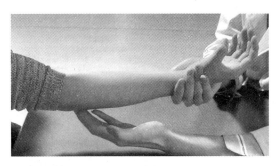

图 17-17　练习伸腕抓握

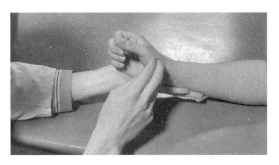

图 17-18　拇指分离运动

（3）随意性手指伸展：患者在不需要准备的情况下能随意屈伸手指，但绝大部分偏瘫患者很难达到这种随意性伸展手指的程度。因此，对出现半随意手指伸展的患者应注意维持这一功能，并进一步挖掘其潜力。

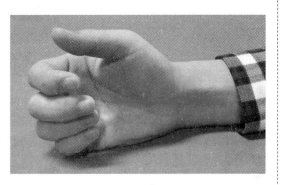

图 17-19　横向抓握

3. Ⅵ阶段的训练方法　此阶段的训练主要是促进患者出现良好的抓握，理想状态下的良好抓握应符合以下条件：①握拳的手指可随意伸展；②拇指能和他指对指；③即使被拿物品与手掌接触，手指也能自如分开。一般患者需要经过较长时间练习手指的灵巧性、协调性、准确性，应将患者所掌握的技能与日常生活相结合，让患者完成系鞋带、系纽扣、粗的编织等日常活动。

（三）下肢

下肢的训练也是按 Brunnstrom 的不同阶段，采取不同的训练方式，下面分述之。

1. Ⅰ～Ⅲ阶段的训练方法　主要是利用原始反射、联合反应、皮肤及本体刺激引出共同运动，进一步让患者学会控制半随意运动。

（1）屈肌共同运动的引出：患者仰卧位，健侧下肢伸直，嘱患者健侧下肢做足跖屈，治疗师对跖屈的健足施加阻力，通过联合反应，即可引出患侧下肢屈肌共同运动。如让患者脸转向健侧，由于非对称性紧张性颈反射的影响，可进一步强化患侧下肢屈曲动作（图 17-20）。

（2）伸肌共同运动的引出：患者仰卧位，伸直下肢，嘱患者健侧下肢做足背屈，治疗师对背屈的健足施加阻力，通过联合反应即可引出患侧下肢伸肌共同运动。如让患者脸转向患侧，由于非对称性紧张性颈反射的影响，进一步强化患侧下肢的伸展的动作（图 17-21）。

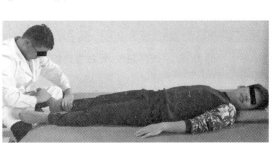

图 17-20　下肢屈肌共同运动的引出

图 17-21　下肢伸肌共同运动的引出

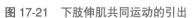

（3）外展动作的引出：患者仰卧位，嘱患者健侧下肢用力外展，治疗师对其外展的健侧下肢施加阻力，通过 Raimiste 反应，患侧下肢也会出现外展动作（图 17-22）。

（4）内收动作的引出：患者仰卧位，被动或主动地使患侧下肢处于外展位，健侧下肢也处于外展位，嘱患者对抗治疗师的阻力用力内收健侧下肢，通过 Raimiste 现象，患侧下肢也会出现内收动作（图 17-23）。

视频：下肢屈肌共同运动的引出

视频：下肢伸肌共同运动的引出

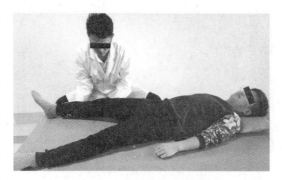

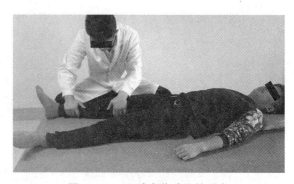

图 17-22　下肢外展动作的引出　　　　　　　图 17-23　下肢内收动作的引出

（5）足背屈动作的引出：足背屈动作的引出首先要以训练胫前肌为主，同时激发趾长伸肌，然后激发腓骨肌。具体方法如下：

1）利用 Bechterev 屈曲反射（图 17-24）：是一种能引起远端屈肌共同反应的反射，又称为 Marrie-Foix 屈曲反射。刺激伸趾肌可以使伸趾肌、踝背屈肌、屈膝肌、屈髋肌、髋外展及外旋肌出现共同收缩。患者仰卧位，治疗师握住患者的患足使足趾被动屈曲，同时令踝关节背屈，通过此反射可引起足趾背屈、踝背屈、屈髋、屈膝、髋外展外旋。

2）下肢屈曲诱发足背屈：患者取仰卧位或坐位，让患者屈髋、屈膝，治疗师在患侧膝关节上方施加阻力（使髋关节屈肌与胫前肌收缩），随着肌力的增大，可使其进行等长收缩，同时嘱患者做足背屈运动（图 17-25）。以后逐渐减少髋、膝屈曲角度，最后在膝关节完全伸展位做足背屈的动作（图 17-26）。

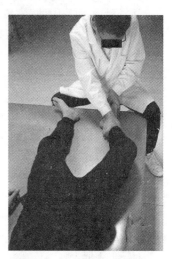

图 17-24　Bechterev 屈曲反射

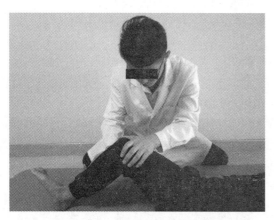

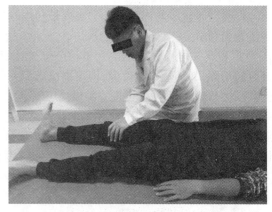

图 17-25　髋膝屈曲，足背屈训练　　　　　　图 17-26　下肢伸展，足背屈训练

3）刺激足背诱发足背屈：将指的跖趾关节、第 2 跖趾关节、外踝、足跟各点连线，将足背外侧区设为刺激区。①冰刺激：使用冰块刺激足背外侧，可诱发患侧上下肢屈曲运动；②毛刷刺激：使用毛刷刺激刺激区，约 30s 可出现足背屈反应；③叩打刺激：治疗师用指尖对刺激区进行叩打，可诱发足背屈和外翻。

2. Ⅳ~Ⅴ阶段的训练方法　主要是纠正和抑制共同运动，促进患者出现分离运动，为行走做准备性训练。

下肢分离运动的训练也应遵循从被动运动→辅助主动运动→主动运动训练的原则，在不同体位情况下分别对患者进行训练，一旦诱发出正确的运动，要不断地重复，并融入到功能活动训练中。

（1）髋、膝、踝同时屈曲，伴髋内收：是抑制下肢屈肌共同运动的训练。患者可分别在卧位、坐位、站立位进行，在此不详述不同体位下的训练，余下内容仅以卧位为例。

1）卧位：患者仰卧位，治疗师帮助患者保持患侧足背屈、外翻，在不伴有髋关节外展、外旋的状态下完成髋膝屈曲（图 17-27）。在此基础上可进一步练习髋内收、内旋。

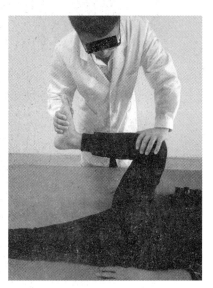

图 17-27　仰卧位抑制屈肌共同运动

2）坐位：患者端坐位，足平放在地面上，患侧髋、膝屈曲不伴有髋关节外展、外旋；也可让患者将患腿放于健腿上，保持髋膝屈曲、足背屈（跷二郎腿）（图 17-28）。此动作类似日常生活中的穿脱裤子、鞋袜的动作。

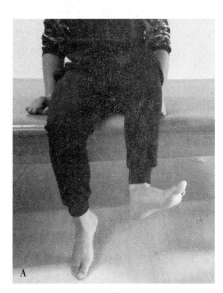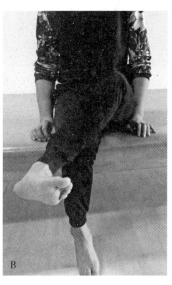

图 17-28　坐位抑制屈肌共同运动

3）立位：患者立位，患腿位于健腿后方，健腿负重，指示患者将患膝靠近健膝，练习髋膝屈曲、髋内收的动作（图 17-29）。患者在训练时要注意将患足保持在背屈、外翻位。

（2）髋、膝伸展，踝背屈：此训练是抑制下肢伸肌共同运动的训练。以卧位为例。患者仰卧位，在髋、膝、踝同时屈曲状态下，指示患者伸膝、伸髋，不伴有髋关节内收、内旋（图 17-30A）。如果在下肢伸展过程中出现伸肌共同运动应及时停止，并稍作屈曲动作，在此位置上反复练习。随着患者能力的增强，可指示患者在关节任意角度停止运动，主动支撑下肢的重量；也可让患者在髋、膝伸展，踝背屈的体位下，治疗师沿患者下肢长轴加压，做下肢负重的准备性训练（图 17-30B）。

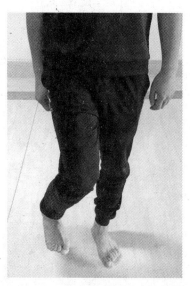

图 17-29 立位抑制屈肌共同运动

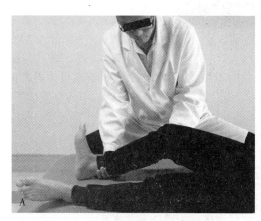
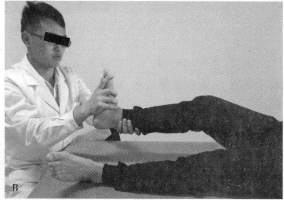

图 17-30 仰卧位抑制伸肌共同运动

(3)髋伸展、膝屈曲、踝背屈:在膝关节屈曲状态下,诱发髋关节完成伸展的分离运动,可打破下肢屈和伸的共同运动模式。以卧位为例。

1)双腿搭桥训练:患者仰卧位,双下肢屈曲,双膝并拢,双足平放在床面上,为避免出现联合反应,可让患者 Bobath 握手,治疗师可协助固定骨盆,指示患者将臀部抬起,尽量伸髋(图 17-31)。

2)患腿置于床边的单腿搭桥训练:患者仰卧位,患腿置于床边,小腿垂直于床沿外,治疗师向前牵拉股四头肌同时下压,使小腿与地面垂直,足平放在地面(可根据患者小腿长度垫套凳),指示患者抬起骨盆,尽量伸髋,停留片刻后恢复原状,反复进行(图 17-32)。

3)俯卧位髋伸展、膝屈曲训练:患者俯卧位,髋关节充分伸展,完成膝关节屈曲训练,同时指示患者保持足背屈(图 17-33)。进一步可让患者膝关节在屈曲的某一角度稍加维持,逐渐过渡到膝关节屈伸运动。

(4)髋屈曲、膝伸展、踝背屈训练:在髋关节屈曲状态下,诱发膝关节完成伸展的分离运动,可打破下肢屈曲和伸展的共同运动模式。以卧位为例,患者仰卧位,嘱患者在患侧膝伸展,踝背屈时,将患腿抬离床面(图 17-34)。

(5)踝关节主动跖屈训练:此训练是抑制屈肌共同运动对下肢运动功能的影响。此动作是患侧下肢步行时支撑末期的重要基本功,十分重要。患者面向墙壁呈立位姿势,健手轻轻扶墙壁,躯干伸展,髋关节伸展,足跟翘起同时膝关节屈曲,足趾伸展(图 17-35)。随着患者能力的增强,可让患者独立维持平衡状态下反复进行抬足跟的运动。如果患者踝关节主动跖屈有困难,治疗师可一手控制患侧足趾使其伸展,另一手扶持足跟协助踝关节进行跖屈运动(图 17-36)。

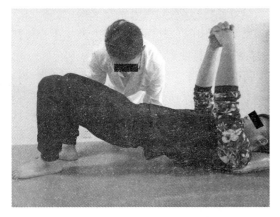

图 17-31　双腿搭桥训练

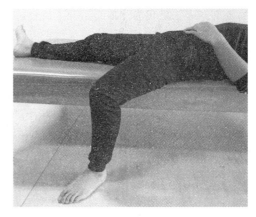

图 17-32　床边单腿搭桥训练

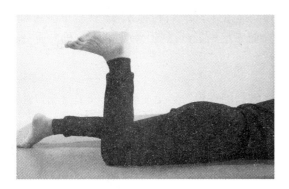

图 17-33　俯卧位髋伸展、膝屈曲训练

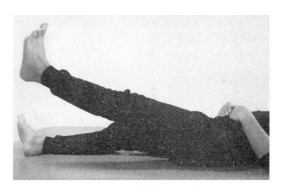

图 17-34　髋屈曲、膝伸展、踝背屈训练

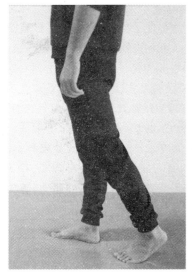

图 17-35　患侧踝关节主动跖屈训练

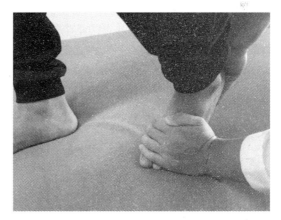

图 17-36　患侧踝关节辅助跖屈训练

3. Ⅵ阶段训练方法　此阶段要注重下肢协调性、灵活性及耐力的训练，尽量让患者按正常的运动模式完成行走、上下楼梯、绕行障碍物等。

4. 负重和步行是下肢的主要功能，步行能力如何是评定康复治疗效果，满足患者需求的一项重要指标。下面介绍几种步行方式。

(1)独立步行：独立步行要建立在负重训练的基础上，要有比较好的神经生理学条件作为背景，以控制整个步行过程，需要较好的步态保证步行的稳定性和实用性。但当患者障碍较重，需要注意提高负重能力，确保安全的步行，同时注意尽量避免障碍的影响，采取代偿的方法。

(2)借助步行：患者达不到独立步行时，可借助拐杖、平衡杠、楼道或房间内扶手等步行。开始时最

317

安全、最好的方法是在治疗师的指导下步行,方法是治疗师站在患侧,与患者手交叉握住,另一只手放在患者腋窝,托住患肩,与患者一起步行。这样除了辅助支撑作用外,还可以控制患者的重心转移、调整步幅、控制节奏,又便于与患者交流,增强患者的信心,提高步行能力。

(3)指导步行:患者刚开始步行时,得到治疗师的帮助后会增加自己的勇气。随着治疗的进展,患者就要摆脱治疗师的帮助,慢慢独立步行,但当患者还不能较好地完成步行前,需要治疗师的指导,以顺利、安全行走,这就是我们所介绍的指导步行。指导步行指患者步行时,治疗师对其完成的动作给予指正,比如:提醒患者如何控制重心、如何起步、如何控制步幅、如何调整姿势、如何掌握节律、如何纠正膝反张等。需要注意的是,治疗师的指导一定要合情合理,不要干扰患者步行的正常进行,正确的部分要给予肯定。

(4)跨越障碍物:当患足能抬离地面后,可考虑进行跨越障碍物训练。开始时要按患者的步幅设计一定间隔、低矮的障碍物。许多偏瘫患者利用屈肌共同运动可完成跨越动作,但需注意患足着地会不会碰到障碍物、跨越时的节奏等一系列安全问题,必要时治疗师要给予帮助。而且完成这一动作前要有良好的基础训练,以保证患者在具有较好的肢体功能和步态的情况下来完成。

(5)上、下台阶:上、下台阶也应该在具备一定的肢体功能条件下进行,指导方法和注意事项基本同跨越障碍物。需要记住的是上台阶时健足先上,下台阶时患足先下,目的是合理负重,正确的重心转移,安全地上、下台阶。

(四)躯干

Brunnstrom 对躯干的训练是在早期开始进行的,其训练的主要内容是提高躯干的平衡能力及躯干肌肉活动。躯干肌的活动一般是先练屈肌,再练伸肌,最后是旋转肌。

1. 坐位躯干平衡训练

(1)坐位平衡:多数脑卒中初期的患者都不能独立保持正确坐位,有向患侧倾倒倾向。当患者向患侧倾倒时,健侧躯干肌出现收缩以抵抗进一步倾斜,但这种控制能力往往是有限的,许多患者需要健手扶持来保持平衡。训练时既要提高躯干患侧肌群的控制能力,又不要忽略健侧躯干肌的训练。鼓励患者养成自我调整坐位平衡的习惯,发生倾斜时主动向健侧调整。

(2)诱发平衡反应:坐位时,在保证患者安全的前提下,治疗师用手向前、后、左、右推或拉患者,破坏其平衡状态后使患者重新调整重心,维持平衡。操作前要向患者说明动作的目的和方法。为了保护肩关节,可让患者用健手托住患手,这种姿势还可以避免健手抓握椅子、干扰躯干平衡反应的出现。如患者尚不能主动完成平衡反应,可向患者容易倾斜的方向轻轻加力,以诱发平衡反应。

2. 躯干前屈及侧屈　患者取坐位,用健手托住患手,必要时治疗师托住患侧肘关节。治疗师与患者相对而坐,支持患者双肘,在不牵拉肩关节的情况下,引导患者通过屈髋完成躯干的前屈,同时使患者躯干保持伸展,进一步引导患者重心充分前移,双足负重,为将来站立做准备。让患者主动完成复原为直坐位,此时达到了训练伸肌的目的。躯干前屈训练后,练习躯干侧屈,即左侧屈、右侧屈,引导患者侧屈时注意患腿负重的训练。如患者躯干平衡能力差时,患侧膝关节会向外运动(髋关节外展、外旋),这是不利于患腿负重的,治疗师可用自己的膝部给予帮助,使髋关节保持中立位。

3. 躯干旋转　治疗师位于患者身后,双手分别放在两侧的肩峰上,嘱患者目视前方。肩向右侧旋转时,头向左侧旋转,反之亦然。为了避免口令造成混乱,也可让患者看着肩部同时做躯干旋转。如果做这些动作时出现混乱,可让患者重新注视前方,然后调整动作。这一活动产生的是躯干—颈—上肢模式,可利用紧张性颈反射、紧张性腰反射诱发肩部的活动。

本章小结

Brunnstrom 技术是神经发育疗法的重要组成部分,对偏瘫患者的功能评定技术影响深远。其利用异常运动模式对偏瘫患者Ⅰ~Ⅱ阶段的运动诱导是对 Bobath 技术的有力补充,具有较高的临床应用价值。在 Bobath 技术广泛应用的背景下,为进一步提高临床训练效果,Brunnstrom 技术是重要的选项之一。当然,对于异常运动模式的引出,临床上也有争议。

(郝福春)

思考题

1. 临床康复治疗中想促进偏瘫患者的患侧肘关节伸展,如果利用 Brunnstrom 技术,有多少种具体方法?

2. 老年男性,63 岁,主因左侧肢体活动不利半个月入院,头 MRI 示右侧基底节区梗死灶,查体神清,言语功能尚可,Brunnstrom 分期上肢—手—下肢分别为 I-I-Ⅲ期,坐位平衡 I 级。结合所学现有知识,请为该患者设计康复计划。

扫一扫,测一测

思路解析

第十八章　Rood 技术

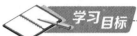

1. 掌握：Rood 技术的定义、特点、基本技术（包括促进技术和抑制技术）及临床应用。
2. 熟悉：Rood 技术的基本理论、治疗原则、刺激的部位及注意事项。
3. 了解：Rood 技术的简史和治疗的常用工具。
4. 能够熟练运用 Rood 技术的促进和抑制方法，并能理论结合实际，应用到临床康复治疗中。

Rood 技术是由美国具有物理、作业治疗师双重资质于一身的 Margaret S. Rood 于 20 世纪 40 年代提出来的，它源于 20 世纪 30 年代关于发育和神经生理的理论。Margaret S. Rood 一生致力于临床康复治疗工作，她将自己丰富的临床实践，通过临床讲学的方式进行传播和推广，在国际上赢得了广泛的赞誉。

第一节　理　论　基　础

对 Rood 方法的介绍多数都是来自 Ayres 及其他的学生对该方法的解释。由于大脑的损伤，高位中枢失去了对低位中枢的控制作用，出现了运动丧失或人体发育初期才具有的运动模式。通过 Rood 方法中有控制的感觉刺激，根据人体的发育顺序，利用刺激诱发有目的的运动反应。因此，应用正确的感觉刺激，按照正常的人体发育过程来刺激相应的感觉感受器，就有可能加速诱发或引起运动反应，并通过反复的感觉刺激而诱发出正确的运动模式。

一、概述

1. 定义　Rood 技术又称为多种感觉刺激技术，是通过对相应皮肤区域采用多种感觉刺激，以诱发产生肌肉的收缩或关节运动的方法。
2. 基本观点　①感觉输入决定运动输出。②运动反应按一定的发育顺序出现。③身、心、智是相互作用的。以上这些理念的产生，决定了 Rood 技术在神经生理学疗法的领域中占有重要的地位。
3. 特点　Rood 技术的最大特点就是通过有控制的感觉刺激，诱发出有目的的运动应答。在应用 Rood 技术时，要注意根据患者的情况，合理选择对感觉刺激的控制。有控制的感觉刺激表现在：
(1) 刺激部位：应取主缩肌肌腹表面的皮区进行刺激。
(2) 刺激方向：主缩肌应答前的刺激应采用逆毛方向，以强化感觉的输入；一旦主缩肌开始收缩，应强化沿神经传导方向的刺激以促进扩散。

（3）刺激频率：快速有节律的刺激是易化作用，缓慢有节律的刺激是抑制作用。

（4）刺激时效：每次刺激后产生应答的有效峰值时间约 30s。超过 30s 还未出现肌肉收缩，应重新诱发刺激—应答反应。

二、基本理论

（一）通过相应的感觉刺激诱发正确的动作应答

适当的感觉刺激可保持正常的肌张力，并能诱发所需要的肌肉反应。有控制的感觉输入用于诱发肌肉活动的反射性应答，是获得运动控制的最早发展阶段。该方法强调选用有控制、有节律的感觉刺激，按照个体的发育顺序，通过应用某些动作的作用引出有目的的反应。

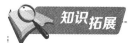

感觉的分类及刺激的反射方式

感觉可分为特殊感觉、躯体感觉和内脏感觉。特殊感觉包括视觉、听觉、嗅味觉、前庭觉或平衡觉等。躯体感觉包括浅感觉、深感觉和复合感觉，其中浅感觉包括痛觉、温度觉和触觉，是皮肤和黏膜的感觉；深感觉又称本体感觉，包括位置觉、运动觉、振动觉，是肌腱、肌肉、骨膜和关节的感觉；复合感觉包括实体觉、皮肤定位觉、两点辨别觉、图形觉、重量觉等，它是大脑顶叶皮质对深、浅等各种感觉进行分析比较和综合形成的。

皮肤感觉刺激的反射方式主要有两种：①与 γ 传出有关的皮肤—肌梭反射，刺激主缩肌肌腹、肌腱附着点上的皮肤，冲动传入脊髓，通过 γ 纤维传出到肌梭，根据刺激的性质和方式不同，对肌肉产生促进或抑制作用；②与 γ 传出无关的皮肤—肌梭反射，刺激皮肤上毛发，通过毛发感觉传入神经，经脊髓丘脑束传入大脑皮质运动区，引起锥体束始端的细胞兴奋，再经过皮质脊髓束到脊髓，由 δ 纤维传出到肌肉，同样也可产生促进和抑制作用。

（二）感觉性运动控制的发展遵循人体发育的规律

感觉性运动控制是建立在发育的基础之上，逐渐地由低级向高级感觉性运动控制发展，治疗需遵循从头到尾的原则，即从头部开始，沿着体节向骶部进行，首先是屈肌群受到刺激，其次是伸肌群，然后是内收肌群、外展肌群，最后出现旋转。

Rood 根据人体发育规律总结出来的 8 种运动模式，即仰卧屈曲模式、转体或滚动模式、俯卧伸展模式、颈肌协同收缩模式、俯卧肘支撑模式、手膝位支撑模式、站立、行走（图 18-1），所获得的肌肉反射性应答活动也应按照发育的规律，以达到恢复脊髓以上中枢的控制能力。

1. 仰卧屈曲模式（图 18-1A）　是一种保护性的姿势，是以第 10 胸椎为中心的全身屈曲模式。当头和肢体向前屈曲时，身体的前面处于被保护状态。它是一种活动性张力高的患者。

2. 转体或滚动模式（图 18-1B）　同侧上下肢屈曲，转体或滚动身体。该活动激活躯干侧屈肌，用于治疗仰卧时紧张性迷路反射表现突出的患者。

3. 俯卧伸展模式（图 18-1C）　是头、颈、肩、下肢及躯干的完全伸展模式，是活动性和稳定性的结合，是站立时伸肌群稳定的过渡阶段。肘支撑与颈部的迷路性调整反射有密切关系，如果具有保持这种姿势的能力，则说明紧张性颈反射和紧张性迷路反射都已被抑制。

4. 颈肌协同收缩模式（图 18-1D）　是一种稳定性的模式。当俯卧时，重力的作用刺激了颈部的本体感受器和斜方肌上部，使颈肌有能力抗重力收缩来保持头的后仰。它同时激活的是颈部的屈肌和伸肌，利于促进头颈部的控制能力。

5. 俯卧肘支撑模式（图 18-1E）　俯卧时，通过肘关节持重刺激，使躯干上部得到充分牵张，加强了肩胛带和肩肱关节的稳定性。同时可开阔视野，有利于获得左右移动的机会。

6. 手膝位支撑模式（图 18-1F）　当颈和上肢保持稳定时，可利用这一体位以刺激下肢与躯干的共同收缩。支撑时由静态到动态。当手膝固定，肩和髋活动时，在稳定的基础上增加了活动性。该体位下的体重转换还可以激活平衡反应。

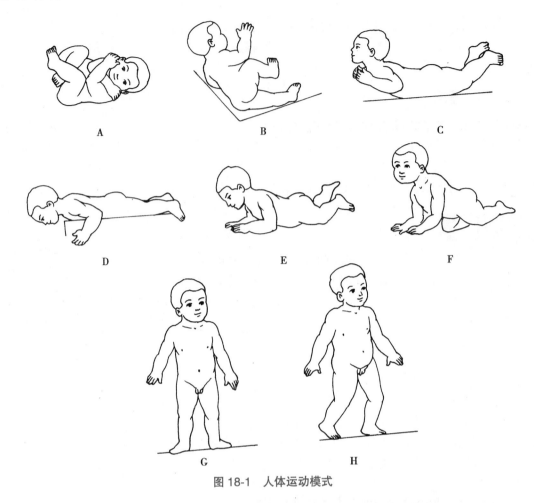

图 18-1 人体运动模式

7. 站立(图 18-1G) 人在直立位时,上肢被解放,可进行各种自由活动,这需要躯干上部具有良好的协调功能,双侧下肢均匀持重,并逐渐使体重能在双下肢之间转换。保持该体位需要神经系统较高水平的整合能力,必须具有皮质水平支配下的调整反应和平衡反应的支持。因此,应重视立位平衡反应的训练,使站立具有实际应用价值。

8. 行走(图 18-1H) 行走是活动性、稳定性和技巧性能力的综合体现。需要有能力支撑体重、保持平衡及髋、膝、踝的屈曲能力。它是一个极其复杂的过程,需要全身各部分的协调。

(三) 利用动作完成需有目的性,诱导出皮质下中枢的动作模式

特别要强调动作要有目的性。应用有目的性的动作,作为诱发、建立神经肌肉系统的运动模式,即按"目的"反射性地使原动肌、拮抗肌、协同肌相互之间的作用逐渐形成,并通过反复的训练使动作更加协调。因此,动作中的感觉是掌握这一动作的基础,患者通过注意自己所要达到的目的,可反射性地诱发出中枢神经系统对运动的控制,反复的刺激或训练会强化这种控制能力,使其不断完成由感觉到运动的全过程。所以在治疗过程中一定要强调患者的注意力要集中,要用心想着自己所要完成的动作,即便是瘫痪较重的肢体,患者也应这样做。

(四) 反复的感觉运动反应是动作掌握的必备条件

感觉的刺激能促进运动的产生,运动的结果所产生的感觉有助于患者学习运动。但要最终掌握这个动作,需要反复地进行由感觉到运动的训练,最终达到自动化的动作。这种感觉运动的反应应该是能够被重复的,反复的感觉运动反应对动作的掌握和运动的学习是十分必要的。

三、治疗原则

Rood 方法的治疗是从诱发反射活动入手,结合个体的发育模式来增强运动反应。其治疗原则是由反射运动开始过渡到随意运动。治疗中应遵循:

1. 由颈部开始,到尾部结束。

2. 由近端开始刺激,向远端扩散。

3. 由反射运动开始,促进随意运动产生。

4. 先刺激外感受器,后利用本体感受器。

5. 先进行两侧运动,再进行一侧运动,最后是旋转运动。

6. 颈部和躯干先做难度较高的运动,后做难度较低的运动;四肢是从难度较低的运动开始,后做难度较高的运动。

第二节　基 本 技 术

基本技术包括促进技术和抑制技术。促进技术是应用皮肤、本体等刺激来诱发肌肉收缩反应,适用于大脑休克期或脊髓休克期导致的弛缓性瘫痪或肌力不足的情况。抑制技术是利用感觉刺激来抑制肌肉收缩反应,适用于痉挛和其他肌张力增高的情况。

一、常用刺激方法

常用刺激方法见表 18-1。

表 18-1　常用刺激方法

项目	促进方法	抑制方法
触觉刺激	快速擦刷或触摸	缓慢的触摸
温度刺激	冰刺激	温、热敷
叩击	快速叩击	缓慢叩击加轻压
牵拉	快速牵拉	持续牵拉
挤压	快速关节挤压	持续挤压
听觉刺激	节奏强、高频率的音乐	舒缓的音乐
视觉刺激	光线亮、色彩艳	光线及色彩暗淡

二、常用刺激工具

常用刺激工具见图 18-2。

1. 刷子　各种类型和不同硬度的刷子。

2. 振动器　振动频率要适当,利于诱发神经纤维的应答反应。

3. 冰　诱发时要求用 −17~−12℃的冰,抑制时无限制。

4. 橡胶用品　可使用符合诱发肌肉收缩的各种橡胶。

5. 圆棒　可用于抑制手指、脚趾屈肌紧张。

6. 压舌板　抑制舌肌紧张。

7. 婴儿舔弄的玩具　用于摄食训练的初期。

8. 各种诱发嗅觉的气味和物品。

9. 音乐刺激　包括舒缓节奏和激情节奏的音乐。

10. 沙袋　利于固定体位,诱导动作的引出。

11. 球　各种质量的球。

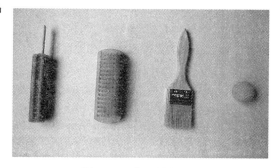

图 18-2　常用刺激工具

三、常用技术

(一)促进技术

1. 触觉刺激　快速擦刷和适当的触摸。

(1)快速擦刷:通过刺激C纤维,活化γ_2纤维的末梢,诱发主缩肌收缩,抑制拮抗肌收缩。一般来说,刺激后15~30s内是显效峰值时间,30~40min是最有利于发挥最大疗效的时段。因此,治疗师要特别注意训练计划的安排,患者各种助力或主动的功能训练活动应在感觉刺激的基础上进行。通常擦刷方法分为两种:

1)一次擦刷:在支配相应肌群的脊髓节段皮区刺激,如30s仍不能诱发出反应,可以重复3~5次擦刷。这种方法适用于意识水平较低而需要运动的患者。

2)连续擦刷:擦刷的部位是主缩肌肌群或关键肌肌腹表面的皮肤区域,连续做3~5s的来回擦刷。如是擦刷小肌肉,则每次擦刷小于3s,并要休息2~3s后再进行下一次擦刷,每块肌肉刺激1min。如是擦刷诱发大肌肉收缩,则无需休息3s。擦刷一般由远端向近端进行(图18-3和图18-4)。

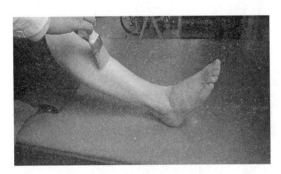

图18-3　擦刷胫骨前肌

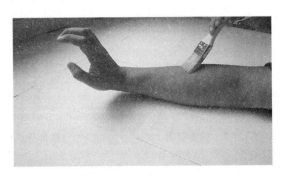

图18-4　擦刷腕关节背伸肌肉

(2)适当的触摸:是指用适宜的手法触摸手指或脚趾间的背侧皮肤、手掌或足底部,以引出受刺激肢体的回缩反应。但应注意对这些部位的反复刺激可起交叉性反射性伸肌反应。

2. 温度刺激　常用冰来刺激,因为冰具有与快速擦刷和触摸相同的作用。所用的冰是刚从冰箱里取出带白雾的(冰温度 –17~–12℃)。具体方法有两种:

(1)一次刺激法:用冰一次快速地擦过皮肤。

(2)连续刺激法:将冰按5次/(3~5)s放在局部,然后用毛巾轻轻蘸干,以防止冰化成水。一般30~40min后疗效达到高峰。这种方法可以引起与快速擦刷相同的效应。由于冰可以引起交感神经的保护性反应(血管收缩),因此应避免在背部脊神经后支分布区刺激。用冰快速刺激手掌与足底或手指与足趾之间背侧皮肤时,可以引起与轻触摸相同的效应——反射性回缩,当出现回缩反应时应适当加阻力,以提高刺激效果。

3. 轻叩　轻叩皮肤可刺激低阈值的A纤维,从而引起皮肤表层运动肌的交替收缩,低阈值的纤维易于兴奋,通过易化梭外肌运动系统引出快速、短暂的应答。轻叩手背指间或足背趾间皮肤及轻叩掌心、足底均可引起相应肢体的回缩反应。重复刺激这些部位还可以引起交叉性伸肌反应。轻叩肌腱或肌腹可以产生与快速牵拉相同的效应。

4. 牵拉　快速、轻微地牵拉肌肉,可立即引起肌肉收缩反应,利用这种反应达到治疗目的。牵拉内收肌群或屈肌群,可以促进该群肌肉而抑制其拮抗肌群。牵拉手或足的固有肌肉可引起邻近固定肌的协同收缩。用力握拳或用力使足底收紧可对手和足的小肌群产生牵拉,可使近端肌群易化。若此时这一动作在负重体位下进行,近端关节肌群成为固定肌,可以促进这些肌群的收缩,进一步得到易化。

5. 挤压　按压肌腹可引起与牵拉肌梭相同的牵张反应;用力挤压关节可使关节间隙变窄,可刺激高阈值感受器,引起关节周围的肌肉收缩。当患者处于仰卧位屈髋、屈膝的桥式体位;屈肘俯卧位;手膝四点位;站立位时抬起健腿而使患侧肢体负重等支撑体位时,均可以产生类似的反应。对骨突处加压具有促进、抑制的双向作用,如在跟骨内侧加压,可促进小腿三头肌收缩,产生足跖屈动作;相反,在跟骨外侧加压,可促进足背屈肌收缩,抑制小腿三头肌收缩,产生足背屈动作。挤压刺激一般是由近端向远端进行。

6. 特殊感觉刺激 Rood 技术常选用一些特殊的感觉刺激来促进或抑制肌肉的活动。

(1)视觉:光线明亮、色彩鲜艳的环境可以产生促进效应。

(2)听觉:节奏性强的音乐具有易化作用,治疗者说话的音调和语气也可影响患者的动作、行为,高频率、有节奏、赋予激情的语言,有利于感染和激发患者的主动运动。

(二) 抑制技术

常用的有轻轻的关节挤压、背部轻叩加轻压和缓慢牵伸肌肉可降低全身肌群的张力,中等温热敷10~20min(若高于体温,则 2~3h 产生反跳效应,抑制肌被易化)、加压肌腱部分、长时间冰水浸泡、对抗痉挛的肢位等均可抑制。

1. 通过轻轻的关节挤压来抑制和缓解痉挛 此法可使偏瘫患者因痉挛引起的肩痛得以缓解。在治疗偏瘫者患肩疼痛时,治疗者可以托起肘部,使上肢外展,然后把上臂向肩胛盂方向轻轻地推,使肱骨头进入关节窝,保持片刻,可以使肌肉放松,缓解疼痛。如对偏瘫患者掌指关节进行轻轻的挤压,可抑制屈肌张力,缓解痉挛;对偏瘫患者肩部肌痉挛而引起的疼痛,可将患肩外展至 35°~45°,再将上臂轻轻向肩胛盂方向推动并固定片刻,即可缓解肌痉挛,减轻疼痛。

2. 轻叩加轻压,降低肌张力 如对患者颈背部自上而下地轻叩或轻压脊柱两侧肌群,直至骶尾部,两手交替进行。一般约需 3min,即可降低全身肌群的张力。

肌腱附着点加压:在痉挛的肌肉肌腱附着点持续加压,可使这些肌肉的张力降低。

3. 用较轻的压力从头部开始沿脊柱直到骶尾部 反复对后背脊神经支配区域进行刺激,可反射性抑制全身肌紧张,达到全身放松的目的。

4. 持续的牵张 此法可以是持续一段时间的牵拉,也可以将处于被拉长的肌肉通过系列夹板或石膏托固定进行持续牵拉,必要时更换新的夹板或石膏托使肌腱保持拉长状态。

5. 缓慢地将患者从仰卧位或俯卧位翻到侧卧位缓解痉挛。

6. 温度刺激 中等温度刺激、不感温局部浴、湿热敷等可使痉挛肌肉松弛。中等温热敷10~20min 可产生抑制作用。若温度高于体温,则 2~3h 内产生反跳现象,即抑制肌群又被易化。

7. 远端固定近端运动 适用于手足徐动症等情况。如让患者取手膝位,手部和膝部位置不动,躯干做前、后、左、右和对角线式的活动。如果痉挛范围较局限,可缓慢地抚摩或擦拭皮肤表面,也同样达到放松的目的。

8. 利用特殊感觉刺激产生抑制作用 如舒缓的催眠曲,光线暗淡、色彩单调的环境可有抑制作用;轻柔、缓慢、低频率的语言,有利于患者的放松。

四、临床应用及注意事项

(一) 感觉刺激的临床应用

1. 弛缓性瘫痪或肌力不足(又称软瘫) 常见于大脑或脊髓损伤的休克期。应采取快速、较强的刺激以诱发肌肉的运动。常用的方法有:

(1)快速擦刷:通过快速、较强的擦刷刺激促进肌肉收缩。以软毛刷或根据患者情况选用不同硬度的毛刷。擦刷一般由远端向近端进行,以增加感觉的输入,强化反馈作用。

(2)整体运动:当某一肌群瘫痪时,通过正常肌群带动肢体的整体运动来促进肌肉无力部位的运动。当一侧肢体完全瘫痪时,可利用健侧肢体带动患肢运动,同样达到整体运动的目的。如健手带患手上举过顶;坐位下健手带患手胸前推滚筒等运动。

(3)远端固定近端活动:固定肢体远端,对肢体近端施加压力或增加阻力以诱发肌肉的共同收缩,提高肌肉的活动能力和关节稳定性。如患者俯卧从肘支撑位到手支撑位:患者通过在持重体位下屈伸肘关节,达到提高关节活动能力和关节稳定性的目的(图 18-5)。

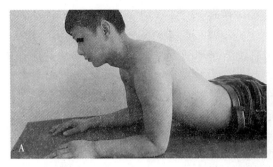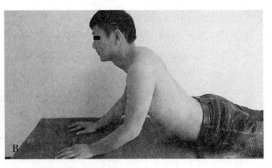

图 18-5　远端固定近端活动

（4）刺激骨突出部位：选择适当的手法刺激骨突出部位来加强肌肉收缩。其方法有叩击、快速冰刺激和振动刺激。

2. 痉挛性瘫痪（又称硬瘫）　常见于大脑或脊髓损伤的恢复期。对痉挛性瘫痪要根据其特点，以抑制手法为主，故应利用缓慢、较轻的刺激，以抑制肌肉的痉挛，或对拮抗肌的易化，缓解患者的紧张状态。方法如下：

（1）缓慢/持续的牵拉降低肌张力：此法应用较广，特别对降低颈部和腰部的伸肌、股四头肌、肱二头肌等的张力是较好的方法。

（2）轻擦刷：通过轻擦刷来诱发相关肌肉的反应，以抵抗肌肉的痉挛状态。轻擦刷的部位一般是痉挛肌群的拮抗肌。

（3）体位作用：一般认为肢体负重位是缓解痉挛的较理想体位。因此，可以通过负重时对关节的挤压和加压刺激增强姿势的稳定性，而这种稳定性必须以关节的正常位置为基础。在上肢只有肩关节的位置正确，不内收、内旋，才能提高前臂和手部的负重能力，达到缓解上肢痉挛的目的。下肢也是如此，髋关节位置必须正确，没有内收和屈曲，才能达到理想的下肢负重。

（4）反复运动：利用肌肉的非抗阻性重复收缩缓解肌肉痉挛。如坐位时双手支撑床面，做肩部或臀部上下反复运动可缓解肩部和髋部肌群的痉挛。

（5）抵抗痉挛模式的运动：对患者治疗时应该根据前已述及的个体发育规律，选择适合个体的运动模式。如屈肌张力高时不要采取屈曲运动模式，同样伸肌张力增高应避免使用伸展的运动模式。

（6）挤压：在跟骨外侧加压，可促进足背屈肌收缩，抑制小腿三头肌收缩，而产生足背屈动作。

3. 吞咽和发音障碍　脑血管病患者常常因假性延髓性麻痹或延髓性麻痹引起吞咽和发音障碍。对其治疗，局部方法主要是诱发或增强肌肉活动，而增强肌肉活动的方法主要是通过一些刺激达到治疗目的。这种刺激强度要适当。方法如下：

（1）擦刷法：可用毛刷轻刷上唇、面部、软腭和咽后壁，避免刺激下颌、口腔下部。

（2）冰刺激：用冰刺激嘴唇、面部、软腭和咽后壁，用冰擦下颌部的前面。

（3）抗阻吸吮：做吸吮动作时增加适当阻力，加强口周围肌肉运动。

4. 促进膈肌收缩，改善呼吸功能　用于膈肌运动减弱时，通过吸气模式扩张胸廓下部，改善呼吸功能。具体诱发方法如下：

（1）擦刷方法：①连续擦刷胸锁乳突肌可以使胸上部获得稳定性。②按图18-6的箭头所示方向连续擦刷腹外斜肌、腹内斜肌、腹横肌。注意：避免刺激腹直肌，因腹直肌收缩后可引起胸廓下降，从而限制胸廓的扩张。③由锁骨中线向背部连续擦刷肋间肌。④连续擦刷脊髓神经后侧第一支支配区域（图18-7），可使躯干获得稳定性。

（2）冰刺激方法：包括一次性冰刺激和在腹直肌以外的部位连续冰刺激。

（3）压迫方法：压迫两侧的胸锁乳突肌起始部。把手指放在肋间，在吸气之前压迫肋间肌。俯卧位时手指持续压在背部各肋间，在吸气之前抬起。沿胸廓下缘伸张压迫诱发腹外斜肌，沿髂骨边缘伸张压迫诱发腹内斜肌收缩，俯卧位手指从第12肋缘向下持续压迫，吸气前抬手，诱发腹横肌收缩。

（4）叩击法：叩击腰椎1、2内缘诱发膈肌收缩。患者膝关节伸展，用足跟沿下肢长轴方向叩击，可诱发肩胛上举肌、胸锁乳突肌锁骨支等脊柱附近肌肉的收缩。

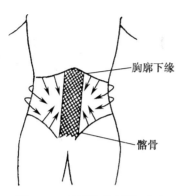

图 18-6 擦刷腹外斜肌、腹内
斜肌、腹横肌

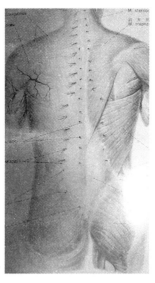

图 18-7 擦刷脊髓神经后侧

5. 整体伸展模式的诱发

(1) 俯卧位诱发躯干伸展。

(2) 肢体擦刷方法(连续擦刷)和部位：在示指和拇指之间脱离桡神经的区域；在手指背侧和掌指部位诱发手指伸展；在前臂背侧诱发腕伸肌和拇长伸肌的收缩；在背阔肌腱使其达到扩胸目的；在三角肌后部诱发上肢伸展；在颈背部诱发躯干和颈部的伸展；在臀的基部诱发臀大肌的收缩；在足底诱发腓肠肌的收缩。

6. 俯卧位诱发肘支撑躯干伸展模式

(1) 头伸出床外并保持，逐渐过渡到胸廓的一半伸出床外。利用紧张性迷路反射式俯卧位上肢屈曲，必要时通过颈部肌肉的共同收缩维持俯卧位肘支撑。

(2) 连续擦刷的方法和部位：颈部短屈肌；胸大肌的肌腹；在腋窝前面诱发前锯肌，先在仰卧位进行，后在俯卧位进行；在脊神经后支区域诱发颈部伸肌；在 C_5 区域诱发菱形肌(图 18-8)，在颈背部诱发躯干和颈部的伸展，诱发背阔肌肌腱使其扩胸。

(3) 挤压方法：在耳上部强挤压诱发颈长屈肌和伸肌的收缩；牵张压迫棘上肌肌腹、前锯肌起始部和胸大肌的锁骨部等。

(二) 运动控制模式的临床应用

Rood 技术还根据婴儿运动能力控制水平，将功能恢复分为 4 个阶段：

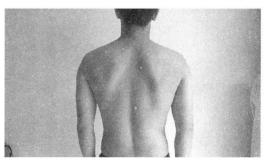

图 18-8 诱发菱形肌

1. 促进活动阶段 即关节的重复运动阶段。最基本的动作就是肌肉的反复屈伸，引起关节的重复运动，是不断由主动肌收缩伴随拮抗肌抑制得以完成的。新生儿的四肢自由地舞动是典型的此类活动。此阶段的活动模式除仰卧屈曲(回缩)模式外，还有转体或滚动模式、俯卧伸展模式。

2. 促进固定肌活动阶段 是指关节周围肌群的协同收缩，是固定近端关节，允许远端部分活动，并逐渐完成支撑体重。最基本的动作模式包括俯卧伸展(保持 5~10s)，颈肌协同收缩，俯卧肘支撑位，四肢着地支撑位和站立位。

3. 在固定的基础上进行活动阶段 是指远端关节固定，近端关节活动。如婴儿处于四肢着地但还未学会如何爬行之前，躯干所作的前后摆动，颈肌协同收缩时的头部活动。最基本的动作模式包括颈肌协调收缩(要控制方向)，俯卧肘支撑位(向左右、前后移动，单侧支重等)，四肢着地支撑位(做摇动、

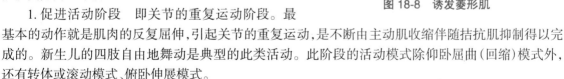

移动、单侧支重),站立(体重转移、单腿支重)。

4. 发展技能阶段　是指近端固定,远端游离发展技巧活动,是运动的高级阶段,如手的各种活动。最基本的动作是俯卧肘支撑位(头部做各方向活动,单臂做各种技能活动),四肢着地支撑位(单臂做各种技能活动、爬行、做躯干旋转或交叉方向的活动),站立和行走。

(三) 注意事项

1. 触觉刺激　由于擦刷对 C 纤维刺激有蓄积作用,较难柔和进行,有时会产生不良的影响,可引起紧张性肌纤维退化,故要合理应用。在耳部皮肤、前额外 1/3 擦刷时可引起不良反应发生;体力明显低下的患者有进一步抑制作用,应禁忌进行;脑外伤,特别是脑干损伤的患者会加重意识状态;耳后部擦刷可使血压急剧下降;持续头低位可抑制心脏、呼吸功能。在脊神经后侧第一支区域内擦刷可使交感神经作用加强。

2. 温度刺激　冰刺激对内脏作用强,作用消退慢,应引起特别注意;诱发觉醒和语言时,要避免用冰刺激痉挛的手;在左肩部周围冰刺激时,要检查心脏功能;在 C_4 支配区冰刺激时有可能引起一过性呼吸停止。

3. 儿童应用　有时擦刷可使幼小儿童触觉消失或因擦刷引起不良反应,均应避免使用;在新生儿首先是触觉和味觉的发育,接着是视觉、听觉,最后为嗅觉的发育。特别是口周围感受性很强,需要进行感觉诱发训练时该部位是最初训练的部位,由于嗅觉的发展需要在生后 6 个月以后完成,所以嗅觉的诱发需放在最后。

最后特别要强调的是:任何刺激及刺激后产生的活动都应强调与日常生活活动相结合,通过日常生活活动的反复应用,使这些功能被强化。

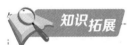

几种神经促进技术特点比较

	Brunnstrom	Bobath	Rood	PNF
起源时间	20 世纪 40 年代	20 世纪 50 年代	20 世纪 40 年代	20 世纪 40 年代
起源国家	英国	瑞典	美国	美国
治疗机制	中枢性促进	运动神经发育规律	皮肤感觉刺激	本体感觉刺激
治疗方法	利用粗大异常运动模式诱发运动然后再抑制、修正运动	抑制异常运动模式,诱发正常运动模式	疼痛、温度叩击、振动擦刷	挤压、牵拉抗阻螺旋对角线运动
治疗时机	软瘫期	各个时期	各个时期	各个时期
治疗对象	中枢性瘫痪	中枢性瘫痪(脑瘫为主)	中枢性瘫痪	中枢和周围性瘫痪

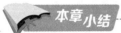

Rood 技术强调选用有控制、有节律的感觉刺激,按照个体的发育顺序,通过应用某些动作的作用引出有目的的反应。提出感觉输入决定运动输出,运动反应按一定的发育顺序出现,身、心、智是相互作用的。基本技术包括促进技术和抑制技术。促进技术是应用皮肤、本体等刺激来诱发肌肉收缩反应,适用于大脑休克期或脊髓休克期导致的弛缓性瘫痪或肌力不足的情况。抑制技术是利用感觉刺激来抑制肌肉收缩反应,适用于痉挛和其他肌张力增高的情况。

(李坤彬)

思考题

1. 简述利用 Rood 技术对痉挛性瘫痪进行康复的具体方法。
2. 分别列举出 Rood 技术中促进和抑制的方法。

扫一扫,测一测

思路解析

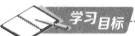

学习目标

1. 掌握：PNF 技术的基本概念、哲理、基本原则与基本程序；PNF 技术的适用范围和禁忌证；上下肢的基本模式与手法操作。

2. 熟悉：上下肢基本模式的主要参与肌群。

3. 了解：神经解剖学及人体运动学基本知识；PNF 技术的机理。

4. 基于 ICF 的评定，能够对肌力、肌张力进行正确康复评定；熟练运用 PNF 技术对临床常见功能障碍进行分析、处理及应用；运用 PNF 技术的哲理，为患者设计治疗目标与方案，并能与患者及家属进行良好沟通，开展健康教育；能与康复医师及相关医务人员进行专业交流；能正确指导和帮助患者进行康复训练，促进患者功能恢复。

本体感觉神经肌肉促进技术（proprioceptive neuromuscular facilitation，PNF），又称 PNF 技术，是由美国医生、神经生理学家 Herman Kabat 于 20 世纪 40 年代创立的，物理治疗师 Margaret Knott 和 Dorothy Voss 参与了该技术的发展工作，并把 PNF 技术的应用范围从治疗小儿脊髓灰质炎与骨科疾病的康复治疗，逐步扩展到治疗中枢神经系统障碍的康复治疗。

第一节　概　　述

PNF 技术治疗的主要目标是帮助功能障碍者的能力达到最高水平。

一、基本概念及哲理

1. 概念　PNF 技术是将来自视觉、听觉和触觉的刺激，结合牵张、挤压、牵引和阻力，以募集更多的运动单位参与，调节神经肌肉的兴奋性，改变肌肉的张力，促进运动功能恢复，达到随意运动目的的一种治疗方法。PNF 技术最大的特点是多关节参与、多轴位、对角螺旋形的组合型运动模式，着重强调在运动模式中身体各关节的作用，即关节的可动性、稳定性控制能力及完成组合型动作的技巧性。

2. 哲理　哲理是指导人们行为的一种信念、价值、理论、态度或者个人的观点。PNF 的哲理包括：积极的方式、功能性的方式、动员潜能的方式、考虑整体的方式、整合运动控制和运动学习的理论，学习并获得永久的功能性能力。PNF 哲理是我们评估和治疗的基础，它既会影响治疗师，也会影响患者。

二、神经生理学理论基础

PNF 技术是依据 Charles Sherrington 对脊髓反射的研究中所得出的神经生理学理论为基础。主要包括：

1. 后续效应（continuing effect）　刺激的作用到该刺激停止后仍然持续存在。如果刺激的强度及时间增加，延续的作用也随之增加。在维持静力性收缩之后，仍能感到肌肉力量的增加，就是延续作用的结果。

2. 时间和空间总和　在一定的时间内，连续的阈下刺激可以组合引起神经肌肉兴奋，称时间总和（temporal summation）。同时作用于身体不同区域的阈下刺激相互加强可以引起神经肌肉兴奋，称空间总和（spatial summation）。时间和空间总和可以相互结合，获得更大的躯体活动。

3. 扩散（irradiation）　当刺激的数量和强度增加时，机体产生反应的强度和传播速度也随之增加。这种反应既可以是兴奋性的，也可以是抑制性的。

4. 连续诱导（successive induction）　拮抗肌受刺激产生收缩后，可引发主动肌的兴奋性收缩。拮抗肌逆转技术就是运用了这种特性。

5. 神经交互支配（reciprocal innervation）　主动肌收缩的同时伴随着对拮抗肌的抑制。交互神经支配是协调运动的必要成分。放松技术就是利用了这一特性而实现的。

三、适应证和禁忌证

1. 适应证　很广，主要用于中枢神经损伤、周围神经损伤、骨科损伤性疾病、运动创伤、关节炎所致的关节活动障碍等。

2. 禁忌证　各种原因引起的关节不稳定、骨折未完全愈合、关节急性炎症或外伤所致的肿胀、骨关节结核、肿瘤、婴幼儿、意识障碍及听力障碍者。

第二节　基本原理和程序

一、基本原理

PNF 技术是针对感觉系统的特定刺激，包括接受外部刺激的感受器系统和接受本体刺激的感受器系统。针对外部感受器的刺激包括触觉刺激、听觉刺激、视觉刺激；针对本体感受器的刺激包括：阻力、牵引、挤压、牵伸。

（一）外部刺激

1. 触觉刺激（tactile stimulation）　强调治疗师要用蚓状肌手（图 19-1）接触患者的特定部位，通常放于主缩肌侧，以感觉患者肌肉收缩的情况，决定是给予助力还是给予阻力，并方便引导患者的运动方向。

手法接触（manual contact）：治疗师手的抓握刺激患者的皮肤感受器和其他压力感受器，这种刺激可诱导患者正确的运动方向。在实际操作中，治疗师的手要尽可能地使用蚓状肌抓握（即"夹状手"），抓握所形成的压力应来自掌指关节的屈曲，在很好控制运动的同时可避免因挤压或给予身体骨骼的压力太大而引起患者不适或疼痛。

2. 听觉刺激（auditory stimulation）　如患者的听觉正常，在治疗时则应给予明确的指令，注意根据患者的情况，变化口令的频率、语调、节律等，以辅助治疗效果。

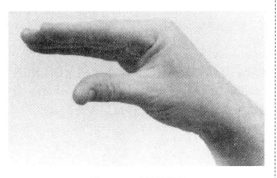

图 19-1　蚓状肌手

言语刺激(指令)[verbal stimulation(commands)]是要告诉患者动作该如何做以及何时做。指令一般分为三部分:

(1)预备指令:在患者运动前给予指令,必须清楚、明确,没有赘言,其目的是要患者明确运动的方式、方向及训练目的,以便得到患者积极的配合。

(2)活动指令:是告诉患者开始活动及如何活动。重复活动指令可以激发更大的力量或再一次引导活动。同时,指令的音量大小也具备不同的作用。一般来说,大声的指令用于加强肌肉的收缩;较柔和及平静的声调则用于肌肉的放松或缓解疼痛等。

(3)纠正指令:是告诉患者如何纠正和改变运动方向。在实际操作中,治疗师对于患者在运动中出现的错误或运动方向发生偏差,应及时给予简短的指令予以纠正,以便更好、更准确地完成动作。

3. 视觉刺激(visual stimulation) 治疗时充分利用患者的视觉,促进完成治疗性运动。治疗中可以患者身体为视觉参考,也可以环境为视觉参考,治疗师要特别注意在治疗时与患者的眼神交流。

利用视觉:当患者训练中注视其运动肢体时,能产生更强收缩,协助患者控制或改正其姿势或动作。同时,眼球的活动将影响头和身体的运动,在实际操作中,当患者朝其将要运动的方向看时,眼球的活动使头部产生相应的运动,头的运动将促进躯干做更大、更强的运动。另外,患者与治疗师之间的目光接触也提供了沟通的另一途径,并有助于达到相互配合。

(二)本体觉刺激

1. 阻力(resistance) 大部分PNF技术是从阻力的疗效中发展起来的。活动中给予的阻力大小必须根据患者的状况和活动目标进行调整,即"最佳阻力"。在临床操作中,治疗师对向心或离心收缩肌施加的阻力应调整到使运动能以平稳和协调的方式产生。给予稳定收缩的阻力必须受到控制,以便保持稳定的体位。当维持一个等长抗阻收缩时,阻力应逐渐增加和降低,使之不产生运动。阻力的施加应引起所治疗的肌群以不同方式(等张或等长)进行收缩。在促进肌肉收缩并相应增强对大脑皮质刺激的同时,由于肌肉张力的增加,对本体感觉产生了最有效的刺激,刺激的大小直接受阻力大小的影响。重要的是,阻力不能引起疼痛和不必要的疲劳,治疗师和患者都应避免屏息,有节奏和有控制的吸气与呼气能增加患者的力量和主动运动度。增加阻力时,治疗师要依据患者所产生的反应,及时调节阻力的方向和大小,从而达到真正发挥扩散和强化作用的目的。

2. 牵引(traction) 牵引是使躯干或四肢拉长。牵引拉长肌肉形成牵张刺激,同时增大关节间隙刺激关节感受器,促进了关节周围肌肉(特别是屈肌)的收缩。通常,牵引主要用于促进运动,尤其是关节的屈曲及抗重力的运动。另外,也可用于阻抗某些运动的部位,例如,在肩屈曲初始牵引以阻抗肩胛上提。应注意,牵引力必须逐渐增加,保持于运动的始终并与阻力适时地结合运用。一般情况下,牵引患部有助于治疗关节活动障碍的患者。

3. 挤压(compression) 挤压是对躯干或四肢关节的压缩,使关节间隙变窄,从而激活关节感受器,促进关节稳定和负重能力,提高了抗重力肌肉的收缩,促进直立反应。逐渐柔和地给予挤压能帮助治疗疼痛和不稳定的关节。挤压可分为快速和慢速两种方式,快速挤压用于引出反射性反应;慢速挤压是缓慢地给予患者一个挤压的感觉,直至其无法忍受。

4. 牵伸(stretch) 肌肉被牵伸到一定程度后或收缩致肌张力增加时,就会产生牵张反射。牵张反射分为两部分,第一部分是短潜伏时的脊髓反射,它几乎不产生力,没有什么功能意义;第二部分为功能性牵拉反应,有一个较长的潜伏期,可产生较有力的、功能性的活动。牵张反射可用于激发自主运动,增强较弱肌肉收缩的力量和反应速度,同时也有利于姿势的控制。在实际操作中,治疗师要充分调动患者的主动性,给予适时的指令或言语刺激,并对牵拉后肌肉产生的收缩给予一定的阻力,这样才可进一步提高疗效。

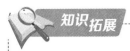

本 体 感 觉

本体感觉是指肌、腱、关节等运动器官本身在不同状态(运动或静止)时产生的感觉,又称深感觉,主要包括以下3方面内容:①关节静态位置的感知能力;②关节运动的感知能力(关节运动或加速度的感知);③反射和肌张力调节回路的传出活动能力。早在100多年前,临床科学家和研究者就发现了机械感受器(后称本体感受器)在关节功能中的潜在作用。这些机械感受器是由关节内的力学感受器以及神经纤维组成,广泛分布于关节囊、韧带、肌腱中。这些本体感觉信息和视觉、前庭觉一起经中枢,通过反馈作用调节肌肉的兴奋,进而参与到关节动态稳定性控制中。人体借助本体感受器感知每一动作中肌肉、肌腱、关节和韧带的缩短、放松和拉紧的不同状况,为大脑皮质对运动行为进行复杂的分析和综合创造条件。通过训练,个体对肌肉运动的分析能力提高,对动作时间的判断精确,其本体感觉功能就提高,动作的控制与准确性也增强。因此,本体感觉对于运动功能非常重要。

二、基本程序

PNF技术是为治疗师提供的工具,以帮助患者获得有效的运动功能,而不依赖于患者有意识的合作,包括:强化、模式、时序、体位与身体力学、扩散。

1. 强化(reinforcement)　强化是通过对较强壮的肌肉活动时施加阻力,使其所产生反应的强度增加或影响范围扩大,从而指导较弱肌肉的收缩。例如:通过对双侧前臂旋后施加阻力,引起肩外旋肌产生收缩等。

2. 模式(patterns)　PNF技术的活动模式以多关节、多轴位、螺旋对角线活动为特征,因而也称为螺旋对角线运动模式。特点有三,一是形成三维肌肉链;二是与身体对角线相关;三是以动作末端姿势的近端关节命名。

3. 时序(timing)　时序是指肌肉激活的先后顺序和关节活动的先后顺序。PNF技术的时序包含两方面,一是指PNF模式中肌肉激活的顺序是由远端到近端;二是强调时序,即依据患者的具体状况,诱发或抑制肢体各部进行活动的次序。一般是先由肢体较强部位的活动开始,之后把其产生的效应逐步扩散到弱的部位,使之产生相应的活动。或者治疗师在对患者进行某一单项活动过程中,适时诱发肌肉收缩。PNF技术中时序的含义除了包含上述内容以外,治疗师在实际操作中,还涵盖等长收缩或等张收缩的时间和顺序等。

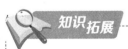

人体运动发育的规律

正常运动的发育遵循着一定的顺序(即由头到脚,由近端到远端的顺序),运动控制能力的发育也遵循着一定的顺序(即可动性、稳定性、控制性和技巧);另一方面,日常的功能性活动是一个平滑的过程及遵循着身体各部协调运动的顺序。在生长过程中,控制和协调的发育过程是从头到脚,从近端到远端的。在婴儿期手臂决定手移向什么地方,但到抓握发育成熟之后,手支配臂的运动过程。成人用于保持站立平衡的微小运动发生于远端(踝)到近端(髋和躯干)。

4. 体位(body posture)与身体力学　治疗师根据患者的位置和治疗目标定位与移动。操作时尽可能靠近患者,背部尽可能地直立,以免产生过度疲劳或扭伤,保持双脚分开呈"弓箭步"站立,且与运动方向保持一致,前脚指向运动方向,以利于下肢灵活的屈伸动作;当治疗师重心后移时,后脚的主要功能是起到稳定身体的作用。双脚的位置要随着运动方向的改变而转换,在尽可能接近患者的同时,给予患者足够的活动空间,不能由于自身肢体位置不当而阻碍患者运动完成。在实施具体操作时,治疗师的手臂应相对放松,并合理地利用自身的体重给患者实施一个较长时间、并给予一定阻力的治疗,通过放松的手来及时感受患者身体对运动完成的反应。

5. 扩散(irradiation)　扩散是指肌肉组织受到刺激后所产生的反应随刺激强度增强而传播至其他肌肉组织,引起身体其他部位肌肉收缩的现象。此种反应可以诱发或抑制肌肉的收缩和动作模式的出现,并随刺激强度和时间的增加而增加。

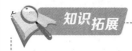

知识拓展

肌肉收缩的负荷

肌肉的收缩方式与肌肉承受的两种负荷有关:一种是前负荷,它是肌肉收缩前就加在肌肉上的负荷;另一种是后负荷,它是肌肉开始收缩时才遇到的负荷或阻力。后负荷能阻碍肌肉收缩时的长度缩短。在有后负荷的情况下,肌肉开始收缩时首先表现总是张力增加而长度不变,此即等长收缩;而后当肌肉张力增加到等于或稍大于后负荷时,肌肉则表现出长度缩短而张力不再增加,此称等张收缩。等长收缩时肌肉长度不变,不产生关节运动,但肌肉内部的张力增加;等张收缩时肌肉张力保持不变,但长度缩短(或者延长),引起关节活动。等长收缩利于机体维持姿势,等张收缩可移动负荷做功。人体内经常是这两种收缩形式不同程度的复合。肌肉收缩时速度不变称等速收缩,在运动康复中被认为是非常好的一种肌力练习方法,等速收缩必须借助专门的仪器设备来提供,可以随着肌肉收缩同时产生相应的阻力,保持肌肉收缩时的角速度不变。

第三节　基本技术

PNF 技术是指一系列的易化方法,其目的是在某一治疗目标的背景下,通过治疗师的帮助,能够使患者获得有效的运动功能。PNF 技术包括主动肌技术(directed agonist),拮抗肌反转技术(reversal of antagonists)、放松技术(relaxation techniques)。

一、主动肌技术

涉及一个肌群或肌肉链,强调单一方向的运动,包括节律性启动,等张收缩组合,起始位的重复牵拉,运动全范围的重复牵拉、重复。

1. 节律性启动(rhythmic initiation)　是指在一段预设活动范围内重复节律性的单方向运动,包含4阶段:被动运动、辅助主动运动、抗阻运动、独立运动(选作)。

(1)方法:先由治疗师被动完成预设动作,在现有的关节活动范围内被动、缓慢、有节律、单一方向地活动数次,提示患者注意感受运动的感觉;接着解释动作,让患者尝试向要求的方向做主动运动,返回动作由治疗师做,并通过口令在主动肌动作模式中给予言语刺激;让患者在主动肌收缩的方向进行助力运动、主动运动,逐渐增加阻力;治疗师要用口头指令保持节律,最终患者能独立完成这一方向的运动。

(2)目的:指导患者主动肌收缩或完成预设的运动模式;促进患者主动肌的定向及启动运动的能力;调节肌张力,使肌肉紧张正常化;使运动速度正常化;改善动作协调性及对运动的感觉。

(3)要点:用口令调节运动节奏;返回运动总是被动地由治疗师辅助完成;在独立运动阶段,考虑比较抗阻运动与独立运动所募集的肌肉活动类型(重力的影响)。

2. 等张收缩组合(combination of isotonics contraction)　是指在一组协同肌的向心、离心、等长收缩的运动组合,且动作之间不做停顿或休息。

(1)方法:主缩肌从向心收缩或固定收缩开始(起始肌肉收缩方式的选择取决于治疗目标和患者以往的经验),当到达关节活动终末端时,治疗师让患者对抗阻力维持在终点姿势;当患者能够稳定地维持终点姿势后,治疗师即给予阻力;再让患者抗阻做离心性收缩,缓慢回复到起始位,同时整个过程中主动肌始终保持相同的张力,对抗阻力,交替进行向心—离心的肌肉收缩,动作之间不做停顿或休息。

(2)目的:增强肌力和耐力;改善动作协调性及对运动的主动控制;改善功能性运动中的运动控制(离心收缩对运动控制尤为有效);功能性训练很多的 ADL;指导患者正确的运动模式(找到运动轨迹)。

(3)要点:根据治疗目标,运动范围可以在小范围到全范围之间变化;肌肉在做不同的收缩形式的运动变换时中间不停顿或休息;治疗师的手接触患者的部位保持不变;在做离心和 / 或向心运动过程的任何时间,都可以通过固定性 / 等长收缩,以增强运动单位的募集。

3. 活动范围起始点的重复牵拉(起始位的重复牵拉)(repeated stretch from beginning of range/repeated initial stretch) 是指在肌肉被延展状态下对其重复施加快速牵拉(牵拉刺激结合患者的主动运动)。

(1)方法:被动延展肌肉;对肌肉做快速牵拉,同时给予口令,让患者做主动运动;在患者的主动运动范围内给予主缩肌阻力;按需要可重复以上步骤多次。

(2)目的:促进肌肉收缩;促进起始运动的能力;募集更多运动单位;增强肌力;增加主动关节活动度;延缓肌肉疲劳;再次引导正确的运动方向;使异常肌张力正常化。

(3)要点:快速牵拉后在主动运动范围内立即给予适当阻力;一旦肌肉收缩停止即从活动范围起始处再重复上述动作;通过重复增加肌肉募集,达到增加主动运动范围的目的;治疗师可在患者主动运动范围末给予患肢辅助完成余下的全范围活动。

注意:颈部模式、关节不稳定、疼痛、骨折或严重骨质疏松、肌肉或肌腱损伤、周围神经损伤等,此技术禁用。

4. 运动全范围的重复牵拉(repeated stretch through range) 对收缩的肌肉重复施加快速牵拉(牵拉刺激结合患者的主动运动)。

(1)方法:治疗师需对抗患者运动模式中的所有肌肉运动;当患者在活动范围内主动收缩肌肉时,治疗师通过轻微延展收缩的肌肉来叠加一个快速牵拉;在"快速牵拉"的同时结合口令,使患者同步产生更强的肌肉收缩;治疗师需对模式中的所有肌肉做重复牵拉并施加阻力,在此期间患者不可放松。

(2)目的:募集运动单位,增强肌力;增加主动运动范围;延缓疲劳 / 增加耐力;强调对功能至关重要的活动范围;再次引导运动模式或运动的正确方向;使异常肌张力正常化。

(3)要点:患者在预期活动范围内必须注意保持持续的运动;患者不能在重复牵拉后随意放松或主动反转方向;快速牵拉后在主动运动范围内给予适当阻力。

注意:颈部模式、关节不稳定、疼痛、骨折或严重骨质疏松、肌肉或肌腱损伤、周围神经损伤等,此技术禁用。

5. 重复(repeatbility) 单向技术,即在一个所期望的结束位置(目标位置)进行保持并抗阻,治疗师将其被动反向运动一小段距离,患者抗阻或独立回到目标位置,返回的距离逐渐增加,达到抗阻或独立完成全范围的主动运动。

(1)方法:把患者放在一个所期望的结束位置(目标位置);令患者抗阻并保持该姿势;令患者放松;接着治疗师向(目标位置)相反的方向被动移动一小段距离;令患者再抗阻或独立返回到目标位置;重复以上步骤;每次运动的重复,都是逐步地远离终点位置(目标位置),即开始的位置都要逐渐比前一次更接近起始处,返回距离逐渐增加;最后令患者能独立或抗阻全范围活动(可选做)。

(2)目的:教会患者达到预期模式或功能运动的终末位置的路径;评估患者维持预期模式或功能性运动的终末位置的肌肉收缩能力;评估患者由不同终末距离返回目标位置并维持此终末位置姿势的能力;改善动作协调性;改善身体的感知能力;提高改善 ADL 能力。

(3)要点:解释所做的运动或活动的终末姿势,对功能性活动和自我照料是至关重要的。

二、拮抗肌反转技术

1. 动态反转(dynamic reversal) 由一个方向转换到相反方向的抗阻向心收缩,且转换过程中不可停顿或休息。

(1)方法:治疗师对患者运动的一个方向的主缩肌施加阻力(通常是肌力较强的方向);当患者接近主动运动的终末位置时,治疗师的手迅速转换接触方向,同时给予口令提示准备换向;当患者达到终末位置时,用口令引导患者向着相反的方向运动,此时患者动作不能停顿或放松;治疗师给予相反方向的阻力;重复练习,接近治疗目标。需注意,治疗师手的变换要快速、准确,不能造成患者的肢体在空中某处滞留。动态反转技术分为快速(快逆转)和慢速(慢逆转),临床上常用慢速反转技术,操作时一般以较强的模式作为收缩的开始,以较弱的模式作为收缩的结束。

(2)目的:增强肌力和耐力;增强主动运动范围;改善动作转换方向的协调能力;减轻疲劳;使肌张力正常化。

(3)要点:训练特定范围内转换肌肉运动方向的能力;1个或2个运动方向的运动速度是可以变化的;使用肢体模式时,确保启动相反方向运动从肢体远端开始;如果可能,应尝试用功能性活动模式训练。

2. 稳定反转(stabilization reversal)　治疗师用变换的接触手法给予阻力,患者与其对抗做轮替的静态肌肉收缩,以此易化特定姿势的稳定性。

(1)方法:在合适的体位上,治疗师的一只手给予患者力量较强动作方向施加阻力,并令患者用力抵抗,且患者不可有位移或极小位移;给患者静止不动的口令,使其保持这个姿势;当患者主动抗阻达到最大值之后,治疗师移动另一只手在另一个方向施加新的阻力;当患者能够主动对抗新的阻力时,治疗师交替将另一只手移到拮抗肌上,再给予新方向阻力;根据治疗目标,交替改变阻力方向;患者在治疗师交替改变阻力方向时仍保持主动运动(无放松)。

注意,只有当患者感觉到治疗师施加的阻力变换方向之后,才可以缓慢增加阻力,整个过程中主动肌和拮抗肌交替主动抗阻收缩,但均不引起运动。

(2)目的:增强稳定性;改善姿势控制;改善动作协调性;维持姿势;指导(再教育)新的姿势或活动范围;增强肌力和耐力。

(3)要点:治疗师可用挤压或牵拉手法来易化患者在阻力方向改变时的平滑、流畅的转换;允许从一个对角线和运动方向到另一个对角线和运动方向。

3. 节律性稳定(rhythmic stabilization)　对抗阻力的拮抗肌交替做等长收缩运动,患者无需放松,且治疗师也不需改变手的接触部位。

(1)方法:治疗师的手不改变接触部位,给患者的主动肌和拮抗肌交替施加阻力;从力量较强的方向开始,交替对不同的拮抗肌群施加阻力(等长收缩运动);允许适当运用挤压和牵拉手法;缓慢改变阻力方向以保持肌肉群紧张度;给予患者静止不动的口令:"保持在这里"或"不要让我推动你"等;继续改变阻力的方向;有节律地重复以上步骤;阻力的大小可以根据治疗目标和患者等长收缩的能力而改变。

(2)目的:增强协同收缩的稳定性;改善姿势控制和平衡;改善动作的协调性;维持姿势;教(再教育)一个新姿势或活动范围;增强肌力和耐力;促进放松。

(3)要点:患者和治疗师都不要有运动的趋势;患者尽可能去适应治疗师的阻力;当反转的速度增加时,会引发肌肉的协同收缩;在模式之间转换时,优势用牵拉困难比挤压更合适;允许转变对角线模式/方向。

三、放松技术

1. 收缩—放松(contract-relax)　患者做抗阻等张收缩,治疗师给予足够的阻力以限制其运动,然后放松,并随后移动到新的活动范围再做抗阻等张收缩。分为直接收缩—放松和间接收缩—放松。

(1)方法

1)直接收缩—放松(使用活动受限的肌群):被动或主动地将肢体移到其运动范围的终末位置;令患者在运动模式中让活动受限的肌肉或肌群做流畅、平滑、协调的等张收缩,治疗师用阻力限制其运动,要特别关注旋转,该过程可能会产生微小的动作;待患者保持这种收缩数秒后,令其放松;再次主动或被动地移动身体节段到新的运动范围终点,重复以上步骤,直到没有运动范围的进一步增加,之后可用其他技术再训练新获得的关节活动范围。

2)间接收缩—放松(使用活动受限肌群的拮抗肌):采用与直接收缩—放松相同的步骤,针对运动模式中活动受限肌肉或肌群的拮抗肌进行平滑、协调的收缩,治疗师用阻力限制其运动,特别要关注旋转,可能有微小的运动;待患者保持这种收缩数秒后,令其放松;再次主动或被动地移动身体节段到新的运动范围终点,重复以上步骤,直到没有运动范围的进一步增加,之后可用其他技术再训练新获得的关节活动范围。

(2)目的:放松和/或牵拉肌肉;增加活动范围。

(3)要点:治疗师令患者放松,然后可主动或被动地将身体某部位移到新的活动范围;在新增加的活动范围内训练时,治疗师可易化患者肌肉的主动保持能力或运用其他技术训练肌肉。

2. 保持—放松(hold-relax) 治疗师施以匹配的阻力,患者抗阻易化等长收缩,再放松,随后移动到新的活动范围,也分为直接保持—放松和间接保持—放松。

(1)方法

1)直接保持—放松(活动受限肌群的收缩):主动或被动地移动身体节段至允许活动范围的终末端且无痛;保持此位置,令患者在运动模式中使用活动受限的肌肉或肌群进行平滑、协调、柔和的等长收缩;特别关注旋转,不允许出现活动,也不要有运动的趋势;需让患者保持此姿势数秒,然后放松;被动或主动地将身体节段移动到新的运动范围的终末位,重复以上步骤,直到没有运动范围的进一步增加,之后可用其他技术再训练新获得的关节活动范围。

2)间接保持—放松(活动受限肌群的拮抗肌收缩):采用与直接保持—放松相同的步骤,要求患者在运动模式中使活动受限肌肉或肌群的拮抗肌保持平滑、稳定、协调的等长收缩;特别关注旋转,不允许出现活动,也不要有运动的趋势;需让患者保持此姿势数秒,然后放松;被动或主动地将身体节段移动到新的运动范围的终末位,重复以上步骤,直到没有运动范围的进一步增加,之后可用其他技术再训练新获得的关节活动范围。

(2)目的:放松和/或牵伸肌肉;增加活动范围;减轻疼痛。

(3)要点:如果终末位置患者出现疼痛,应轻轻移动患者退回到无痛的位置;治疗师在施加和移除阻力时,应比在收缩—放松中更缓慢、柔和;用呼吸易化放松;保持—放松技术为处理疼痛的技术之一。

第四节 运 动 模 式

正常的功能运动是由肢体粗大运动模式和躯干肌肉的协同作用组合而成。这些协同肌肉的联合作用形成PNF促进模式。

大脑的运动皮质产生和组织这些运动模式。人体不能随意让其中某一肌肉脱离该运动模式,但分离的运动是来自粗大模式的。

一、模式的命名及特征

1. 命名原则 大脑的运动中枢只能产生和组织这些运动模式(pattern),而不能有意识地将某一块肌肉从运动模式中分离出来。因此PNF的模式是以近端关节的运动命名的,且要包含3个轴位或3个面的运动:矢状面的屈曲和伸展;冠状面的内收和外展或脊柱侧屈;横断面的旋转。

2. 模式的特征 PNF的运动模式是在3个面同时发生的组合运动模式,以螺旋对角线运动为特征,故称为螺旋对角线运动模式,有四肢模式、头颈模式、躯干模式;根据肢体的相互间运动形成组合模式,分为单侧模式:一侧臂或一条腿;双侧模式又分为对称性的:两侧相同模式的运动;不对称的:两侧相反模式的运动;对称、交互模式:在相同的2个对角线上运动,但方向相反;不对称性交互,在相反对角线和相反方向上运动。

二、对角线模式

姿势和运动模式有多种类型(图 19-2),其发展也有一定的顺序:双侧对称—双侧交互—单侧形式,对角线运动是最高的形式,其特点:①对角线运动形式是由屈曲—伸展、内收—外展、内旋—外旋3对拮抗肌的结合运动,是正常发育的最后部分和最高形式,而旋转是发育的最后的最高形式之一。②大多数肌肉的附着点和纤维排列符合这种形式,反则也符合正常生理运动形式。③所有对角线运动都过中线,能促进身体两侧的相互作用,是日常生活活动中最主要的运动形式,在大脑皮质中最为熟悉和最易巩固。④大脑整合功能支持自主运动由大量的运动模式组成,而不是单个的肌肉运动。

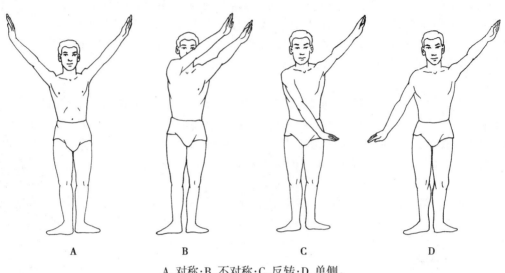

A. 对称;B. 不对称;C. 反转;D. 单侧。

图 19-2　运动模式的类型

身体的对角线(图 19-3),是一条经过肩关节到对侧髋关节的线,和他们的平行线。沿着这个对角线,肌肉链可以被拉长到最紧的位置。根据身体节段,PNF 模式可以分以下几种:肩胛和骨盆模式、上肢模式、下肢模式、躯干模式、颈模式。

肩胛的活动和稳定影响头颈、胸和上肢的功能,骨盆则影响腰和下肢的功能。肩胛和骨盆模式也是沿对角线进行的弧线运动,肌肉从牵拉到最长位置向着最短位置的方向收缩。我们将人体看成是一个钟表,肩峰和髂嵴对角方向所对应的时间点数(图 19-4)如下(以右肩为例):①向前上抬,1 点;②向后下压,7 点;③向后上抬,11 点;④向前下压,5 点。

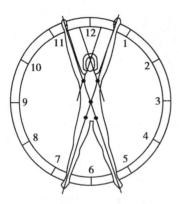

图 19-3　对角线运动

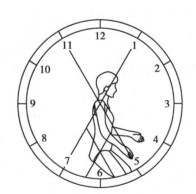

图 19-4　肩峰和髂嵴对角方向所对应的时间点数

三、肩胛模式

治疗目的:训练肩胛的运动和稳定性;训练躯干肌;训练功能性活动(翻身等);促进颈椎运动和稳定;促进上臂的运动和稳定;通过扩散间接治疗下部躯干。

1. 伸—上提

关节	起始位	终止位	主要肌肉
肩胛骨	后缩、下沉	前伸、上提	肩胛提肌、前锯肌、菱形肌

(1)体位:患者侧卧位,可使肩胛自由运动并容易增强躯干活动;治疗师站在患者背后,面向患者头侧。

(2)手接触:治疗师呈蚓状肌手,一手放于肩峰内侧肩部,另一手置于其上,用手指接触患者肩部,不能有手掌接触。

(3)口令:"向你的鼻子方向耸肩""拉"。

(4)运动:肩胛进行向上—向前—外旋运动(图 19-5)。

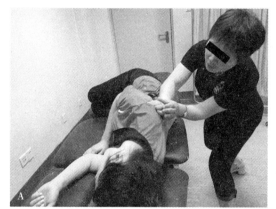
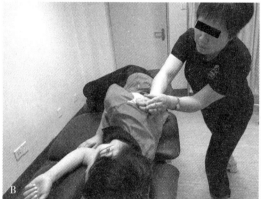
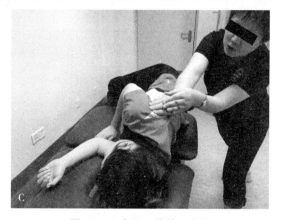

图 19-5 肩胛 前伸—上提

2. 后缩—下沉

关节	起始位	终止位	主要肌肉
肩胛骨	前伸、上提	后缩、下沉	前锯肌(下部)、菱形肌、背阔肌

(1)体位:患者侧卧位,可使肩胛自由运动并容易增强躯干活动;治疗师站在患者背后,面向患者头侧。

(2)手接触:治疗师呈蚓状肌手,将一手掌根部放在肩胛骨的下角及内侧缘,另一手置于其上,掌心要空。

(3)口令:"将你的肩胛骨向下顶我手""向下顶"。

(4)运动:肩胛骨向下—向后—向内旋转(图 19-6)。

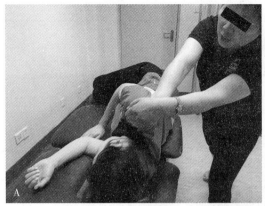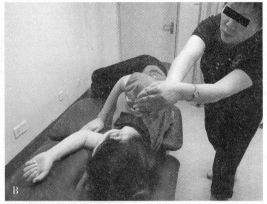
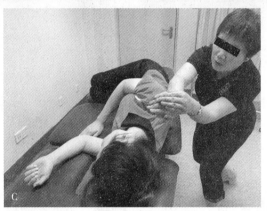

图 19-6　肩胛　后缩—下沉

3. 前伸—下沉

关节	起始位	终止位	主要肌肉
肩胛骨	后缩、上提	前伸、下沉	菱形肌、前锯肌、胸小肌、胸大肌

（1）体位：患者侧卧位，可使肩胛自由运动并容易增强躯干活动；治疗师站在患者头侧，面向患者床面侧髋。

（2）手接触：治疗师呈蚓状肌手，一手置于冈上肌，指尖指向肩峰，另一手置于其上。

（3）口令："将你的肩胛骨向肚脐方向拉"。

（4）运动：患者肩胛骨向前—向下—向外旋（图 19-7）。

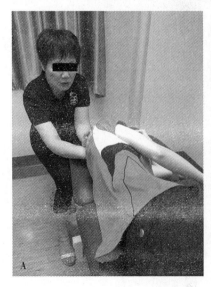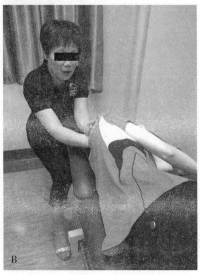

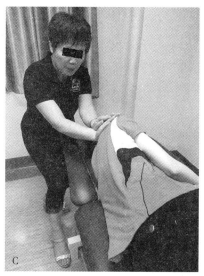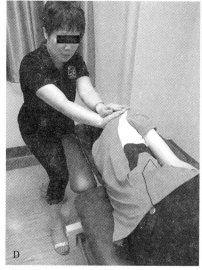

图 19-7　肩胛　前伸—下沉

4. 后缩—上提

关节	起始位	终止位	主要肌肉
肩胛骨	前伸、下沉	后缩、上提	斜方肌、肩胛提肌

（1）体位：患者侧卧位，可使肩胛自由运动并容易增强躯干活动；治疗师站在患者背后，面向患者床面侧髋。

（2）手接触：治疗师呈蚓状肌手，一手置于冈上肌、指尖指向肩峰，另一手置于其上。

（3）口令："耸肩""推我"。

（4）运动：肩胛骨向上—向后—内旋（图 19-8）。

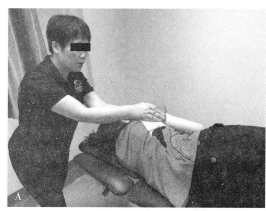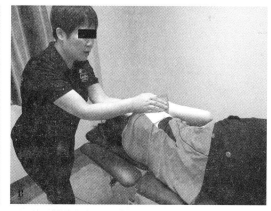

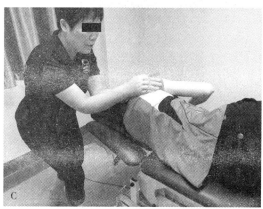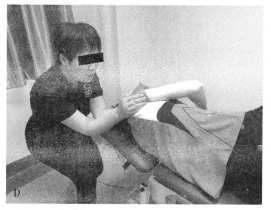

图 19-8　肩胛　后缩—上提

四、上肢模式

1. 屈曲—内收—外旋

关节	起始位	终止位	主要参与的肌肉
肩胛骨	后缩、下沉	前伸、上提	斜方肌、前锯肌(上部)
肩	伸展、外展、内旋	屈曲、内收、外旋	胸大肌(上部)、三角肌(前部)、肱二头肌、喙肱肌
肘	伸展	伸展	肱三头肌、肘肌
前臂	旋前	旋后	肱桡肌、旋后肌
腕	尺侧伸展	桡侧屈曲	桡侧腕屈肌
四指	伸展	屈曲	指屈肌(浅肌和深肌)、蚓状肌、骨间肌
拇指	伸展、外展	屈曲、内收	拇屈肌(长肌和短肌)、拇内收肌

(1)体位:患者仰卧靠近治疗床的左边,头部和颈部处于舒适的中立位,上肢置于对角线交叉的中间位,肩和前臂置于旋转的中立位,从手和腕开始活动到近端肩。

治疗师站在治疗床的左侧,靠近患者,面向对角线,上肢和手与运动方向一致。

(2)手接触:治疗师右手接触患者左手掌,拇指在患手桡侧,四指在患手尺侧(第5掌骨),掌心要空。治疗师左手自肘部床面经内侧向上环状抓握肱骨下端,再以与运动相反的方向施加阻力。

(3)口令:"握住我的手,向上拉,越过你的鼻子,亲吻你的上臂(肱二头肌)"。

(4)运动:在手指屈曲抓握,手腕屈曲和前臂旋后之后,肘关节保持伸直,肩关节开始屈曲、内收、外旋(图19-9)。

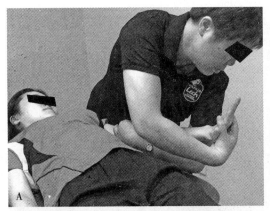
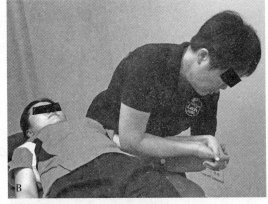
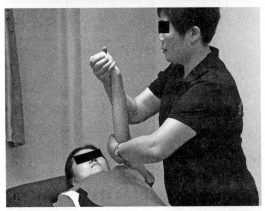
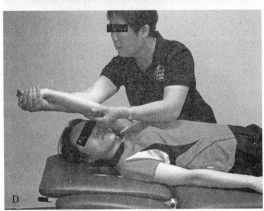

图19-9　上肢模式　屈曲—内收—外旋

2. 伸展—外展—内旋

关节	起始位	终止位	主要参与的肌肉
肩胛骨	前伸、上提	后缩、下沉	菱形肌
肩	屈曲、内收、外旋	伸展、外展、内旋	背阔肌、三角肌(中、后部)、肱三头肌、大圆肌、肩胛下肌
肘	伸展	伸展	肱三头肌
前臂	旋后	旋前	肱桡肌、旋前肌(圆肌和方肌)
腕	桡侧屈曲	尺侧伸展	尺侧腕伸肌
四指	屈曲	伸展、尺侧偏	指长伸肌、蚓状肌、骨间肌
拇指	屈曲、内收	伸展、外展	拇外展肌(短肌)

(1)体位:患者仰卧靠近治疗床的左边,头部和颈部处于舒适的中立位,上肢置于对角线交叉的中间位,肩和前臂置于旋转的中立位,从手和腕开始活动到近端肩。

(2)手接触:治疗师左手抓握患者的手背,四指在患者尺侧(第5掌骨),拇指在桡侧;右手由内向下环绕肘关节。

(3)口令:"手指打开,手腕伸展,向下推我的手"。

(4)运动:在手指打开,手腕伸展,前臂旋前之后,肘关节保持伸展,肩关节伸展、外展、内旋(图19-10)。

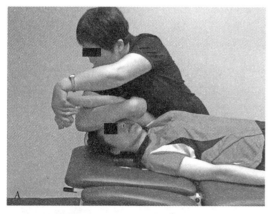
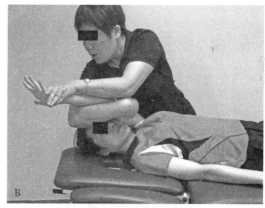
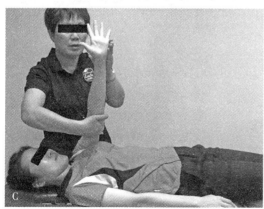
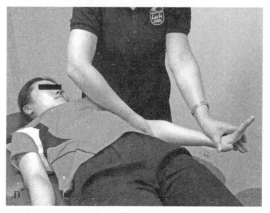

图19-10 上肢模式 伸展—外展—内旋

3. 屈曲—外展—外旋

关节	起始位	终止位	主要参与的肌肉
肩胛骨	前伸、下沉	后缩、上提	斜方肌、肩胛提肌、前锯肌
肩	伸展、内收、内旋	屈曲、外展、外旋	三角肌(前部)、肱二头肌(长头)、喙肱肌、冈上肌、冈下肌、小圆肌
肘	伸展	伸展	肱三头肌、肘肌
前臂	旋前	旋后	肱二头肌、肱桡肌、旋后肌
腕	尺侧屈曲	桡侧伸展	桡侧腕伸肌(长肌和短肌)
四指	屈曲	伸展、桡侧偏	指长伸肌、骨间肌
拇指	屈曲、内收	伸展、外展	拇伸肌(长肌和短肌)、拇长展肌

(1)体位:患者仰卧靠近治疗床的左边,头部和颈部处于舒适的中立位,上肢置于对角线交叉的中间位,肩和前臂置于旋转的中立位,从手和腕开始活动到近端肩。

治疗师站在治疗床的左侧,靠近患者,面向对角线,上肢和手与运动方向一致。

(2)手接触:治疗师右手接触患者左手背,四指在患手桡侧,拇指在患手尺侧(第5掌骨),掌心要空。治疗师左手自肘部床面经内侧向上环状抓握肱骨下端,再以与运动相反的方向施加阻力。

(3)口令:"手指打开,手腕伸展,向上推我的手,推、用力推"。

(4)运动:在手指打开,手腕伸展和前臂旋后之后,肘关节保持伸直,肩关节开始屈曲、外展、外旋(图19-11)。

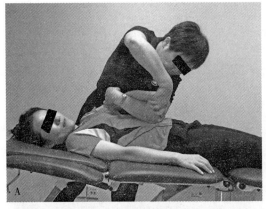
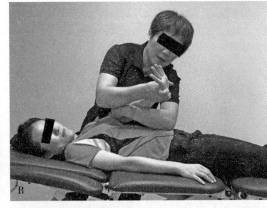
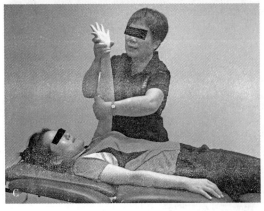
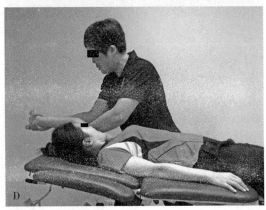

图 19-11 上肢模式 屈曲—外展—外旋

4. 伸展—内收—内旋

关节	起始位	终止位	主要参与的肌肉
肩胛骨	后缩、上提	前伸、下沉	前锯肌(下部)、胸小肌、菱形肌
肩	屈曲、外展、外旋	伸展、内收、内旋	胸大肌、大圆肌、肩胛下肌
肘	伸展	伸展	肱三头肌
前臂	旋后	旋前	肱桡肌、旋前肌(圆肌和方肌)
腕	桡侧伸展	尺侧屈曲	尺侧腕屈肌
四指	伸展	屈曲、尺侧偏	指屈肌、蚓状肌、骨间肌
拇指	伸展、外展	屈曲、内收、对掌	拇屈肌(长肌和短肌)、拇内收肌、拇对掌肌

(1)体位:患者仰卧靠近治疗床的左边,头部和颈部处于舒适的中立位,上肢置于对角线交叉的中间位,肩和前臂置于旋转的中立位,从手和腕开始活动到近端肩。

(2)手接触:治疗师左手抓握患者的左手掌,拇指在患者尺侧(第5掌骨),四指在桡侧;右手由内向下环绕肘关节,再以与运动相反的方向施加阻力。

(3)口令:"握住我的手,手腕屈曲,向下拉我的手"。

(4)运动:在手指屈曲,手腕屈曲,前臂旋前之后,肘关节保持伸展,肩关节伸展、内收、内旋(图19-12)。

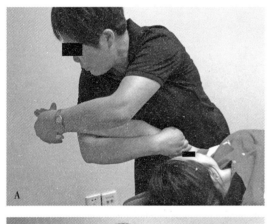
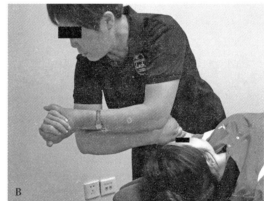
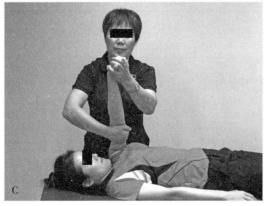
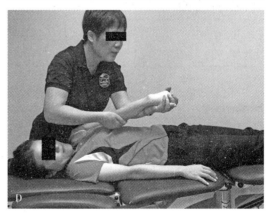

图19-12　上肢模式　伸展—内收—内旋

五、骨盆模式

治疗目的:训练骨盆的运动和稳定;促进躯干的运动和稳定;训练功能性活动(翻身等);促进腿的运动和稳定;通过间接的扩散治疗上部躯干和颈部。

1. 伸—上提

关节	起始位	终止位	主要肌肉
骨盆	后缩、下沉	前伸、上提	腹外斜肌、腹内斜肌

(1)体位:患者侧卧位;治疗师站在患者身后,面对患者下面的肩。

(2)手接触:一只手蚓状肌手式的四指置于髂前上棘的前半部,另一手重叠其上。

(3)口令:"向上提骨盆""上提"。

(4)运动:骨盆向前上移动,但不伴有前或后倾斜,使上面躯干的前面缩短(图19-13)。

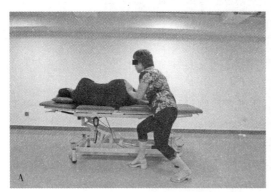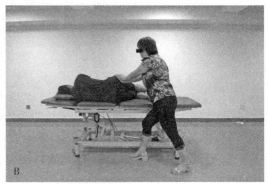

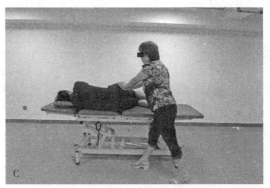

图 19-13　骨盆模式　前伸—上提

2. 后缩—下沉

关节	起始位	终止位	主要肌肉
骨盆	前伸、上提	后缩、下沉	对侧腹内斜肌、腹外斜肌

(1)体位:患者侧卧位;治疗师站在患者身后,面对下面的肩。

(2)手接触:治疗师一手掌根部放于坐骨结节上,另一手重叠于上。

(3)口令:"向下往我手上坐""向下"。

(4)运动:骨盆向后下运动而不伴有倾斜,上面的躯干拉长而不改变腰椎前凸(图19-14)。

3. 前伸—下沉

关节	起始位	终止位	主要肌肉
骨盆	后缩、上提	前伸、下沉	对侧腰方肌、背阔肌、髂肋腰肌、胸长肌

(1)体位:患者侧卧位;治疗师站在患者身后,面对患者约屈曲25°的下面腿的方向。

(2)手接触:治疗师一手呈蚓状肌手放于股骨大转子上,另一手重叠于上或置于髂前下棘下方。为了便于操作,亦可一手放于患者髂前下棘,另一手放在患者膝关节处(注意治疗师必须要调整患者的腿使股骨在模式线上)。

（3）口令："向前、向下用力"（用你的膝顶我的手）。

（4）运动：骨盆向前下运动而不伴有倾斜，同侧躯干拉长而不改变腰椎前凸（图19-15）。

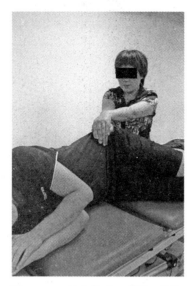

图19-14　骨盆模式　后缩—下沉

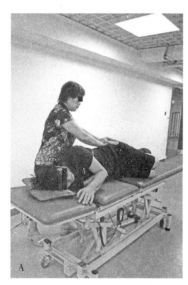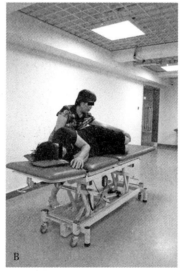

A. 被动；B. 主动。

图19-15　骨盆模式　前伸—下沉

4. 后缩—上提

关节	起始位	终止位	主要肌肉
骨盆	前伸、下沉	后缩、上提	腰方肌、背阔肌、髂肋腰肌、胸长肌

（1）体位：患者侧卧位；治疗师站在患者身后，面对患者约屈曲25°的下面腿的方向。

（2）手接触：治疗师呈蚓状肌手，一手掌根部放于髂嵴中线上和中线稍后，另一手重叠其上。

（3）口令："将你的骨盆向上、向后上提，慢慢用力"。

（4）运动：骨盆向上、向后运动而不伴有倾斜，该侧躯干缩短（图19-16）。

六、下肢模式

治疗目的：下肢模式主要用于治疗因肌肉无力、不协调以及关节活动受限引起的骨盆、腿和足的功能障碍。

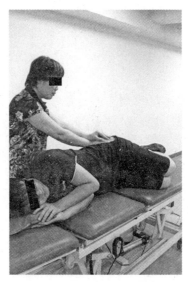

图 19-16　骨盆　后缩—上提（主动）

1. 屈曲—内收—外旋

关节	起始位	终止位	主要参与的肌肉
髋	伸展、外展、内旋	屈曲、内收、外旋	腰大肌、髂肌、内收肌、缝匠肌、耻骨肌、股直肌
膝	伸展	伸展	股四头肌
踝/足	跖屈、外翻	背屈，内翻	胫骨前肌
足趾	屈曲	伸展，内侧偏	拇伸肌、趾伸肌

（1）体位：患者仰卧，尽可能靠近治疗师，脊柱应在中间位、无侧弯或旋转。治疗师站在治疗床一侧，髋朝向对角线，上肢和手与运动线一致。

（2）手接触：治疗师左手抓握患者的足部内侧缘，拇指在外侧缘施加阻力。另一手在大腿内侧缘接近膝关节。

（3）口令："勾脚，拉着我的手向上踢，保持膝关节伸直"。

（4）运动：足和踝关节背屈与外翻，髋关节外旋并屈曲、内收（图 19-17）。

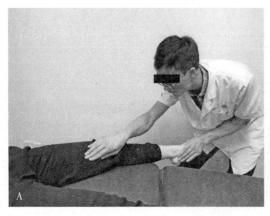
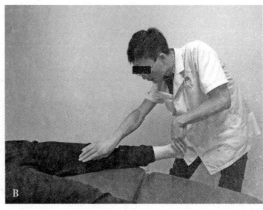

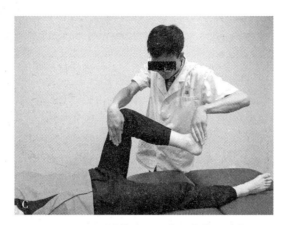

图 19-17 下肢模式 屈曲—内收—外旋

2. 伸展—外展—内旋

关节	起始位	终止位	主要参与的肌肉
髋	屈曲、内收、外旋	伸展、外展、内旋	臀中肌、臀大肌(上部)、腘绳肌
膝	伸展	伸展	股四头肌
踝	背屈、内翻	跖屈、外翻	腓肠肌、比目鱼肌、腓骨长肌和短肌
足趾	伸展	屈曲	拇屈肌、趾屈肌

(1)体位:患者仰卧,尽可能靠近治疗师,脊柱应在中间位、无侧弯或旋转。治疗师站在治疗床一侧,髋朝向对角线,上肢和手与运动线一致。

(2)手接触:治疗师远端手呈蚓状肌手,掌部垂直于患者足底于跖趾关节处,四指握于足的内侧缘。

(3)口令:"足趾用力,向下蹬我的手""大腿向下、向外踢""膝关节保持伸直"。

(4)运动:足和踝关节屈曲与外翻,髋关节内旋、伸展(图 19-18)。

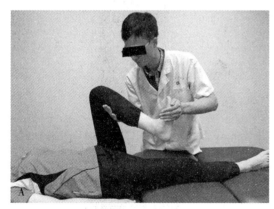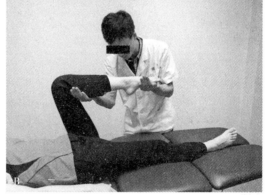
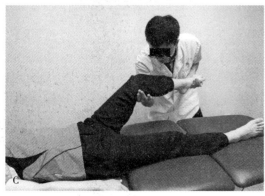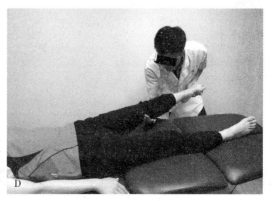

图 19-18 下肢模式 伸展—外展—内旋

3. 屈曲—外展—内旋

关节	起始位	终止位	主要参与的肌肉
髋	伸展、内收、外旋	屈曲、外展、内旋	阔筋膜张肌、股直肌、臀中肌(前部)、臀大肌
膝	伸展	伸展	股四头肌
踝	跖屈、内翻	背屈、外翻	第3腓骨肌
足趾	屈曲	伸展	拇伸肌、趾伸肌

(1)体位:患者仰卧,尽可能靠近治疗师,脊柱应在中间位、无侧弯或旋转。治疗师站在治疗床一侧,髋朝向对角线,上肢和手与运动线一致。

(2)手接触:治疗师的左手抓握患者左足背,四指在外侧缘,拇指在内侧缘,施加与运动方向相反的阻力,右手置于患者大腿的前外侧面接近膝关节处,四指在上面,拇指在外侧面。

(3)口令:"勾脚,勾住我的手,勾紧,抬腿向上、向外"。

(4)运动:足和踝背屈、外翻时,足趾伸展,髋关节内旋、屈曲、外展(图19-19)。

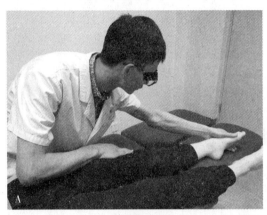
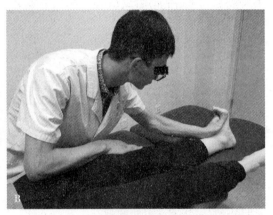
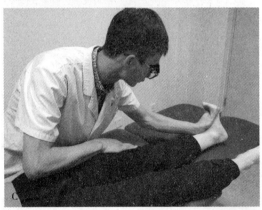
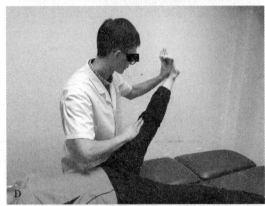
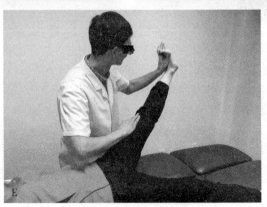

图 19-19　下肢模式　屈曲—外展—内旋

4. 伸展—内收—外旋

关节	起始位	终止位	主要参与的肌肉
髋	屈曲、外展、内旋	伸展、内收、外旋	内收大肌、臀大肌、腘绳肌、外旋肌
膝	伸展	伸展	股四头肌
踝	背屈、外翻	跖屈、内翻	腓肠肌、比目鱼肌、胫骨后肌
足趾	伸展	屈曲	拇屈肌、趾屈肌

（1）体位：患者仰卧，尽可能靠近治疗师，脊柱应在中间位、无侧弯或旋转。治疗师站在治疗床一侧，髋朝向对角线，上肢和手与运动线一致。

（2）手接触：治疗师左手抓握患者足跖面，拇指置于跖趾关节处以促进足趾屈曲，四指，右手放在大腿下面，由外侧绕到内侧托住大腿的后面。

（3）口令："脚趾向下屈曲，脚用力向下蹬我的手"。

（4）运动：脚趾屈曲，足与踝关节跖屈、内翻，髋关节外旋、内收、伸展（图19-20）。

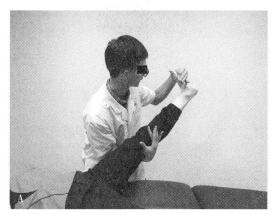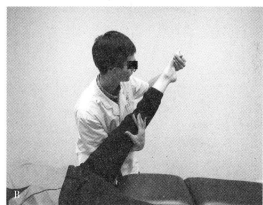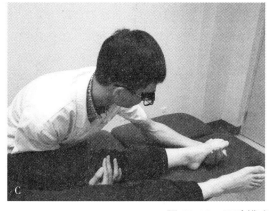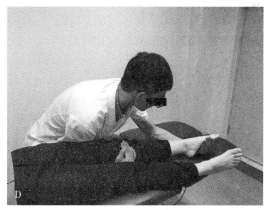

图 19-20　下肢模式　伸展—内收—外旋

除了上述单侧上、下肢基本运动模式以外，还可根据中间关节的屈伸位置不同，模式也会发生相应的变化；PNF技术还有一些针对头部、颈部、躯干、单侧肘关节、单侧膝关节屈伸运动模式与双侧对称性、非对称性等不同运动方向的手法操作技术，由于篇幅所限，在此就不做详细地描述。

第五节　临床应用

PNF原理意味着治疗师在强化功能训练中，通过对患者的正确评价，不断通过正面的方法最大限度地激发患者的残存功能,治疗的最终目的是帮助每一位患者获得尽可能高的功能水平。PNF 在实际操作中的应用是一个复杂、多变的过程,以临床常见功能障碍为例,将 PNF 在临床中的实际操作进行描述。

一、翻身

1. 肩胛模式的应用 患者以左侧卧为例。

(1)前伸—上提模式的应用:治疗师以蚓状肌手置于右肱盂关节前面的凹陷处,另一手置于其上。运用技术:①节律性启动,使患者学会肩胛骨做前伸—上提运动;②重复,强化患者掌握肩胛骨前伸—上提终末位置的控制;③等张组合,进一步强化肩胛运动肌肌力及稳定控制,并通过抗阻进一步激活躯干肌,促进躯干完成向前旋转。

(2)后缩—下沉模式的应用:治疗师以蚓状肌手置于肩胛骨的内侧缘及下角,另一手置于其上。运用技术:①节律性启动,使患者学会肩胛骨做后缩—下沉运动;②重复,强化患者掌握肩胛骨后缩—下沉终末位置的控制;③等张组合,进一步强化肩胛运动肌肌力及稳定控制,并通过抗阻进一步激活躯干肌,促进躯干完成向后旋转。

2. 骨盆模式的应用 患者以左侧卧为例,治疗师站在患者身后,面对患者下面的左肩。

(1)前伸—上提模式的应用:治疗师以蚓状肌手置髂前上棘的前半部,另一手重叠其上。运用技术:①节律性启动,使患者学会骨盆做前伸—上提运动;②重复,强化患者掌握骨盆前伸—上提终末位置的控制;③等张组合,进一步强化骨盆运动肌肌力及稳定控制,并通过抗阻进一步激活躯干肌,促进躯干完成向前旋转。

(2)后缩—下沉模式的应用:治疗师一手掌根部放于坐骨结节上,另一手重叠于上。运用技术:①节律性启动,使患者学会骨盆做后缩—下沉运动;②重复,强化患者掌握骨盆后缩—下沉终末位置的控制;③等张组合,进一步强化骨盆运动肌肌力及稳定控制,并通过抗阻进一步激活躯干肌,促进躯干完成向后旋转。

3. 肩胛—骨盆模式的协同应用 患者以左侧卧为例,治疗师站在患者身后。

(1)肩胛前伸下沉—骨盆前伸上提组合:治疗师一手置于盂肱关节内侧凹陷处,另一手置于髂嵴前侧,通过抗阻进一步激活躯干肌,完成向腹侧的翻身。

(2)肩胛后缩上提—骨盆后缩下沉组合:治疗师一手置于肩胛冈上,另一手置于坐骨结节处,通过抗阻进一步激活躯干肌,完成向背侧翻身。

二、躯干稳定

患者可以根据自身条件,选择坐位或站位进行训练。

1. 等张组合 通过对腹肌和背肌的向心、离心收缩,并逐渐抗阻,提高肌力。

2. 稳定反转 通过对腹肌和背肌的交互抗阻训练,提高躯干的稳定性。

三、步行

根据患者情况,首先建立骨盆的稳定控制、立位控制、迈步训练。

1. 桥式运动 运用稳定反转和等张组合技术,对髋关节进行强化训练。

2. 站立承重 站立时,对患者骨盆上挤压,配合稳定反转,可逐步增加阻力,以提高骨盆与下肢的稳定性;对患者肩部挤压结合稳定反转以稳定躯干上下部。

3. 重心转移

(1)单腿站立:患者面对治疗师,取一条腿抬起或置于治疗师腿上,通过骨盆挤压,强化患者负重;在骨盆上使用等张组合或稳定反转等抗阻各方向的平衡。

(2)双腿负重:①给予稳定性阻力。交替给予负重侧挤压和阻力,促进侧方重心转移。②抗阻离心或向心的转换。使用挤压和阻力以稳定患者的后腿负重;患者的体重由后腿向前腿移动时给予对角线阻力;抗阻离心,将患者缓慢推回到后腿。

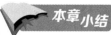

本章小结

　　本体感觉神经肌肉促进技术是以神经生理学、病理性、运动解剖学、运动学、生物力学、人体发育学等理论为基础,通过牵张、挤压、牵引及合适的阻力,综合视觉、听觉、触觉刺激,募集更多的运动单位参与,引发随意运动的一系列刺激方法,来改善患者功能状态的治疗手段。操作过程中,治疗师的手要根据治疗目的,放在特定的治疗部位,始终保持与患者身体的接触,从而保证给患者以正确的刺激输入,引发正确的运动应答,并结合视觉和口令,反复训练,在 ADL 中进行强化。所以要用 PNF 的哲理指导我们的训练。

（王翔）

思考题

1. 如何理解 PNF 技术的神经生理学基础和基本原理及程序?
2. 简要描述 PNF 技术中常用技术的目的和方法。
3. 阐述上、下肢基本运动模式的命名原则及操作步骤。

扫一扫,测一测

思路解析

第二十章　运动再学习技术

学习目标

1. 掌握：运动再学习技术的基本概念、实施原则及运动再学习方案设计的步骤。
2. 熟悉：基本运动功能训练的内容、正常功能及基本成分、训练步骤。
3. 了解：上运动神经元损伤的综合征表现及功能恢复的机制。
4. 能运用运动再学习技术，指导患者进行日常功能训练。

第一节　理　论　基　础

随着脑功能研究及人类运动力学研究的不断深入，"运动学习（motor learning）"相关理论和方法越来越广泛地被应用到各种运动功能障碍的康复治疗中，尤其是中枢神经系统损伤导致的运动功能障碍。

一、基本概念

20世纪80年代初，澳大利亚学者J.Carr和R.Shepherd所著的 *A Motor Relearning Programme for Stroke*（《脑卒中患者的运动再学习方案》）一书问世，对传统的促进技术（或易化技术）提出了挑战。它将成人脑卒中后运动功能的恢复训练视为一种再学习过程。因此运动再学习技术（motor relearning programme，MRP）主要以生物力学、运动学、神经学、行为学等为基础，在强调患者主动参与的前提下，以任务或功能为导向，按照科学的运动技能获得方法对患者进行再教育以恢复其运动功能。"运动学习"方法的实施关键在于对产生运动的神经控制及生物力学相关机制的理解。

二、基本原理

（一）运动控制机制

过去认为神经系统对运动的控制是自上而下的，即等级理论，这种理论降低了"下"水平的重要性。目前取而代之的是神经网络理论，认为大量神经元之间交互连接组成复杂的网络体系，这种连接的牢固性因反复使用而增强，因失用而减弱。人类习得性运动就是在发育过程中反复实践，通过成功与失败的经验，在中枢神经系统逐渐形成优化的神经网络，对运动进行程序化控制，这种程序化控制包括在某项运动中对参与运动的肌肉进行选择和分工，并设定肌肉收缩的顺序、速度和力量等。程序化使得复杂的运动控制变得简单和具有自发性，反复的实践促使神经网络或运动控制程序不断优化，形成节能而高效的运动模式。

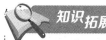

运动再学习技术的侧重点是由易化治疗转向运动控制的再学习,将脑卒中后的康复训练视为一种应用运动科学任务,关于运动控制的具体设想为:

1. 重新获得行走、伸手和起立等运动作业能力,包含一个"学习"过程。残疾者和非残疾者一样具有学习需要,也就是说,他们需要实践,得到反馈和理解治疗目标。

2. 以预期的和不断发展的两种形式进行运动控制训练,把调整姿势和患肢运动结合起来。

3. 特殊运动作业的控制最好通过该作业练习来获得,并需在各种环境条件下进行。

4. 与运动作业有关的感觉传入有助于动作的调节。

(二) 功能重建机制

脑损伤后的功能恢复主要依靠脑的可塑性和脑的功能重组。病损前大脑的质量和脑卒中后患者所处环境的质量也对恢复产生深远影响。但重组的主要条件是需要练习特定的活动,练习得越多,重组就越自动和容易。早期练习有关的运动对大脑的可塑性有好处,如缺少相关练习,可能发生继发性神经萎缩或形成异常的神经突触。Carr 等的临床经验认为,如果患者在脑卒中后最初几天内便应用此特定的运动学习方案,他们会比用传统的物理疗法得到更明显的功能恢复且过度的反射活动出现较少。这一点可能是由于一方面强调对患侧肢体肌肉进行非常早期、特定、有序的控制训练而预防肌肉挛缩及保持软组织的长度;另一方面强调了减少过度使用健侧肢体和减少患侧肢体不必要的肌肉活动。

脑损伤后功能恢复的有关学说

关于脑损伤后功能恢复的有关学说有剩余学说、替代功能学说、功能重组学说、神经功能联系不能学说、失神经超敏感及再生、侧支发芽等。

三、上运动神经元损伤综合征

Carr 和 Shepherd 等学者根据临床研究提出上运动神经元损害后出现阳性特征、阴性特征和适应性特征(图 20-1),认为神经系统、肌肉和其他软组织的适应性改变和适应性运动行为很可能是构成一些临床体征的基础。

1. 阴性特征 指急性期的"休克",肌肉无力、缺乏运动控制、肌肉激活缓慢和丧失灵活性等。主要是由于对脊髓运动神经元的下行传导减少、运动单位募集数量减少、激活速度减慢及同步性减弱,加上制动和失用,导致肌肉对运动控制不能,这是运动功能障碍的主要原因。

2. 阳性特征 指中枢神经系统损伤后所有夸大的释放现象,如:过高的腱反射和阵挛、过度的屈肌回缩反射、伸肌和屈肌的痉挛及阳性病理征等。痉挛是指肌张力过高或反射亢进,它不仅是由于神经机制的原因,也与肌肉和其他软组织的物理特性改变有关,即可由非中枢神经系统的因素如制动和失用引起。制动可引起肌肉、肌腱和结缔组织的物理特性改变,包括肌节的丧失、肌肉横桥(交叉桥,cross bridge)连接的改变、水分丧失、胶原沉积和黏滞性改变等,因而造成肌肉挛缩、僵硬和张力过高(图 20-2),因此,张力过高也属于适应性特征。

3. 适应性特征 指上运动神经元损伤后,肌肉和其他软组织的生理学、力学和功能的改变及适应性的运动行为。急性脑损伤后,肌肉和其他软组织的适应性改变是直接由于脑损伤造成的肌肉无力及随后继发的失用。适应性行为是指病损后患者没有能力完成某种功能而尝试使用不同于正常的运动模式或方法。如患侧上肢伸展困难,则使用肩带升肌提高肩带来代偿,即较强壮肌肉的过度使用。另外,软组织的挛缩也限制了关节活动所需的某一特定范围,从而限制了正常运动模式的使用。

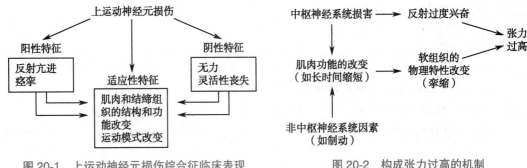

图 20-1　上运动神经元损伤综合征临床表现
及相互关系

图 20-2　构成张力过高的机制

四、基本原则

(一) 及时有效早期开始康复

脑卒中后及时有效的康复治疗可以减少患者因误用和失用导致的适应性改变,尽最大可能促进运动功能恢复。图 20-3 提示在异常代偿运动出现之前,早期开始康复治疗和合理的环境设计对脑卒中预后至关重要。训练任务的设计要与实际功能密切相关,即任务导向性训练。

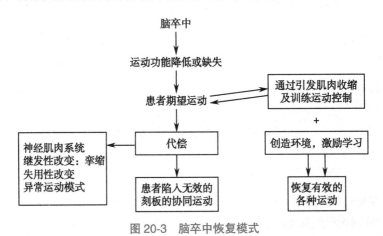

图 20-3　脑卒中恢复模式

(二) 诱发正确的肌肉活动,消除不必要的肌肉活动

脑卒中后患者易出现几种类型错误的倾向:

1. 患者倾向用不正确的肌肉去完成特殊的运动作业。

2. 为了运动的需要,患者可能过强地收缩肌肉以代偿控制不良。

3. 患者可能运动正常侧,忽略患侧的使用。

4. 患者可能活动正确的肌肉,但肌肉间的空间和时间动态关系紊乱。

这些都提示患者缺乏运动控制和运动技能,因此,对运动的学习由激活较多的运动单位以及抑制不必要的肌肉活动两方面所组成。在运动学习过程中必须保持低水平用力,以避免兴奋在中枢神经系统中扩散,在一个训练运动中,拮抗肌要正常地放松。

(三) 适时应用反馈

反馈的应用贯穿在运动再学习方案的实施中:

1. 鼓励患者应用视觉信息了解运动的表现及结果,提供给患者空间的提示,促进对环境的观察,这使他能够预先准备和预测环境的任何变化。

2. 治疗师应用非常具体和准确的语言反馈,使脑卒中后患者能够学会认识、分离和产生精细程度的神经肌肉活动。指令要明确简练,患者只有达到成功的表现,才能说"好",这样患者才能准确地知道他必须重复什么。患者不成功的表现,治疗师应说:"不,那还不对! 下次不要……"

3. 当肌肉活动用触觉和视觉不能感知时,生物反馈的应用可以给患者提供肌肉活动的视觉和听觉反馈,并监测患者的练习是否正确。

(四)重心调整训练

1. 当身体各部位处于正确对线关系时,仅需极小神经肌肉能量便能维持直立姿势的稳定。因此,平衡训练的重点应在正常的支撑面中纠正身体各部的对线。

2. 坐位和站立位的平衡再训练需要患者在特定体位下获得经验。只有患者用特定体位进行训练,他才能很好地重获体位下的平衡控制能力。

3. 在训练过程中,治疗师不要距离患者太近,也不要抓住患者以致影响到其体位调整或导致不必要的体位调整。

(五)创造学习和促进恢复的环境

MRP 所描述的训练含义是:要组织一个环境,从而尽快改善运动技巧。

1. 闭合性环境与开放性训练环境相结合

(1)闭合性环境:是指训练在一种固定不变的条件下进行,这种环境有助于患者对动作要领的尽快掌握,通常是在治疗室内进行。

(2)开放性环境:是指训练在不断变化的环境条件下进行,如病房、家庭等,可训练患者灵活性,治疗人员和家属在开放性环境中的训练指导应具有一致性。

2. 脑卒中单元　一些研究支持脑卒中患者住脑卒中单元(康复病房),其优点是能正确认识和处理脑卒中患者的特殊情况,将工作人员的技能和患者的兴趣集于一体,保证患者的康复和护理质量。

(六)给予患者最少的帮助,发挥患者最大的潜力

在各项训练中,在保证患者正常运动的情况下,给予患者最少的助力,以激发患者最大的功能潜力,达到运动恢复的目的。

第二节　运动再学习方案设计

一、设计运动再学习方案的步骤

运动再学习方案根据患者康复的主要目的是要其能独立照顾自己,将脑卒中患者的功能训练分为 7 方面:从仰卧位到床边坐起、坐位平衡、站立平衡、站起和坐下、步行功能、上肢功能、口面部功能。每一方面的训练按 4 个步骤进行,见表 20-1。

运动再学习
技术与易化
技术的对比

表 20-1　运动再学习方案的四个步骤

步骤 1	分析作业
	观察
	比较
	分析
步骤 2	练习丧失的部分
	解释—认清目的
	指示
	练习 + 语言和视觉反馈 + 手法指导
步骤 3	练习作业
	解释—认清目的
	指示
	练习 + 语言和视觉反馈 + 手法指导
	再评定
	鼓励灵活性

步骤4	训练的转移
	衔接性练习的机会
	坚持练习
	安排自我检测的练习
	创造学习的环境
	亲属与工作人员的参与

二、运动再学习方案各步骤的意义和关系

步骤1是指对患者功能的观察、与正常功能的比较和丧失成分的分析,尤其注意选择那些对功能的应用起最基本作用的肌肉活动或运动成分,分析其表现,使患者能清楚自己需要练习什么和达到什么目的。

虽然步骤2和3是分开的,以说明练习的部分—整体性质,但事实上它们是重叠的,只有当患者不能收缩和控制所需的肌肉,而需要再把这些成分组合成复杂作业之前花时间练习这些成分时,才在步骤3前加上步骤2。分析的过程应该贯穿步骤2和3,因为治疗师要继续分析和再评价患者的表现和成功或失败的理由,以便决定下一步的治疗和指导。

在步骤3阶段,由于技巧的进步,患者将从学习的认识阶段转变到学习的自主阶段。

步骤4是重要的,因为患者虽然在治疗师的指导下能正确地完成特定的运动或活动,但他还需在其他时间进行练习,除了有机会进行身体上的练习外,还应该花时间进行意念练习。

第三节　基本运动功能训练

运动再学习技术从7方面来论述基本运动功能训练,包括从仰卧位到床边坐起、坐位平衡、站立平衡、站起和坐下、步行功能、上肢功能和口面部功能。

一、从仰卧位到床边坐起

(一)正常功能及基本成分

从仰卧位到床边坐起一般分两步:先从仰卧翻身到侧卧,再从侧卧到床边坐起。下面以右侧卧为例。

1. 从仰卧到侧卧(图20-4)的运动要点

(1)屈颈并转向右侧。

(2)屈左髋、左膝。

(3)左肩屈曲并肩带前伸。

(4)躯干旋转:左脚可蹬床使身体翻转,同时髋后移以增加稳定性。

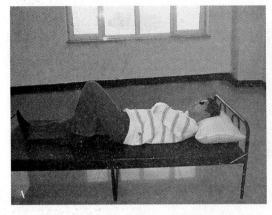
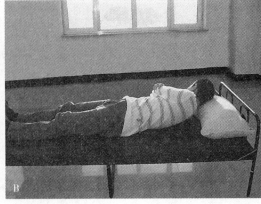

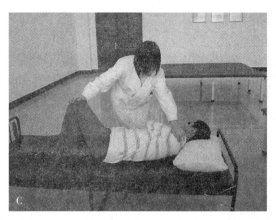

A. 准备姿势；B. 常见问题：因不能主动屈髋、屈膝及肩屈曲前伸困难而用健手拉自己完成侧卧；
C. 练习：治疗师帮助患者将肩和臂向前并屈其髋和膝，当患者撑脚以转身时，治疗师握住腿稳定
之，视患者情况决定辅助力量的多少。

图 20-4　从仰卧位到侧卧

2. 从侧卧到床边坐（图 20-5）的运动要点
(1) 颈和躯干左侧屈。
(2) 在下面的右手臂外展撑床。
(3) 提起双腿摆向床边并放下，完成坐起。

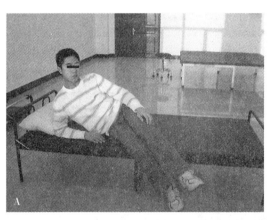
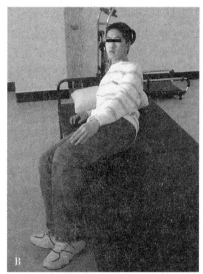
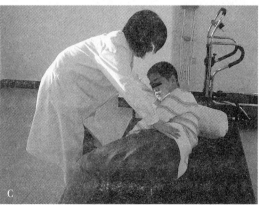

A. 运动要点；B. 常见问题：此患者由于侧屈头及躯干困难，同时髋屈曲不充分，重心
靠后太多；C. 练习：双腿移至床边，臂向下压骨盆作为一个支点。

图 20-5　从侧卧到床边坐

（二）步骤1——从仰卧位坐起的分析

1. 翻身转向健侧卧位时脑卒中偏瘫患者常见的问题（图20-4B）

（1）患侧屈髋、屈膝、肩屈曲、肩带前伸困难。

（2）不适当的代偿活动，如用健手将自己拉成侧卧（若患者不能尝试用健手拉患手，提示可能存在患侧忽略）。

2. 从侧卧坐起脑卒中偏瘫患者常见的问题（图20-5B）

（1）颈和躯干侧屈力差，常出现两个代偿动作：颈部旋转及前屈；用健手拉自己或床边。

（2）用健腿钩拉患腿，将双腿移至床边，这样坐起时重心易后移。

（三）步骤2——训练丧失的成分

练习颈侧屈：在健侧卧位下，辅助患者颈侧屈从枕头上抬起头，再让患者将头缓慢放下，以此训练颈侧屈肌群的离心收缩，然后鼓励患者练习侧抬头，避免颈部旋转或前屈（图20-6）。

（四）步骤3——练习坐起和躺下

1. 从仰卧到健侧卧　使患侧肩和手臂前屈前伸，可用健手适当协助，同时屈髋、屈膝，必要时治疗师给予辅助。鼓励患者转头，避免过度用力。一旦转身后帮助调整骨盆和下肢以保持稳定体位（见图20-4C）。

2. 从侧卧坐起　让患者颈部侧屈，躯干侧屈，用健侧上肢撑床做杠杆坐起，必要时治疗师一手放在患者肩下，另一手推其骨盆，辅助从床边坐起。开始时治疗师可能需要帮助患者将腿移到床边。注意避免拉患者手臂，提醒患者躯干重心不要后移（见图20-5C）。

3. 从床边坐躺下　患者躺下时，让其将身体移向支撑的健侧手臂上，然后向手臂处缓慢低下身体，将头缓慢落到枕头上躺下。必要时治疗师给予辅助并帮助患者提起双腿放到床上。

步骤2和3的训练给予简明的指令，例如颈侧屈的训练指令："慢慢把头从枕头上抬起来""慢慢把头放到枕头上""在我帮你床边坐起时，你要这样做"。

（五）步骤4——将训练转移到日常生活中去

脑卒中偏瘫患者尽早坐起的优点：可以减轻后遗症（如软组织挛缩、感知觉和认知的损害）的发生；降低脑卒中后继发并发症，如血栓形成、肺部感染；同时也有助于提高患者的醒觉水平。

从仰卧到床边坐起的训练不需用时太多，但应给予足够重视。患者除了医疗、睡眠或治疗时训练上肢功能的需要外，尽量减少卧床时间，并在日常生活中只要从卧位坐起或从坐位躺下时按步骤3进行，避免过度使用健侧，避免健手使用床上吊环，加重患肢失用。

如果患者因医疗的需要仍需卧床，需进行以下练习：进行床上肢体被动和主动运动以保持关节活动范围；帮助患者练习桥式运动（图20-7），以便使用床上便盆。

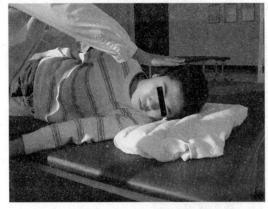

图20-6　练习从枕头上抬起头部

必要时，治疗师帮助承担头部一些重量。

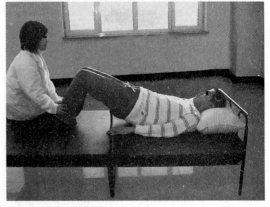

图20-7　桥式运动的练习

将患者的患腿和患足处固定好，使患者向下踩并将臀部从床上抬起。

二、坐位平衡

(一)正常功能及基本成分

坐位平衡是一种坐的能力,它包括坐时没有过度的肌肉活动、在坐位移动、坐位进行各种运动作业时能够不断作出姿势调整(图 20-8)。正确坐位的基本要点如下:

1. 双脚、双膝靠拢或与肩同宽。
2. 体重平均分配。
3. 躯干伸展,双髋屈曲,双肩在双髋的正上方。
4. 双肩水平,头中立位。

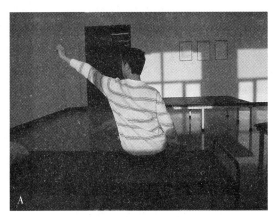
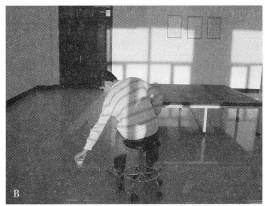

图 20-8 坐位平衡

坐位完成不同的作业作出的姿势调整和肢体运动。

(二)步骤 1——坐位平衡的分析

观察患者静坐时的对线,分析调整自身肢体、躯干、头部运动的能力。脑卒中偏瘫患者常见的问题有(图 20-9、图 20-10):

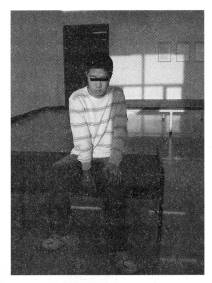

图 20-9 患者通过双腿分开和用一只手
支持来稳定自己

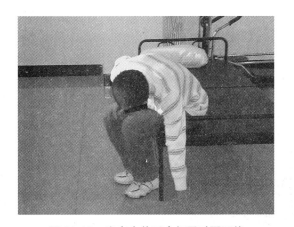

图 20-10 患者在伸手拿杯子时因不能
侧移而向前倾

尽管他达到了目的,但如果将杯子放在
侧方和后部更远的地方,他将拿不到。

1. 增宽,表现为双脚分开。
2. 随意运动受限,表现为发僵和屏住呼吸。

3. 患者双脚在地上滑动或用手支撑来代替调整相应的身体部分。

4. 当作业需要体重侧移时,患者因侧屈控制差常向前或向后靠。

(三)步骤2和3——练习坐位平衡

训练重心转移的姿势调整:

1. 坐位,双手放在大腿上,患者转头和躯干从肩上方看,回到中立位,再重复从另一侧做(图20-11)。

2. 坐位,患者患侧前臂支撑在一个或两个枕头上,练习从这个位置坐直(图20-12)。

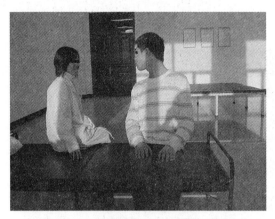 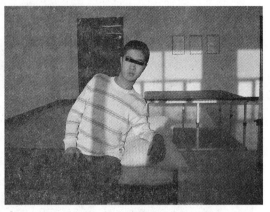

图20-11　转身向后看,注意重心的转移　　　　图20-12　重心移向患侧并再坐直

3. 坐位,患肢分别向前、下、两侧触碰一个物体,每次都回到直立位。必要时,治疗师支持患者患臂。为了增加复杂性,可以在上述方向拿起物体(图20-13)。

指令简明,如向侧方触碰一个物体,给予的指令如下:"向外伸手及触摸……""现在,再坐直……""让我们再做一次……来吧……看你能否再伸得远一些""停在那儿多待一会儿……现在,慢慢回来"。

(四)步骤4——将训练转移到日常生活中去

经常练习将重心从臀部一侧移到另一侧;坐位练习应从矮位逐渐过渡到高位。提示患者坐位的调整应注意躯干和头的控制,而不是滑动双脚、扩大支持面等代偿动作;指出患者为达到前移,患者必须屈髋而不是屈躯干;需语言提醒患者健侧放松。

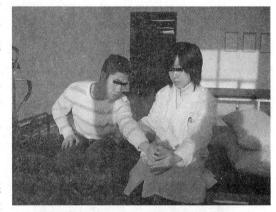

图20-13　向侧前方碰触一个物体
注意屈髋,前移及侧移身体,再坐直。

三、站立平衡

虽然站立平衡与坐位平衡有许多相似之处,但姿势的调整及因此产生的肌肉活动是有一定特异性的,不同训练促进不同功能,故站立平衡与坐位平衡同样都需要单独训练。一个脑卒中患者,如果没有站立的特殊训练,他将不可能通过必要的姿势调整来主动重获站立位移动的能力。

(一)正常功能及基本成分

站立位由于支撑面很小,身体的对线要求比坐位更高,并应具备不断进行姿势调整的能力。站立位的基本要点如下:

1. 双足分开与肩同宽。

2. 双髋位于双踝之上。

3. 双肩位于双髋正上方。

4. 头平衡于水平的双肩上。

（二）步骤 1——站立平衡的分析

观察患者在站立位向上、侧、前、后方看或触摸物体时的表现,脑卒中偏瘫患者常见的问题包括:

1. 在重心轻微偏移时出现代偿动作

(1)双足分开太大或单双侧髋关节外旋。

(2)患者双足原地踏步或过早地跨步。

(3)双上肢伸展或抓物支持。正确的解决方法应是控制其骨盆、双腿及躯干。

2. 随意运动受限,表现为姿势僵硬和屏气。

3. 患者向前伸手触摸物体时屈髋(正确的是背屈踝关节)(图 20-14);向侧方伸手触摸物体时移动躯干(正确的是移动髋和踝关节)(图 20-15)。

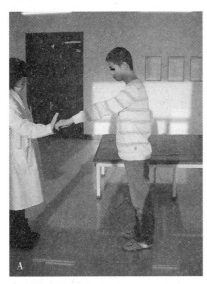
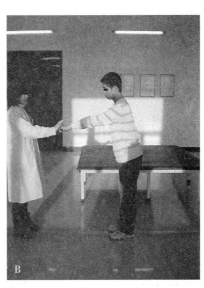

A. 正确姿势:背屈踝关节;B. 代偿姿势:屈髋、增加肩带前伸及转动躯干。

图 20-14　向前伸手触摸物体

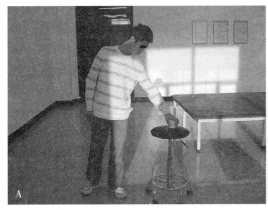
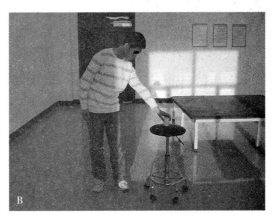

A. 正确姿势:移动髋和踝关节,此患者重心移到左腿;B. 代偿姿势:屈髋移动躯干和转身。

图 20-15　向侧方伸手触摸物体

（三）步骤 2 和 3——练习站立平衡

1. 髋关节对线训练

(1)仰卧位,患腿放在床边,患者练习小范围的伸展髋关节(图 20-16)。

(2)患者双足负重站立,伸展髋关节。如果患者因膝关节屈曲而不能站立,应使用白布夹板(由两层 80% 的帆布、两根铝制支撑条及搭扣带制成以使患腿负重站立)。夹板的优点是可使站立困难的患者早期站立训练;使用夹板站立可使患者获得一些伸膝的肌肉控制。

2. 训练重心偏移时的姿势调整

(1)患者双足分开与肩同宽,站立并向上看,向后看,回到起始位,再从另一侧向后看。

(2)取物训练:站立位,向前方、侧方、后方伸手从桌子上拿取物体及做不同程度的手伸出及指向的作业。确保患者能在踝关节水平移动身体。

(3)迈步训练:健侧下肢向前迈一步,然后向后迈一步。迈步时患髋应保持伸展,骨盆不过分侧移。

迈步训练给予的指令如下:"保持重心在患脚上""用你的另一只脚向前迈一步""你的髋关节应移到脚前""现在向后迈步"。

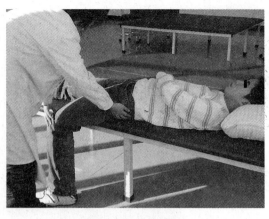

图 20-16 练习伸髋

(4)足背屈控制重心后移的训练:患者背靠墙而立,双足离墙10cm,治疗师握患者双手使其肘伸展并予适当协助,指导患者将髋移离墙面,寻找激发足背屈的位置,诱发主动运动。注意患者应用腿的力量离开墙面,确保患者用双足负重,双膝无屈曲(图 20-17)。

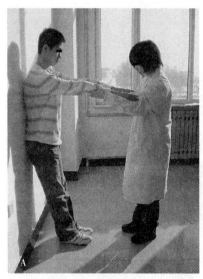
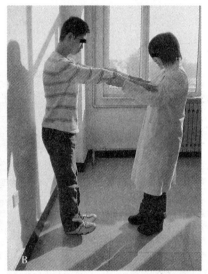

A. 当患者向后靠墙时,其脚没有背屈;B. 治疗师训练他前后运动,并将注意力集中在使用足背屈上。

图 20-17 足背屈控制重心后移的训练

3. 增加复杂性训练 如接球、抛球、拍球等活动。通过急停、跨越物体、改变方向步行来增加站立平衡能力。

(四)步骤4——将训练转移到日常生活中

如果患者临床状况良好,从第一次治疗就应帮助患者站起并在站立位训练,使患者在日间有机会练习,练习中患者应知道以身体各部分正确对线及患腿负重来站立。患者应了解训练的关键点,如站立时伸髋,患侧负重,前移时注意控制骨、双腿和躯干,从而使患者能监督自己的练习。

四、站起和坐下

(一)正常功能及基本成分

站起和坐下都包括用最小的能量消耗,使身体从一个支撑面转移到另一个支撑面。基本成分包括(图 20-18):

1. 站起

(1)足背屈负重。

(2)躯干前倾(通过髋部屈曲伴颈和脊柱的伸展完成)。

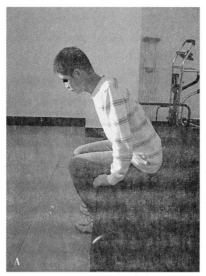
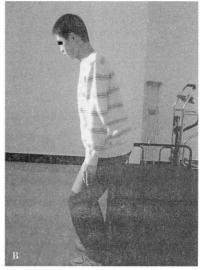

图 20-18　站起和坐下基本成分

（3）双膝向前运动。

（4）伸髋、伸膝即站起。

2. 坐下

（1）躯干前倾（通过髋部屈曲伴颈和脊柱的伸展完成）。

（2）屈曲下肢使双膝向前运动。

（3）膝屈曲坐下。

（二）步骤 1——站起和坐下的分析

脑卒中偏瘫患者常见的问题：

1. 不能前移双肩过足和前移膝。

2. 常见代偿动作（图 20-19）

（1）主要通过健腿负重站起和坐下。

（2）屈髋不能则屈曲躯干及颈部，或移动到椅子边缘而使重心前移。

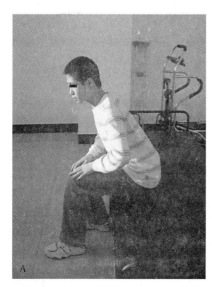
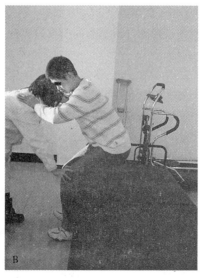

A.患者主要通过健腿负重，患足未后置，支撑面宽；B.患者膝和肩没有足够前移。

图 20-19　站起和坐下常见问题

（三）步骤 2——练习丧失的成分

训练躯干在髋部前倾（伴随膝向前运动）：坐位，患者通过屈髋伴颈和躯干伸展练习躯干前倾，双膝前移,双足向下向后用力,患足固定在地面上(图 20-20)。

(四)步骤 3——练习站起和坐下

1. 站起 患者双肩和双膝向前,练习站起。当膝前移时,治疗师通过从膝部沿着胫骨下推促使患腿负重。注意:确保不出现代偿动作;患者站起时不要用膝顶住患者的膝部,以免妨碍患者膝的前移。练习坐下(伸肌的离心收缩)会更容易改善站起活动的控制。

2. 坐下 开始可能需要帮助患者前移双肩和双膝,帮助下推膝部,使其患腿负重。注意不要太靠近患者或握其双上肢太近以致阻碍其双肩和双膝前移,并确保患脚承担一定的体重。

治疗师可给予简明的指令如:"向下、向后移动臀部,坐下""将你的双膝向前移"。

3. 增加难度的训练 在不同环境条件下进行站起和坐下的训练,如从不同的平面站起,从一侧站起,持物站起,交谈中站起等。

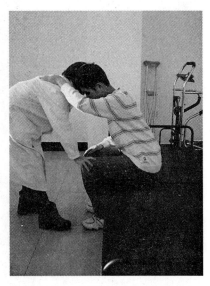

图 20-20 训练躯干在髋部前倾
通过膝部向下向后推使患足负重。

(五)步骤 4——将训练转移到日常生活中

当患者不需他人帮助能从坐椅上站起,这在精神和生活方式方面是一个很大的改善,将大大地鼓舞患者训练的信心,所以除了要求患者在日常生活的不同环境条件下进行站起和坐下外,还可以教患者在桌旁练习躯干前倾和通过足跟下推,给他一个使臀部抬高离开椅子的概念。

另外,提供一个较高的椅子可以使站起更容易。

五、步行功能

(一)正常功能及基本成分

正常成人的行走是用尽可能少的能量消耗使重心在空间移动。这种运动需要很少的肌肉活动并且呈节奏性和对称性。有关正常步态参数及运动学、力学特点请参见步态分析章节,此处为描述方便,忽略步行中短暂的双足支撑阶段,将步行分为支撑相和摆动相。

1. 平地步行的基本成分

(1)支撑相:始于足跟触地。

1)髋关节伸展以带动身体重心向前越过脚面,尤其在支撑相末期,充分伸髋是该侧下肢摆动相启动的基础。

2)躯干和骨盆水平侧移,正常为 4~5cm。

3)膝关节在足跟开始着地时屈曲约 15°,随后伸直,在足趾离地前屈曲 35°~40°。

4)踝关节背屈以便脚跟着地,跖屈使足放平,身体重心向前越过脚面之后再背屈,摆动前再次跖屈,准备足推离地面。

(2)摆动相

1)膝关节屈曲,从摆动前的 35°~40° 增加到 60°,以缩短下肢,同时伴髋关节伸展。

2)在足趾离地时,骨盆向摆动侧下降倾斜约 5°。

3)髋关节屈曲,将下肢提起。

4)摆动腿侧骨盆向前转动,围绕纵轴转动约 4°。

5)在足跟着地前伸膝及踝背屈。

2. 上下楼梯的基本成分 下肢伸肌肌力在上下楼梯中非常关键,因为全身重量基本要靠单腿支撑。与平地行走不同的是,大部分力量靠膝关节产生。上楼梯时,重心移至前腿,前腿伸肌向心收缩,将身体垂直上提;而下楼梯时,重心保持在后面支撑腿上,后腿伸肌离心收缩以对抗重力。

(二)步骤 1——行走的分析

脑卒中偏瘫患者常存在的问题包括:

1. 患腿支撑相 由于伸膝肌、伸髋肌肌力弱而屈髋肌挛缩等原因,可使患者表现为:

(1)踝关节背屈不够,表现为不能足跟着地。

(2)膝关节屈曲—伸展 0°~15° 范围内控制障碍。

(3)骨盆向患侧过度侧移,导致骨盆向健侧下降。

(4)髋关节伸展不充分。

2. 患腿摆动相

(1)在摆动和脚趾离地时,屈膝不够。

(2)屈髋不够。

(3)足跟着地时,伸膝不够及踝背屈不够。

3. 时间和空间上的适应性改变 包括步行速度降低,步幅长度或跨步长度缩短或不一致,步宽增加,双足支撑期延长,依靠手支撑等。

（三）步骤 2——练习丧失的成分

1. 踝关节背屈的训练 见本章站立平衡训练中足背屈控制重心后移的训练(图 20-17)。

2. 膝关节伸展控制的训练

(1)股四头肌诱发训练:患者坐位伸膝位做股四头肌等长收缩训练,诱发股四头肌收缩。

(2)患者坐位时练习 0°~15° 屈伸,以控制股四头肌离心和向心收缩(图 20-21)。做此训练需注意:①首先使膝关节处于 15°~20° 更容易激活股四头肌,而激活股四头肌是关键性问题;②在训练中注意防止其膝进一步弯曲及膝关节运动不稳定;③膝控制的训练要用大腿移动小腿,而非小腿移动大腿;④做此训练中不允许踝趾关节跖屈。

(3)站立位,健腿迈小步至患腿之前,使健腿负重,患腿通过承受较小的重量,练习膝关节在 0°~15° 屈曲伸直(图 20-22)。注意患者迈步时患膝和患髋应保持伸直,重心前移时要通过移动髋关节来完成。

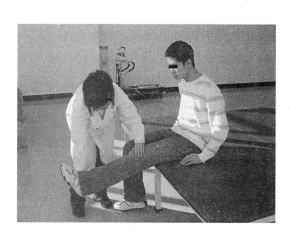
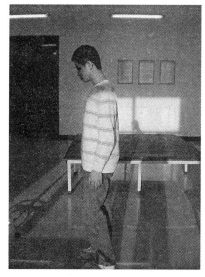

图 20-21 坐位练习在 0°~15° 范围
内屈伸膝关节

图 20-22 右腿大部分负重,练习屈曲和
伸直左膝

(4)患腿负重,健腿迈上、迈下一个 8cm 的台阶训练伸膝的控制,注意保持患髋伸直、患膝伸直,且不能过伸。

3. 骨盆水平侧移的训练

(1)患者站立位,练习将重心从一脚移动到另一脚,治疗师用手指指示其骨盆移动的距离约 2.5cm。注意确保髋、膝关节保持伸展和骨盆不能侧移过远。

(2)侧行训练:双足并拢,练习患腿向侧方迈步,再迈健腿使双足并拢。注意肩部保持水平,骨盆不能侧移过远,并在冠状面上进行内收和外展的移动,即保持侧移而不是斜移。必要时患者可以扶升高的床栏或墙自行练习。

4. 伸展髋关节的训练 通过髋关节对线练习(见本节站立平衡训练)引出髋伸肌群的活动,通过健腿迈步训练和健腿上、下台阶训练(见本节膝关节控制伸展训练)训练髋关节的伸展。

5. 膝关节屈曲控制的训练

(1)俯卧位,治疗师屈曲患者的患膝至90°,然后让患者试着缓慢放下小腿,以诱发腘绳肌离心收缩。还可以在90°以下小范围内练习腘绳肌向心、离心收缩,以加强膝关节控制能力(图20-23)。

(2)站立位,治疗师屈曲患者的患膝至30°~60°,然后让患者试着缓慢放下小腿至足趾落到地面,再从地面提起,练习腘绳肌向心、离心收缩,以加强膝关节控制能力(图20-24)。

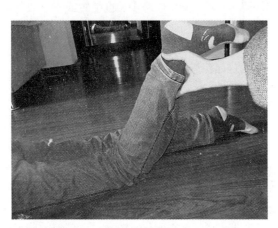 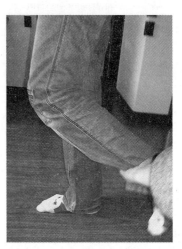

图 20-23 俯卧位膝关节屈曲控制训练　　　图 20-24 站立位膝关节屈曲控制训练

(3)向前、向后迈步训练屈膝:使患者主动迈步,在迈步前要求先屈膝,指令要明确,如"屈膝,向后迈步,将足趾放在地上。"

6. 软组织牵伸 维持软组织的伸展性,尤其是腓肠肌和股直肌,对站立、行走和上下楼梯极为重要。保持功能性肌肉长度的方法包括主动牵伸和被动牵伸。在每次训练开始前进行相关肌肉的维持性牵伸有助于降低肌肉的张力,宜于功能训练。对于缺乏自主运动的患者,每天应保持牵伸体位30min。主要牵伸的肌肉包括:

(1)腓肠肌:站立位下牵伸。

(2)股直肌:俯卧位或侧卧位时,治疗人员将患者患侧膝被动屈曲并在关节活动末端维持约20s,再放松,重复4~5遍。

(四) 步骤 3——训练行走

在步骤 2 的成分训练之后应马上训练行走,行走训练初期的目的在于使患者要学会行走的节奏,这一点可能使患者改善对行走的控制和成分的循序安排,可以用指令"右—左""迈步—迈步"等来帮助患者掌握运动的时间节奏。

训练时首先用健腿迈步,必要时可以扶着患者前臂或者利用减重悬吊带,但不能将患者抓得太紧或遮挡其视野、影响平衡调整和前行,用简洁的指令告诉患者应该做什么,不该做什么。

1. 行走训练时需提醒患者的主要问题

(1)患足站立期保持患侧伸髋。

(2)患足站立期保持患髋侧移不过度。

(3)患足站立早期使患足足跟先着地。

(4)患足摆动期骨盆不过度上抬。

(5)患足摆动期确保足够屈髋、屈膝及踝背屈角度。

2. 增加复杂性 练习跨过不同高度的物体;边说话边走;拿着东西走;加快速度走;在有行人的地方行走。

（五）步骤 4——将训练转移到日常生活中去

要给患者制订训练计划,包括具体目标、重复次数和要走的距离,给一个书面指导以便患者知道注意事项。

六、上肢功能

（一）正常功能及基本成分

在日常活动中,臂的运动常常服从于手的活动要求,例如指向、拿或移动一个物体,正常的上肢应该能做到:

1. 抓住和放开不同形状、大小、重量和质地的各种物体。

2. 手臂在身体不同位置上抓住和放开不同物体(即靠近身体、离开身体)。

3. 将物体从一处移到他处。

4. 在手内转动物体。

5. 为特定目的使用各种工具。

6. 伸到各个不同方向。

7. 双手同时操作　做同样的动作如搓面团和不同的动作如弹钢琴。

尽管上肢功能是复杂的,但仍可能找出基本的运动成分,当这些基本运动成分被激活时,可以做出许多不同的活动。上肢的基本成分及上肢的功能分析见表 20-2。

表 20-2　上肢的基本成分及上肢的功能分析

部位	上肢的基本功能和基本成分		上肢功能分析	
	基本功能	基本成分	脑卒中后常见问题	代偿动作
臂	使手在操作时能放在适当的位置	肩关节外展、前屈、后伸	肩关节外展、前屈差	提高肩带,躯干侧屈,肩关节内旋
		伴随着适当的肩带运动和盂肱关节的旋转	肩胛运动差(外旋和前伸)导致持续的肩带压低	
			肩关节疼痛和僵硬	
		肘关节屈曲和伸展	肘伸展差	过度的肘关节屈曲,前臂旋前
手	为了一定的目的去抓握、放开及操作物体	桡侧偏移伴伸腕	伸腕抓握困难	抓住物体时前臂有旋前倾向;放开物体时只有屈腕才能放开,且过度伸展拇指及其他手指
		握住物体伸腕和屈腕		
		对掌:拇指腕掌关节外展和旋转	对掌抓握和放开物体困难	
		对指:各指向拇指的屈曲结合旋转	对指困难	
		掌指关节屈伸:在指间关节微屈时各掌指关节屈伸	手指抓住和放开物体困难	
		前臂旋前和旋后:手握物体时前臂旋前旋后		

（二）步骤 1——分析上肢功能

脑卒中后不久,许多患者的上肢不容易观察到运动活动,但如果对肌肉的功能足够了解,当肌肉活动发生时能主动寻找和察觉到小量的肌肉活动,也可发现其正在恢复着的运动功能。脑卒中后可能出现的特殊问题是缺失基本的成分加上一些功能错误,表现为在特定的协同运动中对各成分的关系缺乏控制,一些肌肉活动低下而其他一些肌肉表现为过多的或不需要的活动。脑卒中偏瘫患者常见问题包括：

1. 臂　见表 20-2。

2. 手　见表 20-2。

3. 疼痛肩　由于脑卒中所致偏瘫,控制和保护盂肱关节解剖关系的肩关节周围的肌肉组织不能活动,盂肱关节处于完全不稳定状态。此时应用不恰当的被动运动或体位,如:①被动关节活动范围训练时用力外展而无外旋的训练;②从内旋和屈曲位到外展、外旋和伸展位的运动训练;③地心引力加软瘫臂重量的作用;④拉患者上肢以变换患者的体位;⑤肩关节长时间受压迫。以上这些被动运动或体位就可能形成或被迫形成肱骨与肩胛骨之间一种不正常的关系。使肩盂关节周围软组织受到挤压、摩擦和牵拉而损伤,这是引起疼痛肩的主要原因之一。如果疼痛是主要问题,可用关节松动术、干扰电或经皮神经电刺激来处理,如果存在慢性炎症,可应用热疗或超声波治疗。

关节僵硬可能有两方面的问题,一是继发于失用的适应性组织的挛缩;二是正常的自由滑动的结构发生粘连。患者在逐渐增加的不引起疼痛的范围内练习本训练方案,僵硬会得到改善,还可配合应用关节松动技术。

（三）步骤 2 和 3——练习上肢功能

1. 引发前伸和前指的肌肉活动和运动控制

（1）肩带前伸的训练（图 20-25）：患者仰卧位,举起并支持患者的上肢在前屈位,患者尝试朝天花板向上伸。指令要简洁:"向上朝天花板伸""想着用你的肩关节""现在让你的肩关节慢慢地回到床上"。

注意:①训练中不允许前臂旋前;②不允许盂肱关节内旋;③返回运动时利用离心的肌肉活动。

（2）三角肌和肱三头肌活动的引出（图 20-26）：患者仰卧位,举起并支持患者的上肢在前屈位,患者将手向头部移动或将手经头上方到枕头,控制在所有方向和在不断增加的范围内移动,治疗师指引其需要活动的轨迹。

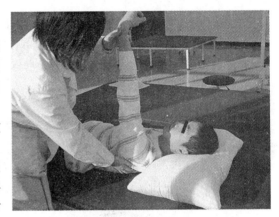

图 20-25　肩带前伸的训练

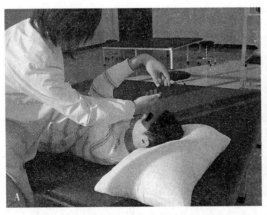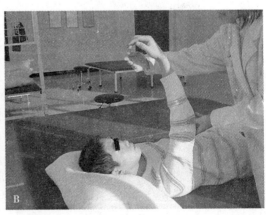

A. 将手向头部移动,控制三角肌的收缩;B. 练习上肢在不同方向的控制。

图 20-26　三角肌和肱三头肌活动的引出

注意:①训练中不允许前臂旋前;②不允许盂肱关节内旋;③返回运动时利用离心的肌肉活动。

（3）坐位练习向前伸及向上伸（图 20-27）：当能控制肩关节前屈大于 90° 时,应于 90° 以下在较小的活动范围内练习前伸,直到患者能在坐位和站位,臂能主动屈曲前伸和外展。

注意:不能提高肩带以代替肩外展或前屈,不允许肘关节屈曲。除非由于物体位置的需要,确保患者前伸时肩关节外旋。

2. 维持肌肉长度（图 20-28）　帮助预防屈指长肌、肩关节屈肌群和内旋肌群的挛缩。

（1）患者坐位，用双手或只用患手平放在患者身后床上，需协助。注意患手负重，不允许肘关节屈曲。

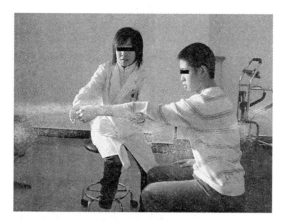

图 20-27　坐位练习肩前伸

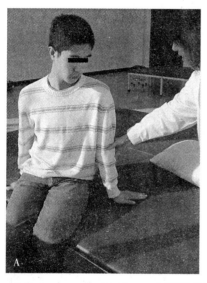
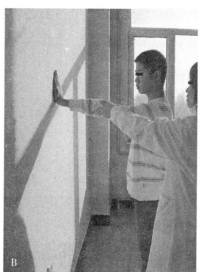

图 20-28　不同体位下维持上肢肌肉长度

（2）坐或站位，臂前屈或外展 90° 时维持其手压在墙上，先练习肘关节伸展维持姿势，再练习弯曲和伸直肘关节，改善对肘关节的控制。

3. 训练伸腕

（1）腕关节桡侧偏可较为有效地引发腕伸肌的活动。患者坐位，手臂放桌上，前臂中立位，拇指和其余手指环握一个杯子，试着将杯子抬起（图 20-29）。

（2）前臂处于中立位，患者练习拿起物体、伸腕、放下、屈腕、再放下，患者应始终抓住物体。

（3）患者也可以练习向后移动手触碰一个物体，并尽可能地增加其移动的距离。在此过程中不鼓励任何前臂旋前的倾向，当腕应伸展时，纠正屈腕的倾向（图 20-30）。

4. 训练旋后　可用手指环握筒状物体，试着前臂旋后以使该物体的末端接触桌面（图 20-31），也可让患者用手背压胶泥（图 20-32）或手掌向上以接纳落下的小物体，如米粒。

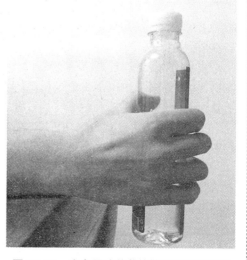

图 20-29　患者用腕关节的控制将杯子抬起

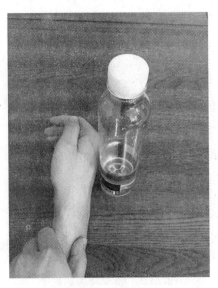

图 20-30 患者在前臂中立位下伸腕用
手背沿桌面推动物体

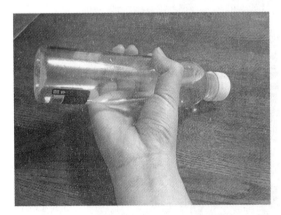

图 20-31 患者用瓶子的顶部碰触桌面

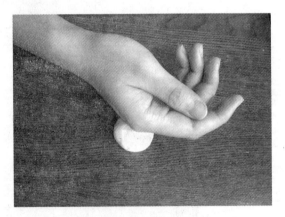

图 20-32 患者用手背第三掌骨处按压胶泥，
以形成压迹

注:除非作业需要,否则不允许前臂抬起离开桌面。

5. 训练对掌 治疗师握患者的臂,使其处于中立位及伸腕,指导患者试着抓住和放开杯子,鼓励患者在掌指关节处拇指外展和其余手指伸展。

注意:不能屈腕或前臂旋前;放开物体时,应是外展拇指而不是由伸展腕掌关节使拇指在物体上方滑动;拇指抓握应用指腹而不是内侧指边缘。

6. 训练对指 前臂旋后,练习拇指和其他手指相碰,特别是第四、五指(图 20-33)。

7. 拾物训练 练习用拇指和其他各手指捡起各种小物体,然后将手旋后放入一个容器中,或移动物体,注意患者用拇指指腹抓握物体。使用双手完成各种作业,如从一个杯子将水倒入另一个杯子。

(四) 将训练转移到日常生活中去

日常生活中正确地进行体位转移和体位摆放可避免患者继发性的软组织损伤。为避免发展成习惯性弃用患肢,不允许或不

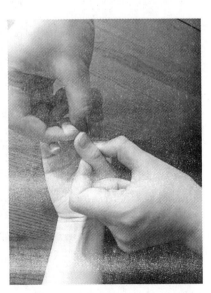

图 20-33 练习拇指和无名指对指

鼓励患者用健肢来运动患肢活动或仅用健肢作业。只要可能,就应集中精力在任何场合反复练习特定的成分或运动。

如果必须使用夹板,所使用的夹板必须通过把关节放在一个有利于再学习某种运动成分可作业的位置而实现使肌肉重获功能的目标。例如,用胶手托使拇指处于稍外展位,同时这个夹板很小而不至于影响其练习手的运动,那么,它就会在帮助患者重新控制拇外展、抓握和放开物体方面有很好的效果。

七、口面部功能

口面部功能由多种活动组成,如吞咽、面部表情、通气和形成语言的发声运动。脑卒中后,可影响到所有这些活动,妨碍吃饭、交流和社交。

(一) 口面部功能的基本成分

闭颌,闭唇,抬高舌后 1/3 以关闭口腔后部,抬高舌的侧缘。有效的吞咽需要一定的前提:坐位;控制与吞咽有关的呼吸;正常的反射活动。

(二) 步骤 1——口面部功能的分析

观察唇、颌和舌的序列及其运动;观察舌和双侧颊的口内指检(检查触摸阈值和舌的抗阻);观察吃饭喝水。脑卒中后常出现的问题如下:

1. 吞咽困难　主要是患者对口面部肌肉控制不良,表现为张颌,闭唇差,舌固定不动。因此会导致患者流口水,食物存于面颊与牙床之间及过度敏感。

2. 面部运动和表情不协调　患侧面部的下部缺乏运动控制以及健侧面部肌肉过度、无对抗活动的结果。

3. 缺乏表情控制　表现为爆发性、无法控制的哭泣,它很难由患者调整或停止。

4. 呼吸控制差　表现为深呼吸、屏息和控制延长呼吸困难,因此使言语交流困难。

(三) 步骤 2 和 3——练习口面部功能

1. 训练吞咽　帮助患者闭颌并使其在中立位靠近寰枕关节,使嘴对称张开。

2. 训练唇闭合　使患者闭颌,再闭唇,注意放松健侧的面部。

3. 训练舌运动　治疗师用示指用力下压舌前 1/3 以关闭口腔后部,并向患者指出吞咽时他的舌头位置就在这里,此过程不超过 5s,然后帮助患者闭颌。

4. 训练吃和喝　应从黏稠的食物如土豆泥开始,逐渐过渡到其他固体和液体食物。如果咀嚼困难,可将他的下颌轻轻合上,比较容易咀嚼。

5. 训练面部运动　在患者张口和闭口时,练习降低健侧面部的过度活动。

6. 改善呼吸控制　患者躯干前倾,上肢放在桌子上。练习深吸气后尽量长时间呼气,呼气时配合发声,如"啊""母"。

7. 改善控制感情爆发　当患者失去感情控制要哭时,使他深吸一口气,然后平静地呼吸,并帮助他闭颌。

(四) 步骤 4——将训练转移到日常生活中去

治疗师要运用上述训练吞咽的技术来帮助患者吃饭,在所有的训练时间里,当患者致力于各种作业时,治疗师要监测患者的面部姿势,当他张嘴时,向他指出并提醒他闭嘴;向护士和家属解释控制感情爆发的方法,坚持这样做就会使阻止感情爆发成为习惯。改善的口面部控制和外观会帮助患者重新树立自尊和与人交往的信心,并改善他的营养状况。

本章小结

运动再学习(MRP)技术是按照科学的运动技能获得方法,对中枢神经系统损伤后产生运动功能障碍的患者进行再教育以恢复其运动功能的一种方法,它将运动功能的恢复视为一种再学习或再训练的过程。

MRP 技术主要以生物力学、运动学、神经学、行为学为基础,强调患者的主观参与以及认知的重要性,将功能训练分为 7 方面:从仰卧位到床边坐起,坐位平衡,站立平衡,站起和坐下,步行功能,上肢功能,口面部功能。通过科学的分析观察,找出患者运动中的丧失部分,进行针对性的练习,让患者从学习的认识阶段转变到学习的自主阶段并逐渐过渡到日常生活中去,完成运动功能的恢复。

(叶仲秋)

思考题

　　张某,女,52 岁。患者 14d 前因"左侧肢体活动不利伴二便失禁 1d"入院,颅脑 CT 示:右侧基底节区脑出血。患者于神经内科进行治疗后,为求进一步康复转入康复病房。查体:神志清醒、语言流利,对答基本切题,定向力可。左侧轻微中枢性面瘫。无吞咽障碍。右侧肢体运动、感觉未见明显异常。左侧肢体 Brunnstrom 分期:上肢Ⅲ期,手Ⅱ期,下肢Ⅳ期。左侧肢体深、浅感觉基本正常。患者期望以后可以独自去楼下花园散步,请为她设计相应的后续治疗方案。

扫一扫,测一测

思路解析

第二十一章　运动治疗新技术

21章 PPT

学习目标

1. 掌握：麦肯基疗法的诊断与评估；悬吊技术的评估与测试方法；肌肉能量技术的治疗原则。
2. 熟悉：麦肯基颈椎和腰椎的治疗技术；悬吊技术的治疗方法；肌肉能量技术的注意事项。
3. 了解：麦肯基疗法、悬吊技术及肌肉能量技术的概念。

第一节　麦肯基疗法

一、基本概念

麦肯基疗法（McKenzie mechanical diagnosis and treatment techniques）全称为"麦肯基力学诊断治疗技术"，是新西兰人罗宾·麦肯基（Robin Mckenzie）医生在 20 世纪 60 年代创立的一套独特的检查和治疗方法；是以生物力学为基础发展形成的物理治疗方法。此疗法起源于一个"偶然病例"，有位患者因右侧腰痛和右下肢痛就诊于麦肯基医生，但治疗 3 周都无明显好转。某一天此患者"错误"地俯卧于头端向上倾斜的治疗床上，使腰椎处于过度伸展位约 5min。神奇的是他的症状竟然获得了很大缓解，右下肢疼痛消失，疼痛部位从右侧移至中央，此患者认为这是患病以来感觉最好的一天。接着麦肯基医生又让患者试了 2 次，结果患者中央部腰痛症状完全消失，且未再出现。这给麦肯基医生很大启发，进而开始探索应用反复运动和保持体位的方法检查与治疗腰部疾病，并逐渐扩展至颈椎和胸椎。

麦肯基发现应用反复运动和保持体位的方法可预测患者对各种运动和体位的反应，并发现了下腰痛患者恢复过程中独特的疼痛向心化现象（即患者下肢等远端和外周部位的疼痛消失，疼痛症状趋于近端或中心的现象）。产生向心化现象往往预示治疗方法是有效的。麦肯基形成了将下腰痛、颈痛明确地划分为姿势综合征、功能不良综合征和间盘移位综合征 3 种综合征的分类方法，提出了患者自我治疗和教育可以帮助其独立、不依赖他人治疗和预防复发的观点，同时认为经过这种力学诊断、治疗技术可快速鉴别出是否需要应用松动术（mobilization）/ 手法（manipulation）等治疗技术的少数患者。至今，麦肯基诊断治疗技术获得了全世界物理治疗师和医师的认可，并命名为麦肯基力学诊断治疗方法，本文中简称为麦肯基疗法。

二、麦肯基疗法的诊断与评估

（一）诊断方法

麦肯基力学诊断治疗方法是从患者的评定开始的。因为麦肯基方法仅适用于治疗机械性疼痛，

笔记

而不适合治疗化学性疼痛。因此,在开始治疗之前进行恰当的评定,以确定疼痛的性质是非常重要的。麦肯基医生创立了独特的评测方法,其重点是在病史采集时详细了解疼痛的特点,在体格检查时仔细地评测脊柱的活动与疼痛的关系,从而确定疼痛的性质,决定是否应该应用麦肯基方法进行治疗。

麦肯基医生根据机械性疼痛产生的病因病理,将其分为三大综合征。通过麦肯基的评测方法,不仅需要确定疼痛是否是机械性的,还要确定是三大综合征的哪一类,才能决定治疗方案。因此,在应用麦肯基力学诊断治疗方法时,正确的评测是治疗成功的关键。

(二)体格检查

体格检查包括:姿势、运动范围、运动试验、静态试验和其他检查,包括感觉、运动、反射等检查。在诊断不明确时,应对邻近关节进行检查,如髋关节、骶髂关节、肩胛、肩关节等,以明确是否存在四肢关节病变。

(三)三大综合征

1. 姿势综合征　患者通常为青少年,缺乏体育运动。其症状多局限,疼痛常在脊柱中线附近,不向四肢放射。疼痛为间歇性。患者可分别或同时有颈、胸和腰椎各部位的疼痛。体检无阳性体征,运动试验结果无变化,运动中无疼痛,仅于长时间的静态姿势后出现疼痛,活动后疼痛立即缓解。疼痛的原因是正常组织被长时间过度地牵拉。如果脊柱各节段在其活动范围的终点长时间静态承受负荷,则会引起软组织机械性变形,从而引起疼痛。长时间不良的坐姿和站姿易引起姿势综合征。

2. 功能不良综合征　患者年龄通常为30岁以上(创伤除外),发病原因多为长年不良姿势并缺乏体育运动,使得软组织弹性降低,长度适应性缩短;也有许多患者的发病原因为创伤后组织纤维化愈合过程中形成了短缩的瘢痕。疼痛的原因是短缩的组织受到过度牵拉。当患者试图进行全范围活动时,机械性地牵拉短缩的软组织而引起疼痛。疼痛为间歇性,多局限于脊柱中线附近,疼痛总是在活动范围终点发生,绝不在运动过程中出现。运动试验结果为在进行受限方向全范围活动时产生疼痛,加重不维持。当有神经根粘连时可出现肢体症状。

3. 移位综合征　患者的年龄通常在20~55岁。患者多有不良坐姿,他们经常有突发的疼痛,即在几小时或1~2d,可由完全正常的情况发展至严重的功能障碍。通常发病时无明显诱因。症状可能局限于脊柱中线附近,可能放射或牵涉至远端,症状为疼痛、感觉异常或麻木等。疼痛可为持续性,也可为间歇性。进行某些运动或维持某些体位时对症状有影响,使症状产生或消失,加重或减轻,疼痛的范围可以变化,疼痛的程度可以加重或减轻,疼痛可能跨越中线。移位综合征中,尤其是严重的病例,可能出现运动功能明显丧失。在严重病例中常可见急性脊柱后凸畸形和侧弯畸形。

(四)向心化现象

在进行某个方向的脊柱运动后,脊柱单侧方或单侧肢体远端的脊柱源性的疼痛减轻,疼痛部位向脊柱中线方向移动的现象叫向心化现象。在侧方或远端的疼痛减轻时,脊柱中央部位的疼痛可能暂时加重。

向心化现象仅出现于移位综合征的病例,反复运动后减轻了移位的程度,症状随之减轻,且出现向心化现象,提示患者预后良好。

三、治疗原则

(一)姿势综合征的治疗原则

1. 姿势矫正,使患者避免产生姿势性疼痛的应力。

2. 健康教育,使患者认识到姿势与疼痛之间的关系,自觉保持正确的姿势,出现疼痛时知道通过调整姿势来缓解症状。

(二)功能不良综合征的治疗原则

1. 姿势矫正,排除姿势因素引起的症状。

2. 有效牵伸的原则。

3. 安全牵伸的原则。

(三)移位综合征的治疗原则

1. 复位　根据移位的方向,选择脊柱反复单一方向的运动,反复运动产生复位力,将移位的髓核复位。

2. 复位的维持　在短时间内,避免与复位相反的脊柱运动,使复位得以维持。

3. 恢复功能　在症状消失后,逐渐尝试与复位时方向相反的脊柱运动,使各方向的脊柱运动范围保持正常,且不出现任何症状,防止功能不良综合征的发生。

4. 预防复发　通过姿势矫正、适度体育锻炼、日常生活活动正确姿势指导来防止复发,教育患者重视复发先兆,在症状初起时进行恰当的自我运动治疗,防止症状加重。

5. 力的升级　为了保证治疗的安全性,在开始选择治疗方向时需使用较小的力,一旦出现了症状减轻或向心化现象,表明该方向是适合的治疗方向,则在必要时逐渐增加该运动方向的力。一般情况,力的升级是从静态体位、患者自我运动开始,增加到患者自我过度加压、治疗师过度加压,其后再进行松动术、手法治疗,以确保治疗的安全性和有效性。

四、麦肯基治疗

(一)颈椎的治疗技术

治疗示例一:坐位后缩(图 21-1)

1. 起始位　患者高靠背椅坐位,腰背部有良好支撑使腰椎前凸。

2. 技术类型　患者自我运动。

3. 具体方法　患者头部尽可能地向后运动,达到最大范围,在终点停留瞬间后放松回到起始位。有节律地重复,争取每次重复时运动幅度能进一步增加。注意在运动过程中头部必须保持水平,双眼平视前方,脸朝前,既不低头也不仰头。

4. 力的升级

(1)坐位后缩自我过度加压(图 21-2)

1)起始位:同前。

2)技术类型:患者自我运动。

3)具体方法:患者先进行后缩运动,如前所述,在运动范围终点时让患者用单手或双手在颏部加压。

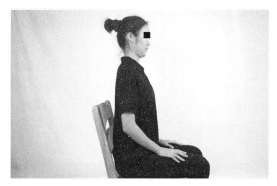 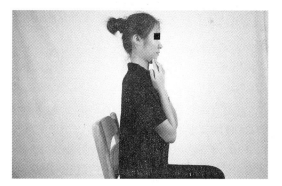

图 21-1　颈椎坐位后缩　　　　　　图 21-2　自我加压

(2)坐位后缩治疗师过度加压(图 21-3)

1)起始位:患者同前。治疗师站在患者身旁,一手放在患者 T_{1-2} 椎体上保持躯干稳定,另一手从患者的下颏处加压。

2)技术类型:治疗技术。

3)具体方法:患者进行后缩运动,达到运动范围终点时,治疗师双手相向用力加压。

4)适用范围:颈椎后方移位综合征、上颈椎屈曲功能不良综合征、下颈椎伸展功能不良综合征和颈源性头痛。后缩是最基本的治疗方法,应首先应用。在

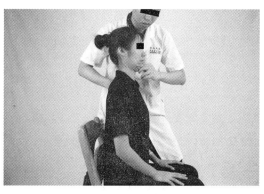

图 21-3　治疗师加压

判定安全有效后,如果需要,再进行加压等力的升级。进一步可进行治疗技术的升级。

治疗示例二:坐位后缩加伸展(图 21-4)

1. 起始位　同治疗示例一。

2. 技术类型　患者自我运动。

3. 具体方法　患者先进行后缩运动至最大范围,方法如治疗示例一中所述,从后缩位开始缓慢小心地进行头颈部全范围的伸展。在伸展终点停留 1s 后,缓慢地回到起始位。有节律地重复。

4. 力的升级

坐位伸展自我过度加压

(1)起始位:同前。

(2)技术类型:患者自我运动。

(3)具体方法:在后缩加伸展至最大范围后,在伸展终点位进行小幅度的左右旋转 4~5 次,在旋转的过程中进一步加大头颈伸展幅度。

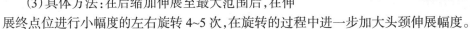
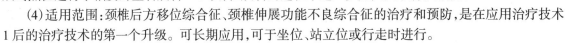

图 21-4　坐位后缩加伸展

(4)适用范围:颈椎后方移位综合征、颈椎伸展功能不良综合征的治疗和预防,是在应用治疗技术 1 后的治疗技术的第一个升级。可长期应用,可于坐位、站立位或行走时进行。

(二) 腰椎的治疗技术

治疗示例一:俯卧位治疗(图 21-5)

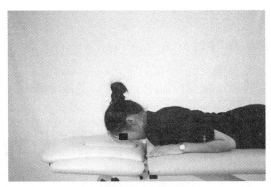

图 21-5　俯卧位治疗

1. 起始位　患者俯卧位,头转向一侧,双上肢置于体侧。

2. 技术类型　持续体位。

3. 具体方法　患者全身放松,静止 5~10min。

4. 适用范围　俯卧位是后方移位综合征患者治疗的第一步,与其他治疗技术相配合,应用于伸展功能不良综合征的治疗。

治疗示例二:俯卧伸展位(图 21-6)

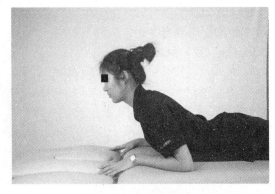

图 21-6　俯卧伸展位

1. 起始位　同俯卧位。

2. 技术类型　持续体位。

3. 具体方法　患者从俯卧位开始,用双肘和前臂支撑将上半身抬起,骨盆和大腿不离开床面,维持5~10min。注意让腰部有意下陷。

4. 适用范围　治疗技术2是治疗技术1的升级,应用于后方移位综合征患者。对于非常急性的患者,不能耐受此体位时间太长,可间歇性地进行。

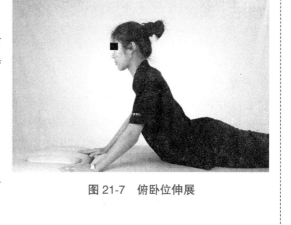

图21-7　俯卧位伸展

治疗示例三:俯卧位伸展(图21-7)

1. 起始位　患者俯卧位,双手掌心朝下置于肩下。

2. 技术类型　患者自我运动。

3. 具体方法　患者用力伸直双上肢将上半身撑起,骨盆以下放松下陷,然后双肘屈曲,上半身降下至起始位,重复10次。第1次和第2次撑起时需非常小心,逐渐增大幅度,直至最后1次达到最大伸展范围。第1组完成后有效,可进行第2组,力度可加大,最后2~3次在终点位维持数秒。

4. 适用范围　俯卧位伸展是前2个治疗技术的升级,应用间歇的伸展应力,有泵的作用和牵伸的作用,是治疗后方移位综合征和伸展功能不良综合征最重要和最有效的方法。

治疗示例四:站立位伸展(图21-8)

1. 起始位　患者站立位,双足分开约30cm,双手支撑腰部,手指朝后。

2. 技术类型　患者自我运动。

3. 具体方法　患者尽量向后弯曲躯干,用双手作为支点,达到最大伸展范围后回复至起始位。动作重复10次。

4. 适用范围　与卧位伸展效果相似,可应用于后方移位综合征和伸展功能不良综合征的治疗,但在急性期,效果不如卧位伸展。当没有条件进行卧位伸展时,可用站位伸展替代。

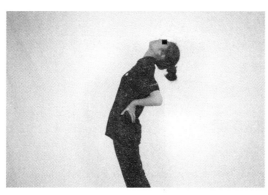

图21-8　站立位伸展

治疗示例五:侧方偏移的自我矫正(图21-9)

1. 起始位　治疗师与患者面对面站立,治疗师一手置于患者偏斜侧的肩,另一手置于对侧的髂嵴。

2. 技术类型　患者自我运动。

3. 具体方法　先由治疗师用力矫正侧方偏移,方法为治疗师双手相向用力挤压患者进行侧方偏移的矫正,注意保持患者双肩与地面平行、双足跟不离地,双膝关节伸直。在过度矫正位置停留1~2min很有必要。侧方偏移矫正后应立即进行伸展活动。在治疗师的帮助下,患者能学会骨盆的侧方移动来进行自我侧方偏移的矫正。

4. 适用范围　移位综合征有急性腰椎侧弯畸形的患者。

五、禁忌证及注意事项

麦肯基方法的绝对禁忌证和相对禁忌证方面,如果患者为绝对禁忌证其中之一,不应对该患者进行力学评测。如果患者尚未明确诊断出严重的病理变化,在进行力学评测时其症状变化不符合力学特征,可及时进一步检查。如果患者有相对禁忌证其中之一,在评测过程中需格外小心,在试图应用力学治疗方法时,特别需要注意力的大小并格外关注患者症状在力的作用下的变化。

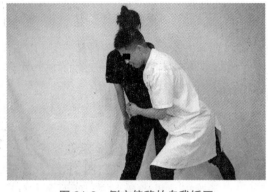

图 21-9　侧方偏移的自我矫正

(一) 绝对禁忌证

1. 原发或继发恶性肿瘤。
2. 各种感染。
3. 疾病炎症活动期。
4. 中枢神经受累(脊髓受压体征,马尾病灶等)。
5. 严重骨骼疾病。
6. 骨折,脱位和韧带撕裂等骨关节肌肉系统不稳定因素。
7. 血管性疾病。
8. 糖尿病晚期。

(二) 相对禁忌证

1. 轻至中度骨质疏松,无并发症。
2. 结构性 / 先天性疾病。
3. 炎症性疾病非活动期。
4. 韧带松弛。
5. 孕妇,尤其最后 2 个月。
6. 骨关节炎晚期或多节段。
7. 精神性或行为性疾病。
8. 既往腹部或胸部手术。
9. 服抗凝药或长期口服激素。
10. 近期重大创伤后。
11. 近期手术后。
12. 服用止痛药后在止痛效应期内。
13. 严重疼痛,不能活动。

第二节　悬吊治疗技术

一、基本概念

悬吊治疗技术(suspension therapy)是利用生物力学与人体功能学原理,整合神经肌肉运动控制理念,采用特定的悬吊设备将患者肢体或躯干悬挂后,针对不同疾病或功能需求,实施系统的评估与治疗的技术体系。

常用的悬吊治疗技术包括简单的肢体悬吊技术和悬吊系统两种。简单的肢体悬吊技术只需要一个挂点、一个滑轮和一根悬吊绳即可实现基本操作,而悬吊系统由特别设计的多个挂点、不同张力悬吊绳和滑杆等系列配件组成。

悬吊治疗技术在临床康复工作中的应用历史,据文献报道可以追溯到 1952 年,首篇文献由 Hellen

发表,记录了使用 Linde 悬吊绳和泡沫轴的简易治疗设备。1971 年起,*Physical Therapy* 杂志分 4 篇文章发表了 Johnson 和 Bonner 关于悬吊技术的系列报道。文中分别介绍了悬吊技术作为一项新的适用技术内容,包括定义、设备及其优点,详细介绍了悬吊治疗上肢的方法进展、下肢以及颈与躯干疾病的治疗方法等内容。目前应用最广泛、最经典的悬吊系统,当属 1991 年挪威物理治疗师创建并推广到全球的 NEURAC(Neuromuscular Activation)诊疗系统,其名称也从 S-E-T(Sling Exercise Technique)到 Redcord 转变,经过多年时间,全球多位专家在相关理论体系上,研发出具有一定循证依据、临床治疗效果较显著

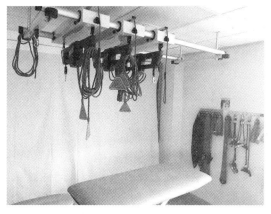

图 21-10　悬吊评估与治疗 Redcord 系统

的诊疗体系(图 21-10 至图 21-12)。现阶段,悬吊治疗技术在临床上应用广泛,其主要适用范围包括:骨关节肌肉系统疾病、神经肌肉系统疾病和心肺系统疾病,在运动训练防伤治伤和优化训练方案及提高运动表现等方面有其独特的优势。鉴于临床应用中有单一的悬吊治疗技术和不同技术体系的悬吊诊疗理念,本节重点以挪威 NEURAC 评估治疗体系为例,向大家介绍其评估和治疗精要。

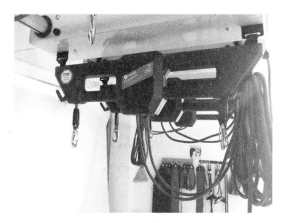

图 21-11　Redcord 系统悬吊绳和滑杆

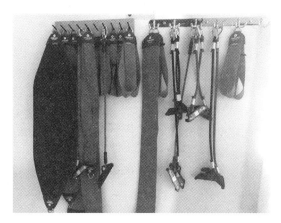

图 21-12　Redcord 系统配件

二、悬吊治疗技术的内容

NEURAC 治疗方法的目的就是通过感觉运动刺激和正确的运动模式,重建躯体正常功能。NEURAC 这一主动治疗方法包含 4 个主要元素:①利用 Record 悬吊系统提供闭链运动;②在特定的躯体部位给予振动或扰动刺激;③特定的或逐级的运动进阶;④无痛状态下治疗。

悬吊治疗技术包括评估诊断(testing)和治疗训练(treatment)两部分。评估诊断的目的是找出运动过程中运动控制薄弱的环节与肌筋膜的弱链。研究表明,这些运动控制薄弱的环节是引致身体疼痛或者运动功能障碍的来源之一,评估诊断的方法称为弱链测试(weak links test)。治疗训练是根据弱链测试结果,通过特定的悬吊训练方案激活相应区域的局部稳定肌(local muscle)和整体稳定肌(global muscle)的神经肌肉控制能力,矫正弱链环节的功能表现,从而实现减痛和提升运动功能表现的目的。

三、悬吊治疗技术的评估与测试方法

针对不同部位的悬吊技术的评估诊断程序各不相同。以 NEURAC 测试腰和骨盆为例,共包含 5 个肌筋膜链测试,主要观察在不同起始位时核心肌和肌筋膜链的三维功能状态。

肌筋膜测试主要评估运动质量和功能状态,每个测试有 5 级难度测试。可进行下一级测试的标志就是完成测试时不引起疼痛,3 级意味着该测试者无任何肌肉骨骼不适。要分别对左、右肢体进行测试。

完成测试时需要遵循以下步骤：

1. 使用正确的指令提示受试者完成相应的动作,成功完成第一动作后即可进行下一级测试。

2. 如果受试者失败了,手动引导测试者调整到正确的姿势,然后要求其保持。

3. 让受试者回到起始位,然后在没有手动引导的情况下寻找正确姿势。

4. 成功,到下一级测试。

5. 失败,则记录数值并测试对侧。

测试举例一:仰卧骨盆上抬(图 21-13)

1. 身体部位　腰、骨盆和髋部。

2. 测试目的　腰、骨盆和髋部的神经肌肉控制与功能性稳定障碍,针对背侧肌筋膜链。

3. 适应证　神经肌肉控制障碍,功能性稳定障碍,疼痛或下降的髋伸展关节活动度,疲劳、僵硬、不适感或疼痛。

4. 原动肌　臀大肌。

5. 其他关键肌肉　腰、骨盆段深层稳定系统肌肉:多裂肌、竖脊肌、腹内侧斜肌、腹外侧斜肌。

6. 测试设备　宽悬吊带,窄悬吊带、长弹力绳和固定绳。

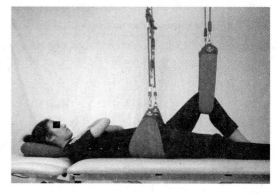

图 21-13　仰卧骨盆上抬测试

7. 测试设置

(1)患者采取仰卧位,头放在平衡垫上,双上肢放于两侧并与躯干平行。

(2)一侧膝关节屈曲 90° 并使足底贴于床面。另一侧下肢平放于床面。

(3)悬吊承托点正好在骨盆带上方,使用弹性绳索连接宽的吊带,并使吊带托住骨盆带远离床面。悬吊固定点正好在膝关节上方,使用固定绳索绑定窄的吊带,并使吊带托住腘窝。

8. 测试步骤

(1)首先伸展已经屈曲的膝关节,然后抬起另一侧下肢使双下肢平行,最后抬起骨盆使躯干和双下肢呈同一条直线。

(2)弱链测试的阳性体征:骨盆带抬起不足,骨盆旋转,难以维持正常腰椎弧度,身体侧弯或旋转,非测试的下肢晃动,一侧肩胛骨离地,颈部代偿,背侧链疼痛等。

9. 注意事项　如果患者能够高质量地完成弱链测试,即没有发现弱链的阳性体征,就可去除骨盆带的宽吊带和弹性绳,再按照原来的方法测试一次;如果也能高质量地完成,则说明患者通过弱链测试,即达到正常人的平均水平。

测试举例二:仰卧膝关节屈曲(图 21-14)

1. 身体部位　髋膝部。

2. 测试目的　核心控制下的髋膝部神经肌肉控制和功能性稳定情况,针对背侧肌筋膜链,特别是腘绳肌。

3. 适应证　神经肌肉控制障碍,功能性稳定障碍,疼痛或下降的髋伸展关节活动度,疲劳、僵硬、不适感或疼痛。

4. 原动肌　腘绳肌。

5. 其他关键肌肉　腰、骨盆段深层稳定系统肌肉:多裂肌、竖脊肌、腹内侧斜肌、腹外侧斜肌、缝匠肌、股薄肌和腓肠肌。

6. 测试设置

(1)患者采取仰卧位,头放在平衡垫上,双上肢放于两侧并与躯干平行。

(2)悬吊承托点正好在骨盆带上方,使用弹性绳连接宽的吊带,并使吊带托住骨盆带远离床面。悬吊固定点正好在踝关节上方,使用固定绳索绑定足悬吊带。

7. 测试设备　宽悬吊带,足悬吊带、长弹力绳和固定绳。

8. 测试步骤

（1）嘱受试者抬起对侧腿并使双侧下肢并拢和平行,然后抬起骨盆使躯干和下肢在同一条直线上,最后屈曲双侧膝关节至90°并维持。

（2）观察屈曲双侧膝关节至90°并维持,髋膝踝力线保持情况,骨盆水平,腰骨盆中立位姿势,身体侧弯或旋转,肩胛骨是否离开床面,颈部代偿,背侧肌筋膜链疼痛等。

9. 注意事项　如果患者能够高质量地完成弱链测试,即没有发现弱链的阳性体征,就可去除骨盆带的宽吊带和弹性绳索,再按照原来的方法测试一次,如果也能高质量地完成,则说明患者通过弱链测试,即达到正常人的平均水平。

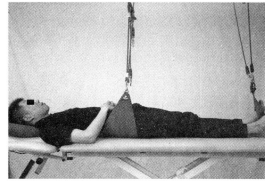

图 21-14　仰卧膝关节屈曲测试

四、悬吊技术的治疗方法

悬吊技术的治疗方法要建立在弱链测试的结果上,针对患者存在的弱链测试阳性体征,设计个性化的悬吊训练方案。由于悬吊治疗技术具有一定的特殊性,需要特定的训练设备,其训练方案遵循以下原则:闭链运动模式,超负荷训练,制造不稳定平面,外界扰动,如振动或声音,给予减重支持,个性化治疗方案,无痛训练。遵循 FITT 原则,即:频率、强度、时间和类型。

建议治疗进阶如下:

1. 每个动作可维持 30~120s,重复 3~6 次。

2. 每组动作间休息约 30s。

3. 受试者出现疼痛或无法坚持动作时即停止。

4. 注意记录患者出现疲劳或停止动作的时间。

5. 训练中若维持时间不断增加,动作过程中无痛并且动作能够正确完成,可重复该动作。也可增加动作的难度。

6. 使用手动或机械振动器给予更多的本体感觉刺激。

7. 持续治疗 5~10min 后再进行测试,与训练前测试结果进行对比。

NEURAC 悬吊治疗是根据其弱链测试的结果而进行的,因此以下常见的治疗方法是基于上述评估诊断的结果而设定,治疗方法有多种选择,以下举例说明悬吊治疗的基本方法与思路。

悬吊治疗示例一:仰卧骨盆上抬训练(图 21-15)

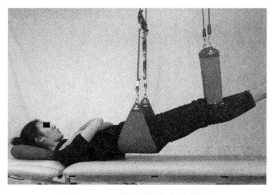

图 21-15　仰卧骨盆上抬训练

1. 目的　改善腰、骨盆和髋部的神经肌肉控制能力与功能稳定,最小化腘绳肌的参与程度,集中在后背侧肌筋膜链,完成 NEURAC 弱链测试的阳性体征。

2. 训练设置　与仰卧骨盆上抬 NEURAC 弱链测试的设置相同,如果患者的身体状况无法完成基本的训练设置,可以采取更简单的设置,例如增加弹性绳的数量和弹性系数。

3. 训练过程　将窄吊带中的膝关节伸直,另一侧腿伸直抬起,保持与被悬吊侧腿部于同一高度平面内,将悬吊侧腿部向下压悬吊带,使骨盆抬高,尽量用鼓励性的言语促进患者完成高质量动作。

4. 训练处方

(1)可采用上述进阶方式,不同病例根据临床推理,遵循个体化训练原则,因人而异。

(2)如果患者第 2d 感到疲劳,可以隔天训练 1 次。

(3)训练中可通过减少弹性绳的辅助、悬吊点的改变、振动器或手动扰动、支持面的不稳定设置来增加动作难度,增加感觉输入,促进本体感觉功能的激活水平。

悬吊治疗示例二:仰卧膝关节屈曲训练(图 21-16)

1. 目的　改善弱链测试的阳性体征。

2. 训练设置　与仰卧膝关节屈曲弱链测试的设置相同。

3. 训练过程

(1)屈曲非测试的髋关节并使双侧下肢并拢且保持平行。

(2)继而抬起骨盆,使躯干和下肢在同一条直线上。

(3)最后,屈曲双侧膝关节至90°并维持。

(4)训练过程中可配合呼吸,缓慢呼气的同时逐渐抬起下肢和屈曲双膝关节,缓慢吸气的同时逐渐恢复至训练设置的初始体位。

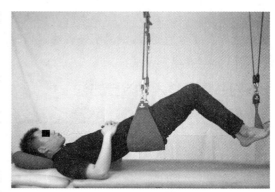

图 21-16　仰卧膝关节屈曲训练

4. 训练处方　可采用上述进阶方式,不同病例根据临床推理,遵循个体化训练原则,因人而异。

第三节　肌肉能量技术

一、基本概念

肌肉能量技术(muscle energy technique,MET)是一种基于软组织实施的手法,是由患者主动进行等长和/或等张收缩配合精确的方向和控制,实现提升肌肉骨骼功能和减低疼痛的作用。

MET 最初是由 Ruddy 于 1961 年在骨科疾病处理程序中演化出来,当时有另一个名称"阻力运动(resistive duction)"。现存的骨科和物理治疗应用 MET 治疗的理念与程序,还有本体感觉神经肌肉促进技术(PNF)。不同专家多年临床应用 MET 技术更加精细,同时也跨了多个学科界限存在。实际上,MET 技术的主要目的就是放松高张力的肌肉并随后在其上施加一定的牵伸手法。

二、临床应用

1. 降低张力过高肌肉的张力,延长肌肉中短缩的筋膜。

2. 增加关节周围组织的延展性,降低其敏感性。

3. 增强虚弱的肌肉和肌群。

4. 重建正常的运动模式。

5. 增加活动受限关节的活动范围。

6. 帮助感觉和运动的整合,恢复患者习惯性紧缩部位的感觉。

7. 通过交互抑制和刺激机械感受器,避免了治疗时的疼痛。

三、治疗原则与常用技术

(一)治疗原则

1. MET 的治疗原则首先是无痛。出现轻度疼痛就要停止。通过调整力量找到患者感到舒服及能够对抗的阻力。

2. 优先对张力过高或收缩的肌肉使用 MET 技术。

3. 保持肌肉处于中等长度位置,就是肌肉正常状态长度的位置,也是最舒服的位置。

4. 治疗师施加的阻力应该是刚刚不要出现运动,患者只需要 20% 左右的力量对抗。

5. 急性损伤患者每次需要抵抗治疗师的阻力 3~5s,重复 3~5 次,慢性损伤患者可以持续长些时间,7~10s,重复 10 次。

6. 可以适当辅助呼吸,借以提升收缩的效果。

(二) 常用技术

MET 的治疗方式可以针对肌肉问题、关节或自我治疗,而常用的 MET 技术包括:

1. 等长收缩,采用交互抑制的方式,在急性期使用,不施加牵伸。

2. 等长收缩,结合等长收缩放松后进行,在急性期使用,不施加牵伸。

3. 等长收缩,结合等长收缩放松后进行,在慢性期使用,施加牵伸。

4. 等长收缩,采用交互抑制的方式,在慢性期使用,施加牵伸。

5. 向心等张收缩,针对肌张力高或康复时使用。

6. 离心等张收缩,减少肌纤维变化,控制微细创伤的形成。

7. 离心等张收缩(慢速进行),增强无力的姿势,稳定肌肉和启动拮抗肌。

8. 等速运动,整合了等张和等长收缩的形式。

四、技术示例

1. 收缩—放松(CR)(以肱二头肌张力过高为例)

目的:放松张力过高的肌肉,恢复肌肉的感觉,评估肌肉的虚弱和疼痛。

姿势:治疗师将患者的肘关节置于休息位,即伸屈中立位,或感觉到阻力障碍出现。

动作:治疗师握住患者的前臂并固定住肘关节,告诉患者"不要让我带动你",然后逐渐牵拉肘关节。患者抵抗阻力 5~10s,确保患者没有屏住呼吸并重复 3~5 次。

2. 交互抑制(RI)(以肱二头肌张力过高为例)

目的:用于急性损伤,抑制疼痛,能够巩固收缩—放松取得的松弛效果。

姿势:治疗师伸展患者的肘关节,直到感到阻力障碍或患者感到疼痛之前。

动作:治疗师对患者说"不要让我带动你",推动前臂,试图屈曲肘关节。维持 5~10s,动作重复 3~5 次。

3. 等长收缩后放松(PIR)(以肱二头肌张力过高为例)

目的:延长短缩的肌肉和相关筋膜,以及降低触发点,以指屈肌为例。

姿势:患者仰卧位,肘部伸展,前臂旋后,腕部置于床边。

动作:治疗师缓慢、轻柔地将患者的手指伸直,直到引起疼痛之前或治疗师感受到来自肌肉和筋膜的阻力,治疗师此时告诉患者"不要让我带动你",让患者对抗阻力 5~10s,然后试图让患者的手指过伸。维持几秒,直到患者完全放松。患者完全放松后,治疗师缓慢、轻柔地按压患者手指,直到出现疼痛或者感受到来自肌肉和筋膜的阻力位置。重复 3~5 次。

4. 收缩—放松—拮抗肌收缩(CRAC)(以腓肠肌为例)

目的:牵张粘连,延长结缔组织,降低过高的肌肉张力。

姿势:患者仰卧位。治疗师一只手置于患者的膝关节,另一只手握住足跟,前臂靠着足底。

动作:患者主动地做足背伸活动,治疗师用前臂接触其足底。告诉患者"不要让我带动你"。治疗师将身体重心向患者的头侧倾斜,同时用前臂顶压患者的足底,试图让其进一步背伸,而患者在这个位置上对抗治疗师的动作。保持 5s 后放松,然后让患者主动背伸足部,直到感到阻力障碍。重复 3~5 次。

5. 离心性收缩(EC)(以肱二头肌为例)

目的:松解粘连,延长结缔组织。注意仅能用于慢性病例,身体健康状况很差的患者和曾接受关节置换术的患者不能做离心性收缩。

姿势:治疗师使患者的肘关节伸展,直到患者引起疼痛或感到来自肌肉和筋膜的阻力。

动作:治疗师伸展患者的肘关节时告诉患者"不要让我带动你"。治疗师可用中度的力量,另患者使出最大力量的50%左右来对抗并保持5~10s。然后告诉患者"继续抵抗阻力,但让我缓慢地带动你"。治疗师逐渐将患者的肘关节置于过伸位,在此过程中患者始终保持对抗。重复3~5次,每次逐渐加大无痛的活动范围。

五、禁忌证及注意事项

(一) 禁忌证

从病理学角度来看,没有明确诊断的疾病,不适宜使用MET技术。通常情况下,主要在正确诊断评估的基础上实施MET,一般不会有明显的副作用。如果治疗后疼痛增加,注意检查原始疾病或施术的细节,避免不良事件的发生。

(二) 注意事项

实施MET技术应注意以下事项:

1. 患者方面

(1) 患者不要用力过大。

(2) 注意肌肉收缩的方向和方式。

(3) 肌肉收缩要有一定的时长。

(4) 患者收缩运动后没有充分放松。

(5) 患者启动和完成收缩时不宜太过急促。

2. 操作者方面

(1) 保证准确的关节和肌肉位置控制。

(2) 给予充分的收缩抗阻力量。

(3) 抗阻的力量、方向要正确。

(4) 上一次收缩后,不要急于移动到另外一个位置上。

(5) 口令不够充分。

(6) 操作者和患者的发力与放松要保持一致。

(7) 操作者要保持好牵伸位置并维持一定的时长(理想时长:30s),保证软组织被充分拉伸。

本章小结

麦肯基疗法、悬吊技术及肌肉能量技术是21世纪新兴的三大运动治疗技术,并广泛应用于临床工作中。学习与应用这些技术,除了需熟知这些技术的治疗原则及操作要领,还需熟知相关肌肉及关节解剖、生物力学、生理学及病理学等基本知识,切记把握好适应证及禁忌证,必须在严格的评估后再使用这些技术。

(王于领)

思考题

下腰痛的患者可以考虑用哪些新技术?

扫一扫,测一测

思路解析

实 训 指 导

实训一　关节活动技术

【目的要求】

1. 掌握上、下肢各主要关节主动运动、助力运动及被动运动等关节训练技术。

2. 熟悉手、足部各关节和躯干主要关节主动运动、助力运动及被动运动等关节训练技术。

3. 学习常用训练关节活动度仪器设备的使用方法,并能熟练操作运用。

4. 能运用关节活动技术帮助患者进行康复训练,培养学生良好的人文关爱精神及团队合作精神。

【实训内容】

1. 上肢、下肢及躯干主要关节被动运动技术。

2. 上肢、下肢及躯干主要关节助力运动技术。

3. 上肢、下肢及躯干主要关节主动运动技术。

【实训器材】

物理治疗床(PT床)、垫子、肋木、肩梯、悬吊架、肩关节练习器、前臂内外旋运动器、腕关节屈伸运动器、体操棒、磨砂台、分指板、重锤手指练习器、股四头肌训练器、踝关节屈伸训练器、踝关节矫正板、上肢 CPM 仪器、下肢 CPM 仪器等。

【实训步骤】

1. 教师讲解实训的目的及要求,示范操作步骤,强调操作重点。

2. 根据课时安排,重点实训内容为全身主要关节被动运动和主动运动技术、助力运动及有关仪器设备的运用等。

3. 学生分小组操作练习,教师轮流指导和纠错。

4. 小组讨论,教师小结和讲评。

【考核评价】

考核包括学生自我评价和教师技能考核两部分,满分为 100 分,其中学生自我评价占总成绩的 40%;教师技能考核占总成绩的 60%。

1. 学生自我评价　上交完整的实训报告,满分为 40 分(包括记录实训过程和操作步骤,指出存在问题,提出建议和体会及课后复习计划等内容)。

2. 教师技能考核　学生随机抽选出备考试题(某一关节的被动运动、助力运动及主动运动技术),按照操作流程进行考核,满分为 60 分。

(1)治疗前:确定患者体位→确定治疗师体位→操作前交流→治疗前评估→交代注意事项(10 分)。

(2)治疗中:上、下肢及躯干各关节被动运动和主动运动方法,助力运动的方法和相关仪器设备的运用(40 分)。

(3)治疗后:询问患者治疗后的反应,并给予相应解释、处理及指导(10 分)。

(章稼)

实训二　关节松动技术

【目的要求】

1. 掌握关节松动术的适应证、禁忌证、手法分级及应用;上、下肢大关节及脊柱各主要关节的关节松动术操作方法。

2. 熟悉手、足部各关节的关节松动术操作方法;关节松动术的临床操作程序。

【实训内容】

适应证:适用于任何由于力学因素(非神经性)引起的关节功能障碍,包括关节疼痛、肌肉紧张;可逆性关节活动降低;进行性关节活动受限;功能性关节制动。

禁忌证:关节活动已过度、外伤或疾病引起的关节肿胀、关节炎症、恶性疾病及未愈合的骨折。

(一) 上肢关节松动术

1. 盂肱关节

(1)分离牵引。

(2)长轴牵引。

(3)上下滑动。

(4)前屈向足侧滑动。

(5)外展向足侧滑动。

(6)前后向滑动。

(7)后前向滑动。

2. 肩胛胸壁关节松动手法。

3. 肘部关节

(1)肱尺关节:①分离牵引;②长轴牵引;③侧方滑动;④屈肘摆动;⑤伸肘摆动。

(2)肱桡关节:①分离牵引;②长轴牵引;③侧方滑动。

(3)桡尺近端关节:①长轴牵引;②前后向滑动;③后前向滑动;④前臂转动。

4. 腕部关节松动手法

(1)桡尺远端关节:①前后向滑动;②后前向滑动。

(2)桡腕关节:①分离牵引;②前后向滑动;③后前向滑动;④尺侧滑动;⑤桡侧滑动;⑥旋转摆动。

(3)腕骨间关节:①前后向滑动;②后前向滑动。

5. 手部关节

(1)腕关节长轴牵引。

(2)掌骨间关节前向后或后向前滑动。

(3)掌指关节:①分离牵引;②长轴牵引;③前后向或后前向滑动;④侧方滑动;⑤旋转摆动。

(4)拇指腕掌关节:①长轴牵引;②前向后滑动;③后前向滑动;④尺侧滑动;⑤桡侧滑动。

(二) 下肢关节松动术

1. 髋部关节

(1)长轴牵引。

(2)分离牵引。

(3)前后向滑动。

(4)后前向滑动。

2. 膝部关节

(1)股胫关节:①长轴牵引;②前后向滑动;③后前向滑动。

(2)髌股关节:①分离牵引;②侧方滑动;③上下滑动。

(3)上胫腓关节:①前后向滑动;②后前向滑动。

3. 踝部关节

(1)下胫腓关节:①前后向滑动;②后前向滑动。

(2)胫距关节:①分离牵引;②前后向滑动;③后前向滑动;④向内侧滑动;⑤向外侧滑动。

(3)距下关节:①分离牵引;②前后向滑动;③后前向滑动。

4. 足部关节

(1)跖骨间关节的上下滑动。

(2)跖趾关节上下滑动。

（三）脊柱关节松动术

1. 颈椎关节
(1)分离牵引。
(2)旋转摆动。
(3)侧屈摆动。
(4)后伸摆动。
(5)垂直按压棘突。
(6)垂直按压横突。
(7)垂直按压椎间关节。
2. 腰椎关节
(1)垂直按压棘突。
(2)垂直按压横突。
(3)侧方推棘突。
(4)旋转摆动。

【实训器材】
PT床、PT凳、毛巾、关节松动带（必要时）等。

【实训步骤】
1. 教师讲解实训的目的及要求，示范操作步骤，强调操作重点。
2. 根据课时安排重点实训内容为上下肢大关节、脊柱的主要关节关节松动技术。
3. 学生分小组操作练习，教师轮流指导和纠错。
4. 小组讨论，教师小结和讲评。

【考核评价】
考核包括学生自我评价和教师技能考核两部分，满分为100分，其中学生自我评价占总成绩的40%；教师技能考核占总成绩的60%。
1. 学生自我评价　上交完整的实训报告，满分为40分（包括记录实训过程和操作步骤，指出存在问题，提出建议和体会及课后复习计划等内容）。
2. 教师技能考核　学生随机抽选出备考试题（某一关节的关节松动术），按照操作流程进行考核，满分为60分。
(1)治疗前:确定患者体位→确定治疗师体位→操作前交流→治疗前评估→交代注意事项(10分)。
(2)治疗中:上、下肢及躯干各关节的关节松动术(40分)。
(3)治疗后:询问患者治疗后的反应，并给予相应解释、处理及指导(10分)。

（章稼）

实训三　肌　力　训　练

【目的要求】
1. 掌握肌力训练的常用方法和原则。
2. 熟悉肌力训练的适应证和禁忌证。
3. 了解肌力、肌肉耐力的概念。
4. 要求能够熟练运用肌力训练方法为患者实施康复医疗服务。
5. 培养学生良好的职业道德和团队合作精神。

【实训器材】
治疗床、PT凳、沙袋、股四头肌训练器、髋关节训练椅、支撑器、拉力器、悬吊架、滑轮系统。

【实训内容】
1. 练习上肢、下肢及躯干主要肌群的徒手肌力训练方法。

2. 能运用被动运动、助力运动、主动运动及抗阻运动等方法训练肌力。

3. 学会各种常用肌力训练器械的使用和练习方法。

【实训步骤】

1. 教师讲解实训的目的和要求,示范操作步骤,强调操作重点。

2. 根据课时安排,重点实训内容为全身主要肌群的徒手肌力训练方法;各种肌力训练器械的使用和练习方法等。

3. 学生分组操作练习,教师轮流指导和纠错。

4. 小组讨论,教师小结和讲解。

【考核评价】

考核包括学生自我评价和教师技能考核两部分,满分 100 分,其中学生自我评价占总成绩的 40%;教师技能考核占总成绩的 60%。

1. 学生自我评价 实训结束后上交实训报告,满分为 40 分,包括记录实训过程和操作步骤,指出存在问题,提出建议和体会等。

2. 教师技能考核 学生随机抽选肌力训练备考试题,按照操作流程进行规范化操作,教师依据操作流程和标准进行打分,满分 60 分,包括治疗前的准备、主动肌和协同肌、治疗师体位、患者体位、治疗师双手放置位置、具体操作及操作注意事项。

(章稼)

实训四 牵伸技术

【目的要求】

1. 掌握上肢牵伸技术、下肢牵伸技术及躯干牵伸技术常用的牵伸方法。

2. 熟悉牵伸的放松技术及抑制技术、自我牵伸技术和常用的机械被动牵伸方法。

3. 了解牵伸的治疗作用及常用牵伸装置。

4. 要求能够运用上肢牵伸技术、下肢牵伸技术及躯干牵伸技术为患者实施康复医疗服务。

5. 培养学生良好的职业道德和团队合作精神。

【实训内容】

1. 上肢牵伸技术。

2. 下肢牵伸技术。

3. 躯干牵伸技术。

【实训器材】

治疗床、治疗凳、PT 凳、悬吊网架装置、肋木、枕头、脚凳、滑轮、绳索、体操棒、站立斜板等。

【实训步骤】

1. 教师讲解实训的目的及要求,并示范操作步骤,强调操作要点。

2. 根据课时安排,重点实训内容为上肢牵伸技术、下肢牵伸技术和躯干牵伸技术。

3. 学生分小组操作练习,教师轮流指导和纠错。

4. 小组讨论,教师小结和讲评。

【考核评价】

考核包括学生自我评价和教师技能考核两部分,满分为 100 分,其中学生自我评价占总成绩的 40%;教师技能考核占总成绩的 60%。

1. 学生自我评价 上交完整的实训报告,满分为 40 分(包括记录实训过程和操作步骤,指出存在问题,提出建议和体会等内容)。

2. 教师技能考核 学生随机抽选出备考试题(上肢牵伸技术或下肢牵伸技术),按照操作流程进行考核,满分为 60 分。

(1)治疗前:确定患者体位→确定治疗师体位→操作前交流→治疗前评估→交代注意事项(10 分)。

(2)治疗中:牵伸技术操作步骤(40分)。

(3)治疗后:询问患者牵引后反应,并给予相应解释和处理(10分)。

(何怀)

实训五　牵　引　技　术

【目的要求】

1. 掌握颈椎牵引技术、腰椎牵引技术及四肢关节牵引技术的常用牵引方法、适应证、禁忌证及注意事项、不良反应及预防措施。

2. 学习常用颈椎牵引、腰椎牵引及四肢关节牵引设备的使用方法,并能熟练操作运用。

3. 能结合临床病例,制订出牵引体位、重量、时间、疗程等,培养学生临床思维及团队合作精神。

【实训内容】

1. 颈椎牵引技术

(1)徒手坐位牵引、卧位牵引。

(2)重锤坐位牵引、卧位牵引。

(3)电动颈椎牵引:持续牵引、间歇牵引。

2. 腰椎牵引技术

(1)俯卧位徒手牵引。

(2)骨盆重锤牵引。

(3)电动骨盆牵引:仰卧位牵引、俯卧位牵引。

3. 四肢关节牵引技术。

【实训器材】

颈椎牵引装置(电动或重锤牵引装置)、腰椎牵引装置(电动或重锤牵引装置)、四肢关节牵引装置(各关节专用的支架或特制的牵引器、多关节的牵引装置)、PT床、PT凳。

【实训步骤】

1. 教师讲解实训的目的及要求,各项牵引技术在临床上的适用范围及注意事项;牵引体位的选择,牵引参数的设置;示范操作流程,强调操作重点。

2. 重点安排颈椎徒手坐位牵引、卧位牵引,腰椎俯卧位徒手牵引;电动颈椎牵引(持续牵引或间歇牵引),仰卧位电动骨盆牵引参数的设置及设备的操作等。

3. 学生分小组操作练习,教师轮流指导和纠错。

4. 小组讨论,教师小结和讲评。

【考核评价】

考核包括学生自我评价和教师技能考核两部分,满分为100分,其中学生自我评价占总成绩的40%;教师技能考核占总成绩的60%。

1. 学生自我评价　上交完整的实训报告,满分为40分(包括记录实训过程和操作步骤,指出存在问题,提出建议和体会及课后复习计划等内容)。

2. 教师技能考核　学生随机抽选出备考试题(各型颈椎病病例,腰椎病病例及四肢大关节挛缩所致功能障碍病例),按照操作流程进行考核,满分为60分。

(1)小组讨论,制订出牵引体位、重量、时间,坐位颈椎牵引时,还需制订出牵引角度(20分)。

(2)根据病例分析结果,选择相关牵引设备并进行操作(30分)。

(3)询问患者对牵引治疗的反应,并给予相应解释、处理及指导(10分)。

(黄玲)

实训六　平衡与协调训练

【目的要求】

1. 掌握平衡和协调的定义、分类、训练原则和方法。

2. 熟悉平衡功能训练和协调训练的注意点。

3. 了解平衡和协调维持机制。

4. 要求能够熟练运用平衡和/或协调功能障碍训练方法对患者实施康复医疗服务。

5. 培养学生良好的职业道德和团队合作精神。

【实训内容】

1. 平衡功能训练方法。

2. 协调训练方法。

【实训器材】

治疗床、平衡板、训练球、平衡仪、镜子、作业治疗桌、套圈板、木插板等。

【实训步骤】

1. 教师讲解实训的目的及要求,并示范操作步骤,强调操作要点。

2. 根据课时安排重点实训平衡功能训练(各种体位下的平衡训练、Frenkel 平衡体操、前庭功能训练和本体感觉训练)和协调训练(上肢协调训练、下肢协调训练)。

3. 学生分小组操作练习,教师轮流指导和纠错。

4. 教师小结和讲评。

【考核评价】

考核包括学生自我评价和教师技能考核两部分,满分为 100 分,其中学生自我评价占总成绩的 40%;教师技能考核占总成绩的 60%。

1. 学生自我评价　上交完整的实训报告,满分为 40 分(包括记录实训过程和操作步骤,指出存在问题,提出建议和体会等内容)。

2. 教师技能考核　学生随机抽选出备考试题(颈椎牵引技术或腰椎牵引技术),按照操作流程进行考核,满分为 60 分。

(1)治疗前:确定患者体位→确定治疗师体位及手放置的部位→操作前交流→治疗前评估→交代注意事项(10 分)。

(2)治疗中:平衡训练和协调训练操作程序(40 分)。

(3)治疗后:询问患者牵伸后反应,并给予相应解释和处理(10 分)。

【实训报告】

实 训 报 告

_____专业_____年级_____班

姓名:_____　学号:_____　提交日期:_____年_____月_____日

一、实训基本情况

(一) 实训时间:　　年　　月　　日(　　)教学周　　　　周,　　　　节

(二) 实训项目:

(三) 实训地点:

(四) 实训目的:

(五) 实训形式:

(六) 实训完成情况:

二、实训内容及操作过程

三、实训总结、体会及建议

(一) 总结和体会

(二) 建议

(何怀)

实训七 有 氧 训 练

【目的要求】

1. 掌握有氧运动定义和治疗作用、运动处方的定义和内容、有氧运动处方的基本构成及在心功能训练中的应用。

2. 熟悉有氧运动和无氧运动的区别以及有氧运动在临床慢性疾病中的应用。

3. 了解心功能康复评定的基本方法和意义以及如何制订运动处方。

4. 要求能够制订有氧运动处方,并能够为患者实施康复医疗服务。

5. 培养学生良好的职业道德和团队合作精神。

【实训内容】

1. 有氧运动处方的制订。

2. 有氧运动的实际操作。

【实训器材】

治疗床、治疗凳、PT 凳、治疗带、沙袋、哑铃或杠铃片、功率自行车等。

【实训步骤】

1. 教师讲解实训的目的及要求,并示范操作步骤,强调操作要点。

2. 根据课时安排,重点实训内容为有氧运动处方的制订及有氧运动的实际操作。

3. 学生分小组操作练习,教师轮流指导和纠错。

4. 小组讨论,教师小结和讲评。

【考核评价】

考核包括学生自我评价和教师技能考核两部分,满分为 100 分,其中学生自我评价占总成绩的 40%;教师技能考核占总成绩的 60%。

1. 学生自我评价 上交完整的实训报告,满分为 40 分(包括记录实训过程和操作步骤,指出存在问题,提出建议和体会等内容)。

2. 教师技能考核 学生随机抽选出备考试题(不同心血管疾病情况的有氧运动处方制订并对相应有氧训练方式进行演示),按照操作流程进行考核,满分为 60 分。

(1)治疗前:确定患者体位→确定治疗师体位→操作前交流→治疗前评估→交代注意事项(10 分)。

(2)按照不同心血管疾病情况制订出正确的运动方式,运动持续时间,运动强度,运动频率等训练程序(40 分)。

(3)治疗后:询问患者治疗后反应,并给予相应解释和处理(10 分)。

(王磊)

实训八 呼 吸 训 练

【目的要求】

1. 掌握呼吸训练的具体方法。

2. 熟悉呼吸系统的功能评估。

3. 能运用呼吸训练技术帮助患者进行康复训练,培养学生良好的实际操作能力。

【实训内容】

1. 呼吸系统的功能评估。

2. 呼吸训练的方法。

【实训器材】

PT床、桌子、椅子、垫子、体温表、血压仪、心率测试仪、血氧分析仪、听诊器、激励式呼吸训练器、沙袋等。

【实训步骤】

1. 指导教师讲解实训的目的、要求及注意事项,示范操作的具体步骤,强调操作重点、难点。

2. 学生分小组操作练习,指导教师进行指导和纠错。

3. 小组讨论,指导教师总结和讲评。

【考核评价】

考核包括学生自我评价和教师技能考核两部分,满分为100分,其中学生自我评价占总成绩的40%;教师技能考核占总成绩的60%。

1. 学生自我评价 上交完整的实训报告,满分为40分(记录实训过程和操作步骤,指出存在问题,提出建议和体会及课后复习计划等内容)。

2. 教师技能考核 学生随机抽选出备考试题(如某一吸气肌的训练方法),按照操作流程进行考核,满分为60分。

(1)操作前:确定患者体位→确定治疗师体位→操作前交流→交代注意事项(10分)。

(2)操作中:呼吸肌的具体训练方法(注意治疗师的手摆放位置)(40分)。

(3)操作后:询问患者治疗后的反应,并给予相应解释、处理及指导(10分)

(陈慧娟)

实训九 放 松 训 练

【目的要求】

1. 掌握肌肉松弛法中的对比法、三线放松法和肌电生物反馈法的具体操作和仪器的使用方法。

2. 熟悉意念松弛法中的交替法、瑜伽放松术的具体操作方法。

3. 了解下垂摆动、放松体操、静思冥想放松训练等的操作方法。

4. 要求能够运用对比法、三线放松法及肌电生物反馈法为患者实施康复医疗服务。

5. 培养学生良好的人文关爱精神及团队合作精神。

【实训内容】

1. 对比法。

2. 三线放松法。

3. 肌电生物反馈松弛法。

【实训器材】

治疗床、垫子、枕头、肌电生物反馈治疗仪、耳机、75%乙醇、细砂纸、导电膏、固定带、录音机、瑜伽CD、水果或球类、毛巾等。

【实训步骤】

1. 教师讲解实训的目的及要求,并带领全班同学按步骤进行自我放松训练练习以及示范仪器的操作步骤,强调操作要点。

2. 根据课时安排,重点实训内容为对比法、三线放松法和肌电生物反馈松弛法。

3. 学生分小组操作练习,教师轮流指导和纠错。

4. 小组讨论,教师小结和讲评。

【考核评价】

考核包括学生自我评价和教师技能考核两部分,满分为 100 分,其中学生自我评价占总成绩的 40%;教师技能考核占总成绩的 60%。

1. 学生自我评价 上交完整的实训报告,满分为 40 分(包括记录实训过程和放松训练操作步骤,指出存在问题,提出建议和体会等内容)。

2. 教师技能考核 学生随机抽选出备考试题(对比法、三线放松法、肌电生物反馈松弛法),按照操作流程进行考核,满分为 60 分。

(1)治疗前:确定操作前的准备(包括可能的仪器准备)→操作前交流→交代注意事项(10 分)。

(2)治疗中:放松训练的操作步骤(40 分)。

(3)治疗后:询问患者放松后的反应,并给予相应解释和指导,如采用肌电生物反馈松弛法,还应包括仪器的复位和整理(10 分)。

(何增义)

实训十 轮 椅 训 练

【目的要求】

1. 掌握截瘫和偏瘫患者的轮椅训练技术。

2. 熟悉轮椅的结构、制订轮椅处方的要求、轮椅的适用范围和选配轮椅的注意事项。

3. 了解实验室不同轮椅的使用方法。

4. 要求能够熟练运用轮椅操作技术对截瘫和偏瘫患者实施康复医疗服务。

5. 培养学生良好的职业道德和团队合作精神。

【实训内容】

1. 截瘫患者的轮椅训练。

2. 偏瘫患者的轮椅训练。

【实训器材】

普通轮椅、高靠背轮椅、手轮圈加粗推把轮椅、手轮圈加粗水平推把轮椅。

【实训步骤】

1. 教师讲解实训的目的及要求,并示范操作步骤,强调操作要点。

2. 根据课时安排,重点实训内容为截瘫或偏瘫患者的轮椅训练。

3. 学生分小组操作练习,教师轮流指导和纠错。

4. 小组讨论,教师小结和讲评。

【考核评价】

考核包括学生自我评价和教师技能考核两部分,满分为 100 分,其中学生自我评价占总成绩的 40%;教师技能考核占总成绩的 60%。

1. 学生自我评价 上交完整的实训报告,满分为 40 分(包括记录实训过程和操作步骤,指出存在问题,提出建议和体会等内容)。

2. 教师技能考核 设定一个模拟患者,应试学生随机抽选出截瘫轮椅训练的备考试题(轮椅的前驱、后驱、转弯、原地转圈、有保护下抬前轮、有保护下抬前轮行走、床—椅转移),对模拟患者进行训练,按照操作流程进行考核,满分为 60 分。

(1)治疗前:检查正确坐姿→检查手轮圈握持的姿势→检查刹车状态→交代注意事项(10分)。

(2)治疗中:交代操作要领,成功指导模拟患者完成轮椅训练,及时指出患者训练中出现的错误,并给予指导和纠正(40分)。

(3)治疗后:对患者的操作给予评价和鼓励(10分)。

(何增义)

实训十一 体位转移训练

【目的要求】

1. 掌握床上转移活动、坐位转移技术、站起与坐下技术等主动转移技术。

2. 熟悉体位转移训练技术的基本原则。

3. 了解体位转移训练技术相关的生物力学基础及被动转移训练技术。

4. 能够熟练运用体位转移技术为偏瘫和脊髓损伤患者实施康复医疗服务,指导患者或者其家属进行体位转移。

5. 培养学生良好的职业道德和团队合作精神。

【实训内容】

1. 偏瘫患者体位转移技术(翻身、由卧位坐起、床上坐位转移、由坐位到站起、轮椅与床之间的转移)。

2. 脊髓损伤患者体位转移技术(翻身、由卧位坐起方法、轮椅与床之间的转移、站起)。

【实训器材】

治疗床、治疗凳、轮椅、病床(带床栏)、布带。

【实训步骤】

1. 教师讲解实训的目的及要求,并示范操作步骤,强调操作要点。

2. 根据课时安排,重点实训偏瘫患者体位转移技术(翻身、由卧位坐起、床上坐位转移、由坐位到站起、轮椅与床之间的转移)和脊髓损伤患者体位转移技术(翻身、由卧位坐起方法、轮椅与床之间的转移、站起)。

3. 学生分小组操作练习,教师轮流指导和纠错。

4. 小组讨论,教师小结和讲评。

【考核评价】

考核包括学生自我评价和教师技能考核两部分,满分为100分,其中学生自我评价占总成绩的40%;教师技能考核占总成绩的60%。

1. 学生自我评价 上交完整的实训报告,满分为40分(包括记录实训过程和操作步骤,指出存在问题,提出建议和体会等内容)。

2. 教师技能考核 学生随机抽选出备考试题(偏瘫患者体位转移技术或脊髓损伤患者体位转移技术),按照操作流程进行考核,满分为60分。

(1)治疗前:确定患者体位→确定治疗师体位→操作前交流→治疗前评估→交代注意事项(10分)。

(2)治疗中:体位转移的操作程序(40分)。

(3)治疗后:询问患者训练后反应,并给予相应解释和处理(10分)。

(郝福春)

实训十二 步行功能训练

【目的要求】

1. 掌握步行的条件、步行训练的常用方法、适应证及注意事项。

2. 熟悉步行周期的参数、肌肉和关节的活动情况。

3. 了解步行功能评估的方法。

4. 能分析常见异常步态的原因,能运用步行训练的方法矫治异常步态。

【实训内容】

1. 步行基础训练。

2. 步行分解训练。

3. 室内步行训练。

4. 减重支撑步行训练。

【实训器材】

PT床、起立床、垫子、沙袋、哑铃、弹力带、楔形垫、平衡板、训练球、站立架、平行杠、阶梯、功率自行车、肋木、悬吊系统、髋关节训练、手杖、四角拐、腋拐、肘拐、助行器、减重步行系统等。

【实训步骤】

1. 教师讲解实训的目的及要求,示范操作步骤,强调操作重点。

2. 根据课时安排,重点实训内容为步行基础训练、步行分解训练以及室内步行训练等。

3. 学生分小组操作练习,教师轮流指导和纠错。

4. 小组讨论,教师小结和讲评。

【考核评价】

考核包括学生自我评价和教师技能考核两部分,满分为100分,其中学生自我评价占总成绩的40%;教师技能考核占总成绩的60%。

1. 学生自我评价 上交完整的实训报告,满分为40分(包括记录实训过程和操作步骤,指出存在问题,提出建议和体会及课后复习计划等内容)。

2. 教师技能考核 学生随机抽选出备考试题(基础训练、分解训练及室内步行训练),按照操作流程进行考核,满分为60分。

(1)训练前:确定患者体位→确定治疗师体位→操作前交流→训练前评估→训练前演示→交代注意事项(10分)。

(2)训练中:步行基础训练、步行分解训练以及室内步行训练(40分)。

(3)训练后:询问患者训练后的反应,并给予相应解释、处理及指导(10分)。

(王翔)

实训十三 水 中 运 动

【目的要求】

1. 掌握水中运动常用的训练方法和内容。

2. 熟悉水中运动对人体的作用。

3. 了解水中运动的设施、环境和安全问题。

4. 要求能够运用现有的条件开展水中运动,开拓水中运动在康复治疗中的应用。

5. 培养学生良好的职业道德和团队合作精神。

【实训内容】

1. 根据当地条件参观各类水疗机构和设施。

2. 水中器械辅助训练。

3. 水中步行训练。

4. 水中平衡训练。

【实训器材】

运动治疗池、胶皮手掌或脚掌、各类水疗浴槽、水中肋木、水球、救生圈、救生衣。

【实训步骤】

1. 选择康复水疗中心、游泳池或水疗会所,根据各地教学条件,教师带学生参观水疗设施,包括:水疗池、多功能水疗池、各类水疗浴槽、水疗辅助装置等。

2. 教师讲解实训的目的及要求,学生和教师穿着泳装。

3. 根据课时和教学条件,选择性安排实训水中器械辅助训练、水中步行训练、水中平衡训练。

4. 学生分小组操作练习,教师轮流指导和纠错。

5. 教师小结和点评。

【注意事项】

1. 了解学生的水性。

2. 严禁学生到深水区域。

3. 各地教学条件不同,如没有条件开设水疗实训课,可以选择网络视频替代。

【考核评价】

考核包括学生自我评价和教师技能考核两部分,满分为100分,其中学生自我评价占总成绩的40%;教师技能考核占总成绩的60%。

1. 学生自我评价 上交完整的实训报告,满分为40分(包括记录实训过程和操作步骤,指出存在问题,提出建议和体会等内容)。

2. 教师技能考核 学生随机抽选出备考试题(水中器械辅助训练、水中步行训练、水中平衡训练),按照操作流程进行考核,满分为60分。

(1)训练前:了解训练者是否有恐水症→确定训练者在水中的位置→确定治疗师在水中的位置→训练前交流→训练前评估→交代注意事项(10分)。

(2)训练中:正确完成水中器械辅助训练、水中步行训练、水中平衡训练(40分)。

(3)训练后:询问训练者水中运动后生理和心理反应,有无不良反应并给予相应解释和处理(10分)。

(梁少杰)

实训十四 医疗体操

【目的要求】

1. 掌握颈椎操、下腰痛的医疗体操、肩周炎医疗体操以及脊柱侧弯矫正操。

2. 熟悉胸椎前凸矫正体操、平足矫正体操、肺气肿呼吸体操以及偏瘫医疗体操。

3. 学习常用医疗体操的带操原则和使用特点,并能熟练操作运用。

4. 能运用医疗体操帮助患者进行康复训练,培养学生良好的人文关爱精神及团队合作精神。

【实训内容】

1. 颈椎操、下腰痛的医疗体操、肩周炎医疗体操以及脊柱侧弯矫正操。

2. 胸椎前凸矫正体操、平足矫正体操、肺气肿呼吸体操以及偏瘫医疗体操等。

【实训器材】

PT床、垫子、肋木、座椅、肩梯、沙袋、滑轮、悬吊架、体操棒等。

【实训步骤】

1. 教师讲解实训的目的及要求,示范操作步骤,强调操作重点。

2. 根据课时安排,重点实训内容为颈椎操、下腰痛的医疗体操、肩周炎医疗体操以及脊柱侧弯矫正操等。

3. 学生分小组编操练习,教师轮流指导。

4. 学生分小组展示各组编排的医疗体操,教师和小组长评分、讲评及小结。

【考核评价】

考核包括学生自我评价和教师技能考核两部分,满分为100分,其中学生自我评价占总成绩的40%;教师技能考核占总成绩的60%。

1. 学生自我评价 上交完整的实训报告,满分为40分(包括记录实训过程和操作步骤,指出存在问题,提出建议和体会及课后复习计划等内容)。

2. 教师技能考核 学生随机抽选出备考试题(某一医疗体操技术),按照操作流程进行考核,满分为60分。

(1)治疗前:确定患者体位→确定治疗师体位→操作前交流→治疗前评估→交代注意事项(10分)。

(2)治疗中:医疗体操技术的运用(40分)。

(3)治疗后:询问患者治疗后的反应,并给予相应解释、处理及指导(10分)。

(章稼)

实训十五　Bobath 技术

【目的要求】

1. 掌握 Bobath 基本理论和最新的治疗原则。

2. 熟悉 Bobath 技术对小儿脑性瘫痪和偏瘫的治疗方法。

3. 了解身体图式和姿势控制的重建。

4. 要求能够熟练运用 Bobath 技术并能在临床实践中应用。

5. 培养学生良好的职业道德和团队合作精神。

【实训内容】

1. Bobath 基本技术。

2. Bobath 技术的临床应用。

【实训器材】

治疗床、PT 凳、Bobath 球、轮椅,脑瘫患儿模型。

【实训步骤】

1. 教师重点介绍 Bobath 主要基本技术,主要临床适应证:中枢神经系统损伤后运动功能障碍,如脑外伤、脑卒中、脑瘫等。禁忌证:严重情感障碍、生命体征不稳定和意识与认知障碍。

2. Bobath 主要基本技术:关键点或部位的控制。根据课时安排重点实训,教师讲解并示范,特别是关键点或部位的控制。

治疗师控制患者身体关键点:躯体中心关键点(第 8 胸椎上下及其水平高度的胸廓所在面);近端关键点,包括头颈部、肩胛带、上臂、骨盆、大腿等,在寻求近端部的稳定性时使用;远端关键点,相当于手、前臂、足、小腿。通过手法,抑制异常的姿势和降低肌张力,从而引导或促进出正常的肌张力和姿势。

3. 脑卒中患者的 Bobath 技术的应用

(1)核心控制的训练

(2)脑卒中患者的步行治疗

(3)脑卒中患者的上肢及手治疗

4. 学生分小组互相操作 Bobath 的基本技术、偏瘫的应用和脑瘫的应用。教师轮流指导和纠错。学生每 2 人一组,进行角色扮演,一人扮演患者,一人扮演治疗师。对于扮演患者的学生也要基于一定的分数。脑瘫患儿还可以用模型来代替。

5. 教师小结和讲评。

【考核评价】

考核包括学生自我评价和教师技能考核两部分,满分为 100 分,其中学生自我评价占总成绩的 40%;教师技能考核占总成绩的 60%。

1. 学生自我评价　上交完整的实训报告,满分为 40 分(包括记录实训过程和操作步骤,指出存在问题,提出建议和体会等内容)。

2. 教师技能考核　学生随机抽选出备考试题,按照操作流程进行考核,满分为 60 分。

(1)治疗前:确定患者体位→确定治疗师体位→操作前交流→治疗前评估→交代注意事项(10分)。

(2)治疗中:运用 Bobath 技术进行治疗(40分)。

(3)治疗后:询问患者训练后的反应,并给予相应解释和处理(10分)。

【实训报告】

实 训 报 告

_____专业_____年级_____班

姓名:_____学号:_____提交日期:_____年_____月_____日

一、实训基本情况

(一)实训时间:　　　年　　月　　日(　　　)教学周　　周,　　节

(二)实训项目:

(三)实训地点:

(四)实训目的:

(五)实训形式:

(六)实训完成情况:

二、实训内容及操作过程

三、实训总结、体会及建议

(一)总结和体会

(二)建议

(张震)

实训十六　Brunnstrom 技术

【目的要求】

1. 掌握 Brunnstrom 技术的治疗技术及训练方法。

2. 熟悉中枢神经系统损伤后的恢复阶段,原始反射及成人偏瘫患者的运动模式。

3. 了解 Brunnstrom 技术的基本概念。

4. 要求能够熟练运用 Brunnstrom 技术为患者实施康复医疗服务。

5. 培养学生良好的人文关爱精神及团队合作精神。

【实训内容】

1. 利用粗大运动、原始反射、交互抑制促进早期患者康复的治疗方法。

2. 上肢、手、下肢 I ~ III 阶段的训练方法。

3. 上肢、手、下肢 IV ~ V 阶段的训练方法。

4. 上肢、手、下肢 VI 阶段的训练方法。

5. 躯干训练方法。

【实训器材】

治疗床、PT 凳、平行杠、拐杖、训练用阶梯、毛刷、冰块等。

【实训步骤】

1. 教师讲解实训目的及要求,并示范操作步骤,强调操作重点。

2. 根据课时安排,重点实训利用粗大运动、原始反射、交互抑制促进早期患者康复的方法;上肢、手、下肢 I ~ III 阶段的训练方法。

3. 学生分小组操作练习,教师轮流指导和纠错。

4. 小组讨论,教师小结和讲评。

【考核评价】

考核包括学生自我评价和教师技能考核两部分,满分为 100 分,其中学生自我评价占总成绩的 40%;教师技能考核占总成绩的 60%。

1. 学生自我评价　上交完整的实训报告,满分为 40 分(包括记录实训过程和操作步骤,指出存在问题,提出建议和体会等内容)。

2. 教师技能考核　学生随机抽选备考试题(利用粗大运动、原始反射、交互抑制促进早期患者康复的方法;上肢、手、下肢 Ⅰ~Ⅲ 阶段的训练方法),按照操作流程进行考核,满分为 60 分。

(1)治疗前:确定患者体位→操作前交流→明确注意事项(10 分)。

(2)治疗中:Brunnstrom 训练的操作步骤(40 分)。

(3)治疗后:询问患者治疗结束后的反应,并给予相应解释和指导(10 分)。

(郝福春)

实训十七　Rood 技术

【目的要求】

1. 掌握 Rood 技术的促进手法和抑制手法。

2. 熟悉 Rood 技术常用的刺激部位和肌肉以及注意事项。

3. 了解 Rood 技术中常用刺激工具的使用。

4. 要求能够熟练运用 Rood 技术的促进手法和抑制手法为患者实施康复医疗服务。

5. 培养学生良好的职业道德和团队合作精神。

【实训内容】

1. Rood 技术的促进手法。

2. Rood 技术的抑制手法。

3. Rood 技术中常用刺激工具的使用。

【实训器材】

治疗床、治疗凳、PT 凳、刷子、沙袋、大小不等的球、冰棒、圆棒、橡胶棒、压舌板、手膝位支撑器、振动器、垫子、肋木等。

【实训步骤】

1. 教师讲解实训的目的及要求,并示范操作步骤,强调操作要点。

2. 根据课时安排,重点实训 Rood 技术的促进手法和抑制手法。

3. 学生分小组操作练习,教师轮流指导和纠错。

4. 小组讨论,教师小结和讲评。

【考核评价】

考核包括学生自我评价和教师技能考核两部分,满分为 100 分,其中学生自我评价占总成绩的 40%;教师技能考核占总成绩的 60%。

1. 学生自我评价　上交完整的实训报告,满分为 40 分(包括记录实训过程、操作步骤和注意事项,指出存在问题,提出建议和体会等内容)。

2. 教师技能考核　学生随机抽选出备考试题(Rood 技术的促进技术和抑制技术),按照操作流程进行考核,满分为 60 分。

(1)治疗前:确定患者体位→确定治疗师体位→操作前交流→治疗前评估→交代注意事项(10 分)。

(2)治疗中:进行 Rood 技术的促进技术和抑制技术的徒手操作步骤和注意事项(40 分)。

(3)治疗后:询问患者治疗后反应,并给予相应解释和处理(10 分)。

(李坤彬)

实训十八　PNF技术实训指导

【目的要求】

1. 掌握PNF技术的基本技术、主要运动模式、临床应用。

2. 熟悉PNF技术的治疗原则。

3. 了解PNF技术的基本概念及神经生理学原理。

4. 要求能够运用PNF技术为患者实施康复医疗服务。

5. 能与患者及家属进行良好沟通,开展健康教育;能与康复医师及相关医务人员进行专业交流。

【实训内容】

1. 基本技术　包括主动肌定向技术、拮抗肌反转技术、放松技术等。

2. 主要运动模式　包括对角线模式、上肢模式、下肢模式等练习。

3. 临床常见的实例练习。

【实训器材】

PT床、PT凳、垫子、肋木、悬吊架、肩关节练习器、前臂内外旋运动器、腕关节屈伸运动器、体操棒、磨砂台、分指板、重锤手指练习器、股四头肌训练器、踝关节屈伸训练器、踝关节矫正板、下肢CPM仪器等。

【实训步骤】

1. 教师讲解实训的目的及要求,并示范操作步骤,强调操作要点。

2. 根据课时安排,重点实训主要运动模式(对角线模式的练习、上肢基本运动模式、下肢基本运动模式)和基本技术的练习(主动肌定向技术、拮抗肌反转技术、放松技术)。

3. 学生分小组操作练习,教师轮流指导和纠错。

4. 小组讨论,教师小结和讲评。

【考核评价】

考核包括学生自我评价和教师技能考核两部分,满分为100分,其中学生自我评价占总成绩的40%;教师技能考核占总成绩的60%。

1. 学生自我评价　上交完整的实训报告,满分为40分(包括记录实训过程和操作步骤,指出存在问题,提出建议和体会等内容)。

2. 教师技能考核　学生随机抽选出备考试题(对角线模式或上肢基本运动模式、下肢基本运动模式、特殊技术),按照操作流程进行考核,满分为60分。

(1)治疗前:确定患者体位→确定治疗师体位→操作前交流→治疗前评估→交代注意事项(10分)。

(2)治疗中:进行对角线模式或上肢基本运动模式、下肢基本运动模式操作步骤(40分)。

(3)治疗后:询问患者治疗后反应,并给予相应解释和处理(10分)。

(章稼)

实训十九　运动再学习技术

【目的要求】

1. 掌握运动再学习技术的基本运动功能训练。

2. 熟悉运动再学习技术的原理、基本原则及运动再学习方案的步骤。

3. 了解运动再学习技术的基本概念。

4. 要求能够熟练运用运动再学习技术为患者实施康复医疗服务。

5. 培养学生良好的职业道德和团队合作精神。

【实训内容】

1. 转移训练包括从仰卧位坐起、站起与坐下的训练。

2. 坐位平衡与立位平衡训练。

3. 行走训练。

【实训器材】

治疗床、治疗凳、PT凳、枕头、脚凳、平行杠等。

【实训步骤】

1. 教师讲解实训的目的及要求,并示范操作步骤,强调操作要点。

2. 根据课时安排重点实训转移训练(从仰卧位坐起、站起与坐下),立位平衡训练及行走训练。

3. 学生分小组操作练习,教师轮流指导和纠错。

4. 教师小结和讲评。

【考核评价】

考核包括学生自我评价和教师技能考核两部分,满分为100分,其中学生自我评价占总成绩的40%;教师技能考核占总成绩的60%。

1. 学生自我评价 上交完整的实训报告,满分为40分(包括记录实训过程和操作步骤,指出存在问题,提出建议和体会等内容)。

2. 教师技能考核 学生随机抽选出备考试题(从仰卧位坐起,站起与坐下,立位平衡训练,行走训练),按照操作流程进行考核,满分为60分。

(1)治疗前:确定患者体位→确定治疗师体位→操作前交流→治疗前分析(10分)。

(2)治疗中:进行运动再学习技术指导练习,指出需进行成分练习或者作业练习,指令到位,辅助适宜,要点精当(40分)。

(3)治疗后:判断患者理解及行动效果,询问患者反应,并给予相应解释和处理(10分)。

(叶仲秋)

实训二十　运动治疗新技术

【目的要求】

1. 掌握麦肯基颈椎、腰椎评估及治疗技术。

2. 熟悉悬吊技术中仰卧骨盆上抬测试及训练和MET技术中收缩—放射、交互抑制、等长收缩后放松等操作。

3. 学习麦肯基疗法、悬吊技术及MET技术,并能灵活应用。

4. 能运用运动治疗新技术帮助患者进行康复训练,培养学生良好的人文关爱精神及团队合作精神。

【实训内容】

1. 颈椎的麦肯基评估及治疗技术。

2. 腰椎的麦肯基评估及治疗技术。

3. 肱二头肌的收缩—放射、交互抑制、等长收缩后放松。

4. 仰卧骨盆上抬测试及训练。

【实训器材】

PT床、Redcord悬吊系统、枕头、高靠背椅、垫子。

【实训步骤】

1. 教师讲解实训的目的及要求,示范操作步骤,强调操作重点。

2. 根据课时安排,重点实训内容为颈椎的麦肯基评估及治疗技术、腰椎的麦肯基评估及治疗技术、肱二头肌的收缩—放射、交互抑制、等长收缩后放松及仰卧骨盆上抬测试及训练等。

3. 学生分小组操作练习,教师轮流指导和纠错。

4. 小组讨论,教师小结和讲评。

【考核评价】

考核包括学生自我评价和教师技能考核两部分,满分为100分,其中学生自我评价占总成绩的40%;教师技能考核占总成绩的 60%。

1. 学生自我评价　上交完整的实训报告,满分为 40 分(包括记录实训过程和操作步骤,指出存在问题,提出建议和体会及课后复习计划等内容)。

2. 教师技能考核　学生随机抽选出备考试题(某一技术的某一项评估或操作),按照操作流程进行考核,满分为 60 分。

(1)治疗前:确定患者体位→确定治疗师体位→操作前交流→治疗前评估→交代注意事项(10 分)。

(2)治疗中:颈椎的麦肯基评估及治疗技术、腰椎的麦肯基评估及治疗技术、肱二头肌的收缩—放射、交互抑制、等长收缩后放松及仰卧骨盆上抬测试及训练的规范化(40 分)。

(3)治疗后:询问患者治疗后的反应,并给予相应解释、处理及指导(10 分)。

(王于领)

中英文名词对照索引

参 考 文 献

[1] 燕铁斌.物理治疗学［M］.2 版.北京：人民卫生出版社，2013.

[2] 王诗忠，张泓.康复评定学［M］.北京：人民卫生出版社，2012.

[3] 邱慧芳.五禽戏［M］.长春：吉林科学技术出版社，2009.

[4] 黄晓琳，燕铁斌.康复医学［M］.5 版.北京：人民卫生出版社，2013.

[5] 纪树荣.运动疗法技术学［M］.2 版.北京：华夏出版社，2011.

[6] 林成杰.物理治疗技术［M］.2 版.北京：人民卫生出版社，2014.

[7] 郭兰，王磊，刘遂心.心脏运动康复［M］.南京：东南大学出版社，2014.

[8] 葛均波，徐永健.内科学［M］.8 版.北京：人民卫生出版社，2013.

[9] 王玉龙.康复功能评定学［M］.2 版.北京：人民卫生出版社，2013.

[10] 马辛，赵旭东.医学心理学［M］.3 版.北京：人民卫生出版社，2015.

[11] 尹宪明，井兰香.运动学基础［M］.2 版.北京：人民卫生出版社，2014.

[12] 古泽正道，李建军.康复治疗——新 Bobath 治疗［M］.北京：人民军医出版社，2013.

[13] HUANG J S, PIETROSIMONE B G, INGERSOLL C D, et al. Sling exercise and traditional warm-up have similar effects on the velocity and accuracy of throwing［J］. J Strength Cond Res，2011，25（6）：1673-1679.

[14] DANNELLY B D, OTEY S C, CROY T, et al. The effectiveness of traditional and sling exercise strength training in women［J］. J Strength Cond Res，2011，25（2）：464-471.

[15] BORMS D, ACKERMAN I, SMETS P, et al. Biceps Disorder Rehabilitation for the Athlete：A Continuum of Moderate-to High-Load Exercises［J］. Am J Sports Med，2017，45（3）：642-650.

[16] FRANKE H, FRYER G, OSTELO R W, et al. Muscle energy technique for non-specific low-back pain. A Cochrane Systematic Review［J］. International Journal of Osteopathic Medicine，2016，20：41-52.

[17] FRYER G, PEARCE A J. The effect of muscle energy technique on corticospinal and spinal reflex excitability in asymptomatic participants［J］. J Bodyw Mov Ther，2013，17（4）：440-447.